Frontschwestern und Friedensengel

Birgit Panke-Kochinke,
geb. 1954, Gymnasisallehrerin, promovierte und habilitierte Soziologin und Historikerin.
Sie veröffentlichte bereits im Mabuse-Verlag „Die Geschichte der Krankenpflege (1697 – 2000). Ein Quellenbuch“

Monika Schaidhammer-Placke,
geb. 1953, Lehrerin (Erwachsenenbildung), Sprach- und Literaturwissenschaftlerin, Historikerin.

Birgit Panke-Kochinke /
Monika Schaidhammer-Placke

Frontschwestern und Friedensengel

Kriegskrankenpflege im Ersten und Zweiten Weltkrieg.
Ein Quellen- und Fotoband

Mabuse-Verlag
Frankfurt am Main

Deutsche Bibliothek – CIP-Einheitsaufnahme

Frontschwestern und Friedensengel : Kriegskrankenpflege im Ersten und Zweiten Weltkrieg. Ein Quellen- und Fotoband/ Birgit Panke-Kochinke; Monika Schaidhammer-Placke - Frankfurt/M. : Mabuse-Verl., 2002
ISBN 3-933050-91-X

Kasseler Str. 1a
60486 Frankfurt am Main
Tel.: 069 / 97 07 40 71
Fax: 069 / 70 41 52
E-Mail: info@mabuse-verlag.de
www.mabuse-verlag.de

Satz und Umschlaggestaltung: Karin Dienst, Frankfurt am Main
Druck: FVA, Fuldaer Verlagsagentur GmbH
ISBN: 3-933050-91-X
Printed in Germany

Inhalt

2.2 Wertung, Anspruch, Tugenden

Wertung

Tugenden

2.3 Erlebnisse und Erfahrung

Erlebnisse

Erfahrung

3. Der Zweite Weltkrieg. Texte und Bilder

3.1. Kriegsschwestern im Operationsgebiet und in der Etappe: Anzahl, Planung und Organisation

3.2 Die ideologischen Grundlagen

Vorwort

Eigentlich hat es sie nie gegeben, die *Frontschwestern* und *Friedensengel*. Auch wenn es in Romanen und Lebenserinnerungen oft so aussieht – direkt an der Front wurden Krankenschwestern nicht eingesetzt, kaum einmal auf den Hauptverbandsplätzen und nur selten in den Feldlazaretten. In der Etappe war ihr Arbeitsplatz, in den Kriegs- und Reservelazaretten und nicht direkt im Schützengraben oder hinter der Hauptkampflinie. Die verwundeten und kranken Soldaten waren für sie wohl auch *Kameraden*, aber vor allem Patienten, die es zu versorgen galt. Und als *Friedensengel* haben sie sich selbst eigentlich nie verstanden, auch wenn es ihnen die verwundeten und kranken Soldaten in ihren Gedichten vorgespiegelt haben. Sie *schwebten* nicht *engelgleich* und weißgekleidet durch die Lazarette, sondern arbeiteten sich ganz bodenständig und durchaus in praktischer Kleidung durch Schlamm und Dreck.

Der Mythos der *Frontschwester* geistert allerdings spätestens seit dem Buch von Elfriede Pflugk-Harttung aus dem Jahre 1936 unverdrossen durch die deutschen Lande. Eine Frontschwester ist auch im Selbstverständnis der heute noch lebenden Zeitzeuginnen die Krankenschwester, Helferin oder Hilfsschwester, die *an der Ostfront* war, in den *mobilen Formationen* der Kriegslazarettabteilungen gearbeitet hat, aber auch die Schwester, die in Hamburg die Bombardierungen in einem Reservelazarett mitgemacht hat, die *auf der Flucht* Feindberührung hatte – kurz die Schwester, die *echten* Gefahren ausgesetzt war.

Der *Friedensengel* ruft bei eben diesen Zeitzeuginnen eher Wut, Irritation und den Wunsch hervor, den Begriff zu eliminieren. Die *weißgekleidete adlige Frau*, die durch die Reihen der Verwundeten geht und diesen tröstende Worte zuwirft – das sei allenfalls Ausdruck einer vergangenen Zeit gewesen und habe nichts mit der eigenen Lebenswirklichkeit zu tun. Nur Elsa Brändström – dem *Engel von Sibirien* – wird dieser Titel zuerkannt, aber die habe eigentlich nicht gepflegt, sondern sich *lediglich* um die deutschen Kriegsgefangenen in Russland gekümmert.

Was waren das eigentlich für Frauen, die im Ersten und Zweiten Weltkrieg in den Lazaretten *hinter der Front* gearbeitet und gelebt haben? Welche Erfahrungen haben sie gemacht und wie sind sie mit diesen Erfahrungen umgegangen? Und – als Voraussetzung, um diese Fragen überhaupt beantworten zu können – was haben sie in diesen Lazaretten eigentlich getan? Wie sah ihre Arbeit, ihre Freizeit aus? Wie viele waren es, wo waren sie eingesetzt, welchen Standort hatten sie innerhalb der Heeresorganisation? Welche Erinnerungen haben sie hinterlassen und wie beschreiben sie diese im Rückblick auf ein langes Leben fast sechzig Jahre nach dem Ende des Zweiten Weltkrieges? Was also läßt sich überhaupt noch rekonstruieren und wie kann man diese Erkenntnisse bewerten? Das sind Fragen, denen wir in unserem Forschungsprojekt nachgehen.

In dem vorliegenden kommentierten Quellen- und Fotoband legen wir jedoch zunächst eine Auswahl von Quellentexten und Fotografien vor, die uns von Zeitzeuginnen, aus privaten Nachlässen und öffentlichen Archiven zur Verfügung gestellt worden sind. Die Geschichte der Krankenpflege wird auf diese Weise um eine wichtige Dimension ergänzt.

Wir danken all den Menschen und Institutionen, die uns geholfen haben, diese Quellen zusammenzutragen, den Diakonissen-Mutterhäusern, den Schwesternschaften des Evangelischen Diakonievereins, dem Deutschen Roten Kreuz und den Schwesternschaften des Roten Kreuzes, dem Caritas-Verband, den Verwaltern privater Nachlässe, den Sammlern im In- und Ausland und vor allem auch unseren Interviewpartnerinnen und den ehemaligen Kriegsschwestern, die uns ihre Tagebücher und Erinnerungen zur Verfügung gestellt haben. Ihnen widmen wir diesen Quellen- und Fotoband.

1. Einleitung

Die Frauen- und Geschlechterforschung geht mittlerweile generell davon aus, dass Frauen den Krieg nicht bloß *erlitten*, sondern ihn auch bewußt oder unbewußt aktiv und passiv unterstützt haben.[1] Die überholte These, dass Frauen am Krieg nicht mitgewirkt haben, weil sie von den direkten Kampfhandlungen und den politischen Entscheidungen ausgeschlossen waren, erwies sich im Rahmen einer sozialgeschichtlichen Blickrichtung als unhaltbarer Mythos.[2]

Vorherrschend ist jedoch in dieser Forschung die Tendenz geblieben, Frauen im Krieg an ihrem traditionellen Platz *im Heim und am Herd* und Männer *an der Front* zu suchen.[3]

Das hat sicherlich im Rahmen der gesellschaftlich entwickelten Polarisierung der Geschlechterrollen seine Berechtigung. Kaum Beachtung gefunden hat allerdings die Tatsache, dass auch Frauen in diese männlich besetzte Domäne des Krieges eingedrungen sind – allerdings in einer typisch weiblichen Funktion.

Eine Vielzahl von Krankenschwestern, Hilfsschwestern und Helferinnen meldeten sich im Ersten und Zweiten Weltkrieg freiwillig zur Kriegskrankenpflege oder wurden von ihren Organisationen zur Verfügung gestellt und mit einem militärischen Befehl an ihre jeweiligen Einsatzorte in Marsch gesetzt. Sie arbeiteten offiziell in Reserve-, Kriegs- und Feldlazaretten in der Heimat und der Etappe.

Im Mittelpunkt der folgenden Darstellung stehen nun insbesondere die Krankenschwestern, die in der Etappe und im Opera-

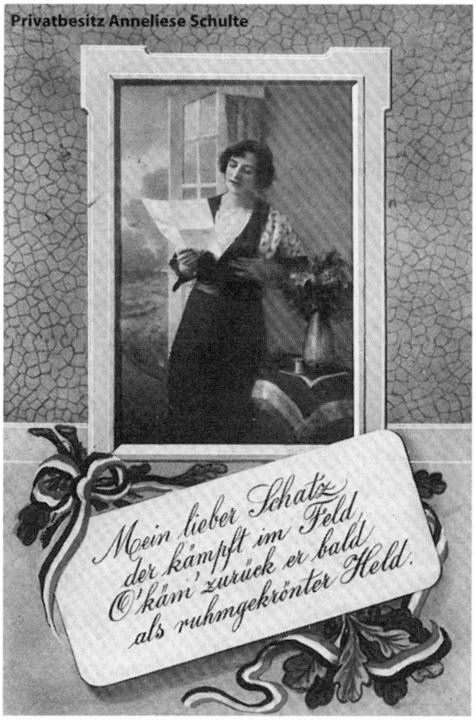

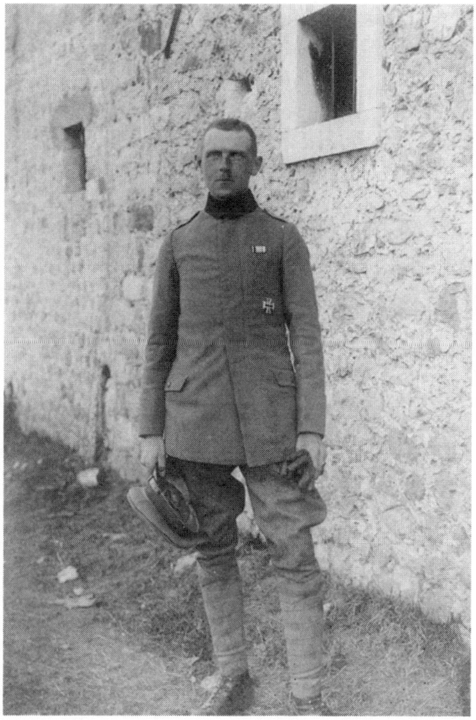

tionsgebiet eingesetzt waren, in Frontnähe in den Feldlazaretten (1. und 2. Weltkrieg) resp. den motorisierten Kriegslazaretten (2. Weltkrieg), aber auch in den Kriegs- und Reservekriegslazaretten in der weiter zurückliegenden Etappe bzw. in den eroberten und besetzten Gebieten.

In einem einleitenden Überblick wird zunächst danach gefragt, welche Krankenschwestern im Ersten und Zweiten Weltkrieg mit welcher Ausbildung wo eingesetzt waren und wie sich ihre Reintegration in die Gesellschaft nach dem Kriegsende gestaltete (1.1. und 1.2.). Der zeitgenössische Diskurs (1.3.) läßt erkennen, in welcher spezifischen Mischung und ideologischen Konkretisierung Erfahrungen, Erlebnisse und Erkenntnisse veröffentlicht wurden. Unterschiede und Gemeinsamkeiten zwischen den beiden Weltkriegen werden herausgearbeitet Anschließend werden die ideologischen Grundlagen vorgestellt, die in der Zwischenkriegszeit den Mythos der Frontschwester und des Friedensengels mitbegründet haben. Zentrale Symbole dieser Ideologisierung werden benannt und in ihrem Wandel beschrieben (1.4.). Es wird die Aufgabe eines derzeit laufenden Forschungsprojektes sein, bisher erkennbare Widersprüche zwischen Anspruch und Erfahrung sowie Bruchstellen in der Erfahrungswahrnehmung selbst darzustellen. Konflikte und Selbstzweifel können ebenso wie erkennbare Diskrepanzen zwischen Ideal und beschriebenen Erlebnissen genutzt werden, um zu tiefer liegenden Erfahrungsschichten vorzudringen. Generell wird der Erste Weltkrieg als Folie genutzt, um die Erfahrungen von Kriegskrankenschwestern in der Etappe im Zweiten Weltkrieg in ihrer Konstanz und ihrem Wandel abzugrenzen. Die Zwischenkriegszeit, v.a. die 1930er Jahre, fungieren dabei als ideologische Scharnierstelle zwischen den Kriegen.

Die Systematik der ausgewählten Quellen und Fotos folgt weitgehend diesen Vorgaben. Den bisher unveröffentlichten Berichten, Briefen und Beschreibungen der Krankenschwestern wird dabei ein relativ großer Raum gegeben. Das Durchschreiten ideologischer Konstruktionen ermöglicht einen reflektierenden Blick auf diese scheinbar authentischen Erfahrungen. Quellenauszüge einzelner Personen bzw. Personengruppen in Institutionen werden nicht auseinandergerissen und thematisch sortiert. Sie bleiben so lesbar in ihrem jeweiligen Kontext.

1.1 DER ERSTE WELTKRIEG. VERLAUF, PLANUNG, ORGANISATION

Herkunft und Ausbildung

Die offiziellen Zahlen des Roten Kreuzes sprechen von 25.000 Krankenschwestern, die im Ersten Weltkrieg in der Etappe gearbeitet haben[4]. Sie kamen aus den unterschiedlichsten Orden und Verbänden, z.B. den Schwesternschaften des Roten Kreuzes, dem Kaiserswerther Verband der Diakonie, den Diakonie-Schwestern, dem Johanniterorden, dem Schlesischen Malteser Ritterorden, dem Orden der Rheinisch-Westfälischen Malteser Devotionsritter, dem Bayerischen Hausritterorden vom Heiligen Georg, dem Mutterhaus der Marienschwestern in Breslau und dem Mutterhaus der Grauen Schwestern von der Heiligen Elisabeth. Die Berufsorganisation der Krankenpflegerinnen Deutschlands wurde nur bedingt für den Kriegsdienst in Deutschland zugelassen. Ihre Mitglieder arbeiteten vornehmlich in den Lazaretten Österreich-Ungarns. Die größte Gruppe der Kriegsschwestern in der Etappe stellten die unter dem Roten Kreuz zusammengefaßten Schwesternverbände, deren Statuten bereits 1866 neben ihren Friedensaufgaben auch Aufgaben im Kriege auswies.

Neben den Berufsschwestern der Schwesternverbände waren auch Hilfsschwestern und Helferinnen eingesetzt, die unentgeltlich in christlicher Liebestätigkeit ihre Arbeitskraft *dem Vaterland zur Verfügung stellen* sollten. Sie rekrutierten sich zum größten Teil aus den unverheirateten Töchtern der Ober- und Mittelschicht.

Die Ausbildung der Berufsschwestern innerhalb der unterschiedlichen Schwesternverbände hatte sich zu Beginn des 20. Jahrhunderts noch nicht auf einem einheitlichen Niveau konsolidiert. Erste Versuche der Vereinheitlichung wurden im Jahre 1906 in Preußen beschlossen und von einigen anderen Bundesstaaten nachvollzogen. Die einjährige Ausbildung mit einer anschließenden Prüfung war jedoch bei Kriegsbeginn noch keineswegs die Regel. Zudem waren die Ausbildungen selbst in Inhalt und Dauer höchst unterschiedlich.

Einsatz im Ersten Weltkrieg

Krankenschwestern fanden zunächst im Kriegs- oder Festungslazarett in der Etappe ihren Arbeitsplatz. Seit 1915 arbeiteten sie offiziell auch in den Feldlazaretten. Je nach dem unterschiedlichen Bedarf an der West- und Ostfront wurden sie vornehmlich in der Verwundetenpflege, den Seuchenlazaretten und den Nervenstationen, aber auch bei Operationen eingesetzt. Ihre Aufgaben waren vielfältig und unterschiedlich.

Versucht man, das Arbeits- und Lebensfeld und damit auch die Erfahrungen der Kriegsschwestern zu rekonstruieren, stößt man auf ein zentrales methodisches Problem. Alle vorliegenden Quellen sind, das gilt es zunächst einmal festzuhalten, immer nur Konstruktionen von Wirklichkeit auf unterschiedlichen Ebenen. Will man nun in der Rekonstruktion einzelne Überlagerungen bzw. Schichten abtragen, um den darunter liegenden Motiven und Erfahrungen näher zu kommen, erfordert das eine flexible, sensible Suchsonde, die Bruchstellen und Verwerfungen in der scheinbar geschlossenen Schicht der Überlagerungen ausmachen kann. Solche zu finden ist Aufgabe einer wissenschaftlichen Analyse. Wichtig im Rahmen dieses Quellenbandes ist es jedoch, darauf hinzuweisen, dass keineswegs das *persönliche* Schicksal, das Tagebuch oder der handschriftlich vorliegende Brief *wirklicher* sind als andere Quellen. Sie sind vorsichtig und distanziert zu betrachten, eben weil sie scheinbar näher an der Erfahrung liegen.

Bisher lassen sich auf einer ersten Ebene der Rekonstruktion folgende Unstimmigkeiten finden, die erklärungsbedürftig sind:
– Nicht die Rekonstruktion der formalen Organisation der freiwilligen Krankenpflege

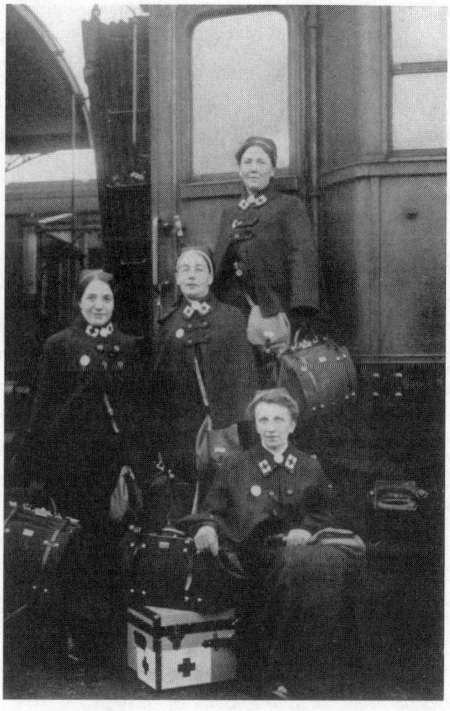

Schwestern vorm Ausrücken ins Feld

Eduard Senftleben, Wolfgang Foerster, Gerhard Liesner (Hg.), Unter dem Roten Kreuz im Weltkriege, Berlin 1934, S. 63

im Ersten und Zweiten Weltkrieg selbst bereitet Probleme, sondern die Beantwortung der Frage, welche Strukturen sich unterhalb der offiziellen Verlautbarungen ergeben haben. Das betrifft die Frage nach den Lazaretten als Einsatzorten, der Zugehörigkeit zu einzelnen Wehrkreisen und den Befehlsstrukturen innerhalb der militärischen Hierarchie. Erkennbar ist, dass im Ersten Weltkrieg der Einfluß der Delegierten in der Doppelspitze der Heeresorganisation für die freiwillige Krankenpflege vergleichsweise groß war, wenn es um die Belange der einzelnen Schwesterntrupps ging. Für die Mutterhausschwestern war darüber hinaus der Kontakt zur ihren Mutterhäusern zentral. Sie waren aufgefordert, regelmäßige Berichte zu schreiben. Nachdem in der Anfangszeit des Krieges den Rektoren respektive Oberinnen erlaubt worden war, ihre Schwestern in der Etappe zu besuchen, wurde entsprechenden Anträgen von Seiten der Militärverwaltung spätestens seit 1916 nicht mehr stattgegeben. Innerhalb eines Schwesterntrupps wurde eine vermittelnde Führungsposition durch eine Oberschwester besetzt, die als Ansprechpartnerin für die Delegierten und Ärzte auftrat und die Berichterstattung übernahm. Setzte sich der Trupp aus unterschiedlichen Herkunftsorganisationen zusammen, so wurde jeweils für ein Lazarett eine leitende Oberschwester bestimmt. Man bemühte sich weitgehend darum, Schwesterntrupps nach ihrer organisatorischen Herkunft zusammenzustellen. Oftmals allerdings handelte es sich um gemischte Gruppen, die gut oder weniger gut miteinander auskamen. Interessenkonflikte konnten sich zwischen der jeweiligen Lazarettleitung, vertreten durch die Person des Chefarztes, dem Delegierten und den Oberschwestern bzw. Oberinnen der einzelnen Mutterhäuser bzw. Schwesternschaften ergeben.

– Die offiziellen *Bezeichnungen und Bestimmungen für die Lazarette* (Kriegs-, Etappen-, Reserve- und Heimatlazarette) und die Wahrnehmung der Krankenschwestern selbst stimmten nicht immer überein. Die Frauen, die in den Lazaretten arbeiteten, hatten für ihren Arbeitsplatz bisweilen einen anderen Begriff als den offiziell vorgeschriebenen. Das hängt vermutlich mit der eigenen Wahrnehmung der Front und dem Zustand der Verwundeten zusammen.

– Die *Einsatz-* und damit die *Arbeitsgebiete* der Krankenschwestern waren vielfältig und damit sehr unterschiedlich. Generell arbeiteten sie in den OP-Sälen, in der Pflege Verwundeter und Kranker. Sie richteten Lazarette ein und lösten sie auch wieder auf. Sie wurden beauftragt, Kriegsgefangene in Rußland zu betreuen. Sie begleiteten Lazarettzüge, arbeiteten auf Lazarettschiffen, an Bahnhöfen, kochten und putzten, wuschen, bauten Gemüse und Kartoffeln an. Zudem kümmerten sie sich um den Nachschub an Verbandsmaterial, d.h. sie organisierten den gesamten Wirtschaftsbetrieb eines Lazarettes. Ihr Einsatzgebiet richtete sich nicht nach der vorab erworbenen Qualifikation, sondern vielmehr nach dem Bedarf und ihren individuellen Fähigkeiten. Die Diakonissen ebenso wie die katholischen Ordensschwestern übernahmen z.B. häufig die Seuchenlazarette. Viele beschrieben ihre Arbeit als selbständig, anerkannt und trotz hohem Arbeitseinsatz auch befriedigend. Erschüttert wurden sie vor allem durch Phasen des Nichtstuns und Wartens.

– Auffällig ist, dass über den direkten Arbeitseinsatz zunehmend weniger geschrieben oder gesprochen wurde. Erschien der Lazaretteinsatz zunächst noch neu und damit berichtenswert, wurde er in dem Zeitraum von vier Jahren zur Gewohnheit, über den es nichts mehr zu berichten gab. Oder – die Wirklichkeit war so schrecklich, dass sie nicht erinnert oder weitergegeben werden konnte. Demgegenüber wurden Vorstellungen der Ruhe, des Friedens und der Abwechslung herausgehoben und von der Erklärung begleitet, dass man auch mal etwas anderes sehen müsse, um nicht völlig zu verzweifeln. Der Gegenpol wurde in dem Naturerlebnis, dem Fest, dem gemeinsamen Ausflug, der gelungenen Mahlzeit, der Begegnung mit Freunden, dem Heimaturlaub oder in dem Streit über das zugewiesene zusätzliche Geld und dessen Verteilung gesehen. Je länger der Krieg dauerte, desto kürzer wurden die Berichte zu diesem Thema und desto stärker trat die Friedenssehnsucht in den Vordergrund.

Rückkehr aus dem Ersten Weltkrieg[5]

Nach dem Ende des Ersten Weltkrieges, der mit einem Zusammenbruch der Fronten und einem verlustreichen Waffenstillstand endete, gestaltete sich die Rückkehr der Schwestern ebenso wie die der Soldaten nicht ruhmbedeckt. Sie waren eher enttäuscht, müde und/oder krank und ausgelaugt. Trotzdem läßt sich aus den Quellen herauslesen, dass ihre Kriegsbegeisterung nicht in jedem Fall gebrochen wurde, hatten sie doch diesen *Ausnahmezustand* als *Kameradin* herausgelöst aus dem Alltag und mit einer Aufwertung ihrer Person und Aufgaben erlebt. In ihre Familien ohne Arbeit oder in das Mutterhaus mit seiner erprobten Hierarchie zurückzukehren, war für sie mit Problemen verbunden, erwarteten sie doch dort die altbekannten Strukturen der Unterordnung, verschärft durch eine bürgerkriegsähnliche, wirtschaftlich katastrophale Lage.

1.2 Der Zweite Weltkrieg. Verlauf, Planung, Organisation

Herkunft und Ausbildung

Die Zeit der Weimarer Republik war für die Krankenschwestern durch folgende Merkmale gekennzeichnet: Tausende von Berufsschwestern standen nach dem Ende des Krieges ohne Arbeit auf der Straße, bzw. die freiwilligen Helferinnen mußten, da sie nicht mehr gebraucht wurden, in ihre Familien zurückkehren. Im November des Jahres 1918 wurde durch die Demobilmachungsverord-

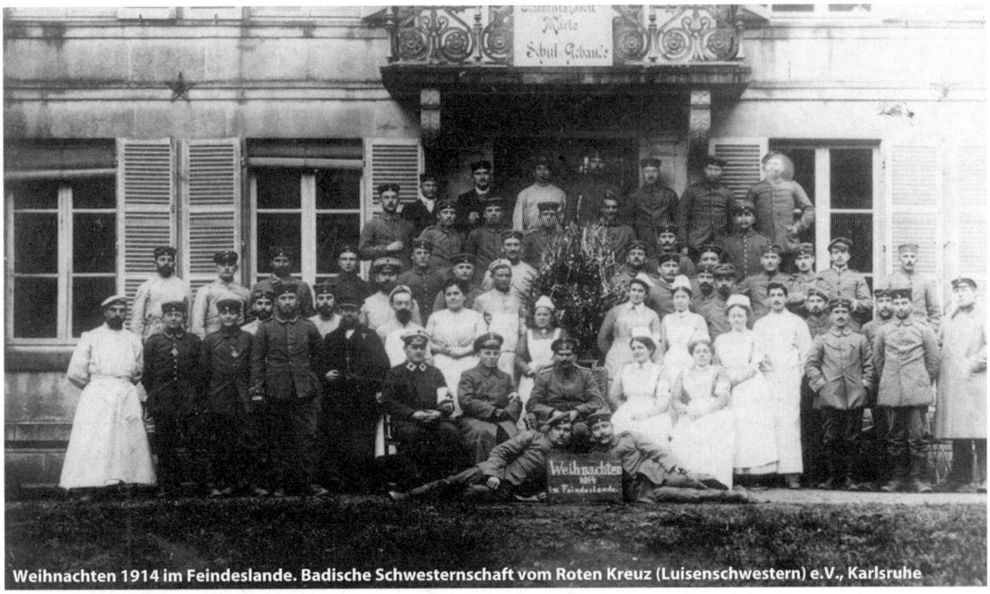

Weihnachten 1914 im Feindeslande. Badische Schwesternschaft vom Roten Kreuz (Luisenschwestern) e.V., Karlsruhe

nung der Acht-Stunden- Tag für alle gewerblichen Arbeiter eingeführt. Erst 1924 kam es zu einer Einigung über die Arbeitszeit in Krankenpflegeanstalten, die auf bis zu 10 Stunden täglich bzw. 60 Stunden wöchentlich festgelegt wurde. Tarifverträge zwischen Krankenhausträgern und Verbänden wurden vermehrt abgeschlossen. Eine Novellierung der Ausbildungsverordnung im Jahre 1921 sah einen zweijährigen Lehrgang vor. Die konfessionell gebundenen Mutterhäuser wehrten sich jedoch weiterhin gegen eine staatlich geregelte Ausbildung, so dass es bis zum Ende der Weimarer Republik nicht zu einem einheitlichen Reichsgesetz kam.

Für die Krankenpflege im Nationalsozialismus[6] entscheidend ist die organisatorische Straffung und Zusammenfassung der verschiedenen zersplitterten Berufsverbände und der Versuch, diese auch inhaltlich-ideologisch gleichzuschalten. Trotz aufwendiger Propaganda waren jedoch nur 9,2 % der Schwestern in der NS-Schwesternschaft (*Braune Schwestern*) organisiert.[7] Daneben gab es die Diakoniegemeinschaft, die die Diakonissen des Kaiserswerther Verbandes und die Diakonieschwestern des Zehlendorfer Verbandes zusammenschloß, die Caritasschwestern für Ordens- und andere katholische Schwestern (seit 1937) sowie den Reichsbund freier Schwestern (*Blaue Schwestern*). Letzterer wurde 1942 mit der NS-Schwesternschaft zum NS-Reichsbund Deutscher Schwestern vereinigt. Alle Organisationen gehörten seit 1936 dem „Fachausschuß für Schwesternwesen in der Arbeitsgemeinschaft freie Wohlfahrtspflege" an.[8]

Das erste reichseinheitliche Krankenpflegegesetz von 1938 regelte dann die Möglichkeiten und Grenzen der Berufsausübung und der Berufsausbildung der Krankenschwestern. Die Ausbildungsdauer wurde auf 1,5 Jahre festgeschrieben. Die Bewerberinnen mußten arischer Abstammung sein und den Nachweis politischer Zuverlässigkeit erbringen. Jüdische Schwestern wurden nur zur Pflege jüdischer PatientInnen zugelassen.[9]

Anders als im Ersten Weltkrieg blieb der Kriegseinsatz im *Operationsgebiet* dem Deutschen Roten Kreuz vorbehalten. Es wurde durch das DRK-Gesetz vom 9. Dezember 1937 *ermächtigt, im amtlichen Sanitätsdienst der Wehrmacht mitzuwirken* und *erklärte sich in der Stunde der Not* dazu *bereit*, seinen in den Statuten ausgewiesenen Verpflichtungen nachzukommen. Das Deutsche Rote Kreuz war schon seit 1933 sukzessive einer völligen Umorganisation unterworfen,

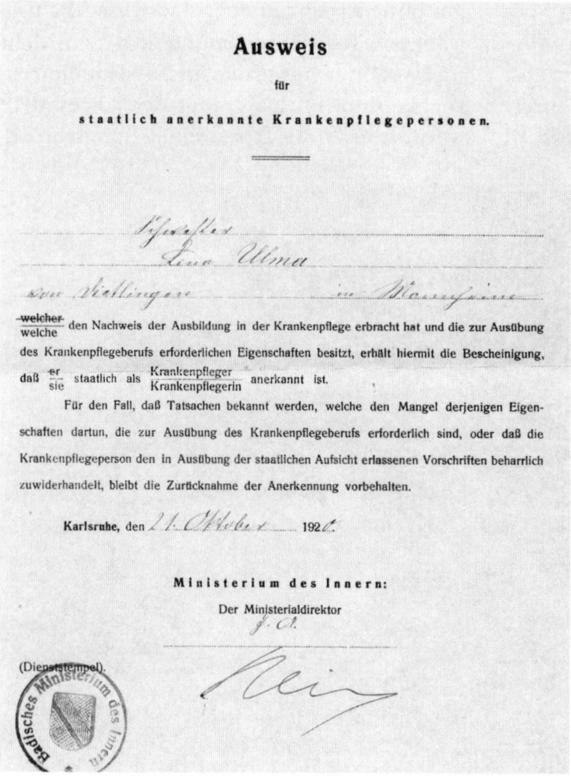

Ausweis

für

staatlich anerkannte Krankenpflegepersonen.

~~welcher~~ / welche den Nachweis der Ausbildung in der Krankenpflege erbracht hat und die zur Ausübung des Krankenpflegeberufs erforderlichen Eigenschaften besitzt, erhält hiermit die Bescheinigung, daß er/sie staatlich als Krankenpfleger/Krankenpflegerin anerkannt ist.

Für den Fall, daß Tatsachen bekannt werden, welche den Mangel derjenigen Eigenschaften dartun, die zur Ausübung des Krankenpflegeberufs erforderlich sind, oder daß die Krankenpflegeperson den in Ausübung der staatlichen Aufsicht erlassenen Vorschriften beharrlich zuwiderhandelt, bleibt die Zurücknahme der Anerkennung vorbehalten.

Karlsruhe, den ... 192

Ministerium des Innern:

Der Ministerialdirektor

(Dienststempel).

Badisches Ministerium des Innern

Ausweis für staatlich anerkannte Krankenpflegepersonen. Badische Schwesternschaft vom Roten Kreuz (Luisenschwestern) e.V., Karlsruhe

die mit dem Gesetz und der Satzung von 1937 abgeschlossen war. Formal blieb es eine eigenständige Organisation, die führenden Positionen wurden jedoch mit SS-Männern bzw. Parteileuten besetzt und die Struktur war hierarchisch und analog zu den Parteiorganisationen aufgebaut.[10]

Die Rotkreuzschwestern wurden zu *Wehrmachtsschwestern*. Die Schwesternschaften hatten die erforderliche, entsprechend ausgebildete Zahl von Schwestern für den Sanitätsdienst der Wehrmacht zu stellen (50 %). Am 1. April 1939 verfügte das Deutsche Rote Kreuz über 9842 aktive und 1271 Lernschwestern[11], außerdem standen Hilfs-, Bereitschafts- und Reserveschwestern bereit, also Schwestern, die in loser Verbindung zum Roten Kreuz standen und im Bedarfsfalle aktiviert werden konnten.

Die Dauer der Ausbildung wurde während des Zweiten Weltkrieges verkürzt. Es wurden vermehrt Schwesternhelferinnen ausgebildet (drei Monate Pflege in einem Krankenhaus oder Heimatlazarett und 20 Doppelstunden theoretische Unterweisung).

Das Personalreservoir dafür waren die *weiblichen Bereitschaften* der Ortsverbände des DRK, die seit Mitte der 30er Jahre systematisch aufgebaut wurden. 1938 hatten sie 100.634 Mitglieder[12]; ab 1939 leitete der *Bund Deutscher Mädchen* regelmäßig Mitglieder ans DRK über.[13] Außerdem meldeten sich viele Frauen und Mädchen freiwillig; viele zogen die Krankenpflege der Arbeit in Fabriken vor. Um den Schwesternbedarf in den Kriegslazaretten seit dem Überfall auf die Sowjetunion zu decken und ein Minimum an Qualität zu garantieren, wurden geeignete Schwesternhelferinnen zu sog. „Hilfsschwestern ohne Examen" (sechs Monate Praxis und ein vierwöchiger Kurzkurs in einem Rotkreuzkrankenhaus) ausgebildet. Aber auch diese Mindestanforderungen konnten nicht immer eingehalten werden. Den Hilfsschwestern stand prinzipiell der Weg zum Krankenpflegeexamen offen (weitere sechs Monate Praxis und ein Vierteljahreskurs in einer Rotkreuz-Krankenpflegeschule).[14]

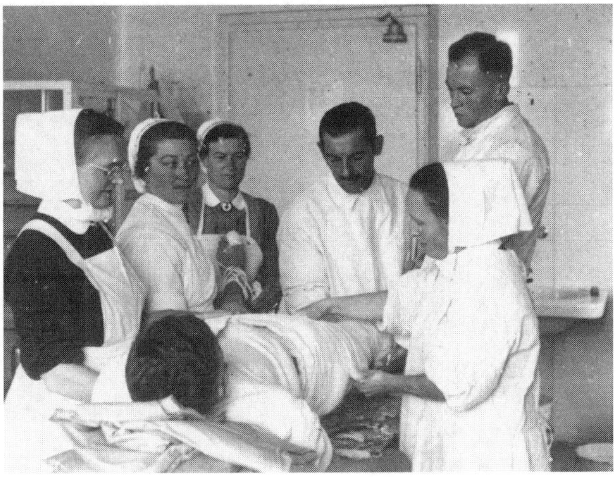

Diakonissen und Rotkreuzschwestern in einem Kriegslazarett in Colmar 1940
Badische Schwesternschaft vom Roten Kreuz (Luisenschwestern) e.V., Karlsruhe

Seit 1942 war den Krankenschwestern der Berufswechsel verboten. Es wurden *volksdeutsche Frauen* ausgebildet und *germanisch-freiwillige Helferinnen* aus den besetzten Gebieten sowie jüdische *Mischlinge zweiten Grades* zur Krankenpflege zugelassen.[15] Generell also war die Situation gekennzeichnet durch einen Mangel an Pflegekräften.

Die Krankenschwestern, besonders der Nachwuchs, rekrutierten sich nicht mehr wie im Ersten Weltkrieg vornehmlich aus den Reihen der Mittel- und Oberschicht. Der große Bedarf an Schwestern eröffnete nun auch Mädchen aus dem Arbeitermilieu und den bäuerlichen Schichten die Chance, einen anerkannten und auskömmlichen Beruf zu ergreifen.

Einsatz im Zweiten Weltkrieg

Im Zweiten Weltkrieg hatte das Deutsche Rote Kreuz das Monopol auf die *Freiwillige*

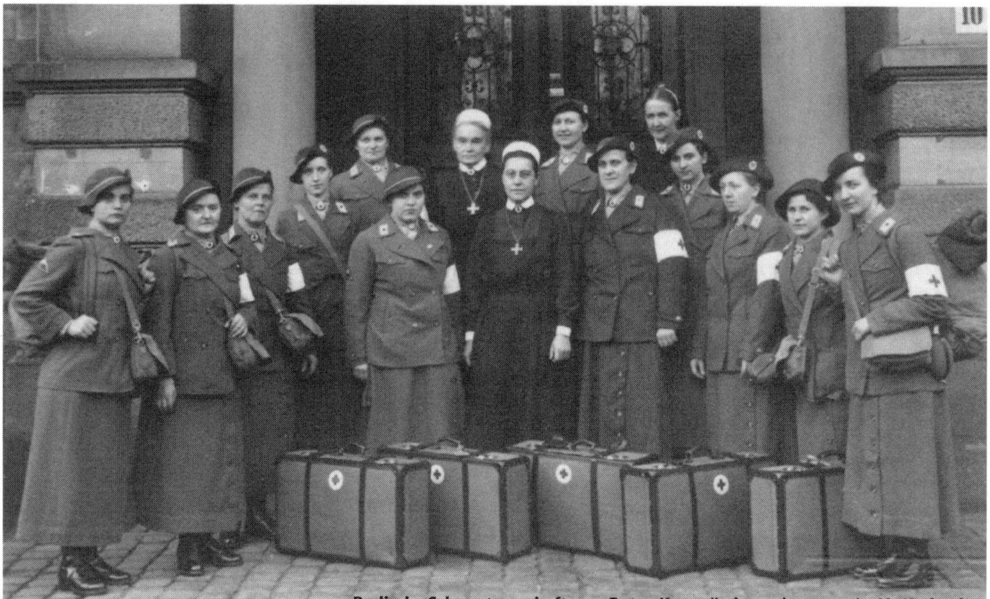

Badische Schwesternschaft vom Roten Kreuz (Luisenschwestern) e.V., Karlsruhe

Krankenpflege in den Kriegslazaretten. Konfessionell gebundene Schwestern waren nur für den Einsatz in Heimatlazaretten zugelassen.[16] Allerdings waren auch Diakonie-Schwestern als DRK-Bereitschaftsschwestern im mobilen Einsatz.[17] Außerdem wurden in grenznahen Reservelazaretten auch katholische und evangelische Schwestern eingesetzt (z.B. in Belgien).

In den SS-Lazaretten arbeiteten Braune Schwestern zusammen mit Reichsbund- und DRK-Schwestern.[18] Frauen, die in Kriegslazaretten eingesetzt wurden, mußten sich formal einem Rotkreuzmutterhaus anschließen. Wie viele Frauen dort tätig waren, ist bislang nicht erforscht und aufgrund der Quellenlage wohl auch nicht mehr zu klären.

Die Einberufung der Schwestern erfolgte durch den Inspekteur des jeweiligen Wehrkreises aufgrund der Notdienstverordnung vom 15. Oktober 1938. Die Mutterhäuser hatten bereits vor dem Krieg dem Kommissar für die Freiwillige Krankenpflege diejenigen Schwestern benannt, die für den Kriegseinsatz vorgesehen waren. Auch während des Krieges entschieden die Mutterhausoberinnen über die Meldung. In jedem Wehrkreis wurde im Verlauf des Krieges eine Mutterhausoberin als Wehrkreisoberin eingesetzt.

Anders als im Ersten Weltkrieg waren nicht mehr männliche Delegierte des DRK zuständig für die Belange und die Kontrolle der Schwestern in den Kriegslazaretten. Stattdessen wurden Planstellen für Feld- oder Armeeoberinnen eingerichtet, die vom Amt für Schwesternschaften im Präsidium des DRK (Generaloberin Luise v. Oertzen) vorgeschlagen wurden.

Trotz der Maßgabe des mutterhausweisen Einsatzes arbeiteten keineswegs immer Schwestern eines Mutterhauses zusammen. Die Schwestern wurden je nach Bedarf zu einem Kriegslazarett, einem Lazarettzug oder einer Sanitätsbereitschaft der Luftwaffe *in Marsch gesetzt.* Auch auf Lazarettschiffen arbeiteten Schwestern.[19] Vollschwestern hatten Offiziersstatus. Häufig erfuhren sie ihren Einsatzort erst unterwegs an den Frontleitstellen. Die Kriegslazarettabteilungen waren entweder einzelnen Armeen zugeteilt und folgten deren Bewegungen, oder sie blieben

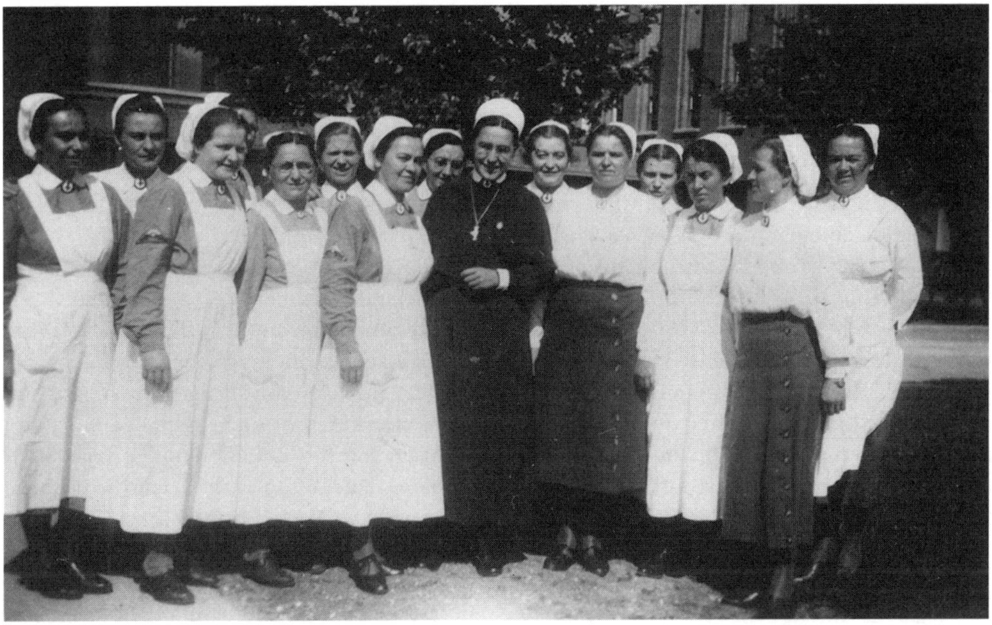

über Jahre an einem Ort in der Etappe. Im Frühjahr 1941 wurden zahlreiche Lazaretttrupps aus Frankreich nach Polen verlegt, um für den Krieg gegen Russland bereitzustehen. Im Raum Warschau und Krakau/Lemberg entstanden große Lazarettbasen. Nach zwei Jahren Einsatz in Russland konnten die Schwestern eine Versetzung in den Westen beantragen. Die Zahl der einer Lazarettabteilung zugeteilten Schwestern war variabel und hing vom Bedarf ab. Unterschieden wird zwischen den Stammschwestern eines Lazaretts und der Personalreserve, die dort eingesetzt wurde, wo sie gebraucht und auch an durchziehende Feldlazarette oder Ortslazarette *kommandiert* wurde. Den Posten der Oberschwester hatte i.d.R. eine ältere Schwester inne. Neben den OP-, Fach-, Pflege- und Küchenschwestern waren auch Laborantinnen und medizinisch- technische Assistentinnen eingesetzt. Diese waren keine Angehörigen des DRK. Die Generaloberin und die Oberinnen der Mutterhäuser hatten Gelegenheit, die Schwestern zu besuchen.

„Frau Oberin Odenwald zu Besuch in Paris", 1941
Badische Schwesternschaft vom Roten Kreuz (Luisenschwestern) e.V., Karlsruhe

Auch im Zweiten Weltkrieg bestand ein Widerspruch zwischen den offiziellen Bezeichnungen und Bestimmungen für die Lazarette und der Wahrnehmung der Krankenschwestern selbst. Der Bewegungskrieg hatte zur Folge, dass die geplante Reihenfolge in der medizinischen Versorgung des öfteren durcheinander geriet. So konnte sich ein motorisiertes Kriegslazarett samt seinen Schwestern beim Vormarsch plötzlich auf dem Verbandsplatz einer Sanitätskompanie befinden oder ein Reservelazarett in der Heimat unmittelbar in einem umkämpftem Gebiet liegen.

Der variable Arbeitseinsatz blieb bestehen. So arbeiteten z.B. Hilfsschwestern ohne Examen durchaus auch als OP-Schwestern, wenn sie dort gebraucht wurden und sich für diese Arbeit als geeignet erwiesen. Das Selbstverständnis korrespondierte auch in diesem Fall nicht mit dem gesetzten Berufsverständnis.

Der Kriegseinsatz wurde von vielen Schwestern positiv bewertet: aus humanitären Gründen, aus Pflichtbewusstsein, aus nationaler Begeisterung oder um sich dem politischen Druck zu entziehen, weil sie die Chance sahen, einem einengenden Alltag zu entfliehen, oder weil sie fremde Länder kennen lernen wollten. Ihre Wahrnehmungen und Erlebnisse waren von diesen Motiven und Erwartungen geprägt. Es gab kaum Klagen über zuviel Arbeit, als unangenehm wurden wie auch im Ersten Weltkrieg die Phasen der Untätigkeit empfunden, hinzu kamen nun auch noch die zahlreichen, oft wochenlangen Transporte. Aus Zensurgründen verbot sich in Briefen weitgehend die Mitteilung gravierender Probleme, außerdem sollten die Adressaten in der Heimat nicht beunruhigt werden. Ihnen wurden die angenehmen und interessanten, auch ärgerlichen Erlebnisse berichtet. Die Korrespondenz diente außerdem der Regelung von Alltagsproblemen wie z.B. der Versorgung mit Kleidung. Stand zunächst die Begeisterung über den erfolgreichen Vormarsch im Vordergrund, wurde spätestens seit Stalingrad immer wieder die Hoffnung auf eine baldige Wende und den darauf folgenden Frieden zum Ausdruck gebracht.

Rückkehr aus dem Zweiten Weltkrieg

Die Kommandeure der Kriegslazarette waren gehalten, die Schwestern beim Rückzug rechtzeitig aus der Gefahrenzone zu bringen. Die Auflösungserscheinungen am Kriegsende ließen einen geordneten Rückzug jedoch oft nicht mehr zu. Die Schwestern mußten sich teilweise allein durchschlagen oder sie gerieten in alliierte Gefangenschaft, wo sie bei Bedarf zur Krankenpflege in den Gefangenenlagern oder auch in den ehemaligen KZs eingesetzt wurden.[20] Eine unbekannte Zahl von Schwestern wurde seit 1944 an der Ostfront gefangen genommen, z.T. getötet oder in sowjetische Lager verschleppt. Von Übergriffen wird auch aus der Tschechoslowakei und Jugoslawien berichtet. Die meisten Rotkreuzmutterhäuser machen keine genauen Angaben darüber, wie viele Kriegsschwestern ums Leben kamen oder in Gefangenschaft gerieten.[21]

Die DRK-Mutterhäuser hatten während des Krieges versucht, den Kontakt zu ihren Schwestern aufrecht zu erhalten. Als diese zurückkamen, oft krank und erholungsbedürftig, manche von ihnen schwanger, fanden sie die Häuser nicht selten zerstört vor. Ganze Schwesternschaften aus den östlichen Gebieten flüchteten nach Westen, wo andere Mutterhäuser Patenschaften für sie übernahmen. Das DRK wurde nach dem Krieg von den Alliierten als Organisation zunächst aufgelöst, die Arbeit ging aber auf lokaler und regionaler Ebene weiter, wenn auch z.T. unter anderer Bezeichnung. Die Schwesternschaften in den Westzonen blieben bestehen, allerdings verloren im Zuge der Entnazifizierung die meisten Oberinnen, da sie Parteimitglieder gewesen waren, vorübergehend ihre Posten. Die heimkehrenden Mutterhausschwestern wurden von ihren Schwesternschaften wieder in die bestehenden Arbeitsfelder integriert, sobald ihre Verfassung es erlaubte und wenn sie nicht inzwischen andere Lebenspläne hatten. Die Rückkehr in den strikt geregelten Alltag und die Einordnung in ein hierarchisches Gefüge fiel nicht leicht. Für die Hilfsschwestern mangelte es zwar angesichts der Kriegsfolgeschäden und Flüchtlingsströme nicht an Arbeit, aber es blieb der Findigkeit der einzelnen Schwester überlassen, sich ein Arbeitsfeld zu erschließen. Viele Hilfsschwestern waren aber auch nicht daran interessiert, weiter in der Krankenpflege zu arbeiten, sondern kehrten in ihre früheren Berufe zurück oder heirateten.

1.3 Der zeitgenössische Diskurs

Die fachliche Diskussion zum Ersten Weltkrieg

Vor dem Ersten Weltkrieg werden in der zeitgenössischen Fachliteratur folgende Fragen diskutiert:

– Wie läßt sich unter Berücksichtigung der Erfahrungen des Deutsch-Französischen Krieges von 1870/71 die Mobilmachung für einen zu erwartenden Krieg besser und effektiver organisieren? Wie viele Krankenschwestern sollen z.B. die einzelnen Organisationen stellen, damit spätestens am 10. Mobilmachungstag auch die Versorgung der verwundeten und kranken Soldaten gesichert ist?

– Wie soll dementsprechend eine neue Heeressanitätsordnung aussehen?

– Wie läßt sich der Einsatz der freiwilligen Krankenpflege unter dem Roten Kreuz im Rahmen dieses Heeressanitätswesens organisieren?

– Wie soll eine berufliche Ausbildung der Krankenpflegerinnen aussehen, die sie befähigt, den an sie gestellten Anforderungen eines möglichen Krieges besser gerecht zu werden? Im Rahmen welcher Organisationsformen soll sie erfolgen? Wie sollen die Leistungen und Fähigkeiten überprüft werden?

– Welche medizinischen und pflegerischen Erkenntnisse muss man aus der Erfahrung des Krieges von 1870/71 ziehen? Welche neueren Ergebnisse der Forschung liegen vor? Wie lassen sich diese Ergebnisse und Erkenntnisse sinnvoll umsetzen?

– Welche Rolle haben die Armeeschwestern, welche Rolle sollen die Rot-Kreuz-Schwestern, die Diakonissen und die Ordensschwestern bekommen?

Während des Ersten Weltkrieges werden in den entsprechenden Fachzeitschriften erste Bilanzierungen und Nachbesserungen vorgenommen. Medizinische Forschungsergebnisse werden veröffentlicht, um eine bessere Wundversorgung der durch neue Waffensysteme entstandenen Verletzungen zu ermöglichen. Die Ausbildungs- und Einsatzbestimmungen für Hilfsschwestern und Helferinnen werden präzisiert, moralisch-ethische Ansprüche an die Schwestern neu formuliert bzw. reformuliert.

Nach dem Ende des Ersten Weltkrieges bis in die 1930er Jahre hinein werden die Erfahrungen mit dem Heeressanitätswesen unter statistischen, ideologischen, organisatorischen und medizinischen Gesichtspunkten ausgewertet. Das Rote Kreuz, die konfessionellen Verbände, Ärzte, Sanitätsangehörige sowie militärische Leitungsorgane analysieren die Sachlage. Folgende Fragen werden dabei in den Blick genommen:

– Hat sich das Rote Kreuz in der Integration der freiwilligen Krankenpflege als übergeordnete Instanz bewährt? Wo und wie lassen sich organisatorische Verbesserungen erzielen?

– Wie viele Kranke und Verwundete wurden insgesamt wie versorgt? Wo traten Engpässe und andere Probleme auf? Wie lassen sich diese Probleme beheben?

– Haben sich die in der Etappe eingesetzten Kriegsschwestern in ihrem Einsatz bewährt?

– Was ist eine *Frontschwester*? Welche Eigenschaften und Kenntnisse muß sie besitzen und wo findet sie ihren angemessenen Einsatzort?

Die fachliche Diskussion zum Zweiten Weltkrieg

Bei der Vorbereitung der Freiwilligen Kriegskrankenpflege für einen möglichen Krieg stand die ideologische Einstimmung im Mittelpunkt. Als Ende 1937 gesetzlich festgelegt war, dass das Deutsche Rote Kreuz für den Sanitätsdienst der Wehrmacht und des Luftschutzes und bei öffentlichen Notständen zuständig sein würde, berichteten seine Publikationsorgane ausführlich über die entsprechenden Maßnahmen. Im Vordergrund standen dabei der Ausbau der weiblichen und männlichen Bereitschaften, die Erste-Hilfe-Kurse und Luft- und Gasschutzübungen. Erinnerungen an den Ersten Weltkrieg wurden wiederbelebt. Schwesternzeitschriften druckten vereinzelt Beiträge über die Versorgung von Schussverletzungen und Amputationen etc... Die Werbung für den Schwesternberuf wurde intensiviert. Feldschwestern aus dem Ersten Weltkrieg erhielten Auszeichnungen. Erwartungen an künftige Kriegsschwestern wurden formuliert. Eine öffentliche Diskussion über den konkreten Einsatz von Krankenschwestern im Krieg fand jedoch nicht statt.

Während des Krieges wurden, wie auch im Ersten Weltkrieg, in der Fachliteratur und in Tagungsberichten aktuelle Probleme der Kriegsmedizin wie z.B. die Behandlung von Erfrierungen, die Verwendung von Sulfonamiden, der Schutz vor Ungeziefer etc. diskutiert. Die Bestimmungen für den Einsatz und die Ausbildung der Schwestern wurden überarbeitet. Dabei war einerseits dem großen Bedarf Rechnung zu tragen, andererseits musste ein Minimum an Ausbildung gewährleistet werden. Dass der Einsatz von Frauen in Kriegslazaretten nicht unumstritten war, geht aus einigen Beiträgen in den DRK-Publikationen hervor.[22] Schwierigkeiten wurden jedoch kaum öffentlich diskutiert. Generell versuchte das Deutsche Rote Kreuz zu zeigen, dass es die ihm übertragene Aufgabe bewältigte, sich *des erwiesenen Vertrauens würdig* zeigte und *sich bewährte.*

Anders als nach dem Ersten Weltkrieg wurde bis heute keine vergleichbare Darstellung des Sanitätswesens im Zweiten Weltkrieg veröffentlicht.[23] Neben einer Fülle von Publikationen, die in die Rubrik *Militaria* einzuordnen sind, gibt es allenfalls Darstellungen einzelner Aspekte oder Organisatisationsbereiche[24] und Ansätze einer wissenschaftlichen Aufarbeitung dieses Themas. Eine kritische Würdigung steht noch aus.[25] Der Einsatz von Schwestern in den Front- und Kriegslazaretten spielt dabei, wenn sie überhaupt erwähnt werden, eine marginale Rolle.[26] Nur wenn es um die Verstrickung von Organisationen wie dem Roten Kreuz oder der Diakonie in den nationalsozialistischen Machtapparat oder um die *Braunen Schwestern* geht, kommen auch die Krankenschwestern ins Blickfeld.[27]

Veröffentlichte Selbstzeugnisse und fiktionale Literatur von Kriegskrankenschwestern

Die Liste der zeitgenössischen Romane, Erzählungen und veröffentlichten Lebensbeschreibungen zum Thema Kriegskrankenpflege im Ersten Weltkrieg, die sich sowohl kriegsvorbereitend spätestens seit dem Ende des 19. Jahrhunderts als auch kriegsbegleitend im Ersten Weltkrieg und in verschiede-

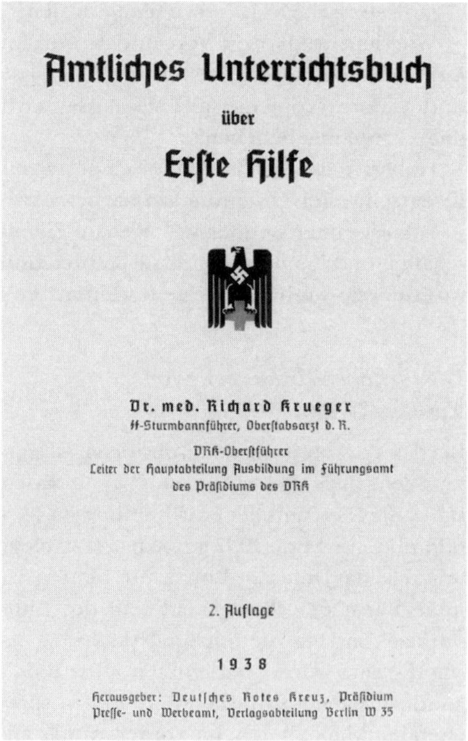
Amtliches Unterrichtsbuch
über
Erste Hilfe

Dr. med. Richard Krueger
SS-Sturmbannführer, Oberstabsarzt d. R.
DRK-Oberstführer
Leiter der Hauptabteilung Ausbildung im Führungsamt
des Präsidiums des DRK

2. Auflage

1938

Herausgeber: Deutsches Rotes Kreuz, Präsidium
Presse- und Werbeamt, Verlagsabteilung Berlin W 35

Amtliches Unterrichtsbuch über Erste Hilfe. Berlin, 2. Auflage 1938

nen Phasen bis über den Zweiten Weltkrieg hinaus nachzeichnen lässt, ist umfangreich. Während des Ersten Weltkrieges erscheinen zum einen Romane und Erzählungen, die eindeutig die Rolle der Kriegskrankenschwester im Fronteinsatz oder im Heimatlazarett verherrlichen. Sie knüpften an an die Tradition der Kolportageromane.

Zum andern werden in den entsprechenden Vereinszeitschriften Auszüge aus Feldpostbriefen von Rot-Kreuz-Schwestern oder Diakonissen veröffentlicht; Berichte vom Kriegsschauplatz verfassen die Vorsteher der Diakonischen Einrichtungen. Vereinzelt erscheinen auch Lebensbeschreibungen von Kriegsschwestern, die sich für das Vaterland geopfert (*Blutopfer*) haben oder selbstverfaßte Lebenserinnerungen, die vom Kriegsschauplatz berichten. Dazu gehört auch immer der Einsatz in den Kolonien. Diese Lebensbeschreibungen sind entweder in Tagebuchform oder als fortlaufender Bericht geschrieben. In der Zeit der Weimarer Republik werden vereinzelt Romane veröffentlicht. Es dauert allerdings weitgehend bis zum Ende der 1920er Jahre – und das ist eine Parallele zur literarischen Bewältigung des Themas Krieg auf der männlichen Seite – bis vermehrt auch Veröffentlichungen von Frauen als Lebenserinnerungen, Tagebücher und Lebensbeschreibungen erscheinen. In den Jahren von 1930 bis 1938, also noch in der Weimarer Republik und vor dem Beginn des Zweiten Weltkrieges, entsteht der Mythos der Frontschwester, der 1936 in dem Buch entsprechenden Titels, herausgegeben von Elfriede Pflugk-Harttung kulminiert.[28]

Anders stellt sich die Situation für den Zweiten Weltkrieg dar. Die kriegsvorbereitende und -begleitende Literatur nimmt wie beschrieben vorwiegend auf den Ersten Weltkrieg Bezug. Während des Krieges veröffentlicht das Rote Kreuz in einheitlichem Stil gehaltene Feldpostbriefe und Erlebnisberichte von Schwestern, Reportagen und Interviews in Rotkreuz- und Schwesternzeitschriften.

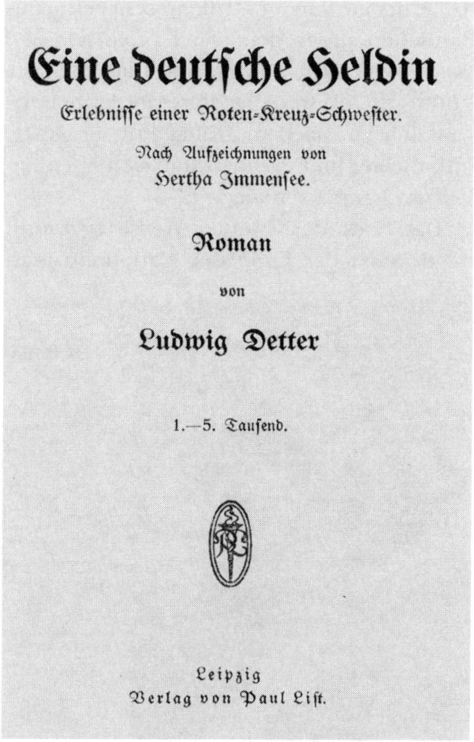
Eine deutsche Heldin
Erlebnisse einer Roten-Kreuz-Schwester.
Nach Aufzeichnungen von
Hertha Immensee.
Roman
von
Ludwig Detter
1.—5. Tausend.
Leipzig
Verlag von Paul List.

Eine deutsche Heldin. Erlebnisse einer Roten-Kreuz-Schwester. Nach Aufzeichnungen von Herth Immensee. Roman von Ludwig Detter, Leipzig 1916.
Unten: Schwesternbriefe von allen Fronten, Berlin [1940]

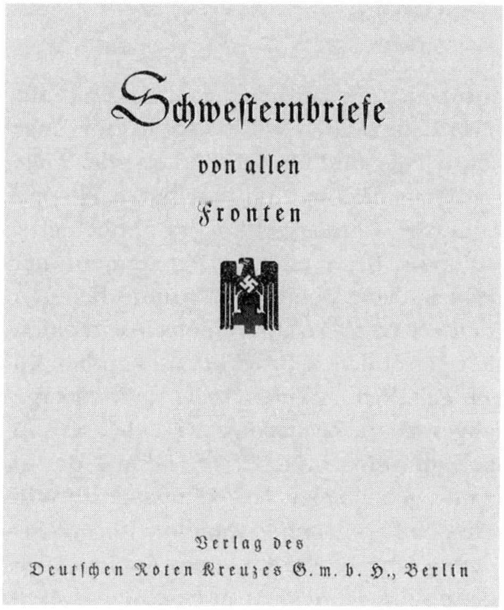
Schwesternbriefe
von allen
Fronten
Verlag des
Deutschen Roten Kreuzes G. m. b. H., Berlin

Außerdem erscheint 1940 ein sehr schmales Bändchen unter dem Titel *Schwesternbriefe von allen Fronten.*[29] Es entsteht das Bild der Rotkreuzschwester, die, ohne viel Aufhebens von sich zu machen, frohgemut, ernsthaft und tüchtig im Einsatz ist und sich auf allen Kriegsschauplätzen *bewährt.*

Das Ende des Zweiten Weltkrieges und damit auch das Ende des Nationalsozialismus bedeutete zunächst auch ein Ende der veröffentlichten schriftlichen Erinnerungskultur[30] der und über die *Kriegs-* oder *Frontschwestern.* Das war unmittelbar nach dem Ende des Ersten Weltkrieges ähnlich. Der verlorene Krieg und der Zusammenbruch des jeweiligen politischen Systems bedingte für die Schwestern auch einen einschneidenden persönlichen Bruch, den es zu bewältigen galt. Flucht, Vertreibung und Kriegsgefangenschaft, Zerstörung der Lebensgrundlage und eine distanzierte Haltung der zu Hause gebliebenen Schwestern, ein psychischer und physischer Zusammenbruch begleiteten nach dem Ende des Zweiten Weltkrieges die Schwestern in eine neue Gesellschaft, deren Konturen noch keineswegs deutlich erfahrbar waren.

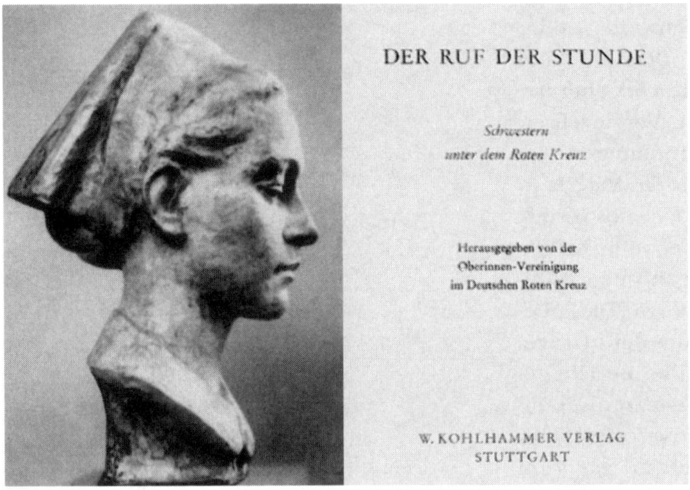

Der Ruf der Stunde. Schwestern unter dem Roten Kreuz. Hg. von der Oberinnen-Vereinigung im Deutschen Roten Kreuz. Stuttgart 1963

Die wenigen autobiographischen oder literarischen Zeugnisse sind z.T. in Heimatlazararetten angesiedelt[31], aber es gibt auch die romanhafte Verarbeitung des Kriegseinsatzes einer Rotkreuzschwester in Frankreich, Russland und Italien[32] und die Erinnerungen einer Schwester an den Russlandkrieg.[33] Es handelt sich dabei um Versuche, die Vielfalt von Eindrücken und Erfahrungen, von Widersprüchen, Schwierigkeiten und Zweifeln zumindest ansatzweise zur Sprache zu bringen, die in den Veröffentlichungen während des Krieges unerwähnt blieben. Gemeinsam haben sie, dass von der Warte einer unpolitischen bzw. ausdrücklich nichtnazistischen Schwester aus erzählt wird.[34]

Die Rotkreuz-Schwesternschaften knüpften nach einer Phase des Verstummens wieder an traditionelle christliche Werte und humanitäre Ziele an und nahmen diese Motivation auch für den Kriegseinsatz in Anspruch, sofern sie das Thema überhaupt noch berührten. In den 1960er Jahren war das 100-jährige Bestehen des Roten Kreuzes Anlass für Veröffentlichungen[35], in denen sich auch ehemalige Kriegsschwestern zu Wort meldeten. Viele von ihnen hatten während des Krieges eine leitende Position inne bzw. waren mittlerweile Oberinnen geworden. Unter Rückgriff auf das Vorbild Elsa Brändström[36] und unter Weglassung politischer Zusammenhänge zeichneten sie in *Der Ruf der Stunde*[37] das Bild der sowohl aufopferungsbereiten als auch professionellen und selbstbewussten Schwester.

Erst Ende der 1980er Jahre setzt wieder ein dünnes Rinnsal von weiteren Veröffentlichungen ein, das bis in die Gegenwart anhält. Auch die *oral history* Bewegung, die sich seit den 1970er Jahren verstärkt um eine Erhebung von Alltags- und Mentalitätsgeschichte für den Untersuchungszeitraum bemüht hat, berücksichtigt diese Personengruppe der *Kriegsschwestern* nicht. Die Erinnerungsliteratur, die inzwischen veröffentlicht worden ist, stammt aus der Gruppe der jungen Schwestern, Schwesternhelferinnen oder technischen Assistentinnen. Sie reicht von der Wiedergabe von Tagebuchaufzeichnungen[38] bis zum Versuch, die eigene Kriegserfahrung zu reflektieren[39] oder die pflegerischen Bemühungen in einem Kriegslazarett vom Gesichtspunkt moderner Pflegeansätze her zu betrachten.[40] Außerdem sind Auszüge von Briefen von Diakonieschwestern, die als Rotkreuz-Bereitschaftsschwestern im Krieg waren, veröffentlicht.[41]

Weiblichkeitsentwürfe für Front und Heimat

Die *Kriegsschwester* des Ersten bzw. des Zweiten Weltkrieges ist also, so läßt sich zusammenfassend festhalten, Teil eines *Weiblichkeitsentwurfes*, der jeder Frau im Krieg ganz bestimmte Aufgaben zuweist. Auf der ideologischen und handlungspraktischen Ebene geht es in beiden Weltkriegen darum, die *Heimatfront* entsprechend der *Kriegsfront* bzw. die Angleichung aneinander so funktionsfähig zu gestalten, dass ein reibungsloser Ablauf gesichert ist. Das *stille Heldentum*, der *Opfer- und Duldersinn* der *Kriegsschwester* verknüpft sich dabei mit den *gewaltigen Leistungen* in wirtschaftlicher und sozialer Hinsicht. Im Ersten Weltkrieg ist der *Nationale Frauendienst* aufgerufen, diese Funktionsfähigkeit zu sichern. Unter dem Stichwort *deutsche Frau und deutsche Treue* sollen – und das propagiert z.B. Agnes von Zahn-Harnack schon drei Monate nach Kriegsbeginn – die Frauen so sein, wie die *Besten draußen* sie sehen wollen: ihr Leben sei *mit höchstem Idealismus durchdrungen, in Schlichtheit und Lauterkeit, heiligem Ernst und heiliger Anmut*[42]. Jede, von der Hausfrau über die freiwillige Helferin, die Arbeiterin, die Wohlfahrtspflegerin usw. soll sich im Zeichen der anstehenden neuen Pflichten für den Sieg einsetzen.[43] Neben der Kriegsarbeit im engeren Sinne (Truppenspeisung und freiwillige Krankenpflege) sei es die Aufgabe des nationalen Frauendienstes, sich um die Arbeitsvermittlung, Arbeitsbeschaffung, Vermittlung freiwilliger Hilfskräfte, Kinderfürsorge, Speisung und Lebensmittelbeschaffung sowie die Kontrolle der Lebensmittelpreise zu kümmern. Eine Traditionslinie, die von *deutschen Frauen und Jungfrauen in großer Zeit* bis in die jeweilige Gegenwart gezogen wird, sorgt zeit-

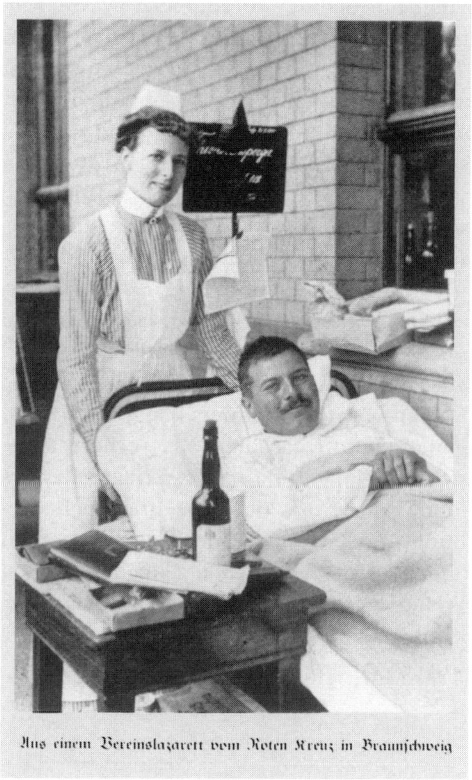

Vereinslazarett Braunschweig. Eduard Senftleben, Wolfgang Foerster, Gerhard Liesner (Hg.), Unter dem Roten Kreuz im Weltkriege, Berlin 1934, S. 343

gleich dafür, dass alle Frauen sich unter der Vorstellung ewig leistungsfähiger Weiblichkeit im Einsatz für das Vaterland wiederfinden können. Die hochgelobte Leistung der Frauen im Ersten Weltkrieg war die Messlatte für die *deutsche Frau* im Zweiten Weltkrieg. Mittlerweile war die *weibliche Heimatfront*[44] noch stärker durchgeformt, da die Bevölkerung schon vor dem Krieg in den unterschiedlichsten Partei- und anderen Organisationen erfasst war. *Frauenhilfsdienst, Deutsches Frauenwerk, NS-Frauenschaft* etc. sowie die *Nationalsozialistische Volkswohlfahrt* standen für die unterschiedlichsten Hilfeleistungen von der Kinderfürsorge über die Lazarettbetreuung bis zur Versorgung deutscher Umsiedler zur Verfügung. Weiblicher Reichsarbeitsdienst und weibliche Arbeitspflicht, die allerdings nur bedingt durchgesetzt wurde, sollten garantieren, dass die Arbeitsplätze, von denen die Männer abgezogen waren, besetzt wurden, sei es in der Landwirtschaft, bei Post und Bahn oder in der zivilen und der Rüstungsindustrie. Der Luftkrieg erforderte zusätzlichen Fraueneinsatz. Dass das ideologische Bild der *deutschen Frau*, die mit einer *unvergleichlichen Willigkeit und Hingabe*, mit *Tapferkeit, Anmut und fröhlichem Ernst*[45] sich überall einspannen ließ, nicht deckungsgleich zu sehen ist mit ihrer Lebenswirklichkeit und auch Widerstand hervorgerufen hat, hat die Frauenforschung mittlerweile hinreichend genau herausgearbeitet. Es verliert angesichts der langen Dauer des Krieges, der hohen Verluste und der existentiellen Bedrohung durch Hunger und Tod zunehmend an Wirkungskraft. Da während des Zweiten Weltkrieges ausdrückliche Verweigerung kaum möglich war, bestand die Konfliktlösung vorzugsweise in Ausweichstrategien.

1.4 Mythos „Frontschwester" und „Friedensengel"

Das Bild der weiblichen Kriegskrankenpflege

Das Bild der Kriegskrankenpflege von Frauen im Ersten und Zweiten Weltkrieg ist einerseits geprägt von einer ideologischen Zurichtung, die in einer neuen Mischung tradierter Weiblichkeitsbilder Begründungsmuster für die Selbstaufopferung in pflichterfülltem Handeln entwickelt: dem Dienst für Gott, das Vaterland und später auch für die Volksgemeinschaft. Sie ist andererseits geprägt durch eine Erfahrung zunehmender Professionalität, die eigenständiges Handeln *unter der Haube* der Unterordnung unter den Willen anderer fordert und Kompetenzen der Lebensbewältigung hervorbringt. In der Differenz unterschiedlicher Anforderungsprofile blieben Frauen handlungsfähig dann, wenn sie eigene Strategien der Lebensbewältigung praktizierten und sie in der Erinnerung als stärkende Qualitäten integrieren konnten. Wenn Abenteuerlust und Freiheitsdrang nicht nur als Attrappe einer durch und durch verunsichernden Lebensführung im Krieg zu interpretieren sind, verweisen sie auf die Widersprüchlichkeit des Krieges selbst, der in der Auflösung konventioneller Bezüge, in dem erhöhten Anforderungsprofil kompetenter Lebensführung Freiheiten möglich machte. Wenn sich nun die andere Seite dieser Freiheit, *das Schreckliche des Krieges*, nicht mehr beschreiben ließ, fiel sie einer kollektiven Verdrängung zum Opfer, die Überleben im Angesicht des kriegerischen Wahnsinns erlaubte. Nach dem Ersten Weltkrieg, der ganz neue und unerträgliche Vernichtungen und Zerstörungen an Menschen hervorgebracht hatte, erwuchs aus dem Erleben des Schreckens und des verlorenen Krieges in der Verdrängung ein Mythos deutscher Stärke, der für die Kriegskrankenschwester zumindest bis zum Beginn des Zweiten Weltkrieges in dem Symbol der *Frontschwester* zusammenfloß. Eine entsprechende Mystifizierung war nach dem Ende des Zweiten Weltkrieges nicht mehr möglich. Die traumatisierenden Erfahrungen des Kriegsendes und die offenkundigen Verbrechen im *Dritten Reich* ließen eine differenzierte Wahrnehmung und Bewertung des Kriegseinsatzes in weite Ferne rücken. Für Heroisierungen bot die weitere politische Entwicklung keinen Raum mehr. Stattdessen erfolgte eine Einordnung in die Tradition humanitären Engagements in Krieg und Katastrophen.

Frontschwester

Der Mythos der *Frontschwester* als die an der Front eingesetzte Kriegsschwester ist dabei, wie schon im Vorwort angedeutet, eine *ideologische Konstruktion* der 1930er Jahre und stellt das weibliche Pendant zum Mythos des *Frontsoldaten* dar. Sie wurde erstmals deutlich erkennbar in einer Veröffentlichung von Elfriede Pflugk-Harttung aus dem Jahre 1936, betitelt *Frontschwestern*. Im Laufe der kommenden Jahre veränderte diese Konstruktion ihren ideologischen Gehalt und wurde allgemein zum Symbol für eine Frau, die sich im Kriegseinsatz befindet.[46] Als weiblicher Gegenpol zum *Frontsoldaten* war die *Frontschwester* zunächst dem gleichen Ehrenkodex von *Pflichterfüllung, Kameradschaft und Vaterlandsliebe* unterworfen wie der kämpfende Soldat. In ihrer *Mütterlichkeit* war sie allerdings immer noch mehr als ein *Kamerad*. Im Nationalsozialismus schmiedete der *Dienst für die Volksgemeinschaft* alle *Volksgenossen* zu einem monolithischen Block von nebelhafter Konsistenz[47], einem einzigen Willen und einem einzigen Ziel zusammen und hat es, so die Produktion eines Geschichtsmythos, entsprechend der angeblichen *deutschen Art* immer schon getan. In der Traditionsklitterung wird der Begriff der *Frontschwester* auf die Kriegsschwestern des Ersten Weltkrieges übertragen. Eine breite Palette der Wiederaufbereitung von Kriegserfahrungen aus dem Ersten Weltkrieg unter dieser Devise läßt sich nachzeichnen.

Die Kombination von soldatischer Pflichterfüllung und *herber Mütterlichkeit* enthält

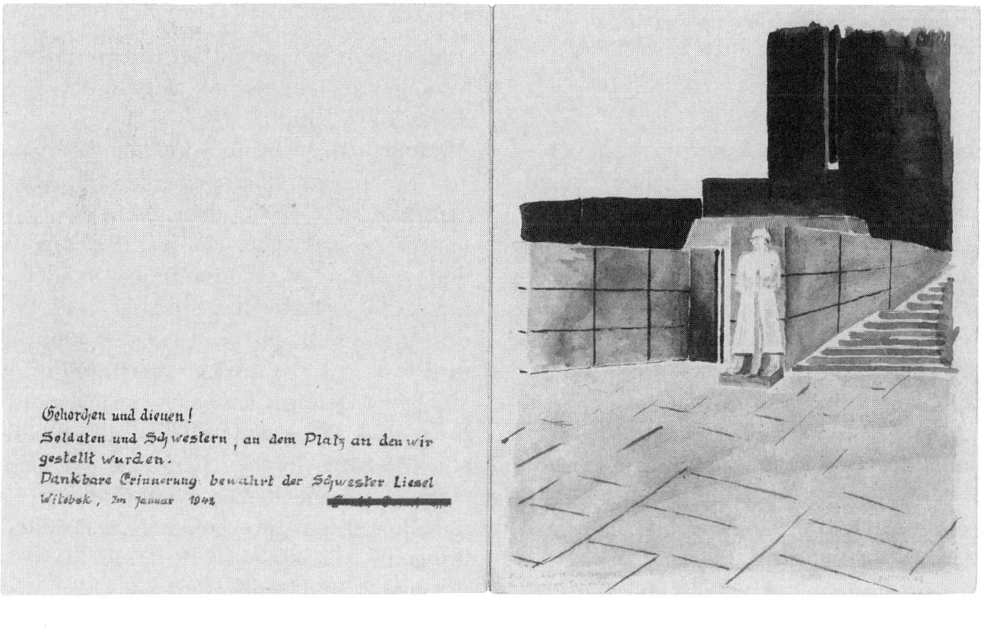

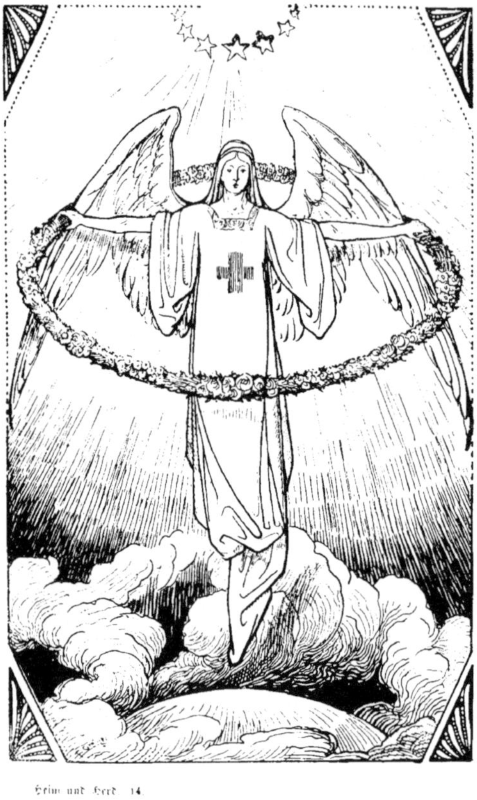

Aus dem Weltkieg 1914/16 IV, Unterm Roten Kreuz. Erlebnisse und Schilderungen von Emmy von Rüdgisch (Heim und Herd, Deutsche Jugend- und Hausbücherei, Band 14), Lahr/Baden 1916, S. 32

aber auch die Perspektive der Verabschiedung des romantisch-bürgerlichen Frauenbildes, das der Frau ihren Platz im geschützten Privatbereich zuweist, zuständig für die Familie als Hort der Emotionalität und Wärme als Komplement zur öffentlichen Welt des Mannes. Als *Frontschwester* setzt sie sich der Lebensgefahr am gleichen Ort aus wie der Mann und erwartet die gleiche Wertschätzung. Bisweilen greift sie, zumindest im Roman, auch selbst zur Waffe und gewinnt damit – gewissermaßen auf gleicher Augenhöhe – den Respekt und die Liebe eines Mannes und Lebenspartners, die in eine *Kameradschaftsehe* mündet. Die *sanfte Frau einer Welt von gestern, die sich nicht wehren und nicht behaupten konnte,* ist hier negativ besetzt.[48] Was auf den ersten Blick wie ein Anspruch auf gleichberechtigte Partnerschaft und verantwortliche Teilhabe an öffentlichen Angelegenheiten aussehen könnte, läuft schließlich hinaus auf eine freiwillige und bewusste Unterordnung beider Geschlechter unter einen nationalen bzw. völkischen Zweck.[49]

Die Abwertung der *sanften Frau einer Welt von gestern* ging einher mit einem Wandel des Ethos in der Medizin und Krankenpflege. Das *heldische Dienen,* das sich die NS-Schwestern auf die Fahne schrieben, stellte nicht mehr das Wohl des einzelnen Patienten in den Vordergrund, sondern die Gesundheit des *Volksganzen* mit Konsequenzen wie Euthanasie oder Sterilisation. Die politische Forderung an die Ärzte und Schwestern in den Lazaretten lautete *Wiederherstellung der Wehrtüchtigkeit.* Die humanitär oder religiös motivierte Sorge um das Individuum, die das Leitbild sowohl der zivilen als auch der Kriegskrankenpflege gewesen war, war nun dem Vorwurf der *Humanitätsduselei* ausgesetzt.[50]

Friedensengel

Andererseits ist das Bild der Kriegskrankenschwester auch immer mit dem Bild des *Friedensengels* verknüpft.
Als vielschichtiges Symbol durchläuft der *Friedensengel* in seinem Bezug auf die Kriegskrankenpflege eine Reihe ideologischer Zurichtungen, bevor er über Florence Nightingale und vor allem Elsa Brändström als Galionsfiguren dieser zwiespältigen Symbolik zum Mythos gerinnt. Bis in die Gegenwart hinein wird an diesem Mythos einer Elsa Brändström als *Engel des Friedens* gearbeitet. Sie löst in der Kriegs- bzw. Friedensmetaphorik ganz spezifischer Prägung Florence Nightingale ab. So ist es nicht erstaunlich, dass sie während des Nationalsozialismus ihre Funktion als Frieden bringender Engel behält, die im Rahmen eines rassistischen Denkens noch gekrönt wird

von einer *nordischen* Herkunft. Sie verkörpert in idealer Weise, und ohne dass ihre Persönlichkeit und ihr reales Handeln dabei eine große Rolle spielen, die Erfindung eines Symbols, das an eine Person geknüpft wird.[51]

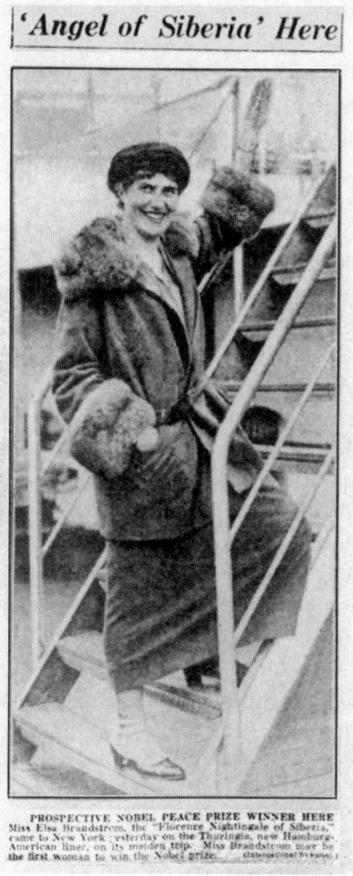
'Angel of Siberia' Here

PROSPECTIVE NOBEL PEACE PRIZE WINNER HERE
Miss Elsa Brandstrom, the "Florence Nightingale of Siberia," came to New York yesterday on the Thuringia, new Hamburg-American liner, on its maiden trip. Miss Brandstrom may be the first woman to win the Nobel prize.

Elsa Brändström in Amerika 1923

Hanna Lieker-Wentzlau (Hg.), Elsa Brändström-Dank, Berlin 1941

Drei Bestandteile der ideologischen Konstruktion des Friedensengels lassen sich ausmachen. Sie bilden eine Voraussetzung, um der Symbolkraft dieses Begriffes näherzurücken. Krankenschwestern im Kriegseinsatz sind Engel dann, wenn

– sie sich aufopfernd um verwundete/kranke Soldaten kümmern, Schmerzen lindern, Wunden heilen, helfen, zu überleben oder in Frieden zu sterben. Nächstenliebe ist die Grundlage ihres Tuns.

– sie siegen helfen, vaterlandsstreu sind, kameradschaftlich, stark, selbstbewußt und kompetent zugleich. Sie bieten Schutz und Orientierung, Ruhe, Sicherheit und Ordnung. Sie wissen immer genau, was zu tun ist, um einen *gerechten* Frieden durch einen *verdienten* Sieg zu ermöglichen. *Patriotismus* ist die politische Grundlage ihres Tuns.

– sie schwesterlich und mütterlich zugleich sind. Sie sind Phantasien der Schönheit, beflügelnde *Lichtgestalten* aus einer anderen Welt, Symbole von Einheit und Verschmelzung, Auswege in eine bessere Zukunft, Gestalt gewordener Frieden. *Weiblichkeit* ist die ideologische Grundlage ihres Tuns.

Wenn die *Frontschwester* den soldatisch/männlichen Anteil der Kriegskrankenschwester symbolisiert, so ist die Engelsgestalt das weibliche Komplement dazu. Sie vermittelt Zuwendung ohne *unweibliche* Herbheit, ihr Ort ist nicht dort, wo Gefahr und Tod herrschen, sondern umgekehrt: Dort, wo sie ist, kehren Ruhe und Frieden ein. Sie ist keine Frau aus Fleisch und Blut, sondern jene Figur, die über die Macht verfügt, andere aus einer bedrohlichen in eine sichere Position zu geleiten. Sie vermittelt Sicherheit und Geborgenheit. Als überirdisches Wesen, als eine Art Archetyp entzieht sie sich außerdem einer genauen historischen Verortung.

Jungfrau – Schwester – Kameradin – Mutter

Von der *Schlachtenjungfrau* des Deutsch- Französischen Krieges über die *Schwester des kranken Kriegers* im Ersten Weltkrieg und die *Kameradin des deutschen Soldaten* bis zur *Hausmutter* im Soldatenheim[52] im Zweiten Weltkrieg läßt sich generell eine Strukturlinie der Rollenzuschreibungen für die weibliche Kriegskrankenpflege in Deutschland nachzeichnen. Deutlich erkennbar wird eine ideologische Entwicklung, die konträr den Emanzipationsbewegungen und realen Arbeitsorten Frauen einen tradierten Platz in der Familie respektive im Hause um so mehr zuweist, je weniger sie diesen auch tatsächlich einnehmen können. Die erwachsene Frau als sexuelles selbständiges Wesen wird auf der ideologischen Ebene nicht mit dem Begriff der

Kriegskrankenschwester verknüpft. Entweder sie ist eine *Jungfrau*, dann hat sie noch die mystischen Kräfte der unberührten Weiblichkeit, oder sie ist eine *Schwester*, dann kann sie zu ihrem Bruder keine blutschänderische Beziehung eingehen und bleibt dem Mann in einer sehr nahen und doch unerreichbaren engen Beziehung erhalten, kann vorbehaltlos lieben und geliebt werden, oder sie wird zur *Mutter*, dann sorgt sie mütterlich für ihren Sohn und darf sich im Extremfall auch für ihn aufopfern.

Diese Bilder lösen sich im Laufe der beiden Weltkriege nun nicht nur einfach ab, sondern sie überlagern sich zum Teil. Parallel dazu entsteht in den 1930er Jahren das Bild der Kameradin, das das familiale Muster sprengt, verlässliche soziale Bindungen ebenso abdeckt wie professionellen Berufseinsatz erlaubt und die Perspektive einer gleichwertigen Partnerschaft vermittelt. Diese unterschiedlichen Elemente werden im Nationalsozialismus mobilisiert oder sind zumindest zugelassen, so dass eine Art Quadratur des Kreises entsteht, innerhalb dessen jede *deutsche Frau* ein Identifikationsangebot erhält.[53]

Deutsche Schwester

Ebenfalls in den 1930er Jahren entsteht das Symbol der deutschen Schwester, das auch während des Zweiten Weltkrieges bestehen bleibt. Es hat zwar seine Wurzeln schon in den politischen Schriften, Romanen, Erzählungen und Lebensbeschreibungen von Kriegskrankenschwestern im Deutschen Kaiserreich und in der Weimarer Republik, erfunden wird es in dieser Fülle und spezifischen Zusammenstellung aber erst in der Zwischenkriegszeit. Im Nationalsozialismus werden in diesem Begriff alle Konnotationen zu einem einzigen Standbild zusammengeschmolzen. Nicht die deutsche Schwester selbst ist also eine Erfindung des Nationalsozialismus; die Spezifik beruht auf der Vermischung differierender Ansätze zu einem unauflösbaren und doch gar nicht faßbaren Gesamtbild. Sie ist alles und nichts zugleich – eine der vielen Inkarnationen des Deutschtums. Sie ist eine Mutter, eine Erzieherin, eine Krankenschwester, eine Kameradin, eine blendende Lichtgestalt, eine Kämpferin. Sie ist edel, hilfreich, gut, wachsam, sauber, adrett, ordentlich. Sie ist alles das, was die feindlichen Rassen und Völker nie sein können. Sie ist der erkennbare Unterschied zum Fremden. Sie spricht die gleiche Sprache. Sie ist die geliebte Erinnerung an die Heimat, an deutsche Sitte und deutschen Geist. Sie ist das Symbol in einer sehr reinlichen Variante und so wenig greifbar und trotzdem so deutlich zu füllen, dass sie das Konstruktionsprinzip der nationalsozialistischen Ideologie verdeutlichen kann.

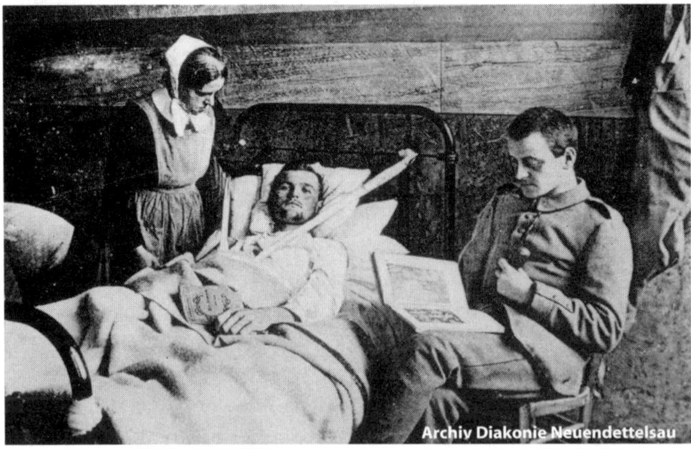

Nächstenliebe und treue Kameradschaft im Lazarett

Insofern ist es auch nicht verwunderlich, dass dieses Bild beinahe zum Standardrepertoire in den zeitgenössischen Briefen gehört, selbst dann, wenn die Schreiberin dem Nationalsozialismus distanziert gegenübersteht.

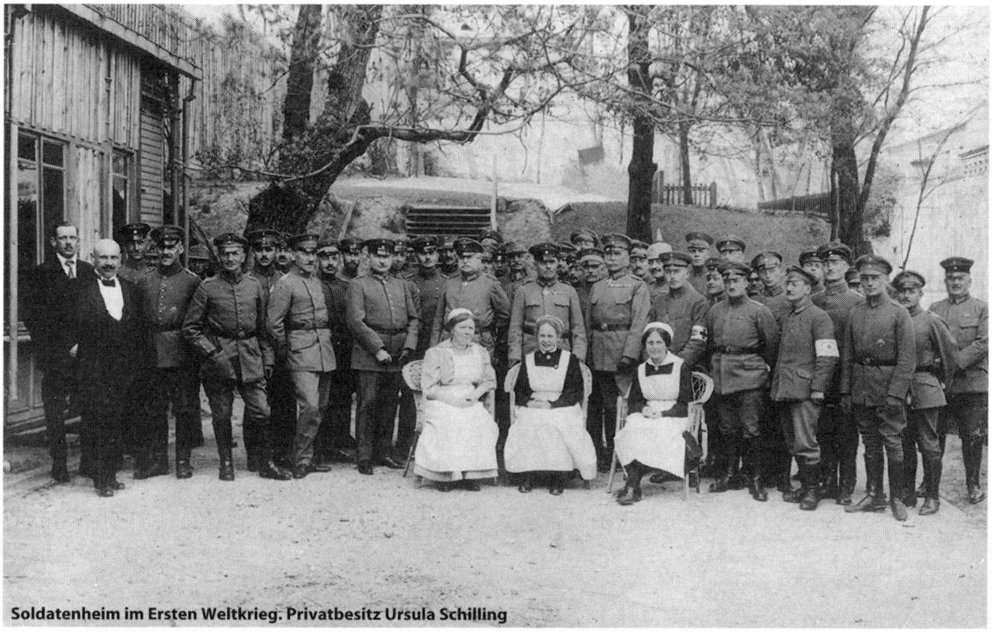

Soldatenheim im Ersten Weltkrieg. Privatbesitz Ursula Schilling

Anmerkungen zu Kapitel 1

1 Zusammenfassend mit Blick auf die Untersuchungen zum Thema ‚Frauen im Nationalsozialismus' vgl. PETRA SCHOMURG, Frauen im Nationalsozialismus. Ein Überblick über die historische Frauenforschung und die feministische Diskussion um Verantwortung und Beteiligung von Frauen am Nationalsozialismus, in: Ortrun Niethammer (Hg.), Frauen und Nationalsozialismus. Historische und kulturgeschichtliche Positionen, Osnabrück 1996, S. 42-56.

2 Vgl. hierzu zusammenfassend UTE FREVERT, Frauen-Geschichte zwischen bürgerlicher Verbesserung und neuer Weiblichkeit, Frankfurt am Main 1986, S.146-243 und den Tagungsbericht der Internationalen Tagung am Hamburger Institut für Sozialforschung vom 12.-14. Dezember 1996: 'Zwanzig Jahre Frauenforschung zum Nationalsozialismus' von ELIZABETH HARVEY, in: Feministische Studien, 15. Jg., Mai 1997, Nr. 1, S. 157-161.

3 Vgl. z.B. auch FRAUENGRUPPE FASCHISMUS-FORSCHUNG (Hg.), Mutterkreuz und Arbeitsbuch. Zur Geschichte der Frauen in der Weimarer Republik und im Nationalsozialismus, Frankfurt am Main 1981. CHRISTOPH SACHßE, Mütterlichkeit als Beruf. Sozialarbeit, Sozialreform und Frauenbewegung 1871-1929, Frankfurt am Main 1986.

4 Vgl. z.B. EDUARD SENFTLEBEN, WOLFGANG FOERSTER, GERHARD LIESNER (Hg.), Unter dem Roten Kreuz im Weltkriege, Berlin 1934, S. 65 ff..

5 In dem Zeitraum zwischen dem Ende des Ersten Weltkrieges und dem Beginn der nationalsozialistischen Herrschaft wurde in einer Vielzahl zeitgenössischer Veröffentlichungen die berufliche Situation der Krankenschwestern diskutiert. Vgl. z.B. ULINCA MAES, Die Schwestern in den Krankenanstalten Deutschlands, Berlin 1922; GEORG STREITER, Die wirtschaftliche und soziale Lage der beruflichen Krankenpflege in Deutschland, Jena 1924.

6 Der Schwerpunkt der Auseinandersetzung mit dem Thema Pflege und Nationalsozialismus bzw. Zweiter Weltkrieg liegt im Bereich der Geschichte der Organisationen, der Euthanasie oder des Widerstandes gegen die NS-Herrschaft. Hierzu sind in den letzten Jahren eine Reihe von Darstellungen erschienen, vgl. z.B. HORST SEITHE/FRAUKE HAGEMANN, Das Deutsche Rote Kreuz im Dritten Reich (1933-1939). Mit einem Abriß seiner Geschichte in der Weimarer Republik. Frankfurt am Main 1993; LISELOTTE KATSCHER, Krankenpflege und ‚Drittes Reich', Der Weg der Schwesternschaft des Evangelischen Diakonievereins 1933-1939, Reutlingen 1990; HILDE STEPPE (Hg.), Krankenpflege im Nationalsozialismus, Frankfurt am Main, 8. Auflage 1996. Das Thema *Kriegsschwestern* im Zweiten Weltkrieg hat bisher kaum Beachtung gefunden, weder in der pflegespezifischen, noch generell in der Frauenforschung. Lediglich Katscher hat über den Sondereinsatz von Diakonie- Schwestern in Kriegslazaretten berichtet und auszugsweise Briefe dieser Schwestern veröffentlicht: LISELOTTE KATSCHER, Krankenpflege und Zweiter Weltkrieg. Der Weg der Schwesternschaft des Evangelischen Diakonievereins 1939-1944, Stuttgart 1992.

7 BIRGIT BREIDING, Die Braunen Schwestern. Ideologie – Struktur – Funktion einer nationalsozialistischen Elite,

Stuttgart 1998 (Beiträge zur Wirtschafts- und Sozialgeschichte Bd. 85).

8 HILDE STEPPE, Krankenpflege ab 1933, in: Dies. (Hg.), Krankenpflege im Nationalsozialismus, Frankfurt am Main 1996, S. 61-85.

9 HERBERT WEISBROD-FREY, Die Krankenpflegeausbildung im zeitlichen Überblick, in: Hilde Steppe (Hg.), Krankenpflege im Nationalsozialismus, a.a.O., S. 111-118.

10 Vgl. HORST SEITHE/FRAUKE HAGEMANN, Das Deutsche Rote Kreuz im Dritten Reich (1933-1939), a.a.O.

11 GENERALOBERIN V. OERTZEN, Arbeitsbericht aus den DRK-Schwesternschaften. In: Tagungsberichte. Reichstagung der Schwesternschaften des Deutschen Roten Kreuzes in Stuttgart vom 15. bis 17. Mai 1939, S. 11

12 DANIELA DÜSTERBERG, Pflege im Zweiten Weltkrieg, in: Hilde Steppe (Hg.), Krankenpflege im Nationalsozialismus, a.a.O., S. 124-125.

13 25.000 MÄDEL DES BDM, in: Das Deutsche Rote Kreuz, Jg. 3, Sept. 1939, S. 407.

14 Bestimmungen für die Freiwillige Krankenpflege bei der Wehrmacht im Kriege. Heeresdienstverordnung 182 vom 24.10.43.

15 DANIELA DUESTERBERG, Pflege im Zweiten Weltkrieg, in: Hilde Steppe (Hg.), Krankenpflege im Nationalsozialismus, a.a.O., S. 126-127, siehe auch HEINRICH KNOCHE, Die Entwicklung und Organisation des Sanitätswesens der deutschen Luftwaffe 1935-1945, Diss., Düsseldorf 1974, S. 35-39.

16 Als ab 1935 die Wehrmacht aufgebaut wurde, erklärten auch die kirchlichen Verbände ihre Bereitschaft zur Mitarbeit in der Freiwilligen Krankenpflege. Vgl. LISELOTTE KATSCHER, Krankenpflege und Zweiter Weltkrieg, a.a.O., S. 15 ff. sowie NORBERT M. BORENGÄSSER/FRIEDRICH HAINBUCH, Krankenpflege im Kriegsfall. Die Verhandlungen des deutschen Episkopats mit der Reichsregierung 1936 bis 1940, Bonn 1987.

17 LISELOTTE KATSCHER, Krankenpflege und Zweiter Weltkrieg, a.a.O., S. 32-55.

18 BIRGIT BREIDING, Die Braunen Schwestern, a.a.O., S. 286

19 Die Helferinnen und Schwesternhelferinnen, die in Soldatenheimen und bei den Versorgungseinheiten, auf Bahnhöfen etc. arbeiteten, wurden ab November 1941 aus der Freiwilligen Krankenpflege ausgegliedert. Die Organisation lief aber weiterhin über das DRK. Zu den Soldatenheimen siehe WILMA RUEDIGER, Frauen im Dienst der Menschlichkeit, München 1962. Außer diesem DRK-Personal befanden sich zahlreiche Nachrichten- und Stabshelferinnen im Kriegseinsatz. Vgl. dazu z.B. FRAUENEINSATZ IM KRIEGE. Schwestern und Helferinnen im Gefolge der Wehrmacht. 1. Teil (Heer), bearbeitet im Personenstandsarchiv II des Landes Nordrhein-Westfalen (22c) Kornelimünster [1953], S. 45, FRANZ W. SEIDLER, Blitzmädchen. Die Geschichte der Helferinnen der deutschen Wehrmacht im Zweiten Weltkrieg, Bonn 1996, URSULA V. GERSDORFF, Frauen im Kriegsdienst, Stuttgart 1969, S. 60-74, sowie GABY ZIPFEL, „Die Welt ist so schön, und wir zerstören sie." In: Ilse Schmidt, Die Mitläuferin. Erinnerungen einer Wehrmachtsangehörigen. Berlin 1999, S. 167-191.

20 In den Gefangenenlagern und –lazaretten der Westalliierten außerhalb des Reichsgebietes wurden zwischen März 1945 und Juni 1946 1096 Rotkreuzschwestern gezählt. Dabei ist aber zu beachten, daß dieser Begriff nicht nur für Krankenschwestern gebraucht wurde, sondern auch für die zahlreichen Helferinnen in Soldatenheimen, Verpflegungsstellen etc., die nicht zur Freiwilligen Kriegskrankenpflege gehörten. Angaben verschiedener Suchdienste finden sich bei FRANZ W. SEIDLER, Frauen zu den Waffen? Marketenderinnen, Helferinnen, Soldatinnen, Bonn 1998, S. 163-168.

21 Genannt wird eine Anzahl von „mehr als 300" Rotkreuzschwestern, die durch Kriegseinwirkungen an der Front und in der Heimat ums Leben kamen. Vgl. Hundert Jahre Verband der Schwesternschaften vom Deutschen Roten Kreuz 1882-1982, S. 38.

22 Vgl. F[ERDINAND] SAUERBRUCH, Der Arzt im Kriege. Eindrücke einer Frontreise. In: Das Deutsche Rote Kreuz, 4. Jg., Dezember 1940, S. 6-8.

23 „Eine zusammenfassende Arbeit über das Wehrmachtssanitätswesen im Zweiten Weltkrieg wird voraussichtlich nie geschrieben werden. Die erhaltenen Aktenbestände reichen zu einer umfassenden Darstellung [...] nicht aus." So FRANZ W. SEIDLER, Prostitution, Homosexualität, Selbstverstümmelung. Probleme der deutschen Sanitätsführung 1939-1945, Neckargemünd 1977, S. 9. Das siebenbändige Werk von HUBERT FISCHER, Der deutsche Sanitätsdienst 1921-1945, Osnabrück 1982-1999, versucht eine systematische Darstellung mit Auswertung einer Fülle von Fachliteratur, mit Archivmaterial und zahlreichen Erfahrungsberichten, bleibt aber eine Materialsammlung. Eine Übersicht liefert GISELA WAGENBACH, Die Organisation des Wehrmachtssanitätswesens im 2. Weltkrieg – unter besonderer Berücksichtigung des Jahres 1943 (I u. II). In: Wehrwissenschaftliche Rundschau. Zeitschrift für europäische Sicherheit, Heft 15 (1965), S. 285-301 u. S. 350-363.

24 Z.B. FRANZ W. SEIDLER, siehe FN 23; HEINRICH KNOCHE, Die Entwicklung und Organisation des Sanitätswesens der deutschen Luftwaffe 1935-1945, Diss., Düsseldorf 1974; EKKEHART GUTH (Hg.), Sanitätswesen im Zweiten Weltkrieg, Herford 1990.

25 Es gibt allerdings Ansätze dazu, vgl. z.B. JOHANNA BLEKER/HEINZ-PETER SCHMIEDEBACH (Hg.), Vom Dilemma der Heilberufe 1865-1985, Frankfurt am Main 1987; PETER RIEDESSER/AXEL VERDERBER, Militärpsychiatrie und Militärpsychologie in Deutschland und Amerika, Freiburg i. Br. 1985.

26 HUBERT FISCHER, Der deutsche Sanitätsdienst 1921-1945, a.a.O., widmet den Schwestern immerhin ein eigenes Kapitel, befasst sich aber mehr mit Caritasschwestern und Reservelazaretten als mit den Schwestern im Operationsgebiet. ROLF VALENTIN, Ärzte im Wüstenkrieg, Der deutsche Sanitätsdienst im Afrikafeldzug 1941-1943, Koblenz 1984, führt eine Reihe von Schwestern namentlich auf, vgl. z.B. S. 181.

27 BERND BIEGE, Helfer unter Hitler. Das Rote Kreuz im Dritten Reich, Hamburg 2000, erwähnt kritisch auch Schwestern und DRK-Helferinnen im Kriegseinsatz.

28 Exemplarisch sei im folgenden auf eine solche ideologisch bedingte Adaption des Ersten Weltkrieges verwiesen, die sich in dem 1938 erschienen Buch von MARGARETA SCHICKEDANZ ergibt (dies., zusammengestellt und bearbeitet, Deutsche Frau und deutsche Not im Weltkrieg, Leipzig und Berlin 1938): Schickedanz greift in ihrer Überblicksdarstellung bezogen auf das Thema *Frauen an der Kriegsfront* auf folgende AutorInnen und ihre Veröffentlichungen zurück: EDUARD SENFTLEBEN u.a. (Hg.), Unter dem Roten Kreuz im Weltkriege. Das Buch der freiwilligen Krankenpflege, Berlin 1934; ELFRIEDE PFLUGK-HARTTUNG (Hg.), Frontschwestern. Ein deutsches Ehrenbuch, Berlin, 2. Auflage 1936 (Deutsche Tat im Weltkriege 1914/1918, Band 21); HELENE MIERISCH, Kamerad Schwester 1914-1918, Leipzig 1934;

SUSE VON HOERNER-HEINTZE, Mädels im Kriegsdienst, Leipzig 1934; ANNE-MARIE WENZEL, Deutsche Kraft in Fesseln. Fünf Jahre deutscher Frauendienst in Sibirien (1916-1921), Potsdam 1931; ELSA BRÄNDSTRÖM, Unter Kriegsgefangenen in Rußland und Sibirien, Berlin 1927 (1. Auflage 1922).

29 SCHWESTERNBRIEFE VON ALLEN FRONTEN. Berlin: Verlag des Deutschen Roten Kreuzes G.m.b.H. [1940].

30 Der *Erlebnisbericht* von ELSI EICHENBERGER, Als Rotkreuzschwester an der Ostfront, Zürich 1945, ist von einer Schweizer Krankenschwester verfasst, die in einer Delegation von Ärzten und Schwestern aus der Schweiz auf der deutschen Seite humanitäre Hilfe leisten, aber auch Erfahrung in der Kriegsmedizin sammeln wollten.

31 So z.B. INGRID BERGHAUS, Schwester Gabriele. Ein Tagebuch, Wiesbaden 1948, oder EMIL MERKER, Front wider den Tod. Nach den Aufzeichnungen einer Rotkreuzschwester. Roman, Augsburg und Linz 1954. Berghaus beschreibt die politischen und persönlichen Konflikte von Schwestern, Ärzten, Patienten am Kriegsende in einem *Lazarett in den Bergen* aus der Sicht einer jungen Schwester. Merker erzählt aus der Perspektive einer nicht mehr ganz jungen, unverheirateten und eigenwilligen Frau, die eine Schwesternhelferinnenausbildung beim Roten Kreuz absolviert, gerne in ein Kriegslazarett möchte, aber in einem Heimatlazarett bei Schwerstverwundeten eingesetzt wird, und ein Verhältnis zu dieser besonderen Form der Pflege entwickeln muss.

32 HERTHA CABANIS, Das Licht in den Händen. Die Geschichte der Schwester Bettina. Stuttgart 1951.

33 ILSE BEHRENS, Wer aus Russland kommt, ist müde, Pähl 1952.

34 In scharfem Kontrast zum Selbstbild der Rotkreuzschwester stand eine bereits 1947 erstmals erschienene literarische Bearbeitung des Lazarettthemas: ERNST PENZOLDT, Zugänge, Berlin 1947. Aus der Perspektive eines Sanitäters in einem Reservelazarett in Polen wurden hier als Prototypen eine vertrocknete Oberschwester und eine naive und tolpatschige, aber hübsche und hingebungsvoll pflegende junge Schwester, die sich in einen polnischen Verwundeten verliebt, gegenüber gestellt. Die Rotkreuz-Zeitschrift *Unsere Hilfe* druckte den Text ab Januar 1949 in Fortsetzungen mit dem Untertitel *Aus den Kriegserlebnissen eines Operationsgehilfen* ab und erweckte damit den Eindruck eines authentischen Erlebnisses, was durch den Leserbrief eines Arztes noch bekräftigt wurde.

35 Vgl. FRIEDRICH FORRER, Sieger ohne Waffen. Das Deutsche Rote Kreuz im Zweiten Weltkrieg, Hannover 1962. Forrer betont die humanitären Anstrengungen des DRK unter politischem Druck. Er berichtet auch ausführlich über die Kriegskrankenschwestern, gibt aber keine Quellen an.

36 Die Krankenschwester im Kriegseinsatz bleibt in der bundesrepublikanischen Gesellschaft verhaftet mit dem Bild von Elsa Brändström.

37 DER RUF DER STUNDE. Schwestern unter dem Roten Kreuz. Hg. von der Oberinnen-Vereinigung im Deutschen Roten Kreuz, Stuttgart 1963, S. 104 – 128. In den meisten Festschriften der Rotkreuz-Schwesternschaften, die vermehrt seit den 1970er Jahren erscheinen, wird der Einsatz der Kriegsschwestern nur kurz in einem oder zwei Absätzen, oft fast gleichlautend, beschrieben. Da die konfessionell gebundenen Schwestern der Diakonie/Caritas offiziell nur in den Heimatlazaretten eingesetzt wurden, treten für sie eher Themen wie die Zerstörung der Mutterhäuser und Flucht und Vertreibung in den Vordergrund ihrer Berichterstattung über den Zweiten Weltkrieg. In ihrer Geschichtserinnerung, wie sie sich in Festschriften und anderen offiziellen Verlautbarungen darstellt, findet sich ebenfalls eine ungebrochene Traditionslinie in der Ausrichtung auf Ziele der christlichen Nächstenliebe und Humanität.

38 ANNELIESE KAUT, Eine von vielen, Berlin 1994; DIES., Die Letzte von wenigen, Berlin 1995.

39 Vgl. z.B. ELFRIEDE SCHADE-BARTKOWIAK, Sag mir wo die Blumen sind [...] Unter der Schwesternhaube. Kriegserinnerungen einer DRK-Schwester im II. Weltkrieg an der Ostfront, Hamburg 1989.

40 LISBETH ASCHER, Pflege als Begegnung. Eine Krankenschwester erzählt aus ihrem Leben. Wien 1999.

41 LISELOTTE KATSCHER, Krankenpflege und Zweiter Weltkrieg, a.a.O., S. 32-55.

42 AGNES VON ZAHN-HARNACK, Der Krieg und die Frauen, Berlin 1915, S. 22.

43 Vgl. GERTRUD BÄUMER, Nationaler Frauendienst, in: Die Frau, Heft 22, 1914-15, 21. Jg., S. 14/15.

44 Vgl. z.B. einen Beitrag von katholischer Seite: FRAUEN AN DER FRONT. An der Front der Heimat bilden wir Frauen eine starke Mauer. Hg. von Christina Strassner, Donauwörth [1940].

45 FRAUEN HELFEN SIEGEN. Bilddokumente vom Kriegseinsatz unserer Frauen und Mütter, Geleitwort Gertrud Scholtz-Klink, Reichsfrauenführerin. Nach einer Idee von Wilhelm Havemann, mit einer Einleitung von Dr. Werner Picht, Berlin 1941.

46 Vgl. exemplarisch dazu MARGARETA SCHICKEDANZ (Hg.), Deutsche Frau und deutsche Not im Weltkrieg, Leipzig und Berlin 1938. Der *totale Krieg,* und dieser Begriff wird für den Ersten Weltkrieg benutzt, habe es notwendig gemacht, dass jede Frau an der *Kriegsfront* – und diese kann sich in der Heimat oder in der Etappe befinden – ihre Aufgaben erfülle.

47 Die widersprüchliche Form dieser Ideologie läßt sich am besten in diesem Bild von Nebel und Stein beschreiben, zwei Materialien bzw. chemische Zustände, die einander entgegengesetzt in der Konsistenz sind. Es wird im Laufe der Untersuchung eine Aufgabe sein, diese Substanz der Ideologie in ihren Bestandteilen deutlicher zu erfassen und zu analysieren. Generell ist festzuhalten, dass der Nationalsozialismus nicht auf einer konsistenten Ideologie beruht, sondern eine Projektionsfläche für unterschiedliche Interessen darstellt. Nach der *Machtübernahme* – und das mag den Eindruck des *monolithischen Blockes* erklären – war eine öffentliche Austragung von Interessengegensätzen nicht mehr möglich, da reale Interessenkonflikte durch die Gleichsetzung von *Staat und Volk* unter dem Vorzeichen einer naturhaft begründeten Ein-Sinnigkeit der *Volksgemeinschaft* verschleiert wurden. Der Nationalsozialismus bot somit eine Identifikationsgrundlage für breite Bevölkerungsschichten, weil er das Verschwinden bedrohlicher Gegensätze und Widersprüche durch die Konstruktion einer quasi naturwüchsigen Einheit eines *blutsmäßig* verbundenen Volkes versprach.

48 So z.B. in dem Schwesternroman von EDITH GRÄFIN SALBURG, Kamerad Susanne. Ein Erleben, Dresden 1936, die den Ersten Weltkrieg als Folie nimmt, um diese Problematik abzuhandeln (S. 226 f.).

49 In vielen Publikationen von Frauen, besonders wenn sie sich selber als Elite betrachten, also im Umfeld der SS oder der NS-Frauenschaft, ist jedoch unverkennbar, dass sie sich mehr Einfluss und Macht versprachen. Eine der bekanntes-

ten Verfechterinnenen weiblicher Ansprüche war Sophie Rogge-Börner, die sich die Germanenmythologie kämpferisch aneignete, damit allerdings nicht erfolgreich war. Vgl. ELLEN DE VISSER, Frau und Krieg. Weibliche Kriegsästhetik, weiblicher Rassismus und Antisemitismus, Münster 1997. Die Vertreterinnen der bürgerlichen Frauenbewegung bemühten sich eher, jeden Anschein von *Amazonentum* zu vermeiden, vgl. z.B. DR. LEONORE KÜHN, Amazonen. In: Die Frau, hg. von Gertrud Bäumer und Frances Magnus v. Hausen, 45. Jg., Heft 6, März 1938, S. 305-311. In Propagandaschriften, die sich an die große Masse der Frauen wandten, waren die AutorInnen darauf bedacht, sich von der *internationalistischen* Tradition der Frauenbewegung abzugrenzen. Die Rolle der Frau im Nationalsozialismus wurde als gesellschaftlicher Fortschritt interpretiert, da sie ihrer *natürlichen Veranlagung* entspreche, vgl. z.B. DIE FRAU FÜR IHR VOLK. Deutsches Frauenwerk. Hg. von der Hauptabteilung Presse/Propaganda der Reichsfrauenführung, o.O., o.J., S.7-20.

50 Generell ist ein Lavieren festzustellen zwischen den Begriffen *Patient, Nächster, Volksgenosse*. In der Zeitschrift *Das Deutsche Rote Kreuz* ist der unterschwellige Konflikt zwischen dem Nationalsozialismus und der humanitären Tradition der Genfer Konventionen spürbar an der Verwendung der Begriffe *Ritterlichkeit* bzw. *Humanität*.

51 Aus der Fülle ihrer *Erscheinungen* seien an dieser Stelle nur zwei Variationen dieser ideologischen Zurichtung benannt. 1. Das Buch Elsa Brändström-Dank, herausgegeben von HANNA LIEKER-WENTZLAU wird von 1933 bis 1942 in acht Auflagen herausgegeben. Jede Ausgabe wird durch weitere Texte von Menschen ergänzt, die Elsa Brändström begegnet sind oder sich von ihr beeinflußt sehen. In ihrem Nachwort in der 1941 erschienenen 6. Auflage präsentiert die Herausgeberin folgende Deutung des *Sinnes ihrer Sendung*: Ihr Name sei ein *Begriff des Segens*. Sie selbst sei eine *Bindung unter deutschen Stämmen geworden*. Dafür danke ihr *Großdeutschland in deutscher Treue*. 2. Vermutlich in den 1950er Jahren – ein genaues Datum fehlt – erscheint in der Reihe der Göttinger Jugend-Bände ein Buch von THOMAS TRENT, das unter dem Titel *Engel in Uniform* neben Florence Nightingale und Clara Barton (der Begründerin des amerikanischen Roten Kreuzes) auch Elsa Brandström behandelt. Ihr *unvergeßliches Werk der Nächstenliebe*, wie es nun hieß, ihr nur auf das *Helfen-Wollen* im Geist der *allbarmherzigen Nächstenliebe* gerichtetes Streben führte sie zu ihrer Aufgabe als *Engel von Sibirien*. Als *blonder Engel* habe sie sich durchsetzungsfähig und zäh gezeigt, habe ihre Versprechungen eingehalten und sich bis zur Selbstaufgabe für *ihre* deutschen Gefangenen eingesetzt.

52 Die Soldatenheime, erstmals entstanden im Ersten Weltkrieg, bilden ein eigenständiges Thema für ein Forschungsprojekt.

53 An dieser Stelle böte sich ein Vergleich mit dem Selbstverständnis von amerikanischen und englischen Krankenschwestern an, besteht doch die Vermutung, dass sich trotz aller ideologischen Unterschiede hier ähnliche Strukturen als Ausdruck eines gesellschaftlichen Modernisierungsprozesses beobachten lassen. Vgl. z.B. RUTH HASKELL, Helmets and Lipsticks, New York 1944.

2. Der Erste Weltkrieg

Quellen und Fotos

2.1 Kriegsschwestern in der Etappe: Anzahl, Planung, Organisation

Anzahl

Es ist nicht möglich, die Anzahl, die Einsatzorte, die Dauer und die Organisation des Einsatzes von Kriegsschwestern exakt zu bestimmen. Das liegt zum einen an der Überlieferung selbst. Viele Unterlagen sind vernichtet worden oder stehen für eine wissenschaftliche Forschung nicht zur Verfügung. Zum andern sind die Zählweise, der jeweils erfaßte Personenkreis, die Definition von Front- bzw. Heimatlazaretten nicht gleich. Wenn so z.B. generell die Zahl von 25.000 Krankenschwestern genannt wird, die in der Etappe gearbeitet haben, so ist diese Zahl lediglich eine Adaption der Informationen, die in dem 1934 erschienenen Buch ‚Unter dem Roten Kreuz im Weltkriege' genannt wurden. Wenn Schickedanz im Rückbezug auf Pflugk-Harttung von 19.800 Schwestern spricht, die in der Etappe gearbeitet haben und 10.471 Schwestern aus konfessionellen Verbänden dazurechnet, stimmen die tabellarischen Angaben nicht mit ihren Ausführungen selbst und auch nicht mit denen von Pflugk-Harttung überein. Genaue statistische Angaben über die katholische Ordenspflege liegen lediglich für das erste Kriegsjahr vor. Der Kaiserswerther Verband der evangelischen Diakonie besitzt durch die Erhebungen Borrmanns scheinbar vollständige Zahlen, bei denen allerdings in keiner Weise Schwankungen durch Rückruf und nicht immer vollständigen Ersatz von Schwestern berücksichtigt werden. Rekonstruierbar sind also allenfalls zeitgenössische Facetten der historischen Überlieferung in ideologischer Absicht. Lediglich für einzelne Organisationen und Verbände lassen sich genaue Auswertungen vornehmen.

■ Elfriede von Pflugk-Harttung (Hg.), Frontschwestern. Ein deutsches Ehrenbuch, Berlin 1936 (2. Auflage)

Anhang
Statistische Angaben
[...] Vom Kaiserlichen Kommissar und Militärinspekteur für die Freiwillige Krankenpflege sind im Verlauf des Weltkrieges in den Dienst der Etappe rund 25.000 weibliche Personen gestellt worden, die sich aus Angehörigen der verschiedenen Verbände und Organisationen zusammensetzten. [...] Von den obengenannten 25.000 Schwestern, Helferinnen und wirtschaftlichen Hilfskräften, die insgesamt in die Etappe entsandt wurden, gehörten rund 19.800 dem Deutschen Roten Kreuz an. Das Zentralkomitee des Deutschen Roten Kreuzes und seine Landesvereine sowie einzelne Stifter unterhielten 89 Vereins-Lazarettzüge, in denen ständig an 400 weibliche (340) Personen beschäftigt waren. [...] Dem Johanniterorden standen während des Krieges aus 37 Diakonissenhäusern 1500 Diakonissen für den Dienst in der Etappe zur Verfügung. 370 dienende Schwestern des Ordens pflegten in Kriegs- und Feldlazaretten und 15 in den 3 vom Orden unterhaltenen Lazarettzügen. [...] Der Schlesische Malteserorden stellte für den Dienst in Etappe und Heimat rd. 2200 männliche und weibliche Pfleger und unterhielt einen Vereins-Lazarettzug. Der Orden der Rheinisch-Westfälischen Malteser-Devotionsritter stellte in den Pflegedienst der Etappe rd. 1000 Schwestern.

... Der Königlich-Bayerische Hausritterorden vom Hl. Georg stellte rund 400 Schwestern für die Etappe. Die Diakonissen-Mutterhäuser des Kaiserswerther Verbandes stellten für den Pflegedienst insgesamt 11.231 Schwestern, darunter 849 Johanniterinnen und 806 Hilfsschwestern. In der Etappe arbeiteten 2.971, in Lazarettzügen 145 und im Bahnhofsdienst 115 Schwestern. ... Das Mutterhaus der Marienschwestern in Breslau stellte 30 Schwestern für den Dienst in Etappenlazaretten. ...

Das Mutterhaus der Grauen Schwestern von der Hl. Elisabeth in Breslau stellte 100 Schwestern für die Pflege der Etappe (341). Die Berufsorganisation der Krankenpflegerinnen Deutschlands hat in den Jahren 1914 bis 1918 etwa 2.500 Schwestern in die Kriegspflege entsandt. ...

Der dem Deutschen Roten Kreuz angegliederte Frauenverein für Deutsche über See unterhielt bei Kriegsausbruch in Südwestafrika eine Oberin und 18 Schwestern, in Kamerun 13 Schwestern, in Togo 3 Schwestern, in Ostafrika 16 Schwestern, in Samoa 3 Schwestern, im Kiautschougebiet eine Oberschwester sowie 5 Schwestern und in Jerusalem eine Schwester.

→ Vgl. auch Eduard Senftleben, Wolfgang Foerster, Gerhard Liesner (Hg.), Unter dem Roten Kreuz im Weltkriege. Das Buch der freiwilligen Krankenpflege, Berlin 1934, S. 65-72: „Insgesamt waren während des ganzen Krieges, soweit aus den sich widersprechenden Angaben zu errechnen ist, rund 213.000 Männer und Frauen in der freiwilligen Krankenpflege tätig, davon 72.000 allein in der Etappe (47.000 männliche und 25.000 weibliche) und 141.000 in der Heimat (54.000 männliche und 87.000 weibliche)".

→ Der Sanitätsbericht über das deutsche Heer im Weltkriege 1914/1918 (ebenda, Band I, Berlin 1935, 7. Die freiwillige Krankenpflege, S. 329-332) zählt bis zum 6.12. 1914 4.558 Pfleger und 3070 Pflegerinnen im Etappeneinsatz. Insgesamt werden an dieser Stelle 19.000 Pflegerinnen im Etappeneinsatz gezählt (S. 331). Die Angaben Friedrich Wilhelm Grüneisens (Ders., Das Deutsche Rote Kreuz, Berlin 1938) stimmen mit diesem Sanitätsbericht überein, während Grüneisen (Ders., Das Deutsche Rote Kreuz in Vergangenheit und Gegenwart, Potsdam 1939) auf eine Zahl von 19.793 Pflegerinnen kommt, die in der Etappe gearbeitet haben (139/140).

■ Unterm Lazaruskreuz. Mitteilungen der Berufsorganisation der Krankenpflegerinnen Deutschlands 1915, 10. Jahrgang

Die Kriegsarbeit der „religiösen" Genossenschaften.
(Schluß)
Der „Germania" entnehmen wir einen Bericht über *Die katholischen Orden Deutschlands im Weltkriege.*

Soeben veröffentlicht der Caritasverband für das katholische Deutschland (Sitz: Freiburg i. Br.) eine von Prof. Dr. Liese in Paderborn bearbeitete Statistik der Kriegsarbeit der katholischen Orden Deutschlands im gegenwärtigen Völkerkrieg. [...]

Viel umfassender als die Kriegshilfe der männlichen Orden – abgesehen von Waffendienst und der Seelsorge – ist die Caritasarbeit der Ordensgemeinschaften der Frauen. [...] Insgesamt stellten die Genossenschaften für Kranken- und Armenpflege für den Dienst im Feld- und Etappengebiet bis zum 1. Januar 1054 Schwestern, und zwar die verschiedenen Mutterhäuser der Franziskanerinnen 383, der Borromäerinnen 212, der Vinzentinerinnen mit Klemensschwestern 198. Für die Lazarette der Heimat wurden 11.502 Schwestern zur Verfügung gestellt (2499 Vinzentinerinnen, 2219 Franziskanerinnen, 1166 Borromäerinnen), die 270.250 Verwundete in 5.829.093 Tagen pflegten — immer bis zum 31.12.1914 gerechnet (251).

→ Vgl. auch die ‚Statistischen Unterlagen zur Frage: Leistungen katholischer Ordenskräfte und der Caritas im Weltkriege 1914-1918' (Caritasarchiv Freiburg, R-Bestand R 318 Ordenskrankenpflege), die von insgesamt 18.000 Ordensschwestern in der Kriegskrankenpflege insgesamt ausgehen. W. Liese, Die katholischen Orden Deutschlands und der Völkerkrieg 1914/15. Statistik über Kriegsarbeit vom 1. August bis 31. Dezember 1914, veranstaltet vom Caritasverband für das katholische Deutschland , Freiburg i. Br. 1915 (Caritasarchiv Freiburg XIX, 8a) gibt insgesamt die Zahl von 1054 Schwestern im Etappeneinsatz an und stimmt damit überein.

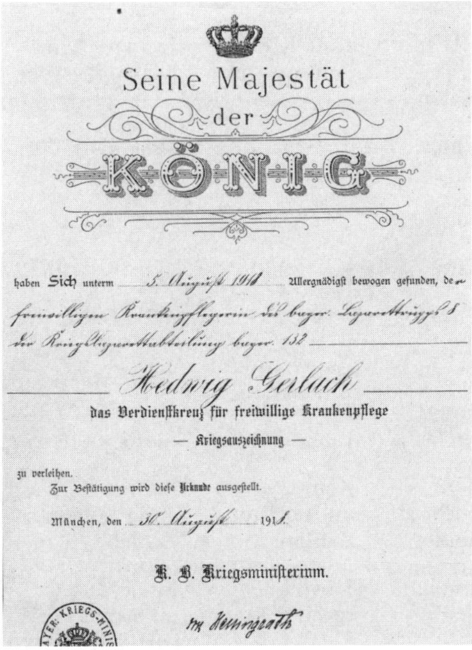

Seine Majestät der König

haben Sich unterm 5. August 1918 Allergnädigst bewogen gefunden, der

Hedwig Gerlach

das Verdienstkreuz für freiwillige Krankenpflege

— Kriegsauszeichnung —

zu verleihen.

Zur Bestätigung wird diese Urkunde ausgestellt.

München, den 30. August 1918.

K. B. Kriegsministerium.

Badische Schwesternschaft vom Roten Kreuz (Luisenschwestern) e.V., Karlsruhe

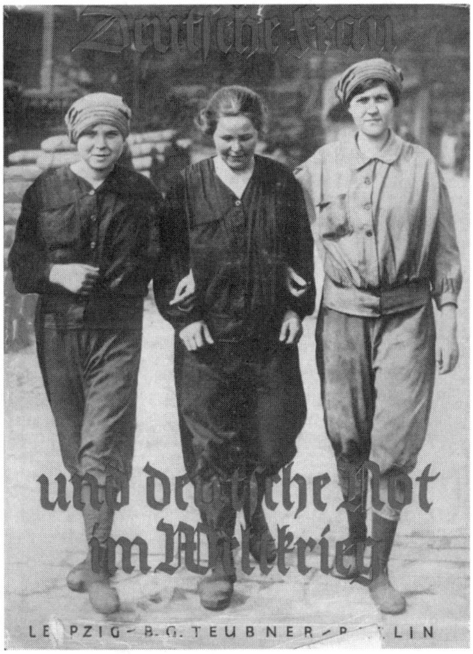

Margareta Schickedanz, Deutsche Frau und deutsche Not im Weltkrieg, Leipzig und Berlin 1938

■ Margareta Schickedanz (zusammengestellt und bearbeitet), Deutsche Frau und deutsche Not im Weltkrieg, Leipzig und Berlin 1938

Zahlen können unendlich trocken sein, aber wenn Menschen mit ihren lebendigen Beziehungen dahinterstehen und uns mit warmem Nacherleben erfüllen, dann haben sie uns viel zu erzählen. So geht es uns in der Geschichte unserer eigenen Familie, so geht es uns auch in unserer Volksgeschichte. [...]

Welchen Anteil an der Pflege gerade Frauen gehabt haben, können wir ermessen, wenn wir die Zahl der Krankenschwestern im Krieg mit rund 92.000, an anderen Stellen mit rund 117.000, auch mit 112.000 oder mit rund 115.000 angegeben finden.

Leider sind bei den großen Schwesterngenossenschaften übereinstimmend abschließende Zahlen über die Beteiligung ihrer Mitglieder an der Pflege verwundeter und erkrankter Soldaten in Etappe und Heimat nicht zu erlangen. Ausreichende Unterlagen scheinen nicht überall vorhanden zu sein, denn alle Bemühungen in dieser Hinsicht haben nicht zu einem befriedigenden Gesamtergebnis geführt. Dass die Endziffern verschiedenartig ausfallen, mag seinen Grund in unterschiedlichen Zählarten haben, z.B. ob nur Voll- oder Hilfsschwestern gezählt worden sind oder zuzüglich Laborantinnen und Wirtschaftsschwestern, ob nur Schwestern eines Verbandes oder einschließend eine oder mehrere andere Gruppen von Krankenschwestern. [...]

Am 1. September 1915 sehen wir, dass von insgesamt etwa 41.000 Personen der freiwilligen Krankenpflege schon annähernd 6.000 Schwestern und Laboratoriumsgehilfinnen in die Etappe geschickt worden sind, dazu noch etwa 700 Köchinnen. [...] Aus den zusammenfassenden Übersichten ersehen wir,

	Diakonissen aus 66 Mutterhäusern	Katholische Ordensschwestern	Rote-Kreuz-Schwestern	Evangelischer Diakonieverein
In der Kriegskrankenpflege tätig	11.231*	17.200	92.000	1000 bis 1100
Davon in der Etappe	2.971	7000	19.800	500
Lazarettzüge	145	100	400	–
Heimatlazarette	8000	10.100	73.000	Rd. 600
Im Felde gefallen	71	255	Keine endgült. Z.s.-fassung	9
krank, verwundet	Keine Zahlen	1000	Keine Zahlen	Keine Zahlen
In Gefangenschaft Während d. Krieges Während d. Rückzuges	 313 359	 28 1 gemeldet	Keine endgültigen Zahlen	Keine endgültigen Zahlen
Auszeichnungen	Viele 2 Eiserne Kreuze	8200 unvollständig 504 Ehren- u. Frontkämpferkreuze	Unvollständig 1 Eisernes Kreuz	Keine Zusammenstellung vorhanden 1 Frontkämpferkreuz

* einschl. 836 Johanniterinnen / Margareta Schickedanz, Deutsche Frau und deutsche Not im Weltkrieg, Leipzig und Berlin 1938, S.57.

dass von den rund 18.000 Diakonissen, die nach der Zählung von 1913 vorhanden waren, Ende März 1915 schon fast 2000 im Etappengebiet und reichlich 4000 in Heimatlazaretten pflegten und 82 in Lazarettzügen verwendet werden.

Für die katholischen deutschen Ordensgemeinschaften von Frauen [...] ersehen wir, dass von den reichlich 46.500 Klosterfrauen, die zur Zeit in Deutschland im Dienst der Armen- und Krankenpflege standen, rund 1050 Schwestern im Etappengebiet pflegten und 11.500 für Lazarette der Heimat zur Verfügung gestellt wurden. Dazu pflegten noch rund 1600 katholische Schwestern beim Malteserorden, 184 beim Orden der bayrischen St. Georgsritter und rund 1800 beim Roten Kreuz. (S. 56-59)

→ Vgl. z.B. hinsichtlich der Zahlen für den Evangelischen Diakonieverein Ingrid Kracker von Schwartzenfeld (Dies., Auftrag und Wagnis. Der Weg des Evangelischen Diakonievereins 1894-1969, Berlin 196, S. 35). „Bereits im September 1914 betrug die Zahl der Kriegsschwestern 170. Die Schwesternschaft stellte dem Heer insgesamt 300 Schwestern zur Verfügung. Acht Diakonieschwestern infizierten sich an den Seuchen [...] und starben an Typhus oder Fleckfieber an der Ostfront."

Planung

Die Erfahrungen des Deutsch-Französischen Krieges von 1870/71 führten seit dem Ende des 19. Jahrhunderts dazu, exakte Mobilmachungspläne auch für die freiwillige Krankenpflege im Krieg zu entwickeln. Krankenschwestern sollten vornehmlich in den Heimatlazaretten innerhalb ihrer jeweiligen Organisationen/Verbände in geschlossenen Trupps eingesetzt werden. Die Rekrutierung der konfessionell gebundenen Schwesternverbände erfolgte weitgehend über die vertraglich gebundene Vermittlung durch die Johanniter-, Malteser- und

Georgsritterorden. Schwesternverbände des Roten Kreuzes wurden verstärkt und oft unter Rekrutierung und in der Anbindung an Vaterländische Frauenzweigvereine gegründet und bemühten sich um die Ausbildung eigener Krankenpflegekräfte. Es gelang jedoch bis Kriegsbeginn nicht, eine hinreichend große Anzahl von Berufsschwestern innerhalb des Roten Kreuzes für den Kriegsdienst zur Verfügung zu stellen, so dass auf die konfessionell gebundene Mutterhausdiakonie, die katholischen Orden u. a. Verbände zurückgegriffen werden mußte. Die Ausbildung von Hilfsschwestern und Helferinnen wurde verstärkt, um die freiwerdenden Positionen in den Heimatlazaretten zu besetzen.

■ Paul Ruprecht, Die Krankenpflege im Frieden und im Kriege. Zum Gebrauch für Jedermann insbesondere für Pflegerinnen, Pfleger und Ärzte, Leipzig 1905 (5. Auflage).

§ 138. Die „freiwillige" Krankenpflege im Kriege

Die Erfahrung hat gelehrt, dass selbst die besten militärischen Einrichtungen nicht ausreichen, der ungeheuren Not des Krieges zu steuern, dass vielmehr im Kriege die Mitwirkung der sog. *freiwilligen* Krankenpflege unentbehrlich ist. (391) [...]

5. Endlich stehen zur Verwendung im Kriege bereit: etwa 7000 freiwillige Krankenpflegerinnen, sämtlich geschult und vertrauenswürdig, nämlich:

a) etwa 900 Schwestern vom roten Kreuz. Sie werden in den Friedenskrankenhäusern der Vereine vom roten Kreuz ausgebildet und stehen im Kriegsfall zur Verfügung der Delegierten des Zentralkomitees. Außer diesen Berufspflegerinnen des roten Kreuzes werden in dessen Anstalten:

b) etwa 1400 Frauenvereins-Damen durch alljährliche Kurse in der Krankenpflege unterwiesen [...]

c) mehrere Tausend *katholische barmherzige Schwestern.* Führung durch Malteser- oder Georgsritter oder durch das bayerische „Landes-Komitee" des roten Kreuzes. [...]

d) etwa 1600 *evangelische Diakonissen.* Führung durch Johanniter.

e) Etwa 900 *dienende Schwestern des Johanniterordens. [...]*

f) Etwa 500 *Pflegerinnen des Zimmerschen Diakonievereins in Berlin-Steglitz.*

g) Etwa 60 *jüdische Krankenpflegerinnen.*

Für sämtliche in der freiwilligen Krankenpflege tätigen Zivilpersonen gelten für den Kriegsfall laut Kriegs-Sanitäts-Ordnung folgende allgemeine Bestimmungen:

1. Die Auswahl des Personals der freiwilligen Krankenpflege geschieht durch die Delegierten des roten Kreuzes oder der Ritterorden. Nur wer *sittlich* durchaus zuverlässig, körperlich *rüstig, deutscher* Nationalität und für den zu übernehmenden Dienst genügend *eingeübt* ist, wird zugelassen. [...]
2. Das freiwillige Personal ist für den Lazarettdienst hauptsächlich im Inlande und für den Transport- und Begleitdienst im Etappenbereiche bestimmt. Nur bei besonderen Notständen wird es ausnahmsweise im Bereich der Feldarmee (in Feldlazaretten oder während eines Gefechtes bei Sanitätskompanien) verwendet.
3. Das freiwillige Personal steht unter dem Schutze des Genfer Vertrages.
4. Nur der Beitritt zum Personal der freiwilligen Krankenpflege ist freiwillig. Wer beigetreten ist, hat fortan alle erhaltenen Befehle *pflichtgemäß* auszuführen. [...]
5. Vorgesetzte des Personals der freiwilligen Krankenpflege sind (außer den Obmännern, Kolonnenführern, Verwaltern, Lazarettaufsehern, Ärzten, Geistlichen): 1. Jeder militärische Kommandant, 2. Die Delegierten, 3. Die Chefärzte der Lazarette. [...]
6. Jedes Mitglied der freiwilligen Krankenpflege bekommt eine gestempelte, auf den Namen des Inhabers lautende *Ausweiskarte.* Dieselbe ist stets mitzuführen! Sie berechtigt zu freier Fahrt auf allen militärisch verwalteten Eisenbahnlinien. In Bayern sind außer-

dem „Verwendungs-Nachweisebücher" eingeführt.
7. Alle anbefohlenen Leistungen sind *unentgeltlich* zu verrichten. [...]
8. Die Ausrüstung des freiwilligen Personals ist aus eigenen oder aus Vereinsmitteln zu beschaffen.
9. Eine mit dem Stempel des Kaiserlichen Kommissars versehene weiße Binde mit rotem Kreuz ist von allen Personen der fr. Kr. stets am linken Oberarm zu tragen.
10. Im Inlande ist (außer der Armbinde) eine besondere Tracht nicht vorgeschrieben. Auf dem Kriegsschauplatze hingegen muß das gesamte Personal der freiwilligen Krankenpflege Uniform (bzw. Tracht) anlegen. [...] (398-400)

Welches sind nun die besonderen Aufgaben des Personals der freiwilligen Krankenpflege im Falle eines Krieges? [...]
3. Aufgaben der freiwilligen Pfleger und Pflegerinnen im Kriege. (404) [...]
Das weibliche Pflegepersonal (kathol. Ordensschwestern, evangel. Diakonissen, Rotekreuzschwestern, Johanniterschwestern u.s.w.) übernimmt die Pflege hauptsächlich in den Lazaretten des *Inlandes*, bisweilen auf Lazarettzügen und in Kriegslazaretten, selten in Etappen- und Feldlazaretten. [...]Die verschiedenen Arten des Pflegepersonals sollen möglichst nicht miteinander vermischt werden, sondern „unter sich" arbeiten. Lazarette mit ausschließlich weiblicher Pflege wird es nicht geben können. [...](404/405).

Organisation

Wesentlich mehr Krankenschwestern wurden während des Ersten Weltkrieges in der Kriegskrankenpflege in der Etappe eingesetzt als geplant. Entgegen der ursprünglichen Absicht wurden diese Berufsschwestern bezahlt und z.T. mit einer angemessenen Ausrüstung versorgt. Der neue Typus der Schwesternhelferin setzte sich zunehmend durch.

■ Käthe Gaebel, Die Beteiligung der Frau an der Kriegskrankenflege, in: Jahrbuch der Frauenbewegung 1915, S. 41-49.

[...] Die Formen, in denen sich die Frau an der Kriegskrankenpflege beteiligt, sind durch die Organisation des Kriegssanitätswesens gegeben. Ihre Umrisse seien zum besseren Verständnis hier kurz dargelegt.

Der staatliche Kriegssanitätsdienst im deutschen Heere gliedert sich in den Dienst im 1. Operationsgebiet, 2. Etappengebiet, 3. Heimatgebiet (41)

Im Operationsgebiet finden wir bei den marschierenden Truppen Krankensammelstellen, bei längerer Ortsunterkunft Ortslazarette, im Gefecht Verbandplätze, Sanitätsstaffeln, Hauptverbandplätze, Leichtverwundetensammelplätze und endlich Feldlazarette, die den vom Schlachtfeld oder Verbandplatz herangebrachten Verwundeten so lange Pflege angedeihen lassen, bis ihr Zustand die Weiterbeförderung gestattet, oder die Etappenbehörde die Fürsorge übernimmt. Sie stehen also unmittelbar hinter der Front in möglichst engem Anschluß an die Gefechtslinien.

Im Etappengebiet lösen die Kriegslazarette die Feldlazarette ab; sie entlasten ebenso wie die Etappenlazarette (meist am Etappenhauptort) die beweglichen Feldlazarette durch Übernahme der nicht transportfähigen Verwundeten und nehmen die Leichtverwundeten und Kranken auf, deren Wiederherstellung in kurzer Zeit zu erwarten ist. Ferner sind bei jeder Etappeninspektion eine Krankentransportabteilung, Verband- und Erfrischungsstellen vorhanden (42) [...]

Die unterstützende Tätigkeit ist nur im Heimat- und Etappengebiet, nicht aber im Operationsgebiet auszuüben. Diese Bestimmung schließt in gleicher Weise das männliche wie das weibliche Personal der freiwilligen Krankenpflege vom Dienst in der vordersten Linie aus; diese fällt vielmehr grundsätzlich den Sanitätssoldaten zu. [...]

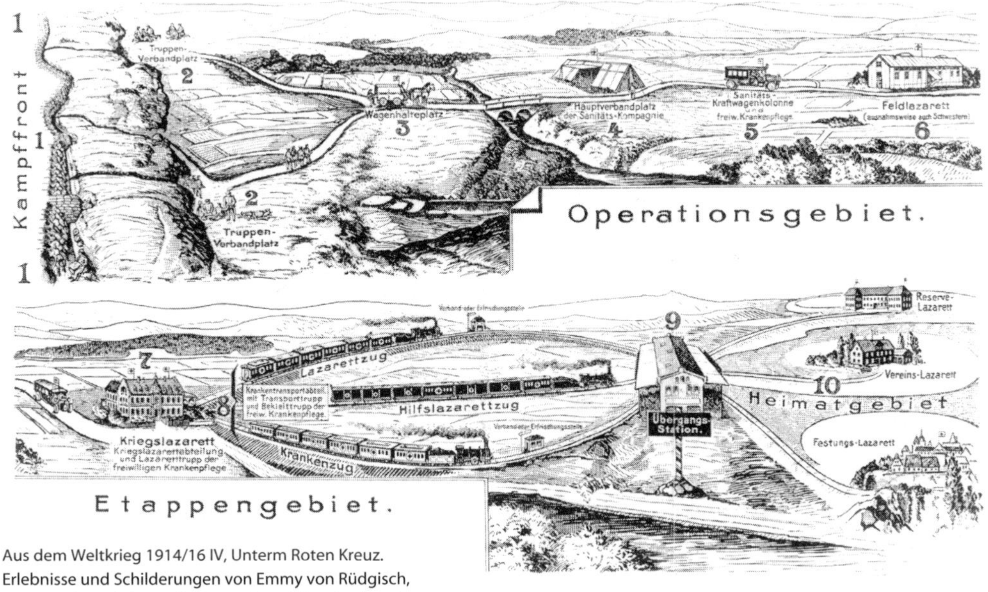

Aus dem Weltkrieg 1914/16 IV, Unterm Roten Kreuz. Erlebnisse und Schilderungen von Emmy von Rüdgisch, (Heim und Herd. Deutsche Jugend- und Hausbücherei, Band 14, Lahr/Baden 1916, S. 32

Nach den Dienstanweisungen von 1907 wird für jedes Armeekorps ein Lazaretttrupp gebildet, der in Kriegs- und Etappenlazaretten verwendet wird. Zu jedem Trupp gehören 41 Krankenpfleger [...] und 35 Krankenpflegerinnen. Frauen sind ferner vorgesehen bei den Begleittrupps [...] Hier kommen auf 164 Krankenpfleger 25 Krankenpflegerinnen. Dagegen fehlen Frauen bei den Transporttrupps, die zur Beförderung von Kranken aus vorgeschobenen Lazaretten in den Etappenhauptort sowie innerhalb der einzelnen Etappenorte verwendet werden.

Bald erwies sich eine wesentliche Verstärkung des Personals als notwendig, und zwar scheint man das Hauptgewicht auf die Vermehrung der Zahl der Krankenpflegerinnen gelegt zu haben, übersteigt sie doch jetzt bei den Lazaretttrupps mit 80-100 in der Regel schon die der männlichen (circa 82). Und jedem Begleittrupp sind statt 25 Schwestern 63 beigegeben. Außerdem sind jetzt (Ende Oktober) noch erhebliche (43) weitere Verstärkungen an außeretatmäßigen Schwestern vorgesehen, so dass in den nächsten Wochen noch Hunderte ins Etappengebiet gehen werden. [...]

Nach dem bereits in Friedenszeiten festgelegten Plan waren das Rote Kreuz, der Johanniter- und der Malteserorden verpflichtet, Schwestern zu stellen. Alle Anforderungen gingen über die genannten Verbände an die einzelnen Schwestern. Es wurden somit hinzugezogen durch das Rote Kreuz: Rote-Kreuz-Schwestern und Diakonissen aus den Anstalten, die sich dem Roten Kreuz angeschlossen hatten; durch den Johanniterorden: Diakonissen und Johanniterschwestern; durch den Malteserorden die Schwestern der katholischen Orden und Kongregationen. Für Bayern kommt schließlich noch der St. Georgsorden in Frage. [...]

Neben dem vollgeschulten, berufsmäßig tätigen Personal dieser Anstalten, Orden und Verbände, das in seiner großen Mehrzahl das staatliche Examen nach mindestens einjähriger Ausbildung gemacht hat, finden wir in der Krankenpflege Hilfsschwestern, Helferinnen vom Roten Kreuz und Kriegshelferinnen. Erstere haben eine halbjährige praktische und theoretische Ausbildung hinter sich und sind hauptsächlich bestimmt, (45) die ins Etappengebiet ausrückenden Rote-Kreuz-Schwestern zu ersetzen. Die Vorbildung der Helferinnen umfaßt grundsätzlich 20 Doppelstunden theoretischen Unterricht und 4-6 Wochen praktischer Unterweisung, wobei die Schülerin während der Ausbildung selbst für Wohnung und Verpflegung zu sorgen hat. In der Praxis ist man nicht selten hinter dieser in Friedenszeiten gegebenen Ausbildungszeit zurückgeblieben.

Um dem erwarteten starken Mangel an weiblichen Pflegekräften abzuhelfen, richtete das Rote Kreuz an vielen Orten Ausbildungskurse für Helferinnen ein, denen Scharen von Frauen und Mädchen aus sehr verschiedenen Kreisen und Bildungsgraden zuströmten. [...]

Insbesondere werden sehr ernste Einwendungen gegen die Helferinnen gemacht, was bei einer so bunt zusammengewürfelten, nicht genügend erprobten und teilweise mangelhaft geschulten Hilfsgruppe nicht anders zu erwarten ist. [...]

Die Stellung der Schwestern in dem gesamten Organismus der Kriegskrankenpflege ergibt sich aus dem oben dargelegten Grundsatz der unbedingten Einordnung der freiwilligen Krankenpflege in die staatliche: Sie unterstehen der Militärbehörde und haben ihren Anordnungen unbedingt Folge zu leisten. [...]

Die pekuniäre Vergütung ist nach der „Dienstanweisung“ usw. für das Etappengebiet und armierte Festungen auf 30 Mark monatlich neben freier Station und Fürsorge im Fall der Erkrankung festgesetzt.(47). [...] Bemerkt sei noch, dass den auf dem Kriegs-

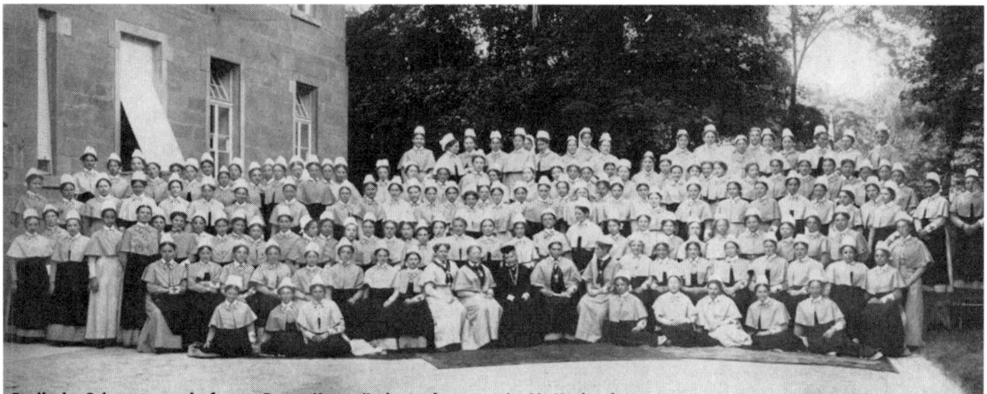

Badische Schwesternschaft vom Roten Kreuz (Luisenschwestern) e.V., Karlsruhe

Berücksichtigt werden sollten zuerst: Schwestern vom Roten Kreuz der schon im Frieden der freiwilligen Krankenpflege angehörigen Vereinigungen vom Roten Kreuz, Diakonissen des Johanniterordens, Schwestern der geistlichen Orden und Kongregationen, Diakonieschwestern, sodann:

Einzelne Pflegerinnen, welche Genossenschaften nicht angehören, wenn (45) für deren persönliche Eignung und fachtechnische Tätigkeit garantiert werden kann.

schauplatz Beschäftigten eine, wenn auch bescheidene Fürsorge für den Fall der Invalidität zugesichert ist. [...]

Es sind vielfach aus den Kreisen der ins Feld geschickten Schwestern lebhafte Klagen darüber erhoben worden, dass sie wochenlang hin und her geschickt worden sind, ohne an die Arbeit zu kommen, und andererseits hören wir aus dem Munde der Verwundeten, dass sie nicht nur tage-, sondern 1-2 Wochen lang ohne jegliche Pflege, insbesondere von weiblicher Hand geblieben sind. Wer will es da uns Krankenpflegerinnen verdenken, wenn in uns der heiße Wunsch nach stärkerer Verwendung in den Feld- und Kriegslazaretten aufsteigt, ... (48)

Glücklich die Frauen, die in dieser unmittelbarsten Form dem Vaterlande dienen können, dem tiefen Drang, der heute alle, alle beherrscht, Folge leistend! (49)

2.2 Wertung, Anspruch, Tugenden

Wertung

Jeder der an Kriegskrankenpflege beteiligten Organisationen nimmt zeitgleich oder in der Nachfolge und damit auch im Hinblick auf das nationalsozialistische System eine belobigende Wertung des eigenen Schwesterneinsatzes vor. Eine kritische Reflexion findet nur ansatzweise statt. Abgedruckte Briefe und Berichte beteiligter Kriegsschwestern sollen die Authentizität der Erlebnisse belegen. Die „Erfindung" der Frontschwester in den 1930er Jahren ebenso wie die Glorifizierung der Gefangenenfürsorge in der Personifizierung durch Elsa Brändström als „Engel von Sibirien" verschweißt in der Kombination mit der Hochstilisierung des Schwesterneinsatzes in den Kolonien das nationalsozialistische Modell der Kriegsschwester zu einem international tragfähigen Symbol rettender Schwesternliebe zusammen. Dieses Idealbild der „Frontschwester" und des „Friedensengels" entwickelt sich so neben und außerhalb der Realität der weiblichen Kriegskrankenpflege in der Etappe. In den Festschriften der Schwesternverbände des Roten Kreuzes, die seit den 1970er Jahren vermehrt erscheinen, gewinnt der Kriegseinsatz der Krankenschwestern im Ersten Weltkrieg in der Tradition des „Rufes der Stunde" von 1963 einen reduzierten, meßbaren Standort im Rahmen einer internationalen Humanität. Eine kritische Rezeption findet selten statt.

■ Prälat Dr. Werthmann, Mein Besuch in den Kriegslazaretten der Westfront, in: Caritas Nr. 12, 20. Jahrgang 1915, S. 311-317, Archiv Deutscher Caritasverband

[...] Und nunmehr komme ich zu den Pflegekräften selbst, die ich aus innigster Hochschätzung und Verehrung grüße. Ihre in unermüdlicher Vaterlandsliebe geleistete Arbeit ist nicht hoch genug zu bewerten. [...] Überall hörte ich Worte aufrichtigster Bewunderung. Es wird wohl eine der wichtigsten Erfahrungen auf dem Gebiete der Kriegskrankenpflege bleiben, dass im allgemeinen nur sittlich und religiös geschulte und gefestigte und durch das feste Gefüge einer Organisation getragene Charaktere zu der opfer- und gefahrvollen Arbeit der Kriegskrankenpflege verwendet werden sollen. Leute, die nur auf Grund irgend eines absolvierten Krankenpflegekurses den Lazaretten ihre Dienste anbieten, werden von den Militärbehörden mit besonderer Vorsicht auszuwählen sein.

Nun soll ich sie nennen die zahlreichen Ordensgenossenschaften, welche ihre Pflegekräfte dem Vaterlande opferwillig dargeboten haben. Ihre Zahl ist groß, aber sie verdienen wirklich, dass man ihrer gedenkt, und gern wiederhole ich hier den Dank, den ich mündlich im Namen des Vaterlandes und der katholischen Kirche in den einzelnen Lazaretten ihnen ausgesprochen habe. [...]

Ungleich zahlreicher (als die männlichen Orden, B. P.-K.) sind die weiblichen Genossenschaften. Vinzenzschwestern traf ich aus den Mutterhäusern Freiburg, Paderborn, Untermarchtal, Köln-Nippes, Augsburg, München, Hildesheim. Dann Schwestern vom göttlichen Heiland von Oberbronn, Würzburg und München; Franziskanerinnen aus Thuine, Münster, Salzkotten, Eupen, Aachen, Nonnenwerth, Olpe, Reuthe (Wttbg.); Klemensschwestern aus Münster, Cellitinnen und Augustinerinnen aus Köln, Schwestern vom Heiligen Geist von Koblenz und Borro-

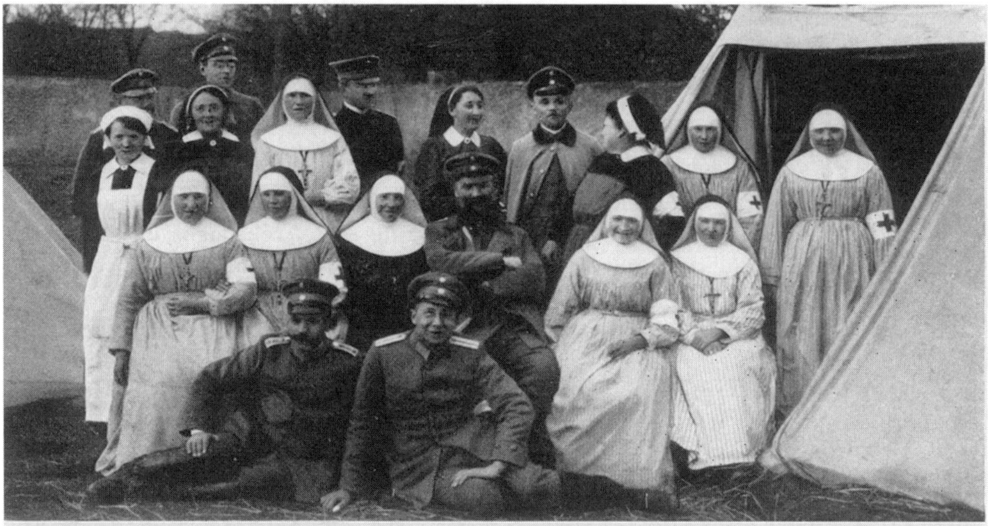

Krankentransportstelle der freiwilligen Krankenpflege

Krankentransportstelle. Eduard Senftleben, Wolfgang Foerster, Gerhard Liesner (Hg.), Unter dem Roten Kreuz im Weltkriege. Das Buch der freiwilligen Krankenpflege, Berlin 1934, S. 247

mäerinnen aus Trebnitz, Elisabethinerinnen aus Essen, Missionärinnen aus Tutzing (Bayern) und noch weiß ich nicht, ob ich sie alle genannt habe. [...]

Eine Überanstrengung konnte ich nicht wahrnehmen, ebensowenig besondere Gefahren für den religiösen Eifer und Ordensgeist. Überall war für die geistigen Bedürfnisse gesorgt und ihr Schutz lag in den bewährten Händen der Delegierten. Selbstverständlich sind nur innerlich gereifte und gefestigte Kräfte für diesen Dienst zu bestimmen.

Oft fand ich in demselben Lazarett Schwestern aus verschiedenen Orden, unter denen die einzelnen Zweige des Betriebs (Pflegedienst, Küche, Wäsche) verteilt waren; manchmal in einem Saale Schwestern verschiedener Genossenschaften als Pflegerinnen. (314) [...]

Ein zweites (*1. Die „peinlichste Sauberkeit", B. P.-K.)*, was mich wohltuend berührte, war das harmonische Zusammenwirken der verschiedenen Pflegeorganisationen untereinander wie dieser mit den leitenden Faktoren. [...]

Wohltuend waren auch die frohen Gesichter der Pfleger und Pflegerinnen! Nirgendwo war Heimweh oder Überdruß zu erspähen; überall taten alle opferfreudig ihre Pflicht, wie wir es an ihnen in den Lazaretten der Heimat gewöhnt sind. Kein Wunder, dass man auch bei den Soldaten allüberall zufriedenen Gesichtern begegnete. Es blieb ihnen ja auch bezüglich der Kost und Pflege nichts zu wünschen übrig.

60 Lazarette an der Westfront wurden im Jahr 1915 von dem Autor als Vorsitzenden des Caritasverbandes für das katholische Deutschland besucht. Der Bericht enthält nur wenige sachliche Informationen über die Arbeit der Schwestern, sondern bestätigt generell ein harmonisches Bild: man arbeitet mit allen anderen gut zusammen, die Soldaten fühlen sich wohl. Es gibt keine Probleme. Für ihn sind die auf dem „Felde der Ehre und der Pflicht" gefallenen Ordensschwestern „Heldinnen der Caritas".

■ Unter dem Roten Kreuz im Weltkriege. Das Buch der freiwilligen Krankenpflege. Unter Mitwirkung des Deutschen Roten Kreuzes herausgegeben von Eduard Senftleben, Wolfgang Foerster, Gerhard Liesner, Berlin 1934

Vorwort
Aber auch der vielen Einzelpersönlichkeiten sei dankbar gedacht, die auf diese oder jene Weise, durch Überlassung von Bildern und Briefen, von Tagebüchern und Berichten halfen. Diese Zeugnisse sind so gelassen worden, wie sie waren. In ihrer ungekünstelten Schlichtheit, in ihrer oft ungelenken Einfachheit sollen sie von der stillen Arbeit der Männer und Frauen vom Roten Kreuz in ihrer Sprache künden. [...] Gewiß, genug ließe sich melden von Tapferkeit, Kraft und Aufopferung, von treuem Ausharren auf verlorenem Posten, von Heldentum, aber es war ein stilles Heldentum ohne äußeren Ruhm und sichtbaren Lorbeer, doch mit dem seltenen und kostbaren Lohn, wie er nur auf dem Boden selbstloser Liebe erwächst, wie er nur aus den Augen hilfeheischender Menschen entgegenleuchtet. [...]

Es liegt nicht im Rahmen unseres Buches, alle Phasen des Krieges an der Westfront im einzelnen zu schildern. Aus der Fülle der Berichte und Briefe, die Kunde geben von der täglichen Arbeit und dem Leben der Angehörigen der freiwilligen Krankenpflege mögen die angeführten genügen. Ein Jahr nach dem andern ging dahin, und es war immer noch Krieg, und immer noch setzten in strenger Pflichterfüllung deutsche Männer und Frauen ihre ganze Kraft im Dienste der werktätigen Menschenliebe ein. Es blieb stets das Gleiche und war doch immer wieder etwas Neues. An jedem neuen Ort, an den das Schicksal die freiwilligen Helfer verschlug, mußten sie von neuem anfangen, neu schaffen, was sie am eben verlassenen anderen übergeben hatten. Aber der Krieg hatte sie in seine unerbittlich harte Schule genommen, sie hatten gelernt, sich selbst zu helfen, sie wußten worauf es ankam, und es gab wohl nur selten noch Lagen, denen sie hilflos gegenüberstanden.

Welchen Kummer und Schmerz mußten sie in angestrengtester Arbeit am Tage, bei einsamer Wache des Nachts in treuester Sorge für die Schutzbefohlenen miterleben! Menschliche Kraft schien oft nicht mehr zu genügen. Aber das rührende Vertrauen, das Verwundete und Kranke ihnen als einzigen, aber auch schönsten Lohn entgegenbrachten, und deren unvergleichlicher Geist machte auch sie immer wieder stark für die Erfüllung ihrer schweren, auf höchsten Idealismus gegründeten Pflicht (198). [...]

Durch die Verhältnisse des Stellungskrieges waren geeignete Unterkunft, vor allem aber genügende Sicherheit für die Person der Schwestern so weit gewährleistet, dass man den Versuch wagen konnte, sie auch in

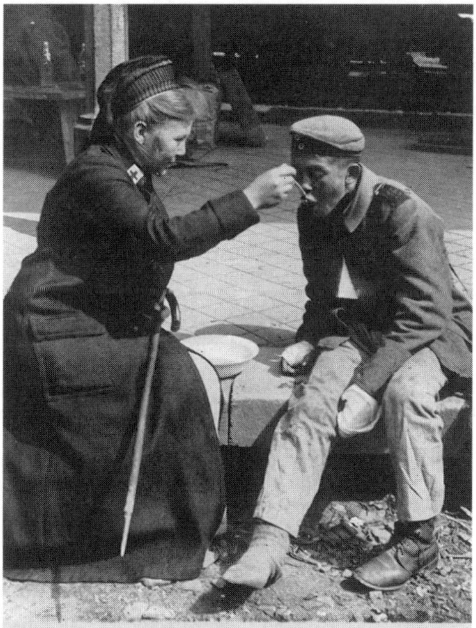
An beiden Händen verwundet

Eduard Senftleben, Wolfgang Foerster, Gerhard Liesner (Hg.), Unter dem Roten Kreuz im Weltkriege. Das Buch der freiwilligen Krankenpflege, Berlin 1934, S. 255

die verhältnismäßig dicht hinter der Front gelegenen Feldlazarette abzukommandieren. Ihre Tätigkeit hier brachte sie am unmittelbarsten mit der Front in Berührung. Gerade in den Feldlazaretten mußte von ihrem Wirken reichster Segen ausgehen auf den, der verwundet aus den entnervenden Eindrücken der Schlacht herausgerissen, schon in Feindesland die sorgsam pflegende Hand der deutschen Frau verspürte.

Der Versuch zeigte die allerbesten Ergebnisse. Freudig waren die Schwestern bereit, diese schwere und auch gefahrvolle Aufgabe zu übernehmen, ja sie drängten sich sogar dazu und waren betrübt, wenn andere statt ihrer erwählt wurden. In selbstloser Pflichttreue widmeten sie sich dieser Arbeit, bei der sie vollste Befriedigung und höchste Anerkennung ihrer ärztlichen und militärischen Vorgesetzten fanden. (202) [...]

■ Brief der Schwester Dora vom Februar 1915 aus Moorseele

Also Feldlazarett sind wir, das Wort war bei uns immer verbunden mit einer Fülle von kaum zu bewältigender Arbeit; wir gingen mit großen Erwartungen hierher und wollten alle unsere in Gent angesammelten Arbeitskräfte hier wieder los werden. Abends um 8 Uhr erfuhren wir von unserer Versetzung und mußten morgens um 5 Uhr schon wegfahren; das Packen war schrecklich, es ging natürlich nicht alles in den Koffer [...] Wir fuhren im Zug bis Iseghem und dann im Auto durch ganz unbekannte Gegenden; in einem kleinen Landstädtchen oder vielleicht ist's auch ein Dorf, hielt unser Auto vor dem Kloster, das war das Feldlazarett 91; unser Erscheinen verursachte große Aufregung, alles staunte uns an, der Posten am Tor, die Kranken, die Ärzte; es war ein schreckliches Spießrutenlaufen bis wir zum Kasino gelangten, wo uns der Oberarzt Schloessing sehr liebenswürdig begrüßte. Doch auch er staunte, denn er hatte uns nicht so bald erwartet. Enttäuscht waren wir, denn es hieß: „Zu tun gibt es bei uns nichts, wir liegen schon seit 10 Wochen hier still und langweilen uns." [...] Als wir am Montag morgen um 9 Uhr unseren Dienst antraten, hatte sich unser Chef inzwischen einen Schlachtplan zurechtgelegt, er sagte: in Anbetracht unseres großen Arbeitseifers hielte er es für das Richtigste, wir übernähmen selbständig eine Station, für die wir ganz zu sorgen hätten. Ich finde es auch so netter, als wenn wir im ganzen Lazarett herumwursteln würden und nirgends etwas Ordentliches zu tun hätten. Wir haben 32 Betten; jede hat einen Saal und ist da Alleinherrscherin; ein Stationsunteroffizier ist noch da, der besorgt die Aufnahmen und Entlassungen. [...] Aber Wärter haben wir auch nicht, wir machen fast alles selbst. Nun heißt's wieder Punkt 6 Uhr aufstehen, um 7 Uhr den Dienst anfangen. Das Ofenheizen und Ausfegen besorgen die Kranken, die aufstehen dürfen, aber letzteres machen wir einmal am Tage gern selbst, damit es ordentlich wird, und aufwischen tun wir auch selbst. Morgens müssen wir uns recht eilen, damit bis zur Visite um ¾ 9 Uhr alles blitzsauber ist. Wir haben überhaupt den ganzen Tag zu tun, wenn wir nicht Verordnungen auszuführen haben oder Verbände zu wechseln, gibt's rein zu machen. Das Staubwischen machte direkt Spaß, so schmutzig war's überall; jetzt ist es doch schon ganz anders. Wir haben lauter Württemberger auf unserer Station. Man merkt aber an allem, dass man hier vorn mehr sparen muß wie in der Etappe, die Kost für die Kranken ist gut zubereitet, aber sehr einfach [...] In Gent waren wir auch viel zu sehr verwöhnt, so ist es kriegsmäßiger. Abends müssen wir sehr früh ins Bett gehen, weil Kohlen und besonders Petroleum sehr knapp sind, Kerzen haben wir nur noch wenige. Hier im Dorf brennt kein Mensch Licht. Straßen dürfen nicht beleuchtet werden. Am ersten Abend war's doch ein wenig unheimlich, als wir so ganz allein im Finstern bei schrecklichem Kanonendonner die einsame Dorfstraße, die grundlos war nach all dem Regen, entlang stolperten; nun haben wir uns daran gewöhnt. Morgens leuchtet uns der Mond, abends meine elektrische Taschenlampe. Am ersten Tage war das andauernde Schießen ungemütlich. Den Kanonendonner hörte man Tag und Nacht, und so laut, als ständen die großen Mörser dicht hinter dem Dorf. Oft erschüttert das ganze Haus die Fenster klirren; in der ersten Nacht schreckte ich bei jedem Kanonendonner in die Höhe, jetzt schlafe ich, sowie ich mich ins Bett lege; wir sind auch oft zum Umfallen müde. [...] Jetzt sind wir 6 bis 8 Kilometer von der Front entfernt. In zwei Stunden kann man nach den Stellungen laufen.

Ein großer Teil der zeitgenössischen und nachfolgenden Veröffentlichungen zum Thema Kriegskrankenpflege bedient sich dieses Stilmittels des Abdrucks „authentischer" Briefe und Beschreibungen von Schwestern. In den jeweiligen Vereins- und Verbandszeitschriften findet sich während des Krieges eine eigene, feststehende Rubrik „Aus den Briefen unserer Kriegsschwestern". Es handelt sich, soweit punktuell überprüfbar, zum einen um lediglich gekürzte Briefe und Berichte an das jeweilige Mutterhaus, aber auch um veränderte Fassungen von Briefen. Die Veröffentlichung „Unter dem Roten Kreuz im Weltkriege" bedient sich dabei vornehmlich des in den Verbandszeitschriften schon veröffentlichten Materials.

■ Das Henriettenstift. Ev. Luth. Diakonissen-Mutterhaus Hannover. Sein Werden und Wachsen 1860-1935, Hannover 1935 (Archiv der Kaiserswerther Diakonie, MKG I 1052)

Der Krieg sah unsere Schwestern hinausziehen, nicht um etwas zu „erleben", sondern um zu dienen. Er sah sie in Frost und Hitze, in Mangel und Entbehrung, der Todesgefahren nicht achtend, auf ihrem Posten stehen. Er sah sie wochenlang auf die ersehnte Arbeit warten und dann wieder, wenn die Sturmzeiten kamen, in endlosen Tagen und durchwachten Nächten ihre letzte Kraft einsetzen. Er sah sie willig zu jedem Dienst, auch zu dem allergeringsten, nicht ihrem Wunsche und ihrer Neigung folgend, sondern gehorsam dem Befehl wie ihre feldgrauen Brüder – eine „disziplinierte Truppe", wie der Chef des Heeres-Sanitätswesens neben den katholischen Ordensschwestern die evangelischen Diakonissen nannte. Er sah sie unter ihren Soldaten mütterlich und schwesterlich ihres Amtes walten mit barmherzigem Herzen, mit linder Hand, mit aufrichtendem Wort, aber nicht nur mit dem Wort menschlicher Anteilnahme, sondern mit dem ewigen Wort, mit dem Zeugnis von der Gnade Gottes, mit der Botschaft des Friedens. (307) [...]

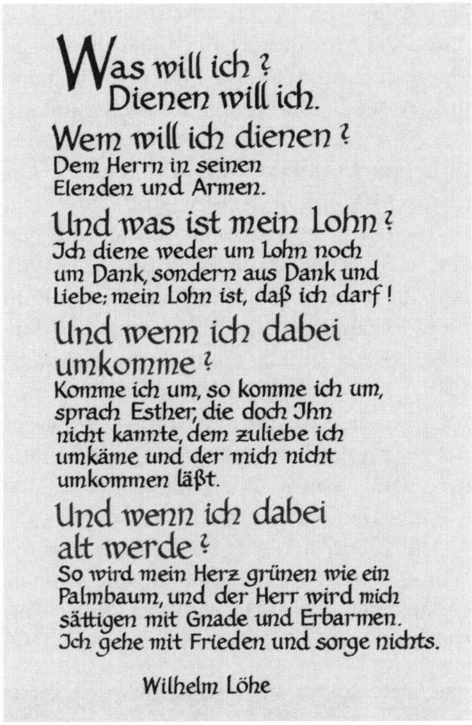

Postkarte, Evangel.-Luth. Diakoniewerk Neuendettelsau. Schrift: Diakonisse Erika Albus

Der tiefste Grund dafür, dass unsere Mutterhäuser sich der nationalsozialistischen

Idee willig und freudig erschlossen, ist der, dass diese Idee mit der der Diakonie sich in einem ganz wesentlichen Punkte deckt, nämlich in der Betonung des Dienstgedankens. Der einzelne ist und bedeutet nichts für sich. Er ist nur so viel wert, als er sich an die Gemeinschaft hingibt in Dienst und Opfer. [...] Ist nicht das evangelische Mutterhaus solcher echten Volksgemeinschaft getreues Abbild? Ja ist nicht die Mutterhausdiakonie in ihrer 100jährigen Geschichte eine der Keimzellen dieser Volksgemeinschaft geworden? (316) [...] Gleich geachtet und gleich wertvoll steht die Arbeiterin der Hand neben der Arbeiterin der Stirn, alle von einem Gedanken erfüllt, von einem Willen beseelt: Was will ich? Dienen will ich!

Das eigene Ich tritt zurück, die eigenen Wünsche werden still begraben, über dem eigenen Wohl und Wehe steht das des großen Ganzen. Auch mit dem Führerprinzip ist das Mutterhauswesen von jeher unlöslich verbunden. Aber der Führerwille ist auch hier nichts anderes als der recht verstandene Gemeinschaftswille [...]. Eins ist gewiß: die Diakonisse wird zum Aufbau des neuen Reiches damit das Beste tun , dass sie, wie seit 100 Jahren, aus dem Motiv ihres Berufes heraus an ihrem Platze still und hingebend ihren Dienst am Volke tut. (317).

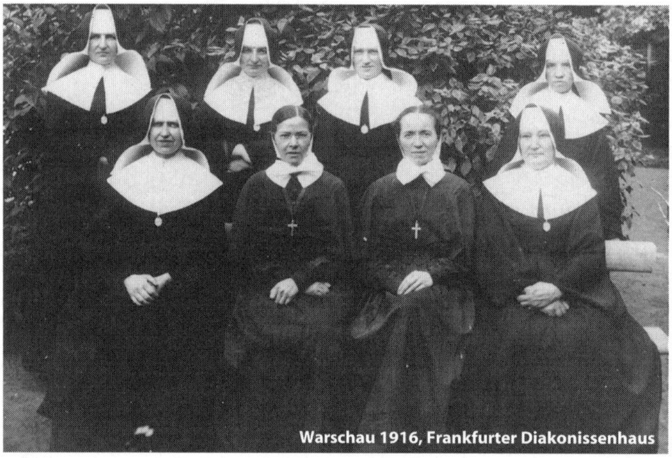

Warschau 1916, Frankfurter Diakonissenhaus

Ein möglicher inhaltlicher Bezug zwischen Diakonie und nationalsozialistischem System wird an diesem Beispiel deutlich. Über den Begriff der „Volksgemeinschaft" gelingt eine ideologische Annäherung.

■ Carl Becker, Dienst am Volke. Von der Arbeit katholischer Ordensfrauen im Kriege, in: Badischer Beobachter, Karlsruhe, 3. April 1935, aus: CA XIX, 8 a, Kath. Orden im Sanitätsdienst I. Weltkrieg, Artikel von Dr. Carl Becker, Direktor des DCV im Referat Anstaltswesen und Statistik, Archiv Deutscher Caritasverband

Zwanzig Jahre sind es her, dass der große Weltkrieg über die Menschen hereinbrach, mit all seinem Leid, aber auch mit einem bis dahin nie dagewesenen Opferwillen und viel heldenmütiger Liebe. Was das deutsche Volk in vier Jahren heldenmütigen Ringens leistete, war würdig der Größe des deutschen Volkes und seiner Vergangenheit. Wenn aber gegenwärtig die Erinnerung an diese Jahre deutschen Ringens wieder stark in den Vordergrund des Denkens gerückt ist, dann möge auch nicht vergessen werden, was Ordensschwestern in der Etappe und in der Heimat dem Vaterland und allen deutschen Volksgenossen ohne Unterschied der Konfession geleistet haben.

Sofort bei Kriegsbeginn stellten die katholischen Mutterhäuser ihre Schwestern, soweit sie diese nur irgendwie entbehren konnten, für die helfende Tätigkeit an der Front und in der Heimat [...] zur Verfügung. [...]

Mehr als 18.000 katholische Schwestern standen während der Kriegsjahre unmittelbar in der Kranken- und Verwundetenpflege an der Front und in der Heimat im Dienste des Vaterlandes. [...] Was sie an Opfern, Arbeit und Entbehrungen den verwundeten und kranken Soldaten zuliebe trugen, welche Dienste sie vollbrachten, vermag niemand auch nur annähernd anzugeben. [...]

Wie soll man da verstehen, wenn diesen Schwestern, wie es leider kürzlich in einer Fachzeitschrift geschah, Weltabkehr und geistige Enge vorgehalten wird und wenn sie für den Gesundheitsdienst am deutschen Volke abgelehnt werden. [...] Haben jemals, so müssen wir fragen, deutsche Menschen mit beiden Füßen fester auf der Erde gestanden als diese Ordensfrauen, die wie die Soldaten mit der Waffe für das Vaterland arbeiteten und litten? [...]

Deutlich wird der Anlaß, warum nach zwanzig Jahren eine Würdigung der deutschen Ordensschwestern durch die Caritas erfolgt: sie wurden abgelehnt, für den Gesundheitsdienst zu arbeiten. Im Zuge der Neuorganisation des nationalsozialistischen Staates kämpfte so auch die katholische Kirche um ihre Anerkennung. Die Zahl 18.000 ist hier nicht aufgeschlüsselt. Sie ist nur Anlaß einer Argumentationskette, um sich gegen bestimmte Zuschreibungen zu wehren. Entsprechend erscheinen auch 1936 ähnlich lautende Artikel, die zudem darauf verweisen, wieviele Auszeichnungen die katholischen Schwestern und Brüder bekommen haben.

■ Charlotte von Hadeln (Hg.), Deutsche Frauen. Deutsche Treue 1914-1933. Ein Ehrenbuch der deutschen Frau, Berlin 1935

Vorwort
Aus den Taten der Vergangenheit springt der Funke für die Taten der Zukunft. Erinnerung gibt Antrieb, Vorbild wird Wegweiser zur eigenen Leistung.

Wie unsere Jungmannen sich an den Taten der Väter begeistern zu eigener Kraftanspannung, so sollen auch unsere deutschen Mädchen wissen um die Vorbilder deutschen heldischen Frauentums, deren es in so reicher Fülle gibt. [...]

Aus diesen Gedanken heraus habe ich die deutschen Frauen gebeten, zu erzählen von ihren Erlebnissen in der großen harten Kriegszeit, im Dunkel und Druck des Niederganges. Der enge Rahmen eines Buches kann nur Streiflichter geben. Aber sie erhellen doch den ganzen weiten Umkreis von Heldentum und Opferbereitschaft, von Tat und tapfer getragenem Leid, im Frontlazarett wie im Ringen mit der Not im eigenen Heim, an bedrohter Grenze und auf verlorenem Posten in den Kolonien und an all den unzähligen Arbeitsstätten, wo die Frau an den Platz des Mannes treten mußte und ihn pflichtgetreu ausgefüllt hat, ob auch ihre Gesundheit litt unter Anstrengungen, denen sie nur durch zäheste Willensanspannung gewachsen war.

Möge dieses Buch durch die Erinnerungen, die es wachruft, an seinem bescheidenen Teil mitarbeiten an der Zukunft unseres Volkes!

Unserem Führer Adolf Hitler aber soll es sagen: Du kannst dich immer verlassen auf die Opferbereitschaft der deutschen Frau!

Halle/S., im Oktober 1934
Charlotte Freifrau von Hadeln

■ Frontschwestern. Ein Deutsches Ehrenbuch, herausgegeben von Elfriede von Pflugk-Harttung unter Mitarbeit von zahlreichen Frontschwestern, 2. unveränderte Auflage, Berlin 1936 (Deutsche Tat im Weltkrieg 1914/1918, Band 21 Frontschwestern)

Vorwort
Unter dem Druck von vier eisernen Jahren formten sich so, von innen heraus, die Frauen, die mit härtester Energie, herber Selbstaufopferung und dennoch mütterlicher Weichheit dem Frontsoldaten wahre Kameraden wurden. Was haben sie erlebt, erlitten und geleistet in diesen vier Jahren eines uner-

hörten Völkerringens, die deutschen Kriegsschwestern! Sie, die von einem Frontlazarett zum anderen, vom Seuchenlazarett oder der Cholerabaracke zum Feldlazarett in den Operationssaal kamen, die aus den Zelten der Wüste in das feuchte Nebelgrau Flanderns zogen oder in die Schneestürme Rußlands – der Front nach, immer der Front nach, mit der sie schicksalhaft verbunden waren! ...

Elfriede von Pflugk-Harttung.

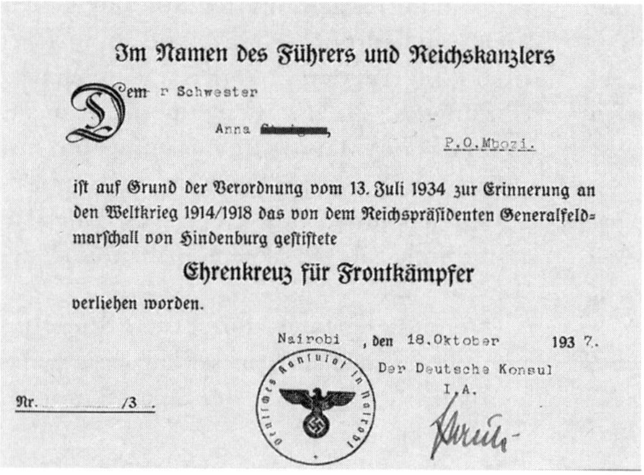

Im Namen des Führers und Reichskanzlers

Dem r Schwester

Anna [redacted],

P.O.Mbozi.

ist auf Grund der Verordnung vom 13. Juli 1934 zur Erinnerung an den Weltkrieg 1914/1918 das von dem Reichspräsidenten Generalfeldmarschall von Hindenburg gestiftete

Ehrenkreuz für Frontkämpfer

verliehen worden.

Nairobi, den 18.Oktober 1937.

Der Deutsche Konsul
I.A.

Nr. /3 .

Privatbesitz Dora Müller

■ Erste Eindrücke in einem Feldlazarett.
Von Schwester Minna Hosbach, in: Frontschwestern. Ein Deutsches Ehrenbuch, herausgegeben von Elfriede von Pflugk-Harttung unter Mitarbeit von zahlreichen Frontschwestern, 2. unveränderte Auflage, Berlin 1936 (Deutsche Tat im Weltkrieg 1914/1918, Band 21 Frontschwestern)

Wir waren 12 Kilometer hinter der Front. Tag und Nacht grollte das Donnern der Geschütze wie schweres Gewitter. Der Höhepunkt der Verdunoffensive stand bevor. Wir bekamen die Soldaten mit den ersten Notverbänden in voller Kleidung vom Schlachtfeld. Die Stiefel waren an die Beinkleider festgefroren, die Leute erstarrt. Hier gab es kein Warten auf den Arzt, man mußte selbst handeln. Es machte viele Freude, manchen, den man schon für tot gehalten hatte, wieder lebendig und warm werden zu sehen. [...]

Durch die dauernden Fliegerangriffe wurden die Verwundeten sehr beunruhigt. Alle Stunden beinahe heulten die Sirenen, alle drei nacheinander, und wenn die erste Sirene ertönte, fielen auch meistens schon die ersten Bomben. (87) [...]

Der Zustrom der Patienten nahm immer zu, so dass wir zwei Operationssääle einrichten mußten. Ich übernahm davon den einen. Wir arbeiteten von morgens früh 8 Uhr bis nachts 2 oder 3 Uhr durch. Die Mahlzeiten nahmen wir schnell, im Flur stehend, ein. Zum Glück bekamen wir Dauerwachen, so dass wir nachts wenigstens einige Stunden Ruhe hatten. Wir schliefen, ohne uns zu rühren. (88).

■ Im Feldlazarett 1918.
Von Elfriede von Pflugk-Harttung, in: Frontschwestern. Ein Deutsches Ehrenbuch, herausgegeben von Elfriede von Pflugk-Harttung unter Mitarbeit von zahlreichen Frontschwestern, 2. unveränderte Auf lage, Berlin 1936 (Deutsche Tat im Weltkrieg 1914/1918, Band 21 Frontschwestern)

48 Stunden später war ich im Feldlazarett, 6 km hinter der Front. Es glich mehr einem Hauptverbandsplatz. Eine Scheune mit halb zerschossenem Dach war der „Operationssaal". Verschiedene schmale Holztische standen darin nebeneinander. Die Ärzte arbeiteten fieberhaft. Es wurde kaum ein Wort gesprochen. Ich meldete mich beim Chefarzt, einem bekannten Chirurgen, der mich einen Augenblick prüfend ansah und dann kurz seine Anweisungen gab. Seine feinen Finger nähten gerade einen Kopfschuß, so flink, wie es wohl kaum eine Frauenhand vermag. Draußen tobte das Trommelfeuer, es zitterten die Wände. Hier kümmerte man sich nicht darum, man hatte keine Zeit dazu. [...]

Der Dienst war überaus anstrengend. Manchmal arbeiteten wir 3 Tage und Nächte durch, ohne zum Hinlegen zu kommen. Tags wurde operiert, und nachts kamen die Transporte von der Front. [...] Es kamen ja nur Schwerverwundete zu uns – man kann beinahe sagen: Sterbende! (98) [...]

Wir durften nicht nachdenken, jede Minute war kostbar für das Leben der uns anvertrauten Soldaten. Das wußten wir genau und handelten danach. Es ist überhaupt mit erstaunlicher Genauigkeit und Sorgfalt unter den primitivsten Verhältnissen gearbeitet worden. Trotzdem wir alle mehr als ermüdet waren, versagte keiner. Ärzte, Sanitäter und Schwestern arbeiteten Hand in Hand. (100) [...]

Schlaf war eine Seltenheit geworden, oft habe ich 3 Tage kein Auge zugetan. Man kam einfach nicht dazu. Zwei andere Schwestern fielen aus; eine hatte eine Fliegerbombe verwundet, die andere starb an Grippe in meinem Zimmer. [...] Ich war die letzte Schwester im Feldlazarett, in dem über 1000 Verwundete auf sechs Häuser verteilt lagen, und doch fand man noch Zeit für besondere Wünsche. (101) [...]

Dem vereinheitlichenden ideologischen Gehalt und Anspruch dieses Buches widerspricht die Form der jeweils abgedruckten Briefe, Erinnerungen und Lebensbeschreibungen in hohem Maße. Es handelt sich um ein Sammelsurium von Szenarien der Kriegskrankenpflege von Frauen, die ein überdimensionales Gewicht auf Randbereiche der Pflege legt: die Kriegsgefangenenfürsorge, die Arbeit in den Kolonien, die archaisch anmutende Elfriede Scherhans, die als freie Schwester mit dem Armeetross an vorderster Front in den Krieg zieht, die Kriegsschauplätze in Italien, Asien und Afrika. Deutlich erkennbar wird eine Diskrepanz zwischen den Beiträgen, die wieder veröffentlicht und denen, die extra für dieses Buch geschrieben wurden. Beide Beschreibungsformen bleiben nebeneinander stehen. Eine Angleichung findet nicht statt.

■ Pfarrer R. D. Borrmann, Die Diakonissen des Kaiserswerther Verbandes im Weltkriege, Gütersloh 1936

A. Einleitung

[...] Mit den Heldensöhnen unseres Volkes zogen auch unsere Schwestern in den großen Kampf, um dort mit geübter, linder Hand zu verbinden, wo das sausende Blei Wunden gerissen oder der berstende Eisenhagel Glieder zerschmettert hatte; um dort milde zu helfen, wo das Gift aus der Luft den Kämpfer qualvoll niederwarf, oder die Seuche gefahrdrohend einbrach; und um dort, wo ein Heldenleben im Sterben ausging, mit schlichter Frömmigkeit, mit starkem Glauben und überzeugtem Trost aus Gottes heiligem Wort in Frieden sterben zu helfen. So standen sie in Frost und Hitze, in Mangel und Entbehrung, viel hin und her geworfen, bisweilen auf die ersehnte Arbeit wartend, dann wieder unter Überarbeit fast erliegend und in endlosen, durchwachten Nächten die letzte Kraft einsetzend, willig neben der eigentlichen Pflege zu jedem Dienst, auch zum geringsten bereit: in Putzen, Säubern, Wegtun unsäglichen Schmutzes, Waschen, Küche, Einrichten neuer Pflegestätten u.a.m [...] (VI) [...].

Die stärkste Entfaltung geschah dann im Weltkriege.

In opferwilliger Begeisterung und hingebender Vaterlandsliebe nahmen die Mutterhäuser und ihre Glieder an dem gewaltigen Ringen teil; sie gaben einschließlich der von ihnen mitentsandten Johanniterinnen und diakonischen Hilfskräfte 11.231 Schwestern in diesen heiligen Dienst nach dem Heilandsgebote: Pflege sein! Denn das barmherzige Dienen an den Hilfsbedürftigen und Verletzten bildet ja ihre Losung und ihren Lebensnerv. [...]

Das Buch von Borrmann vermittelt eine unendliche Fülle von Material. Ohne Quellenangabe und oft auch ohne eine Angabe, wann etwas zitiert und wann selbst geschrieben wird, läßt es sich schwer analysieren. Er sortiert zum einen innerhalb seines Kapitels „Der Dienst im Felde“ nach der zeitlichen Abfolge: Vorbereitung und Zurüstung, Abordnung, Fahrt zu den Arbeitsplätzen, Gefangenschaft und Leiden, Mutterhausbesuche in der Etappe, Heimkehr aus dem Felde. Gemischt verwendet werden Briefauszüge, Berichte von Oberschwestern, Tagebücher, Berichte der Pastoren und Oberinnen aus den Mutterhäusern. Zum andern sortiert er intern jeweils nach den einzelnen Mutterhäusern. Namen von Schwestern werden kaum genannt. Dieses Buch ist für eine wissenschaftliche Analyse nur nutzbar, wenn es einer Sekundäranalyse unterzogen wird.

■ Margareta Schickedanz (zusammengestellt und bearbeitet), Deutsche Frau und deutsche Not im Weltkrieg, Leipzig und Berlin 1938

Verpflichtung

[...] Weibliches Frontkämpfertum, wie es seit dem Weltkrieg hier und da in anderen Ländern (Japan, Rußland, Polen) in Schützenverbänden in die Erscheinung getreten ist, kommt für deutsche Frauen nicht in Frage. Dafür steht uns des Führers Wort, dass in Deutschland keine Handgranatenwerferinnen-Abteilung und kein weibliches Scharfschützenkorps gebildet werden.

Unserer deutschen Frauenart entspricht es, mit Einsatz aller Kräfte und voller Hingabe uns für jegliche Abwehr bereitzuhalten, uns in die Schanze zu schlagen für alle, die unserer Hilfe bedürfen, Leben zu bewahren, Güter zu schaffen und zu pflegen.

Bereit sein hierfür, ist alles. Und damit wird auch der Wille zur Wehrhaftmachung der deutschen Frau äußere Notwendigkeit und innere Verpflichtung (152).

In der Abgrenzung zum „weiblichen Frontkämpfertum“ wird der Begriff der „Frontschwester“ 1938 in eine spezifisch weibliche Lebenshaltung zurückgebunden, die sich parallel auch in den zeitgenössischen Romanen und Erzählungen sowie dem nationalsozialistischen Frauenbild generell zeigt. Damit wird eine tradierte Strukturleitlinie weiblichen Lebens betont, die zwischen Normalität und Ausnahme zu unterscheiden versucht. Eine emanzipatorische Idee ist mit diesem Frauenbild nicht verbunden, auch wenn sie letztendlich durch dieses mit transportiert wird.

■ Hanna Lieker-Wentzlau (Hg.), Elsa Brändström-Dank, Berlin 1941

Elsa Brändström.
Ein Lebensbild von M. Klante

Ein so unerhörter Dienst am deutschen Menschen, wie Elsa Brändström ihn durch 20 Jahre ausgeübt hat, ist nicht nur ein Gnadengeschenk, es ist eine schwere Verpflichtung. Gewiß, wir haben gedankt. (30) [...] Der wahre Dank aber bleibt die Gefolgschaft. Denn was wäre ihr Vorbild eines ganz dem Dienst des deutschen Volkes hingegebenes Leben ohne Nachfolge? In ihrer großen Bescheidenheit lehnt Elsa Brändström jeden Ehrennamen ab. „Ja, ich weiß, man nennt mich die Florence Nightingale von Schweden oder den Engel von Sibirien“, erwiderte sie einem amerikanischen Reporter, „aber ich verdiene solche Titel nicht.“ Nur auf einen legt sie Wert: der Kamerad ihrer Kriegsgefangenen zu heißen. Und wenn der Frontsoldat unter Kameradschaft Entsagung, Treue, Opfermut, Hingabe versteht, haben die Kriegsgefangenen, hat Deutschland nie einen besseren Kameraden gehabt als Elsa Brändström-Ulich. (31)

Elsa Brändström. Caritas inter arma.
Hans Weiland

Der Name Elsa Brändström ist heute in Europa und Amerika gleich bekannt und geradezu zum Symbol rettender Schwesternliebe, edler Menschlichkeit und aufopferungsvoller Hilfsbereitschaft geworden und braucht nur genannt zu werden, um in tausend und abertausend Menschenherzen Gefühle heißester Dankbarkeit (54) erblühen zu lassen. (55)

Die Gottes Fahrt gewagt. Die Hilfe der Nordländer. Hanna Lieker-Wentzlau

Heldenhafter Einsatz der Persönlichkeit und Heldenverehrung sind der Ausdruck von Kraft und Größe eines Volkes, immer wieder sich schenkende Opferbereitschaft und Treue sind die Wurzeln seines seelischen Reichtums, der Güte heißt. Neben diesen Eigenschaften steht die Wechselwirkung im Geben und Nehmen, die Dankbarkeit als selbstverständliche Tugend. Deshalb wird es im deutschen Volke auch nie vergessen werden, wie in der schweren Zeit des Weltkrieges die drei nordischen Völker trotz aller ihnen drohenden Gefahren Helfer waren in dem furchtbaren Trauerspiel, das russisch-sibirische Kriegsgefangenschaft hieß. (81)

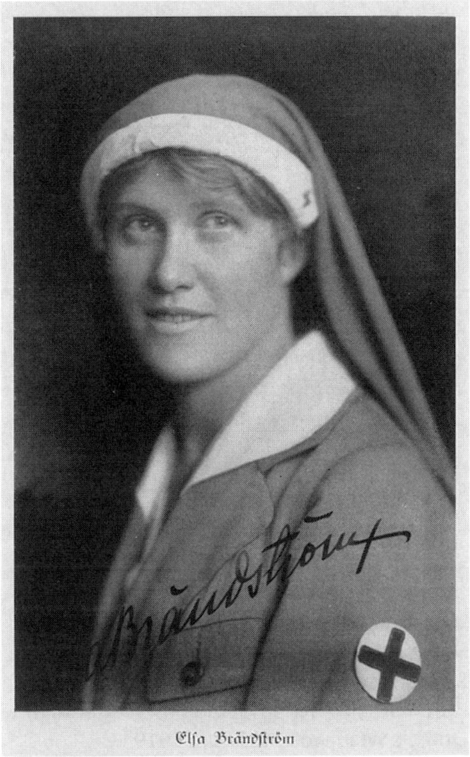

Eduard Senftleben, Wolfgang Foerster, Gerhard Liesner (Hg.), Unter dem Roten Kreuz im Weltkriege. Das Buch der freiwilligen Krankenpflege, Berlin 1934, S. 141

■ Eduard Juhl, Was Frauen vermochten. Hilfe hinter Stacheldraht, Schwerin (Meckl.) 1942

Der „Engel von Sibirien"
[...]
Wieviel schwärzer und schmachvoller noch würde wohl dies Blatt geworden sein, wenn nicht Elsa Brändström fünfeinhalb Jahre lang unter uns Kriegsgefangenen in Rußland und Sibirien wie ein Engel der Barmherzigkeit in unermüdlicher Hingabe und Tatkraft von Lager zu Lager gewandert wäre und gewirkt hätte!

Was sie in tapferer Treue und heldenhafter Hilfeleistung gerade für uns deutsche Kriegsgefangene getan hat, wird niemals jemand ganz ermessen. In einer Zeit, wo wir uns von Heimat und Vaterland, von Gott und Menschen vergessen glaubten, wo das Leben uns zur Hölle geworden und der Teufel selbst unser Kerkermeister (44) schien, da trat die Lichtgestalt der großen Schwedin wie ein Bote des Himmels in unser trostloses Dasein und ward uns der leuchtende Stern am finstren Nachthimmel Sibiriens, der Engel in der Hölle unserer russisch-sibirischen Kriegsgefangenschaft. Darum gilt hier wahrlich das alte Dichterwort:
„Wen nicht der Hölle Teufel niederzwangen,
der weiß um Himmels goldne Engel nicht."
(45)
[...]

In ihr sahen wir das Symbol der Heimat, ja das Sinnbild des Himmels. Sie ward uns zum rettenden Engel, den Gott selber in unsere Hölle sandte. (53)

Deutsche Schwesternhilfe

Das, was die Person Elsa Brändströms in der nationalsozialistischen Propaganda verkörpern sollte und das, was sie real getan hat, haben wenig Bezug zueinander. Und das, was im Rahmen der Gefangenenfürsorge im Ersten Weltkrieg getan wurde, und der Stellenwert, den diese in eben dieser Propaganda gewann, sind ebenfalls nicht deckungsgleich. Warum und in welcher Form Elsa Brändström Symbol der „rettenden Schwesternliebe" über die Systeme hinweg bis in die Gegenwart bleiben konnte, muß noch untersucht werden. Ebenso liegt bisher keine kritische Rezeption der Gefangenenfürsorge im Ersten Weltkrieg generell vor, die in der Zusammenschau der deutsch-österreichischen Delegationen eine entsprechende Analyse und Wertung vornimmt. Deutlich erkennbar schiebt sich an dieser Stelle allerdings ein Aufgabenfeld in die Kriegskrankenpflege hinein bzw. wird ihr zugewiesen, das anderen Mechanismen und Organisationsprinzipien gehorcht.

■ Magdalene von Walsleben (Freifrau von Steinaecker). Die Deutsche Schwester in Sibirien. Aufzeichnungen von einer Reise durch die sibirischen Gefangenenlager vom Ural bis Wladiwostok, Berlin 1919

Vorwort
Der Zweck dieses Buches ist, der deutschen Heimat, dem deutschen Volk zu zeigen, welch' bitterernste Zeiten unsere Kriegsgefangenen in Rußland erleben mußten, wie furchtbar hart und entsagungsvoll die Gefangenschaft war, und wie sie trotzdem treu und tapfer ausharrten, voll tiefer Liebe zum Vaterland, in treuer Kameradschaft zueinanderhaltend wie im Tode. [...]

Gewiß haben unsere Kämpfer an der Front Großartiges geleistet, aber die Männer, welche schuldlos, in Ausübung strengster Pflichterfüllung, in Gefangenschaft gerieten und dort mit geballter Faust unter fremder Gewalt leiden und dulden mußten, ihrer vor allem wollen wir mit größter Hochachtung und Anerkennung gedenken und sie mit offenen Armen empfangen, wenn ein gütiges Geschick sie uns wiederschenkt. Berlin 1918
Die Verfasserin (5)

■ Elsa Brändström, Unter Kriegsgefangenen in Rußland und Sibirien, Leipzig 1927

Vorwort zur deutschen Ausgabe
Trotz der Überzeugung, dass mir die Fähigkeit fehlt, Gesehenes und Erlebtes lebendig wiederzugeben, entschließe ich mich doch zur Veröffentlichung folgender Aufzeichnungen. Denn ich glaube, dass ich der einzige Neutrale bin, der dem Geschick der Kriegsgefangenen in Rußland und Sibirien vom Anfang bis zum Ende der Gefangenschaft gefolgt ist. [...]

Meine Schilderung stützt sich auf die Erfahrungen, die ich in fünfeinhalb Jahren in Rußland und Sibirien gewonnen habe. Vom Winter 1914 bis zum Sommer 1920 arbeitete ich nämlich unter den Kriegsgefangenen, teils privat, teils als Delegierte des Schwedischen Roten Kreuzes und mit Vollmacht der schwedischen (IX) und dänischen Gesandtschaft als Schutzmächte. [...] Ich habe mich bemüht, in meinen Aufzeichnungen ein so objektives und umfassendes Bild der Gefangenschaft wie nur möglich zu zeigen. (X).

■ Anne-Marie Wenzel, Deutsche Kraft in Fesseln. Fünf Jahre deutscher Schwesterndienst in Sibirien (1916-1921), Potsdam 1931

Ein Feldpostbrief meiner Oberin Hanna Krüger bringt mir Ende 1915 die Anfrage in ein Kriegslazarett nach Flandern, ob ich bereit wäre, als Delegierte des deutschen Kriegsministeriums unter dänischem Schutze zu unseren Gefangenen nach Rußland zu gehen.

Das ist eine schwere Frage! Ich kenne keine schönere Schwesternpflicht, als unsere verwundeten Soldaten im Feld- und Kriegslazarett pflegen zu dürfen. Fühle ich mich doch hier draußen als Mutter und Schwester derer, die das Höchste für die Heimat einsetzten. Hier darf ich Dienerin sein den Männern und Jünglingen, die krank und wund in meine Hand gegeben werden. Teilnehmen darf ich gleichsam am Kampfe um die deutsche Heimat. Das ist die Krönung der Schwesternarbeit.

Für die Frauen, die innerhalb der Delegationen nach Russland gefahren sind, um dort im Auftrag des Internationalen Roten Kreuzes die deutschen Gefangenenlager zu besuchen, gehören diese gefangenen Soldaten zu den Menschen, die am meisten unter den Kriegseinwirkungen zu leiden haben. In der Position des Mittlers zwischen Heimat und Feindesland, werden sie in ihrem eigenen Verständnis auch zu Vermittlern von Hoffnung auf Leben. Auf der Grundlage eines solchen Selbstverständnisses sind sie letztendlich auch Ikonen der Hoffnung der Kriegsparteien auf einen friedlichen Ausgleich der Interessen.

■ Der Ruf der Stunde. Schwestern unter dem Roten Kreuz, herausgegeben von der Oberinnen-Vereinigung im Deutschen Roten Kreuz, Stuttgart 1963

Walter G. Hartmann,
Vom Geist der Menschlichkeit

Die Schwester im Roten Kreuz

[...]

Die Schwester im Roten Kreuz unterscheidet sich in ihrem pflegerischen Tun nicht von jeder anderen Schwester gleicher Ausbildung und gleicher Hingabe an ihren Beruf. Jede Schwester steht dem Kranken gegenüber in einem Zugetan-Sein, das durch nichts als dessen Not und nur durch die Erfordernisse von Heilung und Hilfe bestimmt wird (10).

Schwestern berichten
„Wir werden nicht müde, weil so viele warten [...]"

Aus dem Kriegsbrief einer Rotkreuz-Schwester. (87)

Einsatz im Krieg

Sicher gibt es keinen, der jemals verwundet war, der sich nicht an den außerordentlichen Augenblick erinnert, da er aus Schmerzen, Frost und Schrecken in die Hände einer

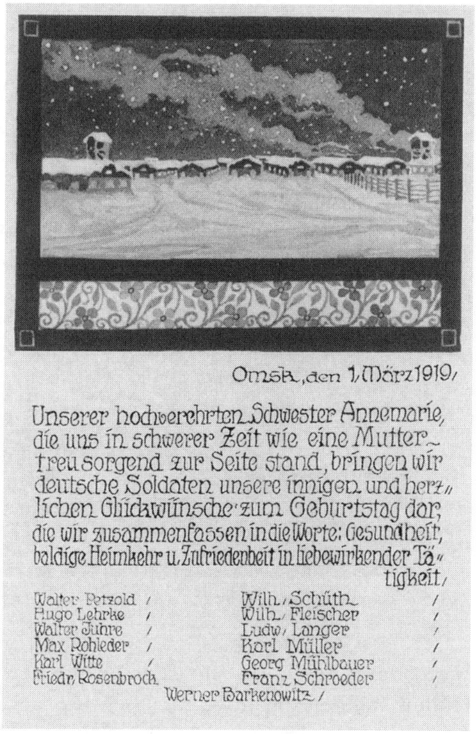

Anne-Marie Wenzel, Deutsche Kraft in Fesseln. Fünf Jahre deutscher Schwesterndienst in Sibirien (1916-1921), Potsdam 1931, S. 65

Schwester kam, einer Schwester von Florence Nightingale, die im Krimkrieg nach Sebastopol ging, um zu helfen, einer Schwester von Clara Barton, die „den Kanonen folgte", einer Schwester vom Roten Kreuz.

Dr. Curt Emmerich (89)

Die Kriegskoffer werden gepackt

August 1914

Auf dem Speicher des Mutterhauses in Karlsruhe ist reges Leben. 145 graue Kriegskoffer, ebenso viele braune Segeltuchtaschen und Brotbeutel liegen in Reihen auf dem Bretterboden. 145 Schwestern, davon je 40 für drei Lazarett-Trupps zweier Heeressäulen, zehn Küchenschwestern und 15 als Ersatztrupp sind damit beschäftigt, ihre Sachen einzupa-

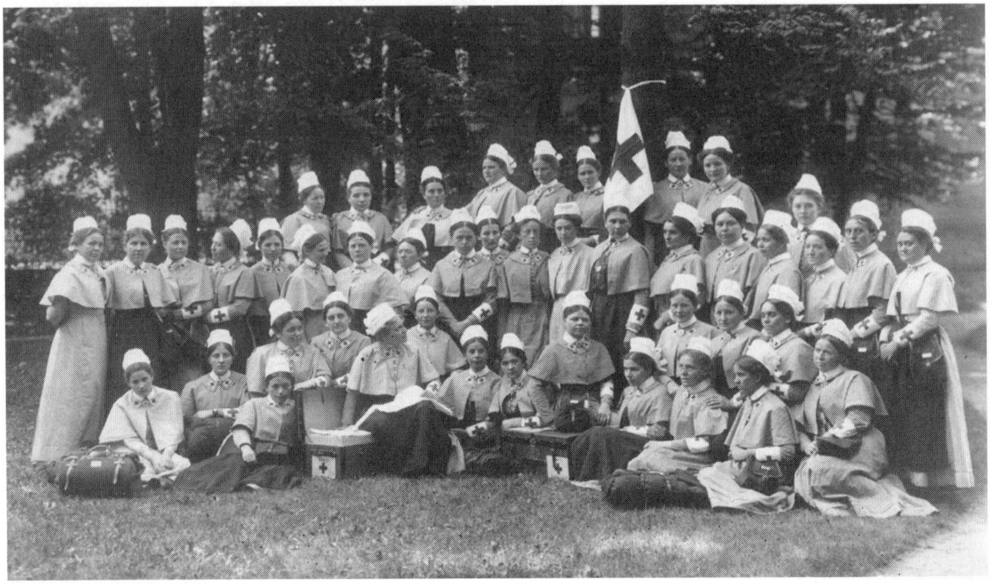

Badische Schwesternschaft vom Roten Kreuz (Luisenschwestern) e.V., Karlsruhe

cken oder vielmehr umzupacken. Außer den Hüllen stellt das Rote Kreuz auch die notwendigen Gegenstände, die man für Anzug und Unterhalt braucht und die jede Schwester ihrer Nummer entsprechend vorfindet. Alle diese Dinge sind so praktisch, dass wir unsere helle Freude daran haben.

Zwischen den am Boden herumhantierenden, ihre Siebensachen nach der Liste sortierenden Schwestern schreitet zur Seite der Großherzogin Hilda die greise Großherzogin Luise von Baden, Kaiser Wilhelms I. Tochter. [...]

Von der Generaloberin werden Verbandpäckchen, Beutel mit Soldatenbrot, Rindsgulasch in Büchsen und Erbsenmehl als erster Proviant verteilt. Mitteilungen über die Schlacht von Mühlhausen drängen zur Erledigung der Arbeit, drang doch die Nachricht von den Verwundeten bereits in die hiesigen Krankenhäuser, die alle auf zahlreiche Belegungen vorbereitet sind. Der größte Teil unserer Schwestern wird für diesen Krankenhausdienst im Heimatgebiet zurückgehalten, nur chirurgisch gut ausgebildete Operations- und Röntgenschwestern von bester Gesundheit sind für das Etappengebiet ausgewählt. Ob wir den Anstrengungen gewachsen sein werden? – Alle hoffen wir es, glauben und wünschen es.

Emmy von Rüdgisch (93)

In diesem durchaus typischen Text findet der Krieg eigentlich nicht statt. Der Aufbruch in den Krieg gleicht eher dem Erlebnisbericht einer Schülerin, die über einen Schulausflug berichtet. Was folgt, ist eine Reihe von Briefauszügen und Berichten von Kriegseinsätzen deutscher Schwestern in Bagdad, gefolgt von zwei längeren Textauszügen über die Kriegsgefangenenarbeit (Alexandrine Gräfin Üxküll-Gyllenbrand und Annemarie Wenzel). Über den eigentlichen Kriegsschauplatz, die West- und Ostfront, erscheint in diesem Buch nichts. D.h. was 1963 weitergetragen wird, ist ein buntes Bild von einem Aufbruch, der fast wie in einem Mädchenpensionatsausflug beschrieben wird, die Arbeit in Bagdad, also einem orientalischen Traum, der sehr weit entfernt ist und die Kriegsgefangenenfürsorge in Sibirien, ein Mythos, der sich über die Jahre bis in die Nachkriegszeit gerettet hat.

■ 100 Jahre Rotkreuzschwestern in Bayern (1872-1972), Festschrift

Die Schwestern im Ersten Weltkrieg
Da bricht im August 1914 der Krieg aus, der erste Weltkrieg. Die Begeisterung, die das deutsche Volk erfaßt hatte, erfaßte auch die Rotkreuzschwestern. Viele Schwestern meldeten sich zum Kriegsdienst. 107 Operationsschwestern, darunter 17 ältere, tüchtige Kräfte, denen man die Leitung von Kriegslazaretten anvertrauen kann, werden sofort gestellt. . .. Über 300 Schwestern und Hilfsschwestern des Münchener Mutterhauses arbeiteten in Feldlazaretten in Frontnähe. 17 Lazarette und 15 Reservelazarette mit über 6000 Betten wurden von Schwestern des Bayerischen Roten Kreuzes betreut.

27 Festschriften von Rotkreuz-Schwesternschaften liegen vor. Typisch ist eine Art der Geschichtsvermittlung, die versucht, sich auf Fakten und Daten zu stützen. Bisweilen werden auch, wenn überliefert, Briefauszüge zitiert, so dass das Bild der Authentizität gewahrt bleibt. Die Ausführungen beruhen zu einem großen Teil auf den vorliegenden Jahresberichten. Oft finden sich keine Quellenangaben. Eine kritische Würdigung ist selten.

Anspruch

Gedruckte Gedichte, Romane und Erzählungen vermitteln während und nach dem Ersten Weltkrieg ein Anspruchsprofil an die Krankenschwester im Kriegseinsatz hinter der Front, das zum einen getragen ist von einer Mischung traditionaler Weiblichkeit im Dienst für Gott, Vaterland und den Kaiser/Führer. Zum andern wird das Bild der Kriegsschwester benutzt, um das bekannte bürgerliche Bild ehelicher Liebe um eine idealisierte Variante von Kameradschaft, Treue, Schwesternpflicht, weiblichem Heldentum und wahrer Mutterschaft zu ergänzen. Der Tenor dieser literarischen Produktionen verändert sich in den 1930er Jahren entscheidend: das Modell der Kameradschaftsehe weist dem Beruf der Krankenschwester einen bestimmten Lebensabschnitt und die Aufgabe der inneren Reifung durch Erfahrung zu. Kriegskrankenpflege findet in diesem angereicherten Modell weiblicher Selbstbestimmung in der Unterordnung unter den Ehemann/Kameraden in der Ehe und Mutterschaft seine Erfüllung. Die Berufskrankenpflege im Rahmen konfessionell gebundener Mutterhäuser findet in diesem Modell keinen idealisierten Standort.

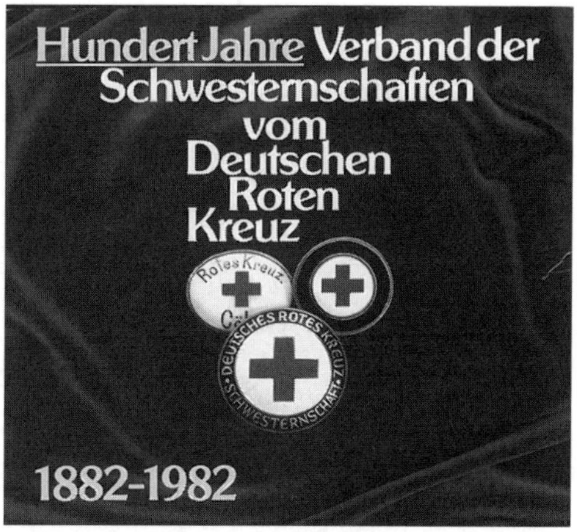

Titelblatt, Verband der Schwesternschaften vom Deutschen Roten Kreuz e.V. (Hg.), Hundert Jahre Verband der Schwesternschaften vom Deutschen Roten Kreuz e.V. (1882-1982), Text: Sigrid Schmidt-Meinecke

■ Eleonore Kalkowska, Der Rauch des Opfers. Ein Frauenbuch zum Kriege, Jena 1916, S. 60/61

Sturm tat ihr wohl!
Der einen, der jungen, der festen, der herben
Kam er die Erdoberfläche zu kerben,
Zerrt er die Bäume heraus und die Nester
hohl.

Wie ward ihr wohl!
In ihr erwacht urweltlicher Gesang
Längst verblichener Geschlechter,
Und heißer Kampf und Vernichtungsdrang
Durchtobt sie wie Siegesgelächter.

Krieg kam übers Land!

Wie vertausendfacht da die Gesänge
erwachten,
Wie sah sie auf die zarten Glieder, die Hand
Herab mit herbem Verachten.
Wie lauscht sie da draußen den
kampffreudigen Rhythmen,
Dann, schnell überdacht,
Ging sie dem Roten Kreuz sich zu widmen,
Doch ganz nahe der Schlacht.

Schlachthöllenspuk gellt!
Klumpen, aus Leibern und Erde gemischt,
Spritzen hoch in die Luft, wie purpurner
Gischt;
Bajonette und Säbel schlagen die Scharten,
Aber sie, außer Schußweite, fern im Zelt
Sicher gestellt,
Darf nur die Verwundeten warten.

Kühl versieht sie ihr Amt,
Ohne unnützes Milde vergeuden;
Ist sie's, die zum letzten Mut ihn entflammt
Mit brausenden Worten von heldischem
Kampf
Und von Walhallas Freuden.

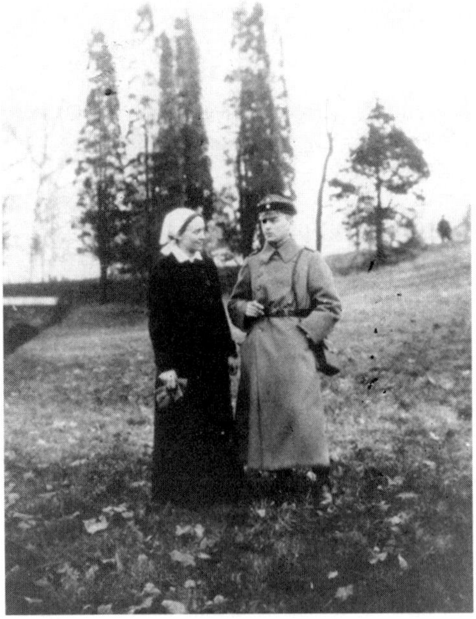

■ Thea von Harbou, Der Krieg und die Frauen. Novellen, Stuttgart und Berlin 1915, S. 207-234

Im Dienst

Dann stand jetzt da drüben, wie die unheimliche Lohe in den Himmel hinaufleckte, ihr Bruder, ihr kindjunger Bruder – das Liebste, das Einzige, das sie auf der Welt noch hatte – stand inmitten des Furchtbarsten, das der furchtbare Krieg kennt: im nächtlichen Straßenkampf – und warf sein knabenfrisches, jauchzendes Leben in den Schrecken aller Schrecken hinein [...] Lieber – lieber Gott im Himmel, nimm ihn mir nicht! dachte sie und sah mit verstörten Augen in das verblassende Dunkel der Nacht hinauf. Nimm ihn mir nicht, Herr mein Gott [...]

„Mein Bruder, Herr Oberstabsarzt, liegt tödlich verwundet in St. Coeur [...] er kommt vielleicht noch einmal zur Besinnung [...] aber den nächsten Tag überlebt er nicht mehr [...]“ Der Chefarzt richtete sich auf. „Hier und da drüben, wo Sie jetzt eigentlich hingehören, liebes Kind, da liegen auch eine ganze Menge, die den nächsten Tag nicht überleben werden [...] Ganz bestimmt nicht, wenn Sie ihnen den Dienst aufsagen.“

„Das sind nicht – meine Brüder“, murmelte sie.

„Warum lassen Sie sich dann ‚Schwester‘ rufen?“ fragte der Arzt.

Sie sah dem Arzt in die Augen. Und senkte den Kopf und ging hinaus. Ging an ihren Dienst (233). Und wie sie zu den Menschen trat, die ihr anvertraut waren, streckten sich hundert Hände nach ihr aus, hilfeheischend, flehend und beschwörend.

„Schwester -! Schwester -! [...]

Und während sie von einem zum andern ging und tröstete und linderte wie zuvor, stand vor ihrer Seele ein Wort des göttlichen Arztes. [...]

Archiv Gertraud von Bullion, Foto-Nr. 46 (Neg.-Nr. 3), Gertraud mit ihrem Bruder Konrad (Mons, Januar/Februar 1918)

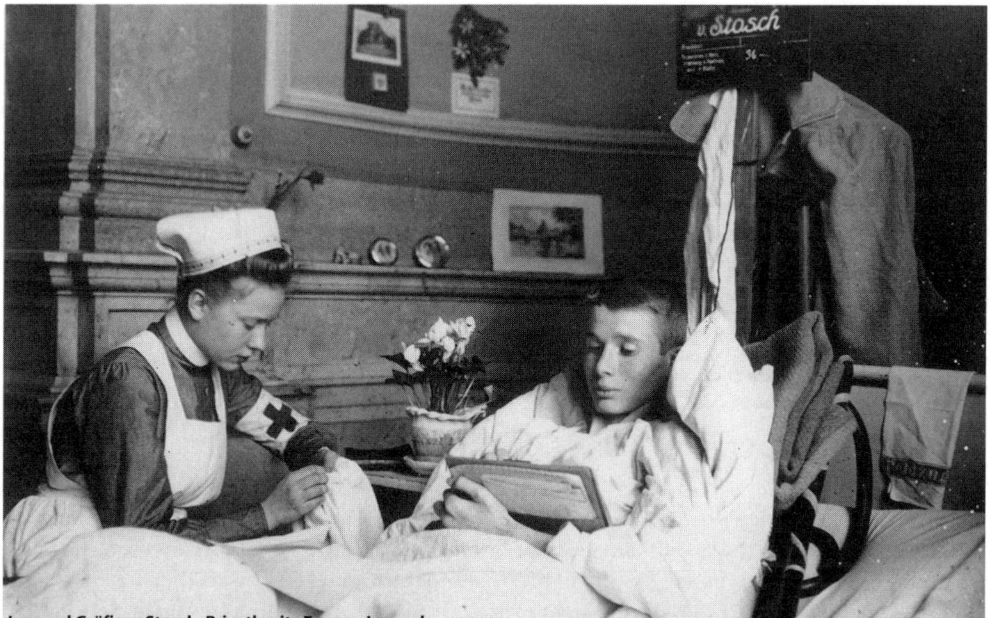

Irmgard Gräfin v. Stosch, Privatbesitz Frau v. Juvenak

„Wer ist meine Mutter? Und wer sind meine Brüder?“

Ihr, die ihr meine Brüder und meine Schmerzenskinder seid, die ihr mich Mutter und Schwester nennt, ich will euch nicht verlassen!

Helfe dir Gott in deiner letzten Not, mein Bruder – ich kann nicht bei dir sein. Ich weiß, du verstehst mich. Denn wir sind eines Blutes. Wir haben unsere Pflicht getan. (234).

■ Ilse Franke, Deutsche Treue. Kriegslieder einer deutschen Frau. Zweite, stark vermehrte Auflage. Unsern deutschen und österreichischen Helden gewidmet, 1915, S. 70/71

Das Rote Kreuz
Nun ist die Schlacht geendet,
Der rote Abend sinkt.
Viel edles Blut verschwendet,
Das stumm die Erde trinkt.
Manch kühner Blick gebrochen,
Um den sich Sehnsucht härmt.
Manch tapfres Herz zerbrochen,
Das jung und froh geschwärmt.

Das Feld durchwallen Fetzen
Von scharfem Pulverdampf.
Verraucht das wilde Hetzen
Und Sturm und Flucht und Kampf.

Inmitten all der Toten
Zuckt mancher wunde Mann
Und klagt den abendroten,
Gnadenlosen Himmel an.

Da nahen stille Frauen
Im dunklen Schwesternkleid,
Und lindern Qual und Grauen
Und Durst und Einsamkeit.

Es quillt von ihren Händen
Balsam für Freund und Feind,
Und Haß und Rachsucht enden,
Weil Liebe sie vereint:

Ihr sollt mich Schwester nennen
Bei Freund und Feind im Feld.
Wo Kampf und Wunden brennen,
Da ruft mich meine Welt.

Da haben meine Hände
Ihr Pflegewerk zu tun,
Bis sie nach Kampfesende
Im ewigen Frieden ruhn.

■ Heldinnen vom Roten Kreuz. Lazaretterzählungen von A. v. Schlieben, Berlin 1916.

Unnütz

Da brach der Weltkrieg aus. Helene war unter den ersten, die nach der Ostfront gesandt wurden. Treu und tapfer tat sie dort ihre Pflicht. Aber nicht lange blieb sie dort in dem ostpreußischen Etappenlazarett; sie kam bald darauf mit drei anderen Schwestern in ein österreichisches Lazarett in Galizien.

Hier erst lernte sie die ganze Fürchterlichkeit der entfesselten Kriegsfurie kennen. (8). [...] Oft, wenn sie so vierundzwanzig, ja dreißig Stunden und mehr ununterbrochen Dienst getan hatte, wankten ihre Knie, und wie ein schwarzer Schatten breitete es sich vor ihren Augen aus.(9) [...] Aber das Schlimmste sollte noch kommen. [...] „Cholera?“ fragte Helene leise.

„Cholera!“

Der Stabsarzt eilte hinaus, um die nötigen Anordnungen zu treffen. Nach einer Viertelstunde kehrte er zurück. Er nahm sofort bei Helene eine Schutzimpfung vor und gab ihr Opium. Ihr entging nicht, dass seine Miene sehr düster war.

„Ich habe Schwester Anna veranlaßt, den Dienst bei dem Kranken zu übernehmen“, sagte er kurz, „aber sie weigert sich. [...]“ (10)

Ich will seine Pflege übernehmen“, erklärte Helene.

„Sie? Ich kann sie hier nicht entbehren. Sie weniger als jede andere.“

„Wenn ich krank werde, muß es doch auch gehen. Und ich bin nun doch einmal mit dem Kranken in Berührung gewesen, da ist es doch das Praktische, wenn Sie mich dazu nehmen, Herr Stabsarzt!“

Er nahm ihre Hand und drückte sie innig. „Sie sind brav, sehr brav!“ sagte er. „Gut, sei es denn, wenn Sie selbst es wollen!“ [...]

Von den zuerst von der Seuche Ergriffenen starb mehr als die Hälfte. Als sie den Siebenten hinaustrugen, fühlte auch Helene sich von einem lähmenden Druck auf den Kopf befangen, dem ein Schwindelanfall folgte. Sie wußte, was das zu bedeuten hatte.

Mit wenigen Worten schrieb sie ihre letzten Anordnungen nieder, die sie dann dem Stabsarzt übergab, der auf die Nachricht von ihrer Erkrankung sofort herbeigeeilt war und traurigen Herzens an ihrem Bette stand.

„Sie werden durchkommen, Schwester!“ suchte er sie zu trösten. „Die meisten genesen ja doch!“ (11).

Sie schüttelte leise den Kopf. [...]"Ich kann ruhig sterben“, flüsterte sie. „Ich weiß, dass ich nicht unnütz gewesen bin!“ –

■ Hedwig Courths-Mahler, Die Kriegsbraut, München 1994 (1. Auflage, Leipzig 1915)

Lautlos glitten drinnen die Pflegerinnen von einem Lager zum anderen. Gerade dem Zelteingang gegenüber stand ein Tisch mit Medikamenten, der ziemlich hell beleuchtet war. Und an diesen Tisch heran trat jetzt die plumpe, unförmige Gestalt Schwester Magdas. [...] Beim aufmerksamen Zählen vergaß sie, den Mund so scharf und herb herabzuziehen, und im Kerzenschein waren die Sommersprossen nicht sichtbar. ... Wie ein Ruck ging es da plötzlich durch Hassos Gestalt. Trotz der Verkleidung, trotz des rotblonden Haares erkannte er in dieser Schwester Magda sofort Natascha von Kowalsky. Zu geheimen Zwecken, um zu spionieren und unter der Tracht einer Roten-Kreuz-Schwester hatte sie sich hier ins Lager eingeschlichen! ... „Natascha von Kowalsky“, flüsterte er.

Nun zuckte auch Axemberg zusammen. Seine Augen weiteten sich und sahen scharf und prüfend in Schwester Magdas Gesicht.

„Wahrhaftig! Die russische Spionin als Krankenschwester in unserem Lager. Donnerwetter, Hasso, das ist eine interessante Entdeckung – aber auch etwas peinlich für dich.“ (202)

Hedwig Courts-Mahler, geb. Mahler, geb. 18.2. 1867 in Nebra, gest. 26.11.1950 in Rottach-Egern, entstammte einfachen Verhältnissen, arbeitete in Leipzig als Verkäuferin und schrieb bereits mit 17 Jahren ihren ersten Roman. Ihre 208 Unterhaltungsromane erschienen in Millionenauflage.

■ Anny Wothe, Die Vogesenwacht. Kriegsroman aus der Gegenwart, Leipzig 1919

Auf der Bank unter der Linde saß Gisela von Marbeck an der Seite des Oberleutnants Helmbrecht, der den Kopf verbunden hatte, und las ihm vor. Sie war in Schwesterntracht. Die weiße Schwesternhaube stand ihr allerliebst. Helmbrecht sah nur immer auf das Goldhaar, das sich mutwillig unter der Haube hervorkringelte, und hörte kein Wort von dem, was Gisela las. [...] „Und wenn wir wieder Frieden haben, Gisela, nicht wahr,“ – er strich liebevoll über das helle Schwesternkleid, – „dann werden Sie auch dieses Gewand wieder ablegen, dann werden Sie wieder Ihr eigenes Leben leben?“

Gisela schüttelte energisch den Kopf.

„Wo denken Sie hin? Eva-Maria sagt, wir hätten so viel gutzumachen, dass unser ganzes Leben dafür nicht ausreicht. Wir sind so froh, dass unsere Verwandten, bei denen wir erzogen sind, darauf bestanden, dass wir ein Jahr lang beim Roten Kreuz dienten. Nun sind wir wohl gerüstet für unsere Lebensaufgabe, unseren armen Verwundeten zu helfen.“ (283/284) [...]

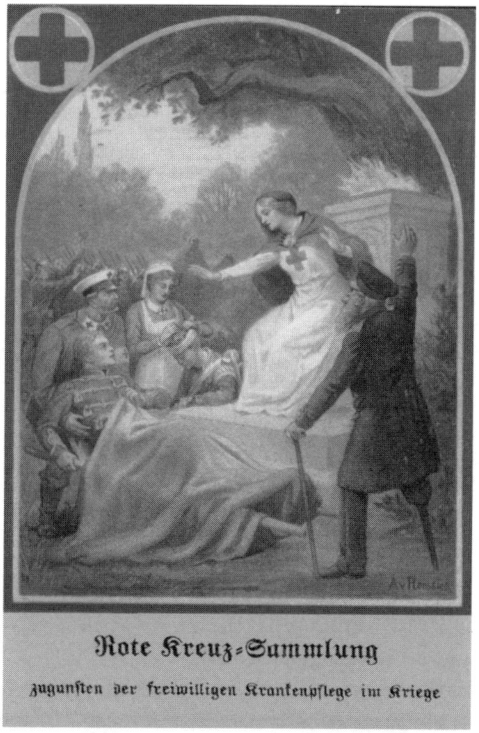

Feldpostkarte, Rote-Kreuz-Sammlung zugunsten der freiwilligen Krankenpflege im Kriege

Eva-Maria trat im langschleppenden Gewande mit dem roten Kreuz auf der Brust und in der weißen Schwesternhaube langsam aus der Kirchentür in den Schloßhof.

Hier und da grüßte sie einen Verwundeten oder sprach ein freundliches Wort mit dem einen oder anderen. Es war fast, als scheue sie sich, der Linde zu nahen, unter der Günther und Reimar wartend standen.

Helmbrecht ging ihr ein paar Schritte entgegen.

„Gnädigste Gräfin!“ bat er mit flehendem Blick.

„Bitte, Schwester Eva Maria,“ gab sie mit stillem Ernst zurück. „Ich möchte vergessen, dass ich je etwas anderes war.“

„Mit tausend Freuden möchte ich Sie ‚Schwester‘ nennen“, antwortete der Oberleutnant, „aber anders, als Sie es meinen. Gisela und ich lieben uns. Nun möchte ich Sie fragen, ob Sie mir das Lebensglück Ihrer jungen Schwester anvertrauen wollen, ob ich wirklich Ihr Bruder sein darf, Schwester Eva Maria?"

Nun huschte der Schatten eines Lächelns um Eva Marias blasses Gesicht.

„Gisela war schon bei mir. [...] Möchte sie alles das in Ihnen finden, was sie sich erträumt hat. Ich hoffe, wenn mein Bruder heimkehrt, wird auch er froh sein, dass wenigstens eine von uns glücklich wird." (297/298).

■ Ida Boy-Ed, Die Opferschale, Roman (Frau und Mutter-Verlag) Wien, Leipzig o.J.

„Ich schäm' mich ja halbtot," erklärte Tiny, „aber es ist wahr. Ich will heiraten!" (309) [...]

„Also ohne Verliebtheit ist es auch im Lazarett nicht abgegangen."

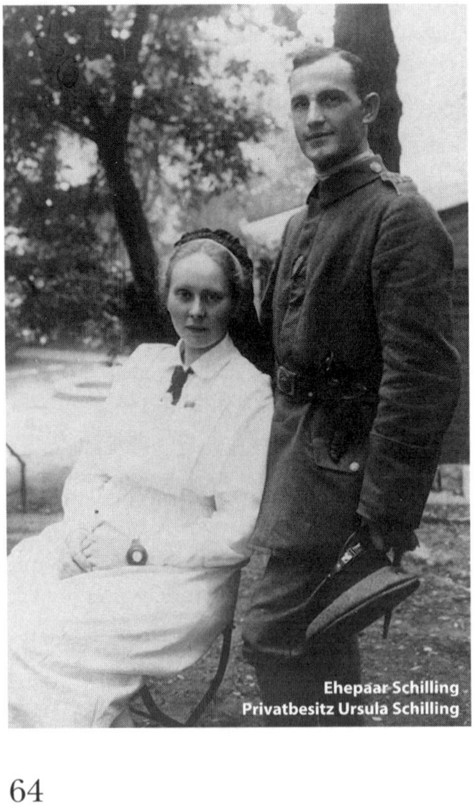
Ehepaar Schilling
Privatbesitz Ursula Schilling

„Nicht so!", sprach sie ohne Empfindlichkeit mit einem sehr merkwürdigen sachlichen Ernst. „Wir haben herausgefühlt, dass wir ganz wundervoll zusammen arbeiten können, oft ist es gerade, als wüßt' ich vorher, was Karl Fredenburg anordnen, wünschen, sagen wird. Wir verstehen uns immer, mit jedem Wort und Blick. Wird als Chefarzt ein Feldlazarett übernehmen, ich gehe mit. Er hat es durchgesetzt. Und wir können als Ehepaar einander und damit auch immer der Aufgabe besser dienen. Deshalb lassen wir uns trauen. Diese Feldlazarette erfordern viel Organisationstalent, sind nicht stationär; eben eingerichtet, müssen sie schon wieder der Front an eine andere Stelle folgen. Fredenburg meint, da könnte mein bißchen Umsicht gute Dienste tun. Wir kommen nach dem Osten." [...]

Nachher vertraute Tiny der Freundin noch vielerlei an. Es sei eigentlich nur ein Bund der Freundschaft. Sie wollten einander nicht gehören. Die rechte Ehe sollte erst nach dem Kriege beginnen." (310/311)

■ Mia Munier-Wroblewska, Schwester Ursula, Roman, Stuttgart und Berlin 1920

Abends fuhr sie weiter und erreichte nach drei Tagen ihr Ziel, ein arg zerschossenes Dorf unweit von Verdun. Hier fand sie zeitweiliges Vergessen im Übermaß von Arbeit, das ihrer wartete. Abends fiel sie todesmüde auf ihr hartes Feldbett und schlief beim stärksten Kanonendonner sofort ein. Ihr blieb am Tage keine Viertelstunde zum Sinnen und Erinnern. Bisweilen kamen Transporte von vierhundert Schwerverwundeten. Alles Persönliche schaltete bei dieser Art Pflege aus. Ursula hastete die täglichen Verrichtungen ab, maschinenmäßig. Sie wußte, dass sie viel leistete und hier nötig war, aber diesem mechanischen Arbeiten fehlte die innere Harmonie. Ursulas Seele schlief und verkümmerte dabei. Die Ärzte schätzten ihre

Zuverlässigkeit, die anderen Schwestern empfanden ihre Zurückhaltung als Hochmut, ihre Ablehnung jedes Flirts als lächerliche Prüderie und mieden ihren näheren Umgang (177).

■ Siegfried Trebitsch, Die Assistentin, in: Ders., Der Geheilte. Zwei Novellen, Berlin 1927, S. 84/85

Ellen Steel war nun schon zwei Jahre im amerikanischen Hospital zu Paris als Krankenschwester tätig. Aber ihr Name war trotzdem nicht einer Amerikanerin zu eigen. Er war wie das weiße Kleid und die Flügelhaube erst durch den Krieg mit den gutsitzenden Kleidern, die sie in ihrer deutschen Heimat zu tragen pflegte, vertauscht worden. Sie ging auf in ihrem Beruf, den sie zunächst, mehr um sich selbst als um andere zu betreuen, ergriffen hatte. Und wenn sie heute jemand mit ihrem Mädchennamen Helene Stahl angesprochen hätte, sie würde den Sprecher verwundert angesehen und sich sehr langsam zu erinnern begonnen haben, ohne sich augenblicklich zu bekennen. [...] Eine junge Ehe, die der Krieg, bevor sie sich erproben konnte, plötzlich zerrissen und den Mann weit in Feindesland entführt hatte, wo er gefallen war, ohne dass die ihm nachreisende Gattin ihn noch einmal erreichen konnte (83). [...] Sie flüchtete zum Roten Kreuz, in das Amt einer Pflegerin, und arbeitete in verschiedenen Kriegslazaretten in diesem zunächst willkürlich und vorbedacht ergriffenen Beruf, für den sie eigentlich nichts mitbrachte als ein enttäuschtes Herz, Todesgrauen und grenzenloses Mitleid. Dennoch erwuchs ihr aus dieser fieberhaften, verzweifelten, leider oft nutzlosen Tätigkeit die Trosteskraft, die sie brauchte, um ohne den Gefährten weiterleben zu können, auf den sie behutsam die Zukunft aufzubauen begonnen hatte. [...] (84/85).

■ Henriette Riemann, Schwester der Vierten Armee. Ein Kriegstagebuch, Berlin 1930

Im grauen Licht des Wartesaals tauchen wir auf. Eine nach der anderen. Wir kennen uns nicht. Aber wir tragen alle unser Telegramm in Händen, um das jede von uns ihren heißen Kampf gekämpft hat. Und das flammende Rote Kreuz auf weißem Grunde, an Armbinde und Mantelkragen tragen wir. Es ist die Uniform derer, die hinaus dürfen mit den Soldaten, und zu ihnen gehören auch wir – wir zwanzig Schwestern der Vierten Armee. (11) [...]

Ich erfahre aus der Diskussion, dass es unverzeihlich wäre, wenn Hilfsschwestern an die Front kämen, dass man sie als etwas Minderwertiges in der Heimat duldet und dass Schwestern ohne Mutterhaus, durch den Besitz eines Privatlebens, etwas Gefährdetes darstellen.

Leise sende ich ein Dankgebet empor: ich bin Vollschwester, ich gehöre einem Mutterhaus an. Und ich denke mit Rührung an die Oberin dieses „Brandenburgischen Hauses", die mich vor zwei Tagen nach einer viertelstündigen Unterredung in ihre Arme und wohlbehütete Gemeinschaft aufgenommen hatte, als sei ich ihr Kind. (14) [...]

„Was haben Sie eigentlich für eine Brosche?" ist die nächste Frage der Coupeältesten, Schwester Luise, an eine Schwester, die mit untereinandergeschlagenen Beinen in ihrer Fensterecke sitzt und sich nach der Art von Katzen schön macht. [...] (!4) „Notbehelf. In der Eile hatte ich meine Brosche gestern abend zerbrochen."

„Dann würde ich dafür sorgen, dass ich das korrekte Abzeichen möglichst umgehend nachgesandt bekomme [...] Und nun laßt uns singen."

Sofort erheben die vier Diakonissen im Chor ihre Stimmen. „Mein erst' Gefühl sei Preis und Dank, erhebe Gott, o Seele!" [...]

Wie merkwürdig und fremd ist dies alles. Schwester Thea mit der inkorrekten Brosche und den tausendmal inkorrekten Augen lächelt und schweigt. Schwester Paula lehnt als „freie Schwester“ ostentativ ab und verschwindet auf der Toilette. Schwester Thora, die Missionsschwester, die sanfte, die weizenblonde, erhebt einen geschulten, zuverlässigen Sopran.

Es ist sechs Uhr morgens. Seit elf Stunden fahren wir nach Hannover. (15) [...]

Spätabends in Sedan angekommen. Es regnete. Auf dem kalten Bahnsteig warteten wir eine Stunde, bis unser Delegierter kam. Unser Delegierter – unser Chef – das heißt also, dass wir nun endlich auf unseren Posten kommen – heißt Ordnung, Arbeit.

So dachte ich, wie wir alle. Aber bald machte uns Enttäuschung mutlos.

Im kalten Glanz seiner strahlenden Uniform trat Herr von Aal uns entgegen – um die Augen einen Schuß von Don Juan – um den Mund einen Schuß Asket; wenn ich respektlos wäre, würde ich sagen: Etappenonkel mit Vorgesetztenallüren. (30) [...]

Plötzlich sehe ich vier fremde Schwestern den Bahnsteig entlang kommen. Sie erblicken mich, kommen auf mich zu, umarmen mich – ich weiß nicht wie mir geschieht – ich bin eingehüllt in eine Wolke von mütterlicher Freundlichkeit. Und dann begreife ich: dies ist sozusagen meine Kompanie. Das sind vier Schwestern aus dem gleichen Mutterhaus – der Geist der Oberin des „Brandenburgischen Hauses“ wird wach und zu meinem höchstpersönlichen Schutzengel. (32) [...]

Henriette Riehmann, geb. 23.12.1888 in Wien, lebte Anfang der 1930er Jahre in Neuheiligensee bei Tegel, arbeitete seit 1932 als Übersetzerin und Telefonistin, veröffentlichte noch weitere Romane und Novellen (Monika Kunz, Das Bild der Krankenschwester in literarischen Zeugnissen der Kriegskrankenpflege im Ersten Weltkrieg, Magister-Hausarbeit am FB Germanistik der FU Berlin, WS 1990/91, S. 37). Kunz vermutet, dass Henriette Riemann auch tatsächlich in der Kriegskrankenpflege tätig war, obgleich sie dafür keine Bestätigung gefunden hat.

Titelblatt, Helene Mierisch, Kamerad Schwester 1914-1915, Leipzig 1934

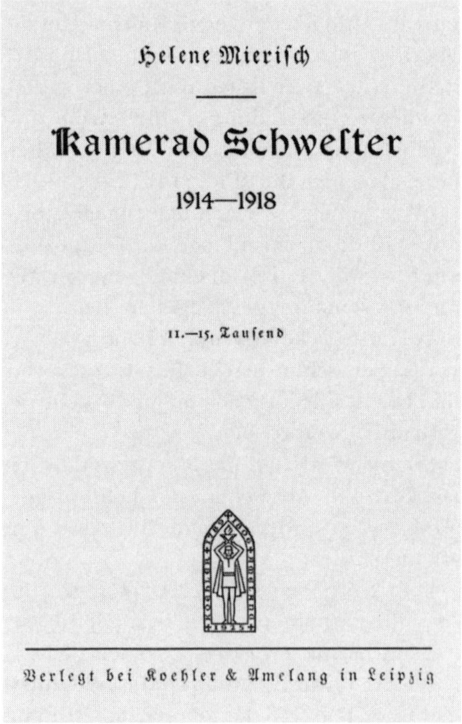
Helene Mierisch

Kamerad Schwester

1914—1918

11.—15. Tausend

Verlegt bei Koehler & Amelang in Leipzig

■ Helene Mierisch, Kamerad Schwester 1914-1918, Leipzig 1934

Vorwort

Zwanzig Jahre sind seit Beginn des Tagebuches ins Land gegangen. Als Anfang 1914 die ersten Jungmädchensorgen darin ihre Niederschrift fanden, ahnte ich nicht, daß diese bescheidenen Blätter bald ein Kriegserleben widerspiegeln würden, welches in menschliche Tiefen und Höhen, durch Leid und Freud von vier langen Jahren führte. [...]. Der Zweck des Buches wäre erfüllt, wenn die aufwachsende Generation zum mahnenden Gedenken angeregt und wenn ein Bruchteil von den Millionen verwundeter und kranker Soldaten, sowie die eine oder andere der 90.000 Schwestern, die mit ihnen in Feld- und Kriegslazaretten ein Stück blutiger Weltgeschichte erlebten, sagen würden: „In diesem Tagebuch, das ein Einzelschicksal formte, verkörpert sich ein Stück unseres Gesamterlebens."

Heidelberg, 2. Juli 1934.
Helene Elisabeth Mierisch,
geb. Augustin (3)

Nachklang
Pfingsten steht im Zeichen der Wiedersehensfeier des alten Kriegslazaretts. Die Einführungsworte unseres 1. Lazarettdirektors, Generalarzt Dr. W., sind: „Kameradinnen und Kameraden! [...] Wie wir damals in Leid und Not zusammenstanden und durchhielten bis zum ach! so bitteren Ende, so wollen wir erst recht jetzt Treue um Treue halten, wo der Frühlingsglanz neuen Hoffens auf bessere Zukunft über deutsche Lande erstrahlt. Unsere Gemeinschaft im Felde lebt unauslöschlich in unseren Herzen fort, wenn auch die große Kriegsgeschichte von unserer Arbeit schweigen wird.(299). [...] Es ist nicht nur das gewaltige Erleben des Weltkrieges, das uns so fest verbunden hat, denn Millionen haben dies wie wir erlebt und sind sich doch nicht so nahe gekommen. Es ist auch nicht die tiefe Liebe zum Vaterland, die sitzt jedem echten Deutschen zutiefst im Herzen ohne eine so feste Gemeinschaft herbeizuführen. Es ist die Kameradschaft dieser Art der Arbeit, das rückhaltlose Einsetzen im Dienst helfender Menschenliebe und Menschenpflicht, der schwere Kampf um die Erhaltung kostbarer Menschenleben. Vielleicht hat im Anfang manch einer den bitteren Ernst der Lage nicht voll erfaßt gehabt, aber erzieherisch und mitreißend wurde dieser Geist, als das erschütternde Erlebnis des furchtbaren Elends und die Unmöglichkeit, ausreichend helfen zu können, wenn alle Hilfsmittel fehlten, uns zu eiserner Pflichttreue und aufopfernder Hilfsbereitschaft erzog. So hat denn unsere Kameradschaft auch die Revolution und Nachkriegszeit überstanden. Mag es auch in Zukunft bleiben, wie es unsere Kameradin, Schwester Elisabeth, im Tafellied uns ans Herz legt:
Und ruft ein Führerwort uns her,
kennt Mann und Frau nur eine Ehr –
Kamerad sein, Kamerad!" (300)

Helene Elisabeth Mierisch, geb. Augustin, geb. 25. 12. 1896 in Einsiedl in Sachsen. Nach dem Ersten Weltkrieg übernahm sie mit 22 Jahren die Leitung einer der ‚letzten Bezirksanstalten' des Sächsischen Erzgebirges. Ende 1921 heiratete sie und übte ihren Beruf bis zum Zweiten Weltkrieg nicht mehr aus. Dann meldete sie sich wieder, mit 43 Jahren, Mutter zweier Kinder und herzkrank, als Freiwillige beim Roten Kreuz (Monika Kunz, Das Bild der Krankenschwester, a.a.O., S. 99 ff.). Das Buch ‚Kamerad Schwester' ist eines der Bücher, das nachweislich meinungsbildend für die Schwestern gewesen ist, die im Zweiten Weltkrieg im Kriegseinsatz waren. Mehrere Auflagen bis zum Jahre 1940 sind erschienen.

■ Marie Luise Becker, Frau hinter der Front. Roman, Berlin 1934

„Ich hatte gehofft, dass ich bald Schwestern zur Hilfe bekäme, aber es wurden 200 Kranke, bis endlich diese guten, freundlichen Schwestern kamen, mit denen wir nun in treuer, herrlicher Zusammenarbeit weiterleben können. Die Schwestern des sächsischen Karolahauses, die mir, als Oberschwester, unterstellt sind, werden mir immer unzertrennlich sein mit der schönen Erinnerung an gemeinsame Kriegsarbeit und treues, herzliches und immer liebenswürdiges Zusammenarbeiten. Auch unsere 20 Helferinnen will ich nicht vergessen, die jeder in seiner Art, uns unschätzbare Dienste leisten," schrieb Margarete in ihrem Weihnachtsbrief Tante Herta. „Wir hören die Schiffsgeschütze vom Meere her rollen und der Sturm heult um das Haus. – Die Heimat ist so weit und meine Kranken wissen alle, dass wir sie so bald nicht wieder sehen werden. Jetzt, für Weihnachten, muß diese Heimat für sie alle das Kriegslazarett sein, und alle, ob jung und alt, alle warten sie hier auf Weihnachten. [...]

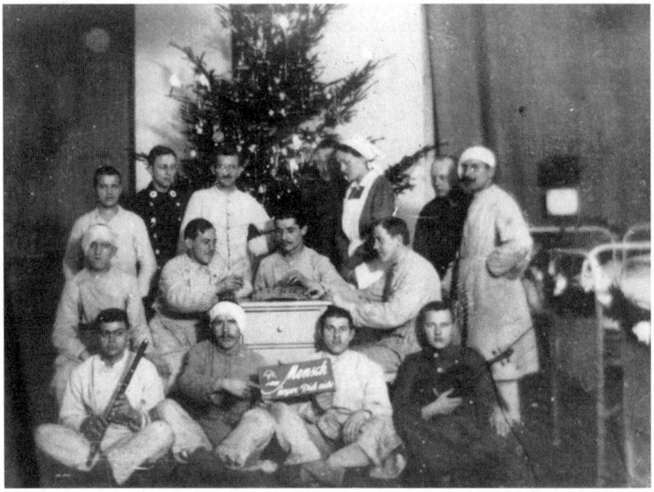

Archiv Gertraud von Bullion, Foto-Nr 51 (Neg.-Nr. 7), Cambrai, ‚Mensch ärgere dich nicht'

Diese Männer, die im Kampf gestanden, und im Schützengraben gelegen hatten, träumen von Weihnachten wie große Jungen, die zur Feier nach Hause gekommen sind! Es ist nicht nur die Pflege, die wir ihnen widmen, sondern eben auch der Heilige Geist der Güte und Menschlichkeit, der ihnen in uns dient. Und das lohnte sich wohl nicht, Zeit seines Lebens ein Bettler um Geist gewesen zu sein, wenn man (74) den kranken Helden nicht auch mit voller Seele helfen wollte[...].

Aber nicht nur in den Krankensälen, auch bei der Kompanie schien der Weihnachtsengel umzugehen. [...] (75)

Draußen donnerten die englischen Schiffsgeschütze, und man blieb ihnen die Antwort nicht schuldig. Tod und Verderben trug jene Weihnachtsnacht in ihrem Schoße.

Und hunderte kranker Soldaten waren versammelt und sehnten sich nach Weihnachten wie nach einem Wundermärchen, nach einem Zauberglanz, in dessen leuchtender Helle alles erlöschen und verglühen konnte, was sie gelitten und erlebt – nach einem Worte heiliger Liebe, das Vergessen, das Versöhnung brächte.

Bis in die späten Abendstunden wurde gesungen, und man vergaß den Krieg. Wenigstens die Kranken. (76). [...]

■ Grete Friedrich, Der Befehl. Ein Kriegsbuch der Heimat, Stuttgart 1936

Sie gingen als Soldat und Schwester nebeneinander im Gleichklang der Schritte und in der Übereinstimmung der Gedanken, die große Schlacht stand im Mittelpunkt ihrer Gespräche. [...] Ein kameradschaftliches Schreiten war's, und der Krieg schritt nebenher mit geschlossenem Visier. (284) [...] Schweigend gingen sie nebeneinander her. Dankbar ergriff er die Hand, die sich ihm gereicht hatte. Er fühlte sich durchweht von herben Kräften. Sie stiegen aus dem Schoße der Natur und aus dem Herzen dieses Mädchens. Sich mit dem Besten, was man besaß, in solchem Herzen geborgen zu fühlen, das war der langersehnte Frieden. (290) [...] Nach diesem Gespräch überkam sie beide eine Ruhe, die nicht mehr irdisch zu nennen war. Es war gekommen und war entschieden. Sie waren füreinander bestimmt und mußten das Leben preisen. [...] Er küßte sie mit der Leidenschaft und Liebe des Mannes, der sich im Herzen des Weibes geborgen weiß. „Wenn ich falle, so weiß ich, warum, und komme ich wieder, so komme ich zu dir zurück," sagte er einfach und heiter.(293). [...].

Das Modell der Kameradschaftsehe steht in diesem 1936 erschienenen Roman im Mittelpunkt. Die

Hauptakteurin muß sich als Pastorentochter ihrem Vater gegenüber durchsetzen, um die Kriegskrankenpflege ausüben zu dürfen. Ihr Verlobter stirbt in russischer Kriegsgefangenschaft. Während ihrer Arbeit lernt sie im Lazarett ihren zukünftigen Ehemann kennen und lieben.

■ Edith Gräfin Salburg, Kamerad Susanne. Ein Erleben, Dresden 1936

Eines Tages hieß es:
„Auswahl von Schwestern, die mitkommen an die Front."

Susanne war unter den Auserwählten.

Im Herbst 1916 brach sie mit der Begleittruppe 126 nach Plewna in Bulgarien auf. Sie erhielt den Titel Narkoseschwester. Jeder wußte, dass damit noch vieles andere verbunden war.
Auf Kriegsschauplätzen gab es keine Beschränkungen.

Schon die Reise in diese fremde Ferne zu dieser Jahreszeit wurde beschwerlich.

Als erste Pflicht kam die Übernahme der Entlausung Schwerverwundeter, die sich sträubten und kaum zu bändigen waren.

Fremde Sprachen klangen auf, die verwirrten und hilflos machten. Größte Energie wurde notwendig, um irgend etwas zu erreichen (70). [...] Es gab nichts, was zu lernen sie nicht inständig bereit gewesen wäre. Eine *Frontschwester* muß geschickt sein zu allem. (71). [...]

In den offenen Kampf ziehen dürfen vor aller Augen, nicht ihn sich stehlen müssen in der Nacht, heimlich – mit letzten Kräften. Ein Dieb, der Gefahr stahl. Offen teilnehmen, einmal teilnehmen dürfen an einem ganz gewaltigen Gefecht, so wie das auf dem Busi del Oro, und die Tressen erhalten. Vielleicht aktiv werden können! Nein, dazu würde es wohl nie kommen.

Macht besaß man nur pflegend an den Betten, wenn man dem Tod ein versickerndes Leben entriß, verzweifelten Menschen den Sohn, einen Soldaten erhielt. Das war Susanne oft geschehen. Sie hatte der Heimat viel gegeben. [...]

Nun kam die Zeit, wie Susanne sie nie gekannt. Zum erstenmal trat das Glück in ihr Leben, das sie im Fanatismus des Opfermutes von Kindheit an abseits gehalten hatte. Ihr ungarisches Blut, in deutscher Zucht gebändigt bis zu jenen Grenzen, die ein Geschöpf sich selbst bestimmen kann, war seiner inneren Stimme gefolgt, hatte Pfade beschritten, die andere nicht gingen, hatte sich jahrelang versagen müssen, was das gute Recht allen Menschentums ist. Und nun wurde es ihr geschenkt, nun begann in reifen Mädchenjahren ihr Glück und ihr Frauentum. Es ging nicht ohne innere Kämpfe ab. Kampflos war hier nur der Mann, der die Sonne wieder begrüßte als das Natürliche auf seinem Weg. Sie mußte ihm scheinen. Er trug Susanne sein Herz entgegen, fürchtete sich vor dem Herben nicht, das dieser Natur immer anhaften würde, nicht vor der Ganzheit dieses Wesens. Da Licht hineinzubrin-

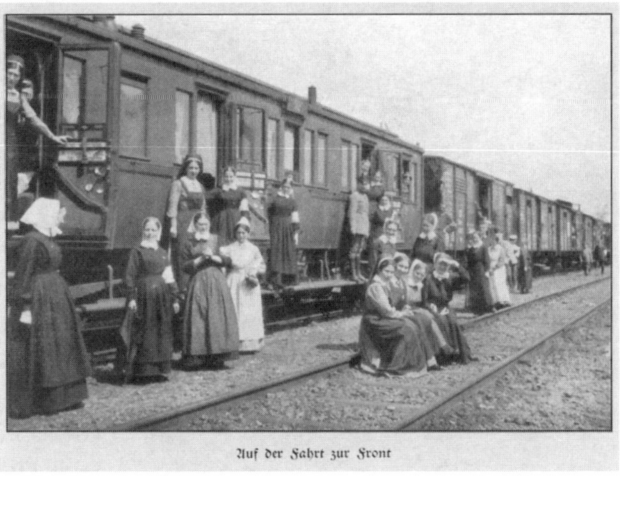

Auf der Fahrt zur Front, in: Die ev. Luth. Diakonissen-Anstalt zu Dresden, Dresden 1927, *S. 20*

gen, sich Hingabe zu erringen, dieser Gedanke beschwingte ihn. In ihm (226) war Glanz für zwei. [...] Das ahnte sie nicht, dass früher oder später immer die Stunde kommt, wo das Leben der Frau zum Schicksal wird.

Lieben – geliebt werden!

Frühling in einem Dasein, mitten im tödlichen Ernst der Ereignisse, in Orkanen, die niemand mehr hemmen konnte.

Der Mann, der ihr den Ring an den Finger steckte, ehe er wieder ins Feld zog, sprach:

„Du wirst jetzt heimgehen müssen, Susanne, zu anderen Pflichten, die auch einen ganzen Menschen fordern, Ich werde kommen, dich zu holen. Warte auf mich. Vertraue – wie ich vertraue." [...] Da wußte sie, dass sie warten würde (228).

Die Hauptakteurin in diesem Roman vertritt in ihrer Doppelidentität als Deutsche und Österreicherin ein Modell der Frontkämpferin und Frontschwester in einer männlich-weiblichen Rolle. Letztendlich setzt sich jedoch ihre weibliche Rolle als Ehefrau durch.

Titelblatt Das Rote Kreuz

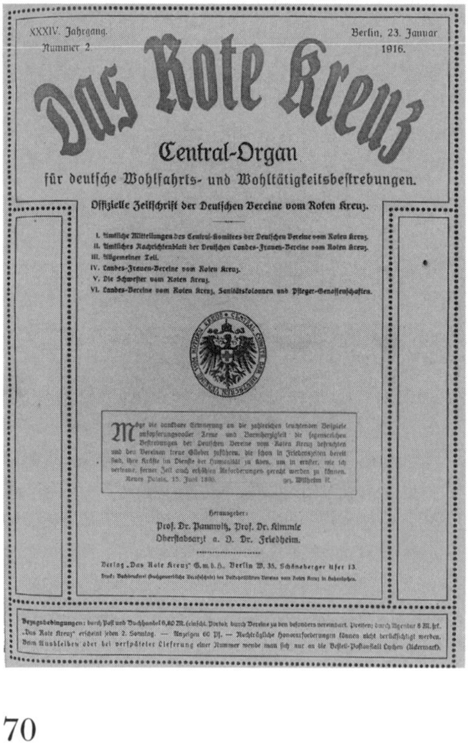

XXXIV. Jahrgang. Nummer 2.

Berlin, 23. Januar 1916.

Das Rote Kreuz

Central-Organ

für deutsche Wohlfahrts- und Wohltätigkeitsbestrebungen.

Offizielle Zeitschrift der Deutschen Vereine vom Roten Kreuz.

I. Amtliche Mitteilungen des Central-Komitees der Deutschen Vereine vom Roten Kreuz.
II. Amtliches Nachrichtenblatt der Deutschen Landes-Frauen-Vereine vom Roten Kreuz.
III. Allgemeiner Teil.
IV. Landes-Frauen-Vereine vom Roten Kreuz.
V. Die Schwester vom Roten Kreuz.
VI. Landes-Vereine vom Roten Kreuz, Sanitätskolonnen und Pfleger-Genossenschaften.

Möge die dankbare Erinnerung an die zahlreichen leuchtenden Beispiele aufopferungsvoller Treue und Barmherzigkeit die segensreichen Bestrebungen der Deutschen Vereine vom Roten Kreuz befruchten und den Vereinen treue Glieder zuführen, die schon in Friedenszeiten bereit sind, ihre Kräfte im Dienste der Humanität zu üben, um in ernster, wie ich vertraue, ferner Zeit auch erhöhten Anforderungen gerecht werden zu können.
Neues Palais, 15. Juni … gez. Wilhelm R.

Herausgeber:
Prof. Dr. Pannwitz, Prof. Dr. Kimmle
Oberstabsarzt a. D. Dr. Friedheim.

Verlag „Das Rote Kreuz" G.m.b.H., Berlin W. 35, Schöneberger Ufer 13.

Tugenden

Die offiziellen Verlautbarungen des Roten Kreuzes, anderer Verbände und Organisationen sowie ihrer Vertreter vermitteln während des Ersten Weltkrieges ergänzend ein Anforderungsprofil an die Kriegsschwester, wie sie sein soll. Über den Begriff der Pflicht/erfüllung gelingt es, die freiwillige Unterordnung für alle Schwesternverbände bzw. einen darauf aufbauenden Kanon wünschenswerter und z. T. auch widersprüchlicher Eigenschaften und Fähigkeiten unter einer dienenden Gesamthaltung zu subumieren, die sich in eine militärische Befehlsstruktur einpassen läßt. Diesem Anspruchsdenken steht eine Realität gegenüber, die diesen Tugendkanon implizit bricht.

■ Kurt von Rohrscheidt in der „D. Tagesztg.", in: Hermann Hillger, Krieg und Sieg 1914 nach Berichten der Zeitgenossen. Das Rote Kreuz im Felde und daheim, 7. Band, Berlin und Leipzig, S. 36

Schwestern.
Wie innig doch und so vertraut das Wort zum Ohre klingt!
O Schwestern, Schwestern! Wie der Klang sich uns zum Herzen schwingt!
Es sagt das Wort so viel, so viel von fraulich holder Art,
Von Güte, o von Güte spricht das schlichte Wort so zart.
O Herzen, ihr, an Demut reich und reich an tiefer Kraft,
Gott sei mit euch und sei mit dem, was eure Liebe schafft!
Wie man sein allerhöchstes Gut heut opfernd dem Altar,
So leg ich meines Liedes Kranz in euer schlichtes Haar.
Wie habt ihr sonst den wunden Held mit eurem Tun umhegt,
Wie habt ihr eure Mädchenhand mild auf den Schmerz gelegt!
Wie habt ihr still und emsiglich vollbracht die Pflicht, die Pflicht,

Nach Lohn und Ehren dieser Welt, ihr Treuen, fragt ihr nicht,
Ihr seid getrost, ob euch das Grau'n sich auftut eurem Blick,
Ihr ruft die Sonne und den Tag manch armem Herz zurück.
O Schwestern ihr, es neigt mein Lied sich still auf eure Hand,
Es bringt des Sängers Huldigung und Dank vom Vaterland.

Eine Vielzahl ähnlich lautender Gedichte vermitteln v.a. zu Beginn des Krieges aus einer männlichen Perspektive ein idealisiertes Schwesternbild.

■ „Echo der Gegenwart" in Aachen, in: Hermann Hillger, Krieg und Sieg 1914 nach Berichten der Zeitgenossen. Das Rote Kreuz im Felde und daheim, 7. Band, Berlin und Leipzig, S. 30/31.

Der Kaiser bei den Franziskanerinnen.
Wie in den Feldzügen 1864, 1866 und 1870/71, so sind auch in dem gegenwärtigen Kriege wieder viele Franziskanerinnen aus dem Aachener Mutterhause, Lindenplatz, unsern Truppen ins Feld gefolgt, um Werke der christlichen Nächstenliebe zu üben und die verwundeten Krieger zu pflegen. Am Sonntag, den 20. September, hatten die Schwestern in dem großen Etappenlazarett zu [...] die Ehre und Freude, unsern Kaiser (30) bei den Verwundeten zu sehen. Se. Majestät ging von Bett zu Bett und unterhielt sich in der leutseligsten Weise mit den Soldaten, die er nach der Heimat, ihrem Regiment und nach der Art ihrer Verwundung befragte. Für einen jeden hatte er ein teilnehmendes, freundliches Wort, zum Schlusse schenkte er jedem eine prächtige Rose.

Auch die Schwestern, die zwischen den Betten der Verwundeten verteilt standen, wurden vom Kaiser mit einem kräftigen Händedruck begrüßt und in ein Gespräch gezogen. Als eine der Schwestern auf die Frage nach ihrer Heimat antwortete, sie sei aus Koblenz, sagte der Kaiser: „Da war ja auch meine Großmutter lange Zeit, dort hat sie viel Gutes gewirkt. Sie hat ja auch Ihrer Genossenschaft kräftig beigestanden, als es galt, in Koblenz eine Niederlassung zu gründen. Jetzt haben wir den Nutzen davon." (31).

Der Besuch des Kaisers im Lazarett gehört zu einem der Höhepunkte im Leben der Kriegsschwestern, die in immer neuen Variationen auch in den privaten Briefen und Tagebüchern hervorgehoben werden.

■ Ansprache an die in den Krieg ziehenden Schwestern vom Albert-Zweigverein Leipzig, gehalten am Donnerstag, den 13. August von P. Miron Pohonc, in: Die Schwester vom Roten Kreuz, Nr. 20, 1914, Berlin 4. Oktober, S. 693

Meine lieben Schwestern!
Ein Wort des Abschieds soll ich Ihnen sagen. Es kann nur ein kurzes sein. Denn wenn der Riese da droben redet, schweigen die Zwerge auf Erden. Aber ein kurzes, herzliches darf und soll es sein.

Liebe Schwestern! Zwei große Armeen ziehen in diesen Tagen aus der Mitte unseres Volkes hinaus an die Grenzen des Reiches. Die eine ist das Heer unsrer Brüder. Sie sind berufen, den tausendfach gebannten Tod, den sie mit sich führen, in die Reihen der Feinde zu tragen. Die andere Armee ist das Heer unsrer Schwestern, die berufen sind, tausendfache Liebe und Hilfe, die sie mitbringen, auszuteilen unter Freund und Feind. Dazu ziehen sie morgen früh aus. ...

Das aber, was im Hintergrund von Ausbildung und Pflichtbewußtsein unsre Brüder draußen erfüllen muß, ist der freudige Mut; und was wir von unsern Schwestern erwarten, ist die feine Liebe. [...] Seien Sie selbst Seele den Ihnen anvertrauten Seelen, seien und bleiben Sie zart und fein voll Mitgefühls und teilnehmenden Verständnisses für alles atmende, ringende, seufzende Leben, das in Ihre Hand gelegt wird[...].

Und zu dem allen noch eine Bitte! Sie ziehen hinaus als Schwestern unsres Vereins, als Töchter dieses Mutterhauses. Was Sie sind, das sind Sie hier geworden; was Sie können, haben Sie hier gelernt. Nun werden Sie mehr als sonst auf eigene Füße gestellt und sich selbst überlassen. Würdigen Sie dieses Vertrauen und üben Sie von selbst den schwesterlichen Sinn und die Verträglichkeit im Dienst, die militärische Zucht und Pünktlichkeit, die Ihnen eingeimpft wurden. [...]

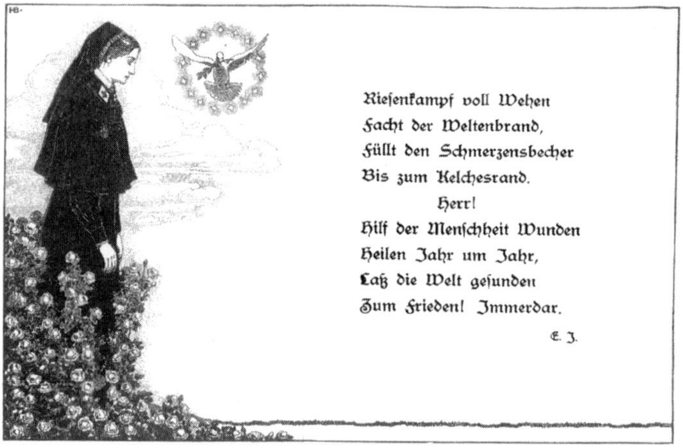

■ Unsere Schwestern in der Kriegskrankenpflege (v. Str.), in: Die Schwester vom Roten Kreuz, Nr. 10, 1915, Berlin, 16. Mai, S. 353

[...] Unbedingte Charakterfestigkeit, vornehme Wahrung der Schwesternwürde unter den schwierigsten Verhältnissen kommen neben fester Gesundheit, Opferfreudigkeit, Bedürfnislosigkeit, Bereitwilligkeit zu jeder Art von Arbeit, mag sie mit der eigentlichen Schwesterntätigkeit auch in keinem Zusammenhang stehen, für die Kriegsschwester am meisten in Betracht. [...] Gleich dem Soldaten muß die Schwester unter allen Entbehrungen, schwerer Arbeit, Ansteckungsgefahr, kurz unter den schwersten Bedingungen, ihre Freudigkeit und Zufriedenheit behalten, sie muß ihren Verwundeten Mut und Zuversicht einflößen durch ihre stetig gleichbleibende, aus festem Gottvertrauen hervorgehende Heiterkeit, durch ihre, alle Leidenden in gleicher Weise umfassende liebevolle Sorge und Pflege; sie soll ihre Pflegebefohlenen hindurchzuführen verstehen durch Stunden der Entmutigung, der Angst vor einer unsicheren Zukunft, der Sorge um die Ernährung ihrer Familie und muß dabei doch immer nur die Schwester bleiben! Darum eben bedarf es für Kriegskrankenpflege gereifter, selbstsicherer, innerlich starker und beruflich erfahrener Schwestern (353) [...]

Treue Pflichterfüllung und Selbstverleugnung tragen ihren Lohn allezeit in sich durch die innere Befriedigung, welche sie auslösen auch ohne Dank, äußere Anerkennung und Lob; der Wert der Schwester liegt eben in ihrem inneren Pflicht- und Rechtsbewußtsein, darin, dass sie in dem rechten Verhältnis zu ihrer Pflicht und ihrem Gott steht, und keine äußere Anerkennung vermag je diese innere Befriedigung zu ersetzen. [...]

■ Verband der Deutschen Kranken-Pflegeanstalten vom Roten Kreuz (Hg.), Hans Baluschek, Der Krieg 1914-1916. In 12 farbigen Kunstblättern, Berlin-Lichterfelde 1915, o. S.

Wenn wir bei unserem Heere die an das Wunderbare grenzenden Erfolge beobachten, wenn wir täglich von neuem Gelegenheit haben, die Ergebung, Geduld, Dankbarkeit, Verträglichkeit, Kameradschaftlichkeit, den unversiegbaren Humor unserer Krieger in den Lazaretten zu sehen, so müssen wir uns sagen, dass wir alle diese herrlichen Eigenschaften nur der so oft getadelten straffen Zucht und Disziplin verdanken – sie hat uns dies unvergleichliche Heer geschaffen, sie hat das Pflichtgefühl, den Ehrbegriff, die Vaterlandsliebe dem Soldaten eingeimpft und zum bleibenden wertvollen Bestandteil seines Lebens gemacht, sie allein vermochte solches Heldentum zu zeitigen.

■ Ein nützlich Rezept. Anstaltspfarrer Stille-Warstein, in: Die Schwester vom Roten Kreuz, Nr. 12, 1915, Berlin, 13. Juni, S. 425

[...] Neidlos, selbstlos, gehorsam, demütig muß auch die Rote Kreuz-Schwester sein, jede Schwester! [...] So muß jede Schwester denken und tun: Gehorsam macht frei, stark, zufrieden und glücklich.

Da haben Sie das Rezept, jeden Unfrieden zu bannen: Demut, Selbstlosigkeit, Gehorsam!

■ Die Schwester, in: Die Schwester vom Roten Kreuz, Nr. 21, 1915, Berlin, 17. Oktober

1. Schwesternliebe
Reiner, idealer, heiliger kann ich mir kein Verhältnis auf Gottes weiter Welt erdenken, wie das zwischen Bruder und Schwester. [...]

Dem Kranken Schwester sein, heißt für den Pflegebefohlenen leben, ihn lieben, wie etwa die Schwester liebt den leiblichen Bruder.

Solche Schwesternliebe soll nicht Gefühlswallung sein und eitle Schwärmerei, sondern eine vernünftige sittliche Kraft, die gänzlich unabhängig ist von dem Wallen des Blutes, ruhig überlegend und weise abwägend; soll nicht sein Leidenschaft und Überschwenglichkeit, sondern Wohlwollen aus tiefstem Herzensgrunde heraus, bestrebt, allzeit und überall zu retten, zu helfen, zu lindern, zu sorgen, zu schenken, zu opfern. [...]

■ Die Rote Kreuz-Schwester im Kriege, in: Die Schwester vom Roten Kreuz, Nr. 23, 1917, Berlin 11. November, S. 548/549

[...] Dankbar wie kaum eine andere ist die Pflege der Verwundeten und Kranken im Felde. Vom ersten Tag bis heute sind alle unsere Schwestern einig in der Bewunderung über die unglaubliche Anspruchslosigkeit unserer Soldaten, ihre rührende Geduld und große Dankbarkeit. Wie manches Zeichen der Erkenntlichkeit und Anhänglichkeit haben die Schwestern aus den Schützengräben und aus der Heimat von wiederhergestellten Feldgrauen erhalten! [...]

Schwer war es für Schwestern und Verwundete, dass die Schwestern anfangs so oft die Lazarette wechseln mußten. Kaum waren sie eingearbeitet, hieß es plötzlich: „Packen!" – Es gab einen schmerzlichen Abschied, – man wußte nicht, ob er den zurückbleibenden Verwundeten oder den Schwestern schwerer wurde – und dann ging es weiter. Hatten sie Glück, dann gab es schon nach einigen Tagen wieder zu tun. Es mußte ein neues Lazarett eingerichtet werden in einer Schule oder einer Fabrik. Erst wurde – im Westen wie im Osten immer dasselbe Lied – der französische, russische oder polnische Schmutz herausgescheuert. [...] Dann gab es so viel Arbeit, dass sie Tag und Nacht nicht zur Ruhe kamen. In diesem Zustand ist aber eigentlich eine normale Schwester erst glücklich! In solchen Zeiten brachte sie auch der sonst schmerzlich empfundene Ärztewechsel, [...] nicht aus der Fassung. Schwierig wurde es erst, wenn die Verwundeten- und Krankenzahl sich lichtete; wenn die einen in die Heimat abtransportiert wurden, andere geheilt an die Front zurückkehrten und sie manch einem nur noch die Augen zudrücken und ihn zur letzten Ruhestätte geleiten [...] können.

In Zeiten, wo die Lazarette dann z. T. geräumt werden mußten, wurden die Schwestern in ein Sanitätsdepot kommandiert, haben Wäsche geflickt, wohl auch ihre Wäsche

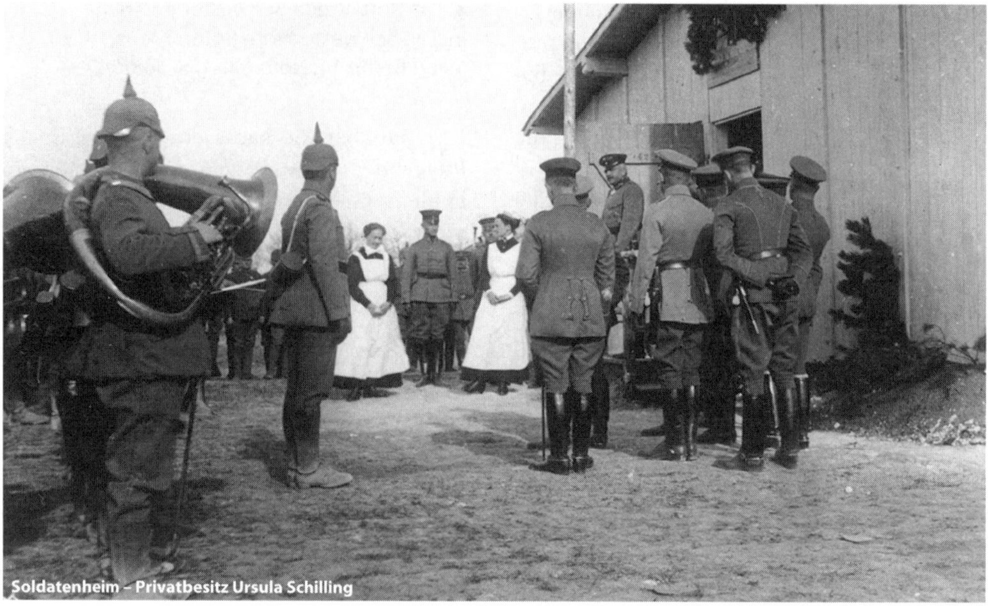

Soldatenheim – Privatbesitz Ursula Schilling

gewaschen, Strümpfe gestrickt, Matratzen gestopft, auch einmal Brieftauben gerupft, die gerade in großen Mengen abgefangen waren. [...]

Die Arbeit der Schwestern im Felde ist oft alles andere, nur nicht Krankenpflege. Sie haben es draußen nicht leicht und einfach, sie kommen in manche schwierige Lage, die man im Frieden nicht voraussehen, auf die man sich nicht vorbereiten konnte. Es sind Prüfungszeiten für sie und da hat es sich erwiesen, dass die Schwestern sich am besten bewähren, die innerlich gefestigte, harmonische Persönlichkeiten sind. Es genügt nicht, dass eine Schwester eine vortreffliche Operationsschwester ist, langjährige Erfahrungen auf chirurgischen und inneren Stationen gesammelt hat, flink, umsichtig, intelligent ist. Sie muß vor allem auch in ihrem Wesen und ihrem Denken, eben durch und durch Schwester sein! Darum müssen wir nach den Erfahrungen dieses Krieges in Zukunft noch viel größeren Wert als bisher auf die ethische Erziehung, die innere Ausbildung unserer Schwestern legen.

■ Die Tätigkeit des Vaterländischen Frauen-Vereins in den Soldatenheimen.
Vortrag von Frau Regierungspräsident Gramsch bei der Mitgliederversammlung des Hauptvorstandes am 24. Mai 1918 in Berlin, in: Amtliches Nachrichten-Blatt der Deutschen Landes-Frauen-Vereine vom Roten Kreuz, Nr. 18, 1918, Berlin, 8. September, S. 321-323

In Ost, West und Süd haben sich zahlreiche Heime unentbehrlich gemacht. Alle Heime, die von einem Vaterländischen Frauen-Verein unterhalten werden, gleichen sich im allgemeinen wohl in der Anlage. [...]

Eine höhere militärische Stelle fordert beim Generaldelegierten ein ihm als notwendig scheinendes Heim an, und dieser überträgt die Schaffung des Heims der Vorsitzenden des Provinzialverbandes der Vaterländischen Frauen-Vereine. Die von diesem Verband zur Leitung bestimmte Dame geht nun mit ihren Helferinnen, deren Zahl nach dem voraussichtlichen Betrieb bemessen wird, hinaus, sucht mit dem Delegierten und einem Vertreter der militärischen Stelle ein geeignetes Haus für das Heim aus und läßt zunächst unter ihrer Leitung eine gründliche Säuberung der Räume vornehmen. Inzwischen treffen die von der Heimat und vom Provinzialverband beschafften Einrichtungsgegenstände für Küche und Mannschaftsbetrieb ein, sowie die Marketendereiwaren für den sehr beliebten Laden. .

Aber trotz des Winters trugen die Damen ihre kleidsame Leinentracht mit weißer Haube und Schürze, die sie eben in den Augen der Feldgrauen zur „Schwester" macht. [...]

An das Taktgefühl und an die Leistungsfähigkeit der Leiterin werden große Ansprüche gestellt. Sie muß nicht nur wirtschaftlich gut disponieren können[...], sie muß es auch verstehen ihren jungen Helferinnen eine treue Beraterin und Leiterin in dem manchmal nicht ganz leichten Leben in der Etappe unter lauter Männern zu sein. Sie soll die Jugendfreude nicht unterbinden, sie muß Hüterin guter Sitte sein [...] . Ohne Takt und gesellschaftliche Sicherheit kann sie den Behörden gegenüber, zu denen sie meist als Bittende kommt und von deren Wohlwollen sie mehr oder weniger abhängt, nichts erreichen. Ihre wichtigsten Eigenschaften müssen sein: ein warmherziges Empfinden für die Soldaten; sie soll mit ihren Helferinnen ein Stück Heimat bringen und mit aller erreichbaren Behaglichkeit in ihren Heimen den Aufenthalt so angenehm gestalten, dass den Feldgrauen über manches Heimweh über manche Öde hinweggeholfen wird.

Das ist der Hauptzweck jedes Soldatenheims!

Verstärkt werden Soldatenheime v.a. an der Ostfront seit 1916 eingerichtet. Sie unterstehen in der Auswahl der Leitung und des Personals den Vaterländischen Frauenvereinen. Selten sind es ausgebildete Krankenschwestern, die in diesen Heimen ihren Dienst tun. Ein weiteres Arbeitsfeld für die Helferinnen ist hier gegeben. Etwa 300 Soldatenheime werden entlang der Ostfront bis zum Jahre 1918 gegründet und unterhalten. Eine spezifische Aufgabe dieser Soldatenheime ist es, den Soldaten einen Ort der Erholung zu bieten, ihnen deutsche Kultur und deutsche Sitte in einer zunehmend als verroht angesehenen Umgebung zu bieten und sie preisgünstig mit Nahrungs- und Genußmitteln zu versorgen. Der um sich greifenden Unmoral soll Einhalt geboten werden. Gerade auch im Zweiten Weltkrieg werden diese Heime zu einem wichtigen Arbeitsort von Frauen in der Etappe. Sie begründen einen neuen Typus mütterlicher, aber auch fraulicher Einflußnahme auf die Soldaten.

■ Wenn ihr's nicht fühlt! Eine Schwesternbetrachtung, in, Die Schwester vom Roten Kreuz, Nr. 20, Berlin 6. Oktober 1918, S. 357

In den Reichstagsverhandlungen im Juni d.J. wurden Klagen über das weibliche freiwillige Pflegepersonal vorgetragen, und in der Tagespresse [...] werden von einer Schwester mit harten Worten gegen die jüngeren Pflegerinnen Anschuldigungen erhoben, die in dem Satz gipfeln: „Was haben wir für ein dürftiges und minderwertiges Pflege- und Schwesternmaterial: Das hat uns der Krieg gezeigt." [...]

Schickt es sich, dass eine Schwester durch Abänderung der vorgeschriebenen Tracht, durch eine auffällige Kleidung überhaupt die Blicke der Männerwelt auf sich lenkt?

Schickt es sich, dass eine Schwester in der Diensttracht außerhalb ihrer eigenen vier Wände raucht?

Schickt es sich, dass eine Schwester ihr Ehrenkleid im Tanze schwenken läßt?

Schickt es sich, dass eine Schwester in der Etappe Luxushunde hält?

Schickt es sich, dass eine Schwester ihre Ausrüstung durch Tragen einer Reitgerte oder dergleichen Handwerkzeug vermehrt?

Schickt es sich, dass eine Schwester halb als Schwester und halb als Flieger gekleidet Luftlustfahrten unternimmt oder sich in einer derartigen Tracht photographieren läßt?

Schickt es sich? [...]

Es gibt nur ein Mittel, alle Erörterungen über nicht einwandfreie Führung und man-

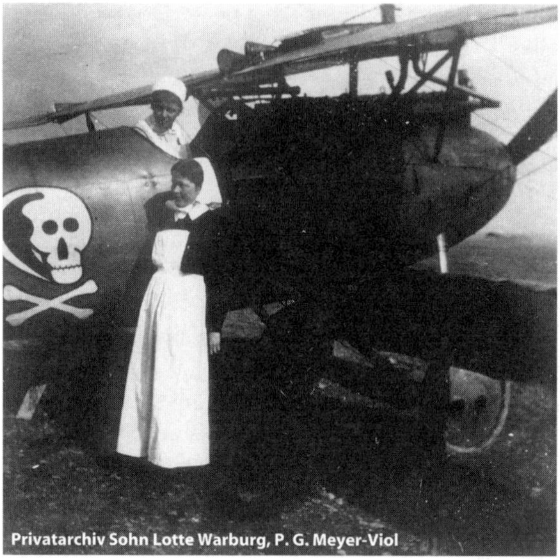

gelhafte Leistung der Schwestern im besetzten Gebiet zum Schweigen zu bringen, nämlich rücksichtslose Entfernung der fraglichen Elemente aus dem Etappendienst und Versetzung zum Heimatdienst, wo bei der herrschenden Knappheit der Lebensmittel, bei der reichlichen Arbeit ohne Mithilfe von männlichem Personal und fremden Landeseinwohnern und bei dauernder Aufsicht durch Eltern oder deren Vertreter vielleicht diese oder jene „schöne Menschenseele" gerettet werden kann.

Ex negativo läßt sich vermuten, dass alle diese „Vergehen" real vorgekommen sind. Einige Grenzüberschreitungen lassen sich durch die unveröffentlichten Schwesternbriefe belegen.

■ Der Krankenschwester,
in: Die Schwester vom Roten Kreuz,
Nr. 6, 1918, Berlin, 24. März, S. 110

Der Krankenschwester
Ohn' Ruhe hat sie Tag und Nacht
An Kriegerkrankenbetten gewacht
Bei bittrer Not und Schmerzensklage
Stand sie oft an einem Heldengrabe
Und ist so mild bei all dem Leid
In ihrem Schwestern-Ehrenkleid

Mit zarten und geübten Händen
Kann sie bei Schmerzen Lind'rung
spenden,
und ihrer Stimme süßer Klang
Ist wie ein holder Engelsang.
Sie bringet Glück und Sonnenschein
Mit ihr zieht neues Hoffen ein.

Ihr Trost hat manchen neu gestärkt,
Und wie ein Ahnen, unbemerkt,
Hat sie mit ihrem lieben Wesen
Beim Plaudern und Geschichtenlesen
Den rauhen Kriegern neues Leben
Und stilles Friedensglück gegeben.

Mit Sorgfalt hat sie treu gepflegt,
Die Helden wie ihr Kind gehegt.
Viel Freude ist allzeit gewesen,
Wenn wieder einer als genesen
So ehrfurchtsvoll und dankbeglückt
Der guten Schwester Hände drückt.

Und für ihr unermüdlich Streben
Begleitet sie des Himmels Segen.
Geweiht ist ihre Tätigkeit.
Es können voller Dankbarkeit
Die Krieger stolz und voll Vertrauen
Auf unsre deutschen Schwestern schauen.
T.K.

■ Anna von Zimmermann, Die Hilfsschwester vom Roten Kreuz, Berlin 1915

Das ideale Ziel, das jedem Glied des Pflegestabes unter dem Roten Kreuz vorschweben soll, ist: sich selbst in den ernsten Pflichten, die die verantwortungsvolle Arbeit auferlegt, so zu entwickeln, dass man den selbstgewählten Platz voll ausfüllt, seinem Vaterland mit dem Besten und Höchsten, das man in sich trägt, dient und damit zu einem Segen wird

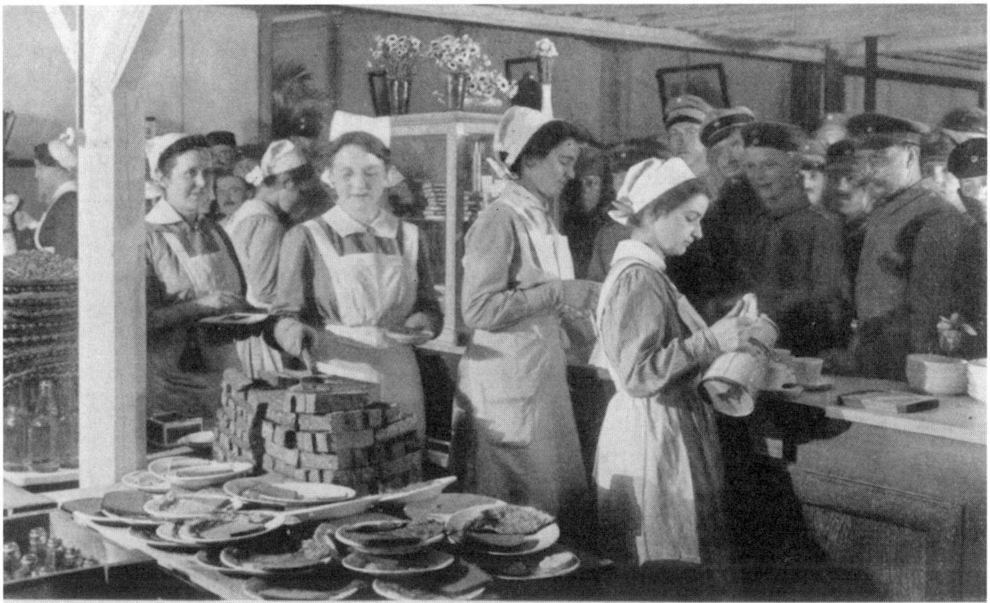

Eisenbahner- und Soldatenheim in Brüssel

Eduard Senftleben, Wolfgang Foerster, Gerhard Liessner (Hg.), Unter dem Roten Kreuz im Weltkriege. Das Buch der freiwilligen Krankenpflege, Berlin 1934, S. 77

für alles, was leidet und der Hilfe und allezeit bereiten Nächstenliebe bedarf.

Nur ein Weg führt zu diesem Ziel. Er heißt: „Über alles die Pflicht!“ Sie ist die Richtschnur, die allein auf geradem Weg zum Ziele führen kann – ohne Abirren und Straucheln (22). [...]

Nicht zum Vergnügen und zur Freude wird man zum Roten Kreuz einberufen, sondern zur Pflichterfüllung, und in ihr findet man dann die Freude, die die Pflichtlose nie kennen lernt. (25) [...]

Die Arbeit unter dem Roten Kreuz muß auf der Disziplin basieren, deren Fundament unbedingter Gehorsam ist. Die Disziplin schweißt erst alle Glieder des zusammenhängenden Ganzen zu eisernem Gefüge, das als geschlossene Kraft Einheitliches zu schaffen und Widerstände zu überwinden vermag (26/27).

■ Hans Dolfenhain (Hg.), Das Liebesleben im Weltkriege. Das Liebesleben an der Front und in der Etappe. Erster Teil/Erster Halbband, Nürnberg 1919
Ernst Jros,
Die Schwestern im besetzten Gebiet

Eine ganz wesentliche Schuld an der Gefährdung des Schwesternansehens trugen die Laborantinnen. Zumeist aus guten bürgerlichen Verhältnissen stammend, haben sie vor oder während des Krieges den Beruf als Laboratoriumsassistentinnen ergriffen [...] (42) Auffallend uns sittlich verdächtigend aber war der fast ausschließliche Verkehr mit Offizieren der Etappe, denen berechtigterweise sittliche Ausschweifungen in hohem Maße nachgesagt wurden.

Die andere Kategorie von Frauen, die fälschlicherweise als Schwestern angesehen und beurteilt wurden, waren die „Wirtschaftsdamen“ der Soldatenheime, die aus fast ausschließlich sog. vornehmsten Kreisen stammten. Auf sie treffen die den Laborantinnen zur Last gelegten Unvorsichtig- und Taktlosigkeiten in erhöhtem Maße zu. Aber diesen gegenüber war die Organisation der freiwilligen Krankenpflege vollkommen machtlos, weil sie ihr nicht angegliedert waren, vielmehr den Kommandanturen unterstanden. (43) [...]

Das abfällige sittliche Urteil über die eigentlichen Schwestern ist auf den Anfang des Krieges zurückzuführen. Damals wurden unzählige weibliche Pflegekräfte gebraucht, und es meldeten sich Frauen aus allen Kreisen. [...] So kam es, dass nach wenigen Wochen weibliche Personen als Schwestern hinausgeschickt wurden, unter denen sich erwiesenermaßen Prostituierte und diesen gleichwertige Mädchen befanden. [...]

Unter diesen sogenannten Kriegsschwestern befanden sich unzählige Mädchen, die aus Begeisterung, in der Absicht, dem Vaterlande zu helfen [...] hinausgezogen sind, die aber weder immer den Versuchungen, die naturgemäß in dem frauenlosen Milieu schwerer als daheim unter dem Schutz der Mutter waren, und die auch zuweilen dem Ehrgeiz und der Eitelkeit schmeichelten (Offiziere, Aerzte), widerstehen konnten, noch die von der Begeisterung ausgelösten Gefühle von Kameradschaftlichkeit und entgegenkommender Dankbarkeit gegenüber dem Militär immer zu beschränken und von erotischem Begehren reinzuhalten vermochten. [...]

Mit der Zeit wurden die ungeeigneten Elemente größtenteils ausgeschieden, und auch diese besondere Art von Kriegspsychose verlor an Boden. [...] Es gab natürlich wohl kaum einen Schwesterntrupp, in dem sich nicht auch noch Schwestern, die lediglich aus unedlen Motiven heraus Anschluß suchten und erreichten, gefunden hätten; aber es waren nur mehr verschwindende Ausnahmen. (45)

Es sind nicht ausschließlich die „Kriegsschwestern" (hier wird der Begriff vermutlich im Gegensatz zu den Berufs- oder/und Mutterhausschwestern benutzt), die der Unmoral bezichtigt werden. Die Berufs- bzw. Mutterhausschwestern verbleiben auf dem Sockel unantastbarer Weiblichkeit. Demgegenüber werden Berufsgruppen wie die Laborantinnen und ‚Wirtschaftsdamen' in den Soldatenheimen, aber auch die Stabshelferinnen diverser Übertretungen der Sittlichkeit bezichtigt – eine Behauptung, die unbewiesen bleibt.

■ Unterm Lazaruskreuz.
Mitteilungen der Berufsorganisation der Krankenpflegerinnen Deutschlands 1914, 9. Jahrgang und 1915, 10. Jahrgang

Gleichzeitig trifft ein Bericht von den Schlachtfeldern des Ostens ein, von Schwester E. Sch., die mit Beginn der Mobilmachung in Allenstein bei dem Regiment eintraf, dem sie seit zwei Jahren verpflichtet ist, das sie auf dem Sanitätswagen begleitet. Aus ihren ersten Briefen geht hervor, wie wohltuend der Einfluß der mütterlichen Frau schon vor dem Beginn der Kriegsaktion empfunden wird. Am 31. August schreibt sie:

„Von unserm großen Sieg bei Soldau – Gilgenburg – Hohenstein am 29. August werden Sie bereits erfahren haben (206). [...] Die Nacht vorher verbrachten wir, da ein Weiterrücken nicht möglich war, im Chausseegraben; die Schlacht begann. Kanonendonner und die vielen Feuerscheine rundum ließen uns nicht schlafen, wir froren ganz fürchterlich. Schon kamen Wagen mit Verwundeten von anderen Regimentern. Wasser trugen wir an die Wagen, dankbar tranken die meisten. [...] Dann in der Schlacht bei Faulen, wo wir Gewehrfeuer von allen Seiten bekamen. Doch blieben wir dort halten, ein Offizier brachte uns die Meldung, wir müßten uns zurückziehen, da die Lage für uns ungünstig sei, und wir in Gefahr der Gefangennahme stünden. Dann wendete es sich aber zu unsern Gunsten, wir siegten. Herr Oberst K. kam persönlich zum Truppenverbandplatz, um seine Anerkennung auszusprechen für unsere tapfere Haltung. Dort gab es viel Arbeit, 59 Schwerverwundete, viele leichtere und auch Tote. Es war grausig, stockdunkle Nacht, unsere Sanitätswagen nur spärlich beleuchtet, dazwischen kamen und gingen Krankenhausträger, wir arbeiteten fieberhaft. [...] Ich werde noch lange denken an diese Fahrten in dunkler Nacht und im Morgengrauen, an die Biwaks und Arbeitstage. Es hat mir noch nicht leid getan, mitgezogen zu sein, ich lernte manches kennen, was nie eine Schwester kennen lernen wird und nehme Eindrücke mit, die sich nie auslöschen lassen. (207) [...]“

Für derartige Arbeitsgebiete sind freilich nicht alle Schwestern geeignet. Lebensreife, ein weiter Blick, eine unantastbare Persönlichkeit ist erforderlich, um so in den ersten Reihen hinter dem männermordenden Kampf zu stehen. Warum sollte aber die Frau von heute nicht mehr oder nicht wieder die helfende Kameradin des Mannes sein können, wie ihre germanische Urmutter das vor Jahrtausenden war? (208)

Die freien Schwestern der Berufsorganisation wurden im Laufe des Ersten Weltkrieges nur in geringem Umfang in Deutschland in der Etappe eingesetzt. Sie arbeiteten vornehmlich in Seuchenlazaretten in Österreich-Ungarn. Lediglich zu Beginn des Krieges fanden sie ihren Einsatz in den Lazaretten in Ostpreußen. Elfriede Scherhans, die auch in dem Werk von Pflugk-Harttung als ‚Frontschwester‘ gefeiert wird, bleibt eine absolute Ausnahme und erinnert in ihrem viermonatigen Einsatz eher an die ‚Schlachtenjungfrau‘ des Deutsch-Französischen Krieges. Die Schwester, die über die Schlachtfelder geht und dort die Verwundeten versorgt, bleibt allerdings ein Motiv in den zeitgenössischen Romanen.

■ Unterm Lazaruskreuz. Mitteilungen der Berufsorganisation der Krankenpflegerinnen Deutschlands 1914, 9. Jahrgang

...., den 9. September 1914
Mit großem Interesse las ich die zweite Kriegsnummer unserer Zeitung. Da ich selbst als ehemalige Schwester keinen dringenderen Wunsch habe, als mich auch wieder in den Dienst der Krankenpflege zu stellen, verstehe ich das ungeduldige Drängen unserer Schwestern, recht bald in unmittelbarster Nähe des Kriegsschauplatzes ihren Beruf ausüben zu können, nur zu gut. Damit aber alle unter ihnen sich klar werden, welchen Lagen sie unter Umständen ausgesetzt sind und damit sie später nicht enttäuscht sind oder ihre Vorgesetzten enttäuschen, stelle ich Ihnen folgenden Brief zur Verfügung.

Er ist von meinem Manne, der als Oberstabsarzt beim Kriegslazarett des [...] Armeekorps in Belgien steht und sonst ein ausgesprochener Freund der Schwesternpflege ist und lautet:

„Seit drei Tagen sind wir in der Hauptstadt Belgiens und haben mit unserm gesamten Personal das mustergültig eingerichtete Militärhospital von Etterbeck bei Brüssel übernommen. Es ist gut, dass wir unsere Schwestern hier zum ersten Mal verwenden können. Bisher ging dies nicht, weil wir an kleineren Orten und auf dem Marsch unausgesetzt von Franktireurs bedroht wurden, [...] Man hat aus diesen Erfahrungen gelernt , dass man weibliches Lazarettpersonal bis in die Kriegslazarette nicht vorziehen kann, es ist am besten in den Reservelazaretten der Heimat aufgehoben. Das Gros der Schwestern erweist sich auch den Eindrücken und Wechselfällen des Krieges weder körperlich noch physisch gewachsen. Sie klappen zusammen, werden ängstlich und nervös. Anderen tut die männliche Umgebung nicht gut! [...]“

Ueber das gewonnene Urteil betreffs weibliches Pflegepersonal bin ich recht traurig, da ich im stillen gehofft hatte, mein Mann würde mich nachkommen lassen, um ihm zu helfen [...].“ (208).

Die Diskussion über den Einsatz von Frauen in der Kriegskrankenpflege in Frontnähe wird in dieser Form an keiner anderen Stelle geführt. Das offiziell

herrschende Bild traut den Mutterhausschwestern zu Beginn des Krieges zwar einen Einsatz in Frontnähe zu, versucht ihn allerdings in Grenzen zu halten. Seit 1915 wird der Einsatz von Schwestern in Lazaretten in Frontnähe um eine neue Argumentationslinie erweitert: Frauen verbessern generell das Klima in den Lazaretten und beugen Depressionen vor.

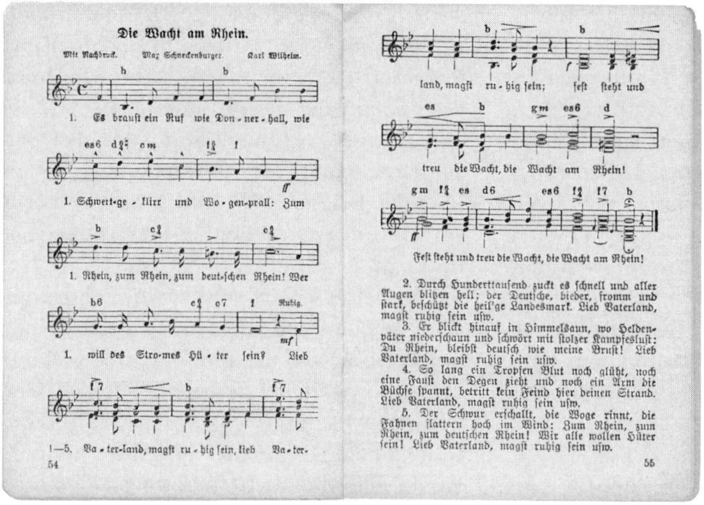

Soldaten- und Vaterlands-Lieder, hg. im Kriegsjahr 1915, Soldatentage am 20. u. 21. November, veranstaltet vom Ortssammel komitee des Roten Kreuzes München, S. 58

■ Andreas Latzko, Frauen im Krieg. Geleitworte zur Internationalen Frauenkonferenz für Völkerverständigung in Bern, Zürich 1918

Und ein letztes: vor wenigen Wochen sahen wir, dass junge Regimenter – es waren die Berliner Kriegsfreiwilligen – eine feindliche Stellung unter Gesang gestürmt haben. Sie haben dabei das Lied gesungen, dessen zweiter Vers beginnt mit den Worten: Deutsche Frauen, deutsche Treue.

Die Feinde, auf die sie einstürmten, die Sudanneger, Turkos, Gurkas und Hindus konnten das Lied nicht verstehen; sie hätten es auch nicht verstanden, wenn sie auf allen Schulen der Welt Deutsch gelernt hätten. Denn was dies Lied besingt, ist gerade das, was uns von unseren Feinden unüberbrückbar trennt. Es ist der Glaube an Dinge, die keinen Kaufwert haben, die ein Besitz des Herzens sind, ohne die uns das Leben nicht wert ist, gelebt zu werden. Für solche Güter gehen unsre Krieger in den Tod, und indem sie sterben, legen sie ihr Vermächtnis in die Hände der Zurückbleibenden. Mit jedem neuen Grabhügel, der sich auf den Schlachtfeldern Polens und Frankreichs wölbt, wächst unsere Verantwortung. Wir müssen dafür sorgen, dass sie ihr Blut nicht umsonst vergießen; wir müssen so sein, wie die Besten draußen uns in ihren besten Stunden sehen. Es gilt, das Leben mit höchstem Idealismus zu durchdringen in Schlichtheit und Lauterkeit, heiligem Ernst und heiliger Anmut. Nur wenn wir solche Wege gehen, dürfen wir um unsere Toten ohne Bitterkeit trauern; nur dann haben wir das Recht, den heimkehrenden Siegern unsere Lorbeerkränze zu reichen." (21/22).

Auch im Rahmen der inter/nationalen Friedensbewegung bleibt das Wunschbild der Frau getragen von tradierten Weiblichkeitvorstellungen. Wenig erwünscht ist die waffentragende Hetäre.

2.3 Erlebnisse und Erfahrung

Erlebnisse

Un/veröffentlichte Erlebnisberichte einzelner Kriegsschwestern bilden eine Scharnierstelle in der Vermittlung zwischen Anspruch und Wirklichkeit. Der literarisch gefärbte, individuell selektierende und selbstreflexive Blickwinkel legt in der je gewählten Schwerpunktsetzung deutlich erkennbare Strukturleitlinien fest.

Für Frauen wie Edith Stein, Lotte Warburg und Gertraud von Bullion ist ihre Zeit als Kriegsschwester eine zwar prägende, aber keineswegs entscheidende Lebensphase. Sie üben ihren Schwesternberuf nur begrenzt aus. Für Berufsschwestern wie M. Bergmann, Maria Pfaender und Maria Heil sind die Kriegserlebnisse wichtige Bestandteile ihrer beruflichen Identität.

■ Käthe Russner, Schwesterndienst im Weltkriege. Feldpostbriefe und Tagebuchblätter, Leipzig 1936

St. Quentin, 1.9. (1918)
Mein Gott! Wie hat sich alles verändert hier! Der Feind ist im Anzuge. Rückwärts! Rückwärts! ist die Parole! Geschützdonner rollt Tag und Nacht in beängstigender Nähe und schwillt oft zu einer solchen Stärke an, dass die Fenster zittern und klirren. In der Stadt buntbewegtes Leben. Hetzen und Jagen. Kriegsgetümmel! Es wimmelt von Soldaten aller Schattierungen (87) [...] Krieg, Krieg, Rückzug! – Nesles soll schon in Feindeshand sein! – Unser Kriegslazarett ist von einem Feldlazarett abgelöst worden; sieben Schwestern arbeiten noch dort. Die Schwestern meines Trupps sind jetzt fort; wohin – weiß mir niemand recht zu sagen. Es war ein ganz plötzlicher Aufbruch. (88).

10.10. (Charleroi)
Als ich heute früh in den Saal kam und mit der täglichen Arbeit beginnen wollte, hörte ich irgendwo oben verzweifelte Schreie: „Schwester, Schwester!" Und wieder, markerschütternd: „Schwester, Schwester!" Ich stürzte nach dem 1. Stock, dort war's nicht. Also nach dem 2., der bisher noch nicht belegt war. Ich reiße eine Tür auf, aus der die Schreie zu kommen schienen und – stehe wie gelähmt! Ein ganzer (101) großer Raum voll von Schwerstverwundeten. [...] Der Saal hat ein Glasdach! Höchst ungeeignet bei Fliegerangriffen, denen wir schon längst wieder ausgesetzt sind! Eine Diätküche gibt es nicht – die Fiebernden bekommen nichts als die eintönige, wässerige Feldkost. [...] Mit Krankenzulagen ist man jetzt sehr geizig. Jeden Schluck Wein usw. müssen wir förmlich erbetteln und dafür noch hinnehmen, dass man tut, als wollten wir das für unseren eigenen Gebrauch. (102). An eine Lazarettwäscherei ist auch nicht zu denken. Schwester H., die gern überall helfen möchte, läßt im Heim von Belgierinnen das Notwendigste waschen. Dafür bleibt unsere Wäsche liegen. [...] Die Zugänge kommen in die Betten der

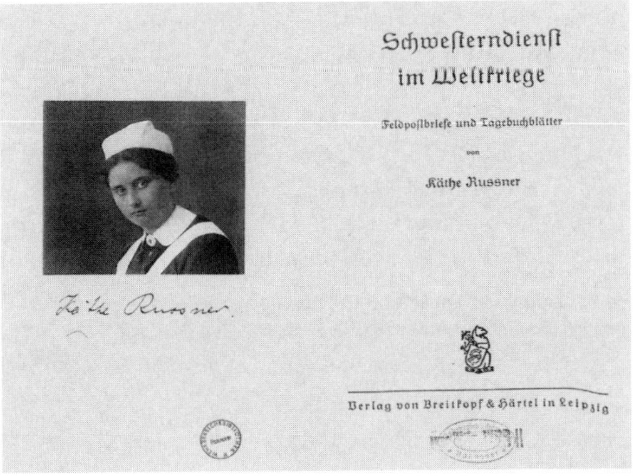

Käthe Russner, Schwesterndienst im Weltkriege, Feldpostbriefe und Tagebuchblätter, Leipzig 1936

Abgänge, wie die Betten sind. Von Neubeziehen kann keine Rede sein. Die Lager sind miserabel. Da die Matratzen nicht reichten, sind statt dessen Kopfkissenteile mit verwendet worden. [...] An Luftkissen oder ähnliche Hilfsmittel nicht zu denken. Binden nur noch aus Papier oder sogenannte „Gardinenbinden". Letztere aus gemustertem Stoff, sicher Gardinenstoff oder dergleichen, und so gestreift, dass man sie vor Gebrauch erst naß machen muß.

Fast alle Nächte Antransport! Die meisten Zugänge kommen aus Richtung St. Quentin. [...] Unterarzt A. wankt heute mit 40 Grad Fieber herum, wahrscheinlich Grippe, die jetzt schrecklich unter Patienten und Personal haust. (103).

27.10. Man könnte weinen, weinen! Der Rückzug ist in vollem Gange. Nacht für Nacht, in ununterbrochener Folge marschieren Kolonnen über Kolonnen rückwärts. [...]

An den Krankenbetten erlebt man täglich, stündlich Erschütterndes. [...] Und etwas, was in seinen Fieberreden immer wiederkehrt – wie furchtbar muß dieses tiefe Gemüt unter den entsetzlichen Eindrücken gelitten haben – „4 Jahre lang habe ich meine Pflicht getan, und wenn sie mein Tagebuch lesen, wird ihnen grausen, und Sie werdens nicht glauben. Erzählen kann ich nichts. Die viel erzählen, haben nichts mitgemacht."(105)

Käthe Russner, geb. 17.3.1892 in Chemnitz, arbeitete dort bis 1937 als OP-Schwester. Dieses Buch blieb ihr einziges Buch, das auch nur eine Auflage hatte. (Monika Kunz, a.a.O., S. 118). Sie beschreibt in ihrem Buch die letzten Monate des Krieges.

→ *Vgl. ergänzend, Emilie Albrecht, Aus meinem Kriegs- Tagebuch. Badischer mobiler Lazarett-Trupp. 2. Zug (Karlsruhe 1917)*

■ (M. Bergmann), Kriegstagebuchblätter einer Schwester, Mannheim 1930

Vorwort

Elf Jahre lang trugen die noch am Leben gebliebenen Kriegsteilnehmer ihre Kriegserlebnisse tief in der Brust, wartend, bis der Zeitpunkt gekommen war, wo das Erlebte am lebendigsten nach einer Wiedergeburt verlangte und sie zwang, zur Feder zu greifen, um sich endlich mitzuteilen, nach jahrelangem Schweigen. [...] Auch diese Blätter sind nur ein Fragment und in erster Linie für diejenigen gedacht, die sich in ähnlicher Lage befanden und am ehesten imstande sind, sich die Bilder zu vergegenwärtigen; in zweiter Linie aber (3) für den Nachkriegswuchs, um ihn an diesem Weltgeschehen teilnehmen zu lassen und ihm die aus der ureigensten Liebe und Treue zum Vaterland entsprungenen, übermenschlichen Leistungen einer ihm nur kurz vorangehenden Generation vor Augen zu führen. [...]

Es war im Sommer 1914. Wohlumhegt und treuumsorgt von liebevollen Händen, saß ich 22jährig noch glückselig, in einen blauen Himmel hinein träumend und lachend, im warmen Elternnest. [...] Nichts ahnend lebte man, mit der Natur und den Tieren aufs engste verbunden, sorglos dahin, bis der 1. August die Kriegserklärung brachte. [...]

Der erste Gedanke war: dem Vaterland helfen! Am 10. August saß ich schon in Karlsruhe in einem Helferinnenkurs, den unsere Landesmutter Großherzogin Luise, in aller Eile veranstalten ließ, um so schnell wie möglich Hilfskräfte für den Samariterdienst zu bekommen. Nach einer kleinen Prüfung wurde ich dem Bahnhofsdienst am neuen Bahnhof in Karlsruhe zugewiesen. [...] Das Verlangen nach wirklicher Pflege wurde immer größer, und bald hatte ich es erreicht, als Helferin in dem ehemaligen Orthopädischen Institut (5) [...] unterzukommen. Wie war man stolz, als man die ersten Verwundeten pflegen durfte! [...]

Als im Frühjahr 1916 noch immer kein Kriegsende vorauszusehen war und die Liebe zur Krankenpflege erst richtig in mir erwachte, erwählte ich den Schwesternberuf zum Lebensberuf. [...] Im Mai 1917 legte ich das Staatsexamen ab und wurde durch freundschaftliche Beziehungen Ende Juli namentlich von Gent angefordert (6). [...] nach 24 Stunden landeten wir in Gent, von wo aus ich zwei Tage später nach Kortryk geschickt wurde. [...]

Kortryk, Krankensammelstelle der Krankentransport-Abteilung 4, zugehörend zum 14. Armeekorps. Freitag, den 17. August 1917.

Wir sind nun nicht mehr im Etappengebiet, sondern liegen in der Gefahrzone so wurde uns heute mit Recht erklärt; denn in dieser Nacht waren wir der Todesgefahr mindestens so ausgesetzt, wie die Soldaten. (7). [...]

Mittwoch, den 29. August. Wieviel Elend hat sich wieder auf unserer Sammelstelle nach diesen Schreckenstagen zusammengefunden! [...] Der untere Saal faßt 250 Betten, und im oberen Stockwerk können über 1000 Leichtverwundete, d.h. Laufende, aufgenommen werden (10). [...] Es war ein ewiges Gehen und Kommen! Kaum waren die Schwerverwundeten abgeladen und in die Betten gepackt, mußten sie nach einigen Stunden wieder herausgehoben und in den Lazarettzug verladen werden; denn wir brauchen immer wieder Platz für die Frischoperierten. Unsere Sammelstelle war tagelang umringt von Sanitätsautos; vorne fuhren diejenigen vor, die von der Front kamen, und am hinteren Ausgang hielten ganze Kolonnen für die Abtransporte. Entsetzlich sind die kleinen, zweirädrigen Anhängewagen, aus denen oft ein mörderisches Geschrei der armen Schwerverletzten kommt (11). [...]

Montag, den 10. September. An der Front ist eine große Stille eingetreten, die wir benützen, um (12) der Reihe nach einen Urlaubstag zu nehmen. Wir eilten zu zweien am Samstag Abend zum Stabsarzt und baten um Fahrscheine nach Blankenberghe. (13) [...] Endlich gelangen wir nach Blankenerghe, suchen unser Schwesternheim auf und verbringen am Strand den denkbar schönsten Nachmittag und Abend, essend und trinkend, ruhend und genießend. Wir fühlen uns wie Millionäre in den vornehmen Korbsesseln! [...]

Mittwoch, den 19. September. Seit gestern dröhnt und zittert die Erde unaufhörlich durch die noch immer steigenden Kanonaden. Ein unausgesetztes Grollen und Donnern begleitet uns auf Schritt und Tritt, ohne eine Minute Pause. Wir laufen nicht durch den Saal, – wir fliegen nur noch! Es ging heute unbeschreiblich zu! Am Morgen hatten wir 4-500 Mann verpflegt, am Nachmittag 5-600 neue Feldgraue. Sie erzählen von einer neuen Offensive der Engländer. Der Nachthimmel im Westen ist ein Feuermeer. Mit offenen Augen liegt man nachts im Bett und wird die furchtbaren Bilder vom Tag nicht

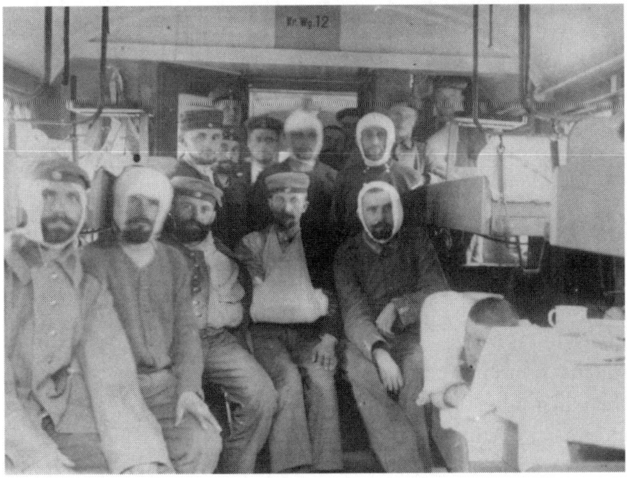

Lazarettzug. Badische Schwesternschaft vom Roten Kreuz (Luisenschwestern) e.V., Karlsruhe

mehr los: unter den hunderten Verwundeten über 20 Gasvergiftungen, die mit ihren gelbgrünen Gesichtern sich an der Wand entlang tasten und dann plötzlich zusammenbrechen, entsetzliche Gesichtsverbrennungen und über 20 Kopfschüsse: Eindrücke, mit denen man nicht fertig wird. (15) [...]

Sonntag, den 28. Oktober. Wir erleben immer dasselbe: Ohrenbetäubendes, nerverschütterndes Trommelfeuer, Tausende von Verwundeten, verdreifachte Arbeitsleistung unter ständiger Lebensgefahr von Fliegerangriffen. [...] (17) [...] Kortryk, der Hauptknoten- und Sammelpunkt aller durchfahrenden Truppenzüge, Munitionskolonnen, Lastautos mit Sprengmaterial ist ein zu großer Anziehungspunkt für die Feinde. [...]

Thourout
Dienstag, den 8. Januar 1918. Seit gestern früh um 12 Uhr bin ich hier in dem kleinen Nest, an einem riesengroßen Feldlazarett, das zur Zeit von einer Badischen Ärzteschaft geleitet wird. Unsere Adresse ist einfach: Feldlazarett 265, Feldpost 4. (20) [...]

Dienstag, den 8. April. Immer nach 4 Wochen rücken die alten Ärzte mit ihrer Division ab, und neue Ärzte halten Einzug. Nach unseren lieben, hochgeschätzten Badenern kamen Preußen für 4 Wochen, die weniger angenehm waren, und seit zwei Tagen sind die Bayern da! Am Sonntag entstand, wie jedesmal beim Wechsel, ein (22) großer Tumult; die „Bayrischen Löwen" zogen ein, während die Preußen im großen Umzug abrückten. Die einen packten ein, rafften alles zusammen (Thermometer, Kaffeetassen, Trinkbecher, Steckbecken etc.), sattelten die Pferde, spannten die Wagen an – die anderen rannten durchs Haus, suchten sich die geeigneten Zimmer aus, packten aus und machten sichs gemütlich. Wir Schwestern, die wir immer bleiben, begleiteten die abrückende Kolonne noch ein Stückwegs zum Dorf hinaus (23) [...]

Sonntag, den 5. Mai. Die Nachtwachen in Thourout kann man auch sein Leben lang nicht mehr vergessen! Bei einer Petroleumfunzel sitzt man in dem Riesensaal bei all den schweren Knochenschüssen und muß bei dieser miserablen Beleuchtung auf die Blutung heillos achtgeben. Ein Sanitäter schläft hinten im Saal auf einer Pritsche, der nur im äußersten Notfall geweckt werden darf; denn er hat einen strammen Tagesdienst hinter und vor sich. Wenn bis um 10 Uhr noch keine Ruhe eingetreten ist und das Gejammer und Gewimmer und Stöhnen immer lauter wird, dann darf man, – Gottseidank! – Morphium geben, wo mans für nötig hält. Das ist hier ein Segen, dieses Morphium; es wäre nicht ausdenkbar, müßte man die Leute ohne Betäubungsmittel liegen lassen! (25) [...] Schaurig ist der Gesamtanblick vom ganzen Saal: die vielen Streckverbände an den Flaschenzügen bei Armen und Beinen mit den Wolldecken darüber sehen wie Gespenster aus und nehmen nachts im Halbdunkel die groteskesten Formen an. (27) [...]

Dienstag, den 15. Oktober. Heute kommt die letzte Nacht. Es ist garnicht zu beschreiben, was ich in diesen Nächten gesehen und erlebt habe. Ich bin zu müde, und es fehlt mir an Ausdruckskraft, alles hinzuschreiben. In 14 Nächten sind 13 Männer in meinen Armen gestorben; wieviele es am Tag waren, weiß ich nicht. In einer Nacht habe ich mal wundershalber die Kampfer- und Coffein-Spritzen gezählt und habe am Morgen gegen 5 Uhr die 45. Spritze gegeben. Nur ganz selten kommt mal ein Grippekranker durch. Man wundert sich nur, wieso man eigentlich gesund bleibt. Wie die Leute mir ins Gesicht spucken, den eitrigsten Auswurf auf Kissen und Decken husten, wie sie auf mich losgehen mit dem Messer, oder was sie gerade in der Hand haben [...] – es ist der reinste Wahnsinn! (34). [...] Es ist ein Glück, dass die letzte Nacht kommt, denn ich bin psychisch und physisch ganz erledigt (35).

■ Kriegserlebnisse von Schwestern der Diakonissenanstalt Stuttgart 1814-1918, gesammelt von Schwester Maria Pfaender, Kaiserslautern 1938

Schwestern
Worte, den stillen Heldinnen gewidmet

Aus den Gefilden mordgieriger Schlacht
Aus des Schützengrabens naßkalter Nacht,
bedeckt mit Schlamm, mit Wunden und Blut,
ward ich getragen in eure Hut:
Schwestern!

Sorgsam gebettet Reihe um Reih'
Wie uns getroffen das feindliche Blei,
Feind neben Freund, Freund neben Feind,
Haß mit Haß so dicht vereint:
Schwestern!

Und ihr dazwischen – euch immer gleich,
zum Feinde nicht herbe – zum Freunde nicht weich,
ihr kennt nicht die Liebe – den Haß kennt ihr nicht,
nur eins kennt ihr, und das heißt „Pflicht".
Schwestern!

Seid ihr mir Mutter? Seid ihr mir Weib?
Was kümmert euch mein zerschossener Leib?
Ein Rätsel, das Männer nimmer lösen,
es liegt in des Weibes tiefinnerstem Wesen.
Schwestern!
(Von einem Unteroffizier, der im Lazarett von Diakonissen gepflegt wurde.)
(3)

Erwiderung der Schwestern
Wir sind nicht Mutter, wir sind nicht Weib,
Jungfrauen sind wir, dem Herrn geweiht.
Das ist das Geheimnis, das ihr ahnet,
das euch an Mutter und Gattin mahnet, –
das ist's. –
Kameraden, ahnet ihr nun die Kraft,
die uns Schwestern still treibt und schafft?
Wir wollen nur Jesum Christum preisen,
durch Dienst der Liebe auf ihn nur weisen,
das ist's. –
(Von Schw. M. P. aus „Gesammelte Gedichte", 4. Auflage, kartoniert)
(4)

Schmerzen lindern, Kranke pflegen,
müssen Haupt die Hand auflegen,
nicht nach eignen Wünschen fragen,
willig alle Lasten tragen,
müde Herzen sanft erquicken,
freundlich stets und friedlich blicken,

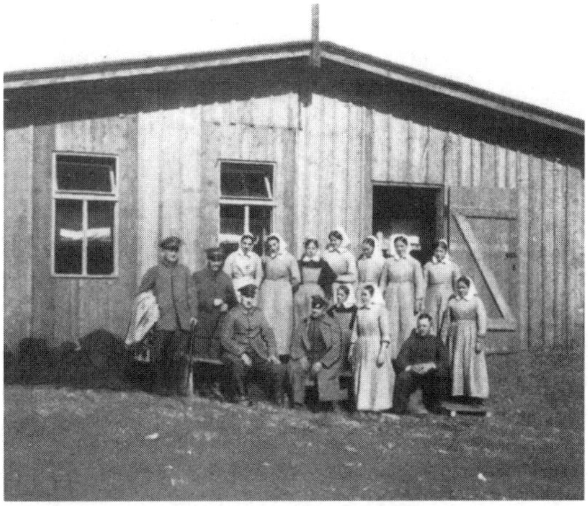

Unsere Schwestern in Longwy, Die evangelische Diakonissenanstalt in Stuttgart (1854-1929), Stuttgart 1929 (Jubiläumsfesstschrift 1929) , S. 74 und 75, Evangelische Diakonissenanstalt Stuttgart

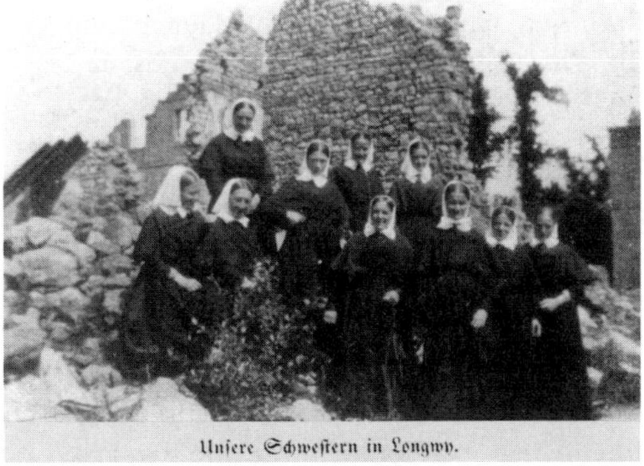

trockne Lippen liebreich laben
garnichts – und doch alles haben,
Schwester in dem schlichten Kleide,
Friedensbot' im Erdenkleide,
leuchtend bleib dein Lebensstern:
Ich muß dienen meinem Herrn! (64)

■ Weihnachtsfeier in Kowno,
Die evangelische Diakonissenanstalt in Stuttgart (1854-1929), Stuttgart 1929 (Jubiläumsfestschrift 1929), S. 75,
Evangelische Diakonissenanstalt Stuttgart

Weihnachten im Felde
[...] Wir wollen hier in Frankreich ein deutsches Weihnachtsfest feiern und trotz allem Jammer dem Herrn die Ehre geben und ihm danken, dass er unser Heiland ist. Das Feiern ist zwar nicht so ganz einfach. Die Gegend hat so etwas Trauriges, die abgebrannten Häuser, die kahlen Bäume, das Rauschen der Maas, das dumpfe Donnern der Kanonen, dazu das tägliche Elend hat etwas Bedrückendes. Und doch: es ist ergreifend, wie jedes in der Heimat mitsorgte, uns unsere Lage bei unsern Verwundeten zu erleichtern. [...] Eine ganze Woche hatten wir jeden Abend Singstunde von 8-9 Uhr. Ein Raum, ein Klavier und ein Singlehrer ließen sich finden. Die Feiern wurden gehalten etwa wie daheim mit Gesang und Ansprachen. In jedem Saal stand ein Christbaum mit brennenden Kerzen, und darunter lagen die Gaben für unsere tapferen Krieger. Wie leuchteten ihre Augen, wie glücklich sahen sie aus, und wie freute sich jeder über seine Pakete vom Roten Kreuz und dem Württembergischen Landesverein (34).

6. März (1915).
Bei Schneegestöber Fahrt nach Labry. Eine kalte, kalte Höhe, ein großer Platz mit einem Rechteck kalter Kasernengebäude blickt auf einen nüchternen kleinen Ort – so ist Labry. In einem großen Raum, mit 13 Betten, Pritschen, auf denen man liegt wie auf purem Eisen, in der Mitte ein Billard, zugedeckt mit Brettern, paar Hocker, paar Nachttische, eine Bank, ein Steinfußboden und weißgetünchte Wände und große, kalte Fenster ohne Vorhänge, und ein weißer, bleicher, eiskalter Himmel ohne Sonne, und ein Wind, der um die Ecken heult. Dahin ziehen die Verwundeten von den Schützengräben aus der Gegend von Verdun. Die Schwestern brummen; nichts ist ihnen recht. Sie wollen in die Etappe, aber ohne, wie das mal ist bei den Frauen, sich feste Vorstellungen zu machen und die Courage zu überlegen. [...] Die Männer sind froh, dass Schwestern da sind, Frauen. Seit 7 Monaten haben sie keine Frau mehr gesehen. Der Krieg, im einzelnen gesehen, ist so etwas weltverlassen Entsetzliches, Kaltes, Verhungertes, Grausiges. Das liest sich alles so im großen in der Zeitung und (48) sieht sich so im großen an und besteht doch aus lauter kleinem, einzelnen, winzigen Elend, aus Millionen Elend zusammengesetzt: das ist der Krieg. Aber im Kriege wird von der Schwester verlangt, dass sie schweigt.

Das Gewöhnliche machen die Männer alles, müssen es machen. Alle grobe Arbeit, alles Gefährliche, Unangenehme. Es ist, als wollten die Männer in dieser schlimmen Zeit sich an die Frau klammern als die Trägerin des Idealen. Diesmal soll sie wirklich nur schweben. Sie wird von den Männern gehoben. Sie soll in diesem Krieg nur Weib sein, zärtliche Trösterin, Sorgerin, Helferin. Das soll sie sein, was sie im Frieden immer sein wollte. Von der man träumte im Frieden als Schwester. Sie soll den Männern gut zureden, ihnen schwere Stunden leichter machen, nicht das rasende, gehetzte, verschaffte Tier der Friedenszeit sein. (49) [...]

Auf einer kleinen Erhöhung, in der kalten Gegend liegt die neue Jägerkaserne von Coufleur, jetzt Kriegslazarett; das nennt sich Labry. Draußen Schneeflocken, drinnen ein großer, weiß getünchter Raum, riesige Fenster ohne Vorhänge. Groß und blaß sieht die

Luft hindurch; ein Steinboden, der Kälte ausströmt durch die dünnen Matratzen, die auf Eisengestellen liegen; ein Billard in der Mitte, zugedeckt der Tisch zum Gemüseputzen; Aluminiumbecher, Kocher, Marmeladedose, Kommisbrot, Krankengeschichten [...] Auf kleinen Hockern die Waschschüssel, und vor jedem Bett der kleine, eiserne Schwesternkoffer mit dem roten Kreuz – das ist Etappenstimmung. – Männer in Leinenkitteln gehen über den eingeschneiten Hof, Lodenpellerinen und Kapuzen übergezogen, Ärzte mit Rot-Kreuz-Binden, Krankenwagen fahren aus und ein, und die Landstraße herunter kommen Soldaten angehoppelt, gleich aus dem Schützengraben, der 20 km von hier liegt. Kommen herauf ins (49) Lazarett, den Kopf verbunden, Arm in der Binde, an Stöcken oder mit kranken Augen oder Kleiderläusen. Andere werden gefahren. Alles kommt nach Labry, denn Labry hat 1500 Betten, 80 Sanitäter und 60 Schwestern. Die Ärzte sind wild auf Kranke, wild darauf, ihre Betten zu belegen, zu doktoren, und sie fassen alles ab, was nach Metz geschickt wird. [...] Sich das große Elend dieses großen Massenmordes zum Bewußtsein zu bringen, zu helfen, dazu sind wir da. Beim Anblick solcher ganz unsinnig grausamen Verletzungen stehe ich still wie ohne Verstand, und die Worte des Alten in Maria Magdalena höre ich wieder „Ich verstehe diese Welt nicht mehr." Wie entsetzlich ist das Elend des Einzelnen, wie erdrückend klein und doch so verzweiflungsvoll groß. (50) [...]

Da setzt die Tätigkeit der Schwester ein: diese Unglücklichen, Enttäuschten, Zermürbten durchdringen mit der Vorstellung von gepflegt werden, beachtet, geliebt, geehrt, sie aus ihrer maßlosen Einsamkeit herausholen, wenigstens ihnen in den schrecklichen Stunden der Angst und der Unsicherheit helfen, wenn es heißt, ein Glied hingeben müssen für immer, eines von diesen gewiegten, geliebten, Körperhabseligkeiten! Täglich kann man sie um ihre Glieder kämp-

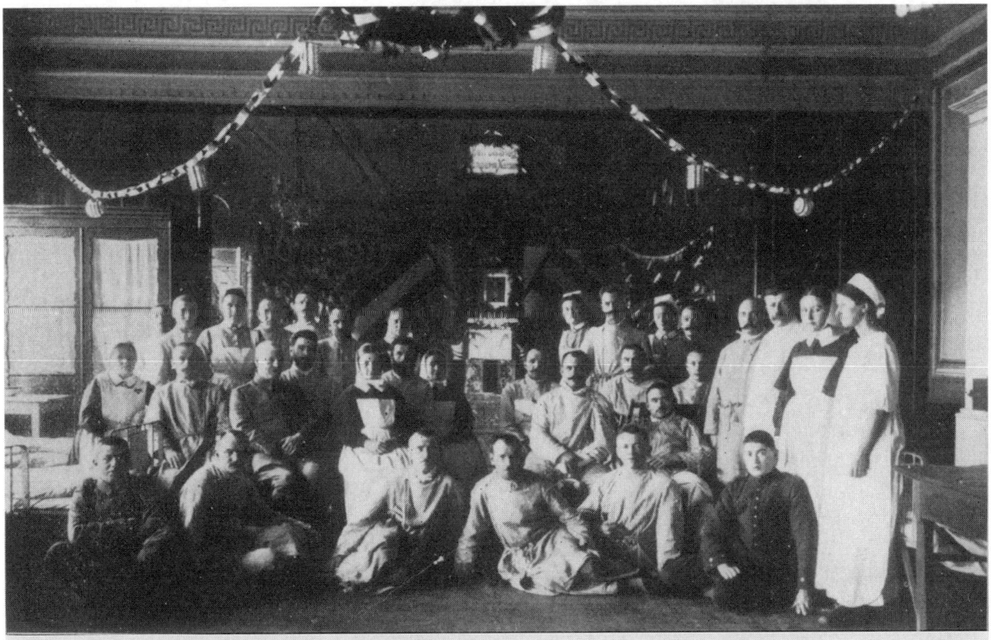

Weihnachtsfeier in Kowno.

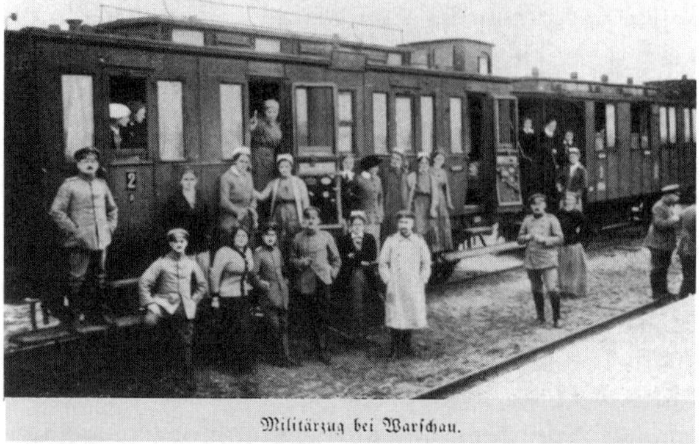

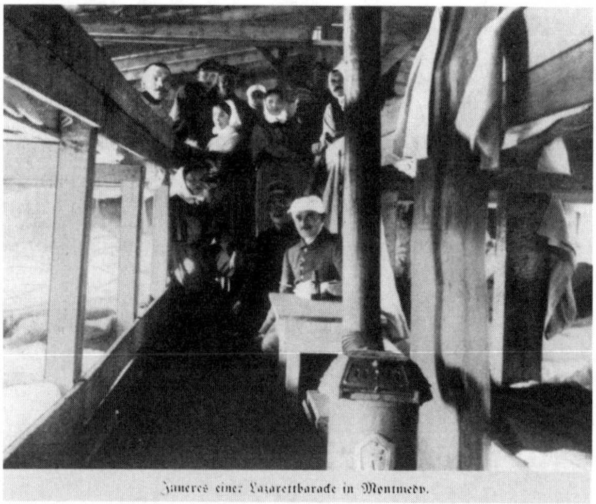

Militärzug bei Warschau (oben), Inneres einer Lazarettbaracke in Montmedy, Die evangelische Diakonissenanstalt in Stuttgart (1854-1929), Stuttgart 1929 (Jubiläumsfesstschrift 1929) , S. 74 u. S. 75 Evang.Diakonissenanstalt Stuttgart

fen sehen, diese Unglücklichen, ihnen ihre Photographien ersetzen, mit ihnen ihre Photographien ansehen – das ist unsere Aufgabe. Und wie wir das machen, das ist unsere Kunst und unser Geheimnis, das macht uns kein Mann nach. (51)

→ Das eingangs zitierte Gedicht ist auch abgedruckt in dem Berliner Armen- und Krankenfreund. Blätter aus dem Paul Gerhardt-Stift, Nr. 125, Aug./Okt. 1915, S. 2/3.

→ Vgl. ergänzend auch, 100 Jahre Evangelische Diakonissenanstalt in Stuttgart 1954-1954, Stuttgart 1954; Blätter aus dem Diakonissenhaus Stuttgart, 1914-1919; Aus dem Heldenleben einer Diakonisse. Schwester Sophie Holzer vom Martha-Maria-Verein in Nürnberg. Für das Vaterland gestorben in Brest-Litowsk am 22. Okt. 1915. Von R. Bart, Winnenden bei Stuttgart 1915.

■ Edith Stein, Aus dem Leben einer jüdischen Familie, Kindheit und Jugend, Freiburg 1965

Ich wollte zum Roten Kreuz. (213) [...]
Die Lazarette in Böhmen und Mähren waren überwiegend in der Hand der deutschen Schwestern. Die Berufsorganisation deutscher Krankenschwestern hatte es übernommen, sie einzurichten, und das schlesische Rote Kreuz versorgte sie mit Helferinnen. [...]

Mit den Schwestern kam ich gut aus. Sie waren tüchtig und eifrig in ihrem Dienst, wenn es auch den Eindruck machte, dass sie dabei mehr von Ehrgeiz als von Menschenliebe bestimmt waren. [...] Auch mit Dr. Pick war gut zu arbeiten. [...] Er freute sich über mein medizinisches Interesse und hielt mir gern am Krankenbett belehrende Vorträge, wie es sein Chef bei der großen Visite tun mochte. (238) [...]

Bei weitem am liebsten war mir der Verkehr mit den Patienten, wenn er auch manche Schwierigkeiten bot. Es waren ja in unserem Lazarett alle Nationen der österrreichisch-ungarischen Monarchie vertreten: Deutsche, Tschechen, Slowaken, Slovenen, Polen, Ruthenen, Ungarn, Rumänen, Italiener. Auch Zigeuner waren nicht selten. Dazu kam noch manchmal ein Russe oder ein Türke. Zur Verständigung des Arztes mit den Kranken gab es ein Büchlein, das die notwendigsten Fragen und Antworten in neun Sprachen enthielt. [...] Mit ein paar Brocken und mit Zeichensprache half man sich durch. Es hätte wohl noch mehr Schwierigkeiten gemacht, wenn die Leute Bedürfnis nach Unterhaltung gehabt hätten. Aber die meisten waren ja in einem Zustand, in dem das gar nicht in Betracht kam. Ihre völlige Hilflosigkeit und Pflegebedürftigkeit machte mir die Arbeit besonders beliebt. Sehr bald lernte man die Unterschiede der Nationen kennen. Wir hatten keinen einzigen Reichsdeutschen auf der Station. Später habe ich einige als Patienten gehabt. Wir deutschen Schwestern jubelten, wenn wir einen Landsmann bei einem Transport entdeckten. Hatten wir ihn aber ein paar Tage in unserm Krankenzimmer, dann wurden wir meist recht kleinlaut. Sie waren anspruchsvoll und kritisch. [...] Die „wilden Völkerschaften" waren demütig und dankbar. Sie taten mir so leid, die armen Slowaken und Ruthenen, die man aus ihren friedlichen Dörfern herausgerissen und ins Feld geschickt hatte (239) [...]

Jeden Morgen wurden die Schwerverletzten von der angrenzenden chirurgischen Station bei uns verbunden. Bei der Visite wurde außerdem festgestellt, wer zu operieren sei. Zur bestimmten Zeit mußten wir dann alles bereit haben: steriles Verbandzeug, Instrumente u.s.w.. Gewöhnlich reichte Schwester Anni die Instrumente zu; ich löste die Verbände, hielt die Patienten fest, wenn das nötig war, und legte am Schluß wieder den Deckverband an, damit die Ärzte nichts Unsteriles anzurühren brauchten. (249). [...]

Eines Morgens begegnete mir Schwester Alwine im Gang und rief mir zu, es sei ein Transport von 1000 Verwundeten gemeldet. [...] Ich tat einen Luftsprung vor Freude, dass wir Arbeit bekamen. Schwester Anni und ich (250) setzten sofort unseren Sterilisierapparat in Bewegung und machten uns schlachtbereit. Um 10 Uhr kamen die ersten Verwundeten; von da ab arbeiteten wir mit einer späteren und sehr kurzen Mittagspause durch bis gegen 10 Uhr abends, wenn ich mich recht erinnere. [...] Ich hatte in den Wochen, seit ich im Operationssaal arbeitete, die einfachen Mittel der Kriegschirurgie schon genügend kennengelernt. Der Landsturmmann Max und die Wärterin Helene waren meine Hilfstruppen: wenn meine Vorräte an Tupfern, Pinseln, Jod, Wasserstoff u.s.w. auszugehen drohten, dann rief ich ihnen ein bittendes Wort zu, und sie sorgten diensteifrig für Ersatz. Offenbar verdoppelte die Aufgabe unsere Kräfte, und ich fühlte mich bei dieser Höchstanspannung so wohl, dass der Tag mir immer als der schönste aus meinem ganzen Lazarettleben in Erinnerung geblieben ist. (251)

Edith Stein liefert als eine der wenigen Frauen eine genaue, fast ethnologisch zu nennende Beschreibung dessen, was eine Schwester eigentlich zu tun hat. Es ist deutlich erkennbar, dass es ihr ein befriedigendes Gefühl bereitet, viel arbeiten zu können. Ihre Wahrnehmung gegenüber ihren Mitschwestern und deutschen bzw. ausländischen Patienten, v.a. auch selbstkritische Bemerkungen über diese, sind aufschlußreich.
Edith Stein, geb. 12.10.1891 in Breslau, ermordet wahrscheinlich 9.8.1942 in Auschwitz, arbeitete von April 1915 bis Ende August als Rotkreuzhelferin des Breslauer Roten Kreuzes in einem Seuchenlazarett in Mährisch-Weißkirchen in Österreich. Legte anschließend ihr Hilfsschwesterexamen ab. Akademikerin und Philosophin, konvertierte 1922 zum katholischen Glauben und trat 1933 in den Karmeliterorden ein.

■ Mathilde Heil, Erlebnisse einer Schwester, Rudolstadt 1936

Der Weltkrieg
Wir Berufsschwestern stellten uns sofort zur Verfügung. Alle wollten wir gleich mit unseren Feldgrauen hinausgehen an die Front, aber so schnell ging das nicht. Vom Roten Kreuz wurden wir zurückgewiesen. Darum

gingen Hunderte von unsern Schwestern nach Österreich und leisteten unseren Verbündeten große Dienste (109). [...]

Anfang September 1914 kam ich in einen Lazarettzug, der von Nordfrankreich die Verwundeten in die Heimat holte. Namen wie Cambrai, St. Quentin, Peronne, Nesle usw. tauchten vor mir auf. In Nesle standen wir mit unserem Lazarettzug so dicht hinter der Front, dass wir immer dankbar waren, wenn wir keine Fliegerbomben bekamen. [...] Im Januar kam unser Lazarettzug nach dem Osten. [...] Es waren harte (110) Tage für uns, aber in solchen Zeiten übersteigt die Kraft zu helfen oft das Alltägliche. [...]

Monatelang brachten wir Lazarettzug auf Lazarettzug in die Heimat, oft waren wir Schwestern seelisch und körperlich völlig erschöpft. Darum baten wir um Ablösung, um in einem Lazarett Dienst zu tun. Mein Weg führte mich nach Konstantinopel. [...] Im Juli 1916 reiste ich mit dem Balkanzuge ab (111). [...] Ich bekam die chirurgische Station zugewiesen, wir hatten oft Hunderte von Verwundeten. [...] Wenn ich frühmorgens auf meine Station kam, besuchte ich erst all die Schwerkranken. Ich konnte ihnen die Leiden und Schmerzen wenigstens mit Morphium erträglich machen, das ich immer zur freien Verfügung hatte.

Dann wurde stundenlang verbunden, manchmal dauerte es bis zum Mittag. Nun mußten die Verbandstoffe für den nächsten Tag zugerichtet werden, zwischendurch waren immer wieder Verbände zu erneuern. Dann ging ich zum Mittagessen und nach 4 Uhr nochmals für längere Zeit auf Station.

Nie in meinem Leben habe ich ein solches Völkergemisch um mich gehabt, wie in diesem türkischen Lazarett (113). [...]

■ Der Krieger Dank. Für Gräfin Gertraud von Bullion, Archiv Gertraud von Bullion, Druckort unbekannt

Der Krieger Dank
Für Gräfin Gertraud von Bullion!

Schwester Gertraud!
Heimatliche Hallen durchschwebtest du
Engel des Trostes,
Standhaft, doch schmerzbetäubend griffest du zu,
Wo schon mit rauher Hand der Schnitter Tod
Fordert' zum letzen Aufgebot!
Schwester Gertraud!
Auf Kriegergesichtern allüberall,
Engel der Sanftmut,
Banntest du den Hoffnungsstrahl,
Vergessen waren Wunden und Schmerzen,
Fühlten sie deine Liebe im Herzen!
Schwester Gertraud!
Dein Schaffen kannte nicht Ruhe, nicht Rast,
Suchtest sogar schaurigen Kampfplatzes Last!
Wie bettet'st du Wunde für Wunde ein,
Stilltest viel Fieber und Herzenspein!
Schwester Gertraud!
Wie wenigen Schützlingen war es bekannt,
Engel der Demut,
Dass ein gräfliches Herz schlug im Schwesterngewand?
Dein immerzu sorgendes Schwesterngemüt
Fragt' nicht nach Stand oder hohem Geblüt!
Schwester Gertraud!
In Sorg' um uns Krieger achtest du nicht,
Engel der Liebe,
Dass deinem jungen Leben Gesundheit gebricht.
In langes Krankenlager zogen mit ein
Tausend weitgereiste Dankblümelein!
Schwester Gertraud!
In Kriegerherzen hast du ein Denkmal gebaut,
Engel des Friedens,
Als du Männernot in die Augen geschaut!
Veteranengebete stürmen zum Himmelsdom
Für Schwester Gertraud – Gräfin von Bullion!

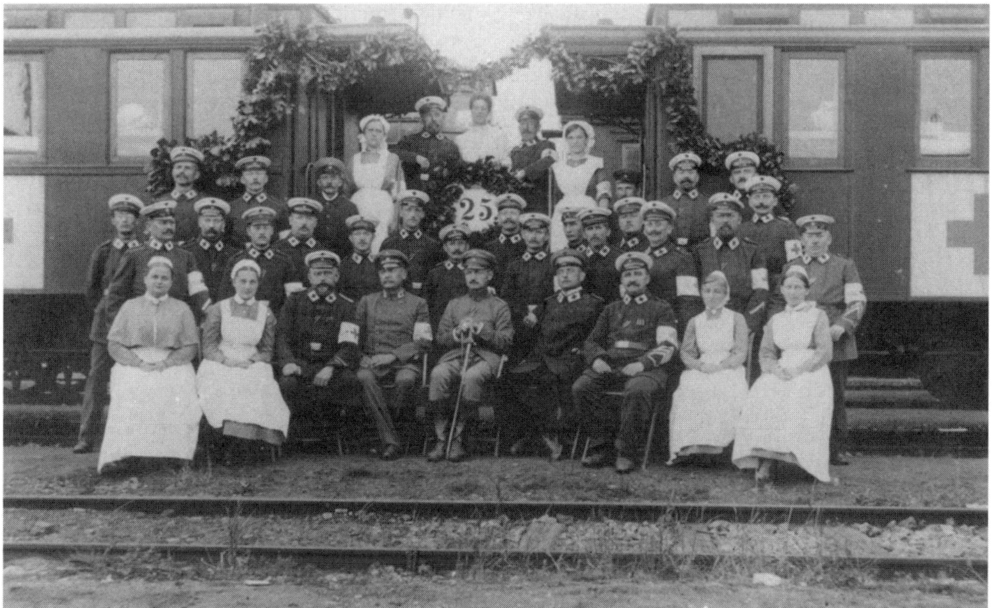

Personal während der 25. Fahrt des V.L.Z. B 3, Stiftung Sophienhaus Weimar

■ Gertraud von Bullion, Kriegslazarettabteilung 6. Bayer. Res. Div. Lazarett 2, Feldpoststation 409, Briefe an die Schwester Freifrau Hedwig von Lupin, maschinenschriftliche Vorlage, Archiv Gertraud von Bullion

Augsburg, den 1. Oktober 1914
Mein liebes Hedilein!
Aber ich habe nur den einen Wunsch fort, hinaus zur Krankenpflege. [...] – Da draußen bei alle dem traurigen Elend, vergißt man seine eigenen Gedanken + Empfindungen. –

St. Quentin, 14. Sept. 15
Liebes Hedilein!
[...] Nun sind wir längst in Feindesland, aber unter deutscher Obhut, von Metz ging es über Audun Montmedy Sedan Meziere Liart Montcornet Laon hier her u. von da weiter voraussichtlich nach Cambrai, ob wir da bleiben, wie wir verwendet werden, wissen wir noch nicht. [...] – Du denk Dir der Laz. Zug U 3 stand in München u. ich habe ihn besucht; traf nur Schwester P., die nette, alte u. den Generaloberarzt; die erzählten mir, dass Schw. E. die Fahrt doch nicht mitgemacht habe, [...] aber diesmal wäre ich nicht nochmal hin gefahren, der Narr d. Schwester E. bin ich denn doch nicht. Und noch was liebliches erfuhr ich, sag es aber nur Dir! Verstanden! Schwester L. wollte heimlich beim roten Kreuz hintertreiben, dass ich in die Etappe komme da ich zu jung u. unerfahren sei!!! – Das ist doch die Höhe der Bemutterung nachdem ich doch schon weg war. Ihr Gesicht möchte ich sehen wenn Schwester P. ihr sagt, dass ich bereits draußen bin. Köstliche Enttäuschung für sie! [...]

Cambrai, den 6. Okt. (1915)
Meine liebe Hedi! Sag nur mal was ist denn mit Dir los, jetzt bin ich schon bald 4 Wochen fort u. habe noch kein einziges Wörtle von Dir gehört. Hast Du nichts von mir gehört, ich habe am 14., 19. u. 29. an Dich geschrieben hast Du denn nichts erhalten. Ich bin so in Sorge ob Du am Ende krank bist. Du ahnst

ja gar nicht, wie man hier heraußen an daheim denkt u. wie sehr man auf Nachrichten wartet u. wie lange einem die Zeit erscheint, weil man doch recht viel erlebt u. hört. – Ich glaube fast, dass Eure Memminger Post nicht richtig funktioniert es ist doch sonst nicht Deine Art mich zappeln zu lassen. Doch nun laß Dir ein wenig erzählen, ich weiß ja nicht ob Du die Briefe von den Eltern geschickt bekommst. – Ich bin hier auf der chirurgischen Station habe aber nur 9 Mann. Eigentlich ist die Arbeitsteilung für Schwerverwundete gedacht, aber deren sind z.Z. gar keine da. Somit ist es mit der Krankenpflege nicht weit her, da habe ich eigentlich zu Hause mehr gearbeitet. Allerdings ein paar Tage zwischen 24. u. 27. gings mal heiß her, da war eine Schaffenslust. So war die Nacht vom 25.- 26. bis jetzt eigentlich der schönste und befriedigendste Augenblick seit ich hier bin. [...] das war die Nacht das erste u. bisher einzige mal die uns den Krieg so nah gebracht hat.

Den 7./8. II.16

Liebes Hedilein! Habe Nachtwache u. eben ein paar stille Augenblicke, drum schnell ein paar Worte. [...] – Sehne Dich so oft jetzt zu einem Plauderstündchen herbei!! Ohne Schwester M. wüßte ich manchmal nimmer wo hinaus. Die Schwesternschar wird fast unerträglich. Mein Halt u. mein Alles ist meine Arbeit, u. die habe ich jetzt reichlich, u. ich schaue nicht rechts nicht links u. tue meine Pflicht. Nur schwer ists manchmal arg schwer. – Du Mausel schick mir gelegentlich eine Wurst habe jetzt oft einen solchen Bärenhunger weiß nicht woher. – Hier blühen schon Kirschen. Gruß u. Kuß T.. Auch F. viel Liebes.

■ Gertraud von Bullion. Aus ihren Briefen und Schriften. Zusammengestellt vom Schönstatt-Frauenbund, Neuwied 1981

Kriegstagebuch

Hochverehrter Herr Präses, liebe Soldatinnen! Hochwürden Herr Pater Präses hat mich gebeten, Ihnen heute einiges von meiner Arbeit und meinen Erlebnissen zu erzählen aus den fast dreieinhalb Jahren meiner Tätigkeit als freiwillige Kriegspflegerin beim Roten Kreuz im Feld (40). [...]

Cambrai 1915

In der Regel begann unsere Arbeit in der Früh' um 7 Uhr. Diejenigen, die nicht aufstehen durften, erhielten ihr Waschwasser, die ganz Hilflosen wurden gewaschen, derweil die Fieberthermometer bereits die erste Runde machten; so zwischen 7 ¼ und ½ 8 stieg dann die Schwester mit einem oder auch zwei Soldaten zur Küche hinab Frühstück fassen. Da gab's pro Kopf ⅓ Kommiß(brot), ½ Liter Kaffee und für alle zusammen eine Schüssel voll Marmelade. Bis dann all die hungrigen Mägen befriedigt sind, der Saal gekehrt und gewischt ist, das Geschirr wieder sauber im Schrank steht, die Betten gemacht sind und alles in bester Ordnung ist, kommt auch schon der Herr Stabsarzt zum Krankenbesuch, verordnet diesem einen feuchten Verband, jenem ein Ka-

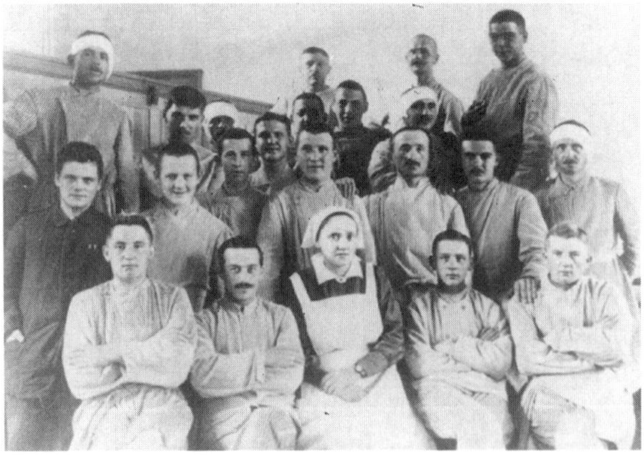

Archiv Gertraud von Bullion, Foto Nr. 54 (Neg. Nr. 3), Lazarett in Mons; ab 8.11.1917, Gertraud von Bullion werden zwei Säle mit je 25 Betten auf der Ohrenstation zugeteilt

millen-Fußbad usw. Sind dann die Kranken versorgt, bleibt nur selten ein ruhiges Stündlein bis zum Mittag; wenn es aber eins gibt, sitz' ich meist bei meinen Leuten, lass' mir von ihren Lieben daheim erzählen und nehme auch „Verwundete" vor, die im Schrank geschichtet liegen und denen auch Fersen und Zehen fehlen – kriegsmüde Soldatensocken sind's! 20 Minuten vor 12 Uhr eilt man wieder zur Küche, anstehen, damit man nicht die letzte ist. [...] Nach dem Essen spülte ich, und erst wenn alles in Ordnung war, ging ich selbst zu Tisch. Danach blieb uns (46) meist 1-1½ Stunde Freizeit. Zwischen ½ 3 und 3 Uhr begann ich dann mit dem Brotestreichen für den Kaffee, war dies überstanden, wurde gespült, gekehrt, und dann ging's wieder ans Fiebermessen, Verbände richten und dergleichen. Um 6 Uhr gab's Abendbrot [...] Gewöhnlich kam gegen Abend der Unterarzt nachsehen, ob sich was Besonderes ereignet, außerdem stand es uns immer frei, selbst den Herrn Stabsarzt zu rufen. Um 7 ½ 8 war's Tagwerk meist vollbracht, und die Nachtwache trat ihren Dienst an. Die Nachtwache macht den Rundgang durchs Haus und sucht allen jenen, denen die Stunden in ihren Schmerzen dahinschleichen, Linderung und Trost zu geben; und oft habe ich erfahren, dass ein gutes Wort, ein Trunk Wasser, in den Quellen einer schlaflosen Nacht gespendet, viel größeren Dank geerntet hat als während des Tages. (47) [...]

Am 10 Juli (1916, B. P.-K.) setzte mit einem Schlag die Arbeit ein – zuerst war ein Teil des Lazarettes sogar unbelegt gewesen –, und zwar so heftig, dass wir uns hätten verzehnfachen dürfen. Mein Saal war mit Augenkranken bzw. -verwundeten belegt. [...] Am 27. setzte das Feuer besonders heftig ein, ist aber die folgenden Tage immer im Steigen begriffen, es benimmt uns ganz, man wird ganz dumm. Die Engländer greifen bei Baupaume an, die Unsern gehn zurück. Man munkelt, wir könnten nicht bleiben, müßten zurück. Doch es kommen immer mehr Verwundete, wir sind unentbehrlich, wir haben längst Feldlazarett-Betrieb, Wir bekommen die Leute unmittelbar vom Verbandplatz im Auto in unseren Hof gefahren. – (53)

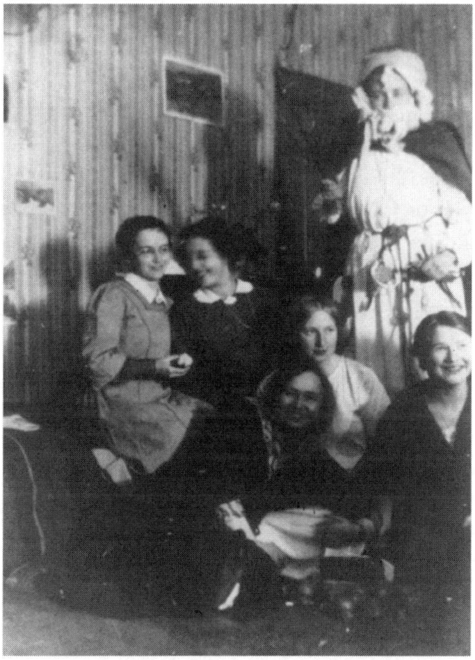

Archiv Gertraud von Bullion, Foto Nr. (Neg. Nr. 14, Cambrai, Nikolaustag 1916: „Einen Beweis, dass wir trotz dem Ernst der Zeit nicht unsern Frohsinn vergraben hatten, lieferte ich am Nikolaustag, wo ich abends spät [...] als Pelzmärtel erschien [...]."

Zu Weihnachten war eine große Lazarettfeier geplant und begannen schon frühzeitig die Proben; wer von Schwestern und Pflegern singen konnte, sollte in dem Chor mitsingen. Dass ich natürlich nicht sehr freundlich begrüßt wurde, als auch ich noch betteln kam für Singproben zur Christmette, ist begreiflich, aber zum Schluß kamen sie doch, die Schwestern und die nötigen Männerstimmen. Kurz waren die Nächte in diesen Tagen zur Vorbereitung zum Fest. Ich hatte nicht nur bei der allgemeinen Lazarettfeier zwei Gedichte vorzutragen, zwei Soli in den Chören zu singen, meine ganzen Gesänge für den Gottesdienst einzustudieren, nein, auch die

Vorbereitung für die kleine Stationsfeier wurde mir so selbstverständlich zugesprochen, als ob es daüber gar keinen Zweifel gäbe. Und meine Leutchen auf dem Saal wollten doch auch zu ihrem Recht kommen. (64). [...]
24. (1918, B. P.-K.) Johannistag. [...] Sonnenwende. Daheim brennen auf den Bergen die Feuer. Eine deutsche Sitte. Dass der Johannisfeuerschein ihnen leuchten möchte in die Herzen und sie zum Bewußtsein wecken, was es heißt, deutsch zu sein – dass das Pflicht bedeutet! Deutscher Charakter, so treu und lauter sonst wie Feuersglut, was ist aus dir geworden? Mit großer Sorge beobachte ich schon länger, wie's abwärtsgeht. Manchmal möcht' man den Glauben an unser Volk verlieren, wenn man sieht, wie sie sinken, wie ihnen der Begriff Treue verlorengeht. Mehr und mehr wenden sich die Menschen ab von Gott und seinen Geboten. Ihr eigenes Ich ist der Götze, Genußsucht und Habgier sind die Triebfedern ihres Handelns geworden. Betrug und Bosheit wächst und schreit zum Himmel. Treue, die alte deutsche Treue, sie kennen sie nicht mehr. Treulos sind sie ihrem Gott, ihrem Vaterland und ihrer Soldatenpflicht, treulos gegen Weib und Kind, gegen Freunde und Kameraden. Wenige schwimmen gegen den Strom. Wohin treibt er, wird unser Volk ungestraft (69) bleiben? – Welch schwere Aufgabe haben wir Schwestern! Gott, laß uns das Feuer sein, das brennt fürs Vaterland, und laß unsere selbstlose Liebe, unsere Treue ein Feuerschein sein, dass die deutschen Männerherzen zurückfinden zum wahren Deutschtum. (71)

Erkennbar werden unterschiedliche Formen der Präsentation von Erfahrungen: in Briefen an die Schwester, in einer offiziellen Vorstellung vor einer Gruppe von Glaubensgenossen, in Gedichten und Kurzgeschichten, die den Blick eines Außenstehenden vermitteln.
Maria Theresia Wilhelmine Gertraud Johanna von Bullion, geb. 11. September 1891 als viertes unter sechs Geschwistern eines Offiziers in Würzburg, Besuch der Höheren Mädchenschule, dann Internate der Sacre-Coeur-Schwestern in Österreich, Belgien und England, 1909 Anschluß an die Marianische Kongregation, seit 1915 freiwillige Kriegspflegerin beim Roten Kreuz, Begleitung von Lazarettzügen, Arbeit in Lazaretten in Frankreich und Belgien, 1920 Anschluß an die Apostolische Liga von Schönstatt, Aufnahme in die Apostolische Liga 1920, Lungenerkrankung, gest. 11. Juni 1930 im Sanatorium in Isny.

→ Gertraud von Bullion, Aus ihren Briefen und Schriften, zusammengestellt vom Schönstatt- Frauenbund, Neuwied 1981;

→ Nikolaus Lauer, Gertraud von Bullion. Serviam. Antwort der Liebe, Vallendar 1991 (1. Auflage 1932).

■ Lotte Warburg, Kriegstagebuch 1915 Wölfflin (Typoskript), Privatarchiv Sohn Lotte Warburg P. G. Meyer-Viol

Belgien 1915
Gent, St. Peter
„Ich würde mich nicht wundern", sagte die dicke, behagliche (5) Oberschwester gestern, „wenn hier Seitensprünge passieren vor Langeweile." Oh, und sie würde sich doch sehr gehörig wundern und entsetzen, die Moralische, moralisch, weil sie nie einer in Versuchung geführt hat. Keiner. Ein paar junge Ärzte streichen hin und wieder um die Baracke, und es ist, als wagten sie sich nicht recht heran an die jungen Schwestern, aus Furcht vor den Alten. (6)

■ Lotte Warburg, Tagebuch Belgien 1915/1916, Privatarchiv Sohn Lotte Warburg P. G. Meyer-Viol

Thourout, 6. Oktober 1915.
Hier ist ein lustiger Ton; halb im Scherz, halb im Ernst (13) schäkert man da mit den Männern. Und abends sitzt man beim Sekt mit ein paar Offizieren und lacht und lacht, und eine Ostpreußin ist sehr witzig. Und alles dreht sich um das Verhältnis zwischen Mann

und Weib. Eine häßliche, alte, aber temperamentvolle Schwester läßt sich von einem Telegrafenleutnant unter dem Tisch treten und schlägt ihm auf die Hand dabei und sagt: „Altes Schwein“, und läßt sich anstoßen, und es ist ihr wohl dabei, und eine andere mit grauen Haaren rührt bei jedem Wort einen Leutnant bei der Intendantur den Rock an, zupft ihn an den Knöpfen und er fährt zurück, halb im Scherz und halb im Ernst. Sie lieben sich zum Zeitvertreib, aus Verzweiflung und Langeweile, in einem früheren Bahnhofsschenklokal an einem kleinen Tisch in einem winzigen Zimmer. [...]

Über die Landstraße nach Ostende ging ich ein Stück gegen Dixmuiden zu. In der Ferne wieder wie in Labry das dumpfe Dröhnen des Menschenfressers, der schweren Geschütze, hinter den grünen, saftigen, sonnendurchschwirrten Fernen, und am blauen Himmel quollen mit einem Knall dicke, fette, runde Wölkchen auf, und mitten, unter und vor dem allen zog der Landmann seiner Wege, die herrlichen Alleen herauf und über seinen saftigen Boden, der Bauer, der nicht mehr aufblickt und kaum mehr aufhorcht, wenn die Ferne dröhnt und die Nähe laut aufzuckt, die Nähe ruft, der weiter über seine Erde geht, als lebe er mit ihr allein im (14) tiefsten Frieden. (15)

Thourout, 21. Oktober
Ein Ausflug nach der Front, Langemarck. Morgens um 8 Uhr an der Bahn, mit 3 Eisenbahnbeamten (34) [...] Jetzt sind wir mit L. zu Ende und gehen eine Landstraße nach der „Front“. Dieses Wort hat etwas Fabelhaftes, Abenteuerliches, Gruseliges, Aufreizendes; Schreckeneinflößendes und Fortziehendes. An der Straße arbeiten Belgier unter Aufsicht eines Soldaten. Wir fragen ein paar junge Soldaten, wo es nach der Front geht. Er weist uns einen kleinen Wiesenweg. „Da steht das erste Geschütz“, erklärt er. „Und dann, nach dieser Pappelreihe, da fängt gleich ein paar hundert Meter weiter der deutsche Graben an.“ Er wundert sich, dass wir so weit gekommen ohne Erlaubnis, und wir biegen in den Wiesenweg ein. Die Männer wollen erst nicht recht. „Wenn uns was passiert“, sagen sie, „werden wir bestraft.“

Das laute breite Aufschlagen nimmt zu; es wird heller am Himmel. Es hört sich an, als schlüge der Wind fortwährend (39) die Tür an ein Haus. „Das sind die Minen, die in den Graben geworfen werden“, erklärt ein Soldat. Wir gehen durch eine Häusergruppe, vor der Soldaten stehen, sich waschen, anziehen und allerhand Handlungen vornehmen. Ein Maschinengewehr hört man ticken. Eisig, geschäftig, fleißig. Sonst war es still hier hinten, nur ab und zu das Zuschlagen und Einschlagen. Wir gingen durch die Häuserreihe und den Wiesenweg weiter; eine Kuh graste, eine Bretterbude stand da mit der Aufschrift „Kantine“. Zwei Unteroffiziere kamen auf uns zu und sagten, wir dürften hier nicht weiter. Paar Meter vor uns stehe das erste Geschütz, und wenn wir da hinauf gingen hinter die Pappelreihe, dann könnten wir schon nicht mehr aufrecht gehen. Denn dann bekämen wir schon Feuer. Vor uns lag ein alter Schützengraben. „So weit ist wohl noch nie ein weibliches Wesen gekommen“, sagte der Unteroffizier. [...] Es ist so still hier dicht hinter der Front, so eine seltsame Ein-

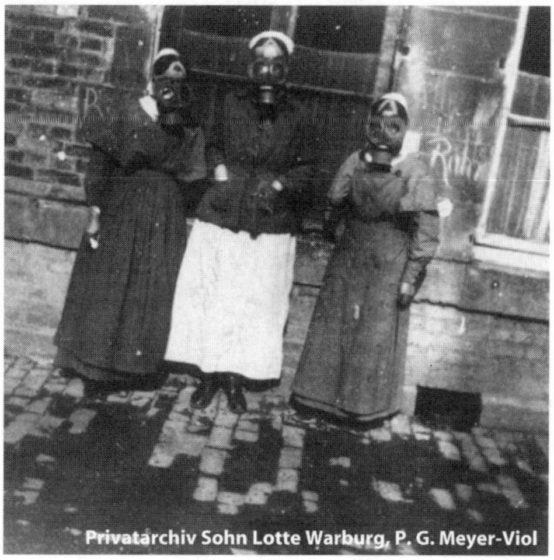
Privatarchiv Sohn Lotte Warburg, P. G. Meyer-Viol

samkeit hier im Bereich des Todes. [...] Wir hätten Glück; heute sei es besonders still. Eine Wiese, eine Pappelreihe, paar hundert Meter weiter – da liegen die Kämpfenden, einsam, vorgeschoben, die Todgeweihten.

Die Opfermutigen, die Opfertiere, die Gezeichneten. Schwere Geschütze dröhnen – Abschuß – und jetzt, eine lange Pause, die wie eine Ewigkeit scheint, – jetzt der Einschlag. Und wieder eine lange Stille. Sie bringen einen, dem ist der Arm von einer Granate abgerissen. Er wird in einen Wagen gebracht, der vorn an der Landstraße hält, und kommt nach Lg. auf den Hauptverbandsplatz. (40) [...] Wir kommen an den Hauptverbandsplatz. Ein Sanitätsunteroffizier führt mich hinein in den granatsicheren Verbandsraum mit Betondecke. [...] Ich muß erzählen und zuhören, staunen, bewundern und zuhören und bleiben – man hat so lange keine deutsche Frau gesehen. Seit einem Jahr liegen sie hier. Mordsgeschichten erzählen sie hier, um einen zu halten. (42) [...]

Wir gehen nun einen Schützengraben entlang, der neu ausgebaut wird, falls wir zurück müssen. „Man kann endlos darin laufen", sagt uns einer, „bis in den an der Front." Aber wir gehen nur ein kleines Stück. Immer geht es zick-zack, immer das Gleiche: ein schmaler Gang, ein Schießloch, ein kleiner, eckiger Kasten unten, durch den die Latten laufen. Hohe Mauern vorn, über die man nicht sehen kann, und hinten offenes, freies Feld. So gehen, so kriechen, so liegen sie alle, die Kämpfenden.(43) Vorn an der Front selbst ist es eigentlich am stillsten. (44)

Brügge, 23. Oktober
[...] Eine halbe Stunde weiter weg mit dem Auto war ich in einem Feldlazarett. Ich ging durch die Säle, und da fiel mir einer auf mit einem sterbenskranken Gesicht. [...] Es sind da nur Wärter, keine Schwestern. Und ein Gynäkologe operiert; und Feldunterärzte wollen etwas lernen und probieren. – Und eine halbe Stunde weiter zurück, da sind sie in Ruhestellung und stürzen sich auf die Weiber. [...] Die, die sterben müssen, die liegen in den Feldlazaretten bei Brügge. (48) [...]

Thourout, Feldlazarett 77
Wieder Lazarettarbeit. Gottlob. Ein Riesensaal in einem Kloster mit lauter kleinen Käfterchen; 48 Betten, 3 Wärter und ein junger Mediziner, mit denen ich arbeite. Einzige Frau da. Mit einer Schwester zu arbeiten, ist für mich schon schwierig, unter einer ist direkt fatal für mich. Die Arbeit besteht darin, Ordnung und Sauberkeit zu halten und den Leuten kleine Extragerichte zu kochen. [...] (71)

Lazarett
Keine Zeit mehr nachzudenken oder draußen im Freien einer Empfindung nachzuspüren. Und es fehlt die Heimat, das eigene Zimmer, um zu sich selbst zu kommen. Immer Stimmen umher, immer Bewegung umher; fremde Stimmen, fremde Bewegungen. Kein Weg führt mehr nach „Hause". [...] Die gute alte Oberschwester, die an alte, weiche, faltige Tanten erinnert, wandert um mich herum und frägt, ob ich in die Kirche gehe, morgen. „Männer leisten Großes", pflegt sie zu sagen. „Aber wenn sie klein sind, dann sind sie gleich ganz furchtbar klein." Und dann setzt sie ihre Brille auf und schließt ihre Schubladen auf und holt allerhand (73) Papierchen heraus und Fotografien und dann die „Offenbacher Zeitung", und dazwischen klagt sie mir ihre Sorgen. „Ja, man hat's nicht leicht." – Die Schwestern usw.

Zur Sonntagsfeier mußte ich „Gesellschaftsspiele" mit Schwestern und jungen Medizinern machen. Glühwein, Cakes, Schokolade und dazu der Ton einer Kindergesellschaft, einer gemischten. Phantasielose Städtenamen schreiben und jungenhafte Versuche, keck zu werden, nach Mädchenarmen zu greifen und Mädchenatem zu spüren; und am Ende des Tisches sitzt die alte Oberschwester und starrt auf die zwei Seiten eines

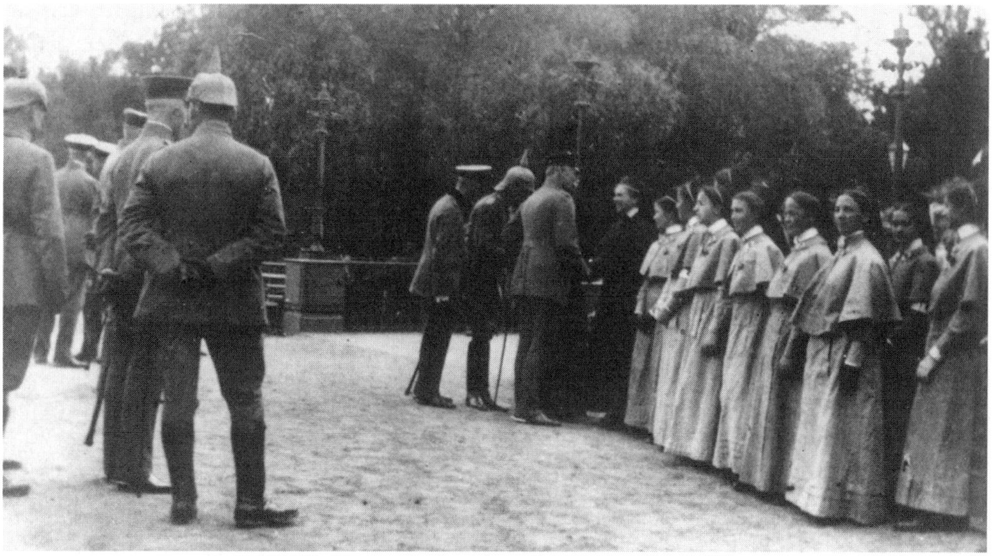

Der Großherzog von Baden begrüßt Lotte Warburg und ihre Kolleginnen, Privatarchiv Sohn Lotte Warburg, P. G. Meyer-Viol

Buches, stundenlang, und sieht nur auf, um ihre Uhr zu ziehen. [...]

Für den Arzt ist man hier ein Luxus, als Schwester, im Feldlazarett, für den Wärter ein leicht zu vermeidendes Übel, für den Kranken eine Köchin. (74)

11.II.1916
Es ist kein Dank und kein Ruhm bei unserer Tätigkeit. Und das ist das, was einen so wenig befriedigt. Alles verlangt und niemand dankt; alles tut nur Gefälligkeiten, um etwas dafür zu bekommen. Und abends, nachdem man für sie gerannt und für sie gestanden, fällt man besinnungslos zu Bett. Eine unerhörte Tätigkeit. Nur jetzt im Krieg hat sie ihr Großes. Was man hier tut, tut man nicht dem unzufriedenen Volk; man tut es den Leuten, die für das Land, unseren Frieden und unsere Ruhe und Wohlbehagen draußen die furchtbarste Mühsal aushalten. Herumgestoßen von Lazarett zu Lazarett. (94) [...] Ich möchte, ich muß ein anderes Leben anfangen nach dem Krieg. Es muß etwas anderes kommen. Es würde mich rasend machen, wenn nichts käme. Ich ginge einfach wieder nach Hause, und alles wäre zu Ende. Ich müßte mich während des Krieges oder nachher verheiraten. Das wäre das einzige. (96)

17.2.
Bezeichnend war für den Bildungsgrad der Schwestern, mit denen ich zusammen bin, der Moment, wie sie sich über den Haufen Bücher hermachten, die ich von einem unbekannten (98) Gönner für die Kranken geschickt bekommen habe. Sie lesen nur die Titel, und an den Schriftsteller dachte keine. Nur nach dem Titel wurde gewählt. Genau wie die Dienstmädchen, wenn sie ins Kino gehen. (99)

■ Lothar Fernwald (alias Lotte Warburg), Schwester Marta und ich, (Typoskript), Privatarchiv Sohn Lotte Warburg P. G. Meyer-Viol

4. An der Westfront
Schwester Marta nimmt sich auch dem Westen eine echte Meissner Tasse mit, einen silbernen Aschenbecher und eine silberne Zuckerdose,

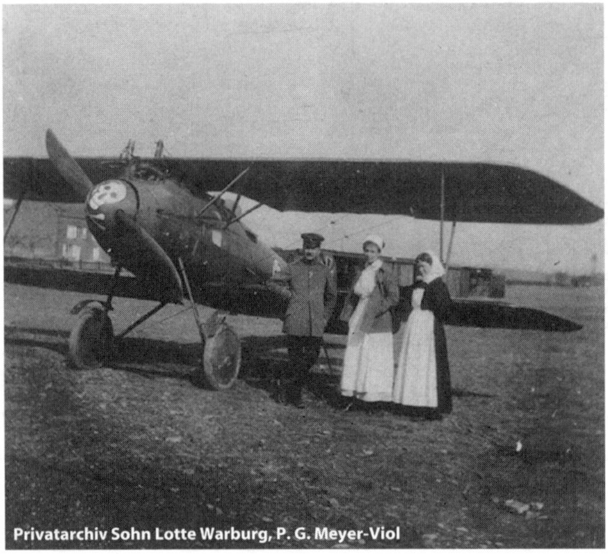
Privatarchiv Sohn Lotte Warburg, P. G. Meyer-Viol

denn das braucht man, wenn man in ein Kulturland wie Frankreich fährt. (19) [...]

In Metz wurden wir ausgeladen in einem alten Schulhaus einquartiert, wo uns der Delegierte in der Uniform der roten Husaren mit dem Johanniterkreuz empfing. Er hielt uns eine kurze aber sehr bedeutungsvolle Ansprache, wobei er ein bisschen stotterte. [...] Zum Schluss sprach er dann noch von unserer Aufgabe. Er sagte, unsere Aufgabe ist, an dem Lager der Verwundeten mit Aufopferung und Selbstenttäußerung zu wachen, zu warten, ebenso wie unsere Aufgabe nicht minder ist, den Glauben an die Genesung durch hingebende Pflege und Aufopferung in allen Verwundeten zu stärken und zu bestärken (20). [...]

Unser Quartier ist ein Massenquartier. Wir schlafen zu 12, essen aus schmutzigen Näpfen Mannschaftskost wie richtige Soldaten, schlafen auf Pritschen und gehen mit Schmierstiefeln durch die Strassen, als kämen wir aus dem Sumpf eines feindlichen Gebietes, sodass man uns bewundernd nachsieht und Platz macht. (21) [...] Nach dem Abendessen sitzen die Schwestern auf den Betten herum, flicken oder lesen Zeitschriften, die sie irgendwo „geklaut" haben. Auf einem Bett werden jeden Abend die Karten gelegt [...] (22)

Charlotte Marie Warburg, geb. 20. 11.1884 in Freiburg als Tochter des Professors für Physik Emil Gabriel Warburg (1846-1931) und Elisabeth, geb. Gärtner (1861-1935). Nach Beendigung der Schule (Abitur), 1906 Eheschließung mit dem Wiener Chirurgen Franz Schwarz, Trennung nach 10 Monaten, in Berlin medizinische Studien und Besuch von kunsthistorischen Vorlesungen Heinrich Wölfflins, erste schriftstellerische Versuche, 27. Oktober 1908 Beginn der Krankenpflegeausbildung in Karlsruhe, Tätigkeit in der städtischen Ambulanz in Mannheim, Juni 1909 Rückkehr nach Berlin, seit Oktober 1914 Lazaretteinsatz u.a. in Danzig, Warschau, Deutsch-Eylau, Leffincourt, Montherme und Cahrleville. 1919 Eheschließung mit Gottfried Meyer-Viol (1878-1944), einem gebürtigen Niederländer, Geburt zweier Kinder (1920, 1924), 1937 Auswanderung der Familie in die Niederlande, 1925-1937 und 1945-1948 Leben auf dem Gut Grunau in Bayreuth, weitere schriftstellerische Tätigkeit, gest. 3.1.1948 in Bayreuth.

→ Lotte Warburg, Biographisch-familiengeschichtlicher Essay von Peter G. Meyer-Viol, in: Heidy Margrit Müller (Hg.), „Etwas für die Phantasie". Heinrich Wölfflins Briefwechsel mit „Züs Colonna". Mit Erinnerungen und Erzählprosa von Lotte Warburg, München 1997, S. 11-16)

→ Vgl. auch Cordula Koepcke, Lotte Warburg „Unglaublich! Daß ich gelebt habe!". Eine Biographie, München 2000.

Erfahrung

Unveröffentlichte Briefe, Tagebücher und Berichte dokumentieren individuelle Formen der Verarbeitung von Erfahrungen im Kriegseinsatz von Krankenschwestern hinter der Front im Rahmen differierender institutioneller Vorgaben. Der Zeitpunkt der Niederschrift, Zweck, Anlaß und Motive bestimmen die Auswahlkriterien der überlieferten Quellen. Der Kriegsalltag hinter der Front wird so um eine neue

Perspektive ergänzt. Bruchstellen zwischen Anspruch und Wirklichkeit, Institution und Individualität, Ideologie und Erleben, werden erkennbar. Diskrepanzen/Übereinstimmungen mit dem jeweils herrschenden Geschichtsbild werden deutlich.

■ Schwester F., Ein kleiner Teil meiner Kriegserinnerungen aus dem Weltkrieg 1914 (Typoskript), Evangelische Diakonissenanstalt Stuttgart

Mit noch sieben Schwestern kamen wir nach längeren Strapazen Ende September 1915 in Kowno auf dem russischen Kriegsschauplatz an.

Auf dem überaus holprigen und spitzigen Pflaster konnten wir erst gar nicht gehen, während die kleinen russischen Pferdchen so flink und leicht darüber wegfuhren. – Nachmittags bekamen wir unsere Arbeit angewiesen. Mit einem Teil unserer Schwestern kam ich ins Mädchengymnasium. Was wir da sahen an Not, Jammer und Herzeleid war unbeschreiblich. Die Schwerverwundeten lagen am Fussboden, Mann an Mann in den Sälen und auf den Gängen. Stroh und schmutzige Teppiche waren ihre einzige Unterlage, viele hatten kein Hemd mehr, bei andern war es total zerrissen oder mit Blut verklebt. Das Schlimmste war fast noch, dass alles an ihnen wimmelte von Läusen, auch wir selbst wurden recht bald mit einer guten Portion dieser Plagegeister bedacht. Es fiel mir beim Anblick all des Schweren recht sehr der Mut und ich habe aus innerstem Herzen gefleht: „Lieber Gott, lass mich doch morgen früh nicht mehr erwachen." – Doch meine damals so törichte Bitte wurde nicht erfüllt, und so suchte man eben so viel oder wenig man erleichtern konnte. Schwer war es, dass man den Verwundeten nicht einmal (I) Wasser reichen durfte in ihrer Fieberhitze, denn dasselbe war lehmig und schmutzig. –

Doch recht bald schon hatte alles ein anderes Gesicht. Es kamen Bettstellen, Matratzen, Wäsche. Eine Badeanstalt und eine Entlausung wurden eingerichtet und bis zum baldigen Weihnachtsfest lag jeder Soldat in einem sauberen, weissen Bett, in jedem Saal brannte ein Christbaum, wir hatten auch einen tüchtigen Gesangchor und einen gemischten Chor, sodass wir mit unseren Soldaten echte, deutsche Weihnachten in Russland feiern konnten (II)

■ Schwesternbriefe, Stiftung Sophienhaus Weimar

Kortrijk, 29. V. 16.
Sehr geehrte, liebe Frau Oberin!
Nun bin ich schon 8 Tage hier draußen in Feindesland und habe mich in die neuen Verhältnisse schon völlig eingelebt. Da drängt es mich nun Ihnen einmal von Herzen zu danken, dass Sie es mir ermöglicht haben die Brosche und die Haube Ihrer Hilfsschwestern tragen zu dürfen. Ich merke schon jetzt wie ganz anders eine Schwester angesehen wird, die irgend ein Abzeichen eines Mutterhauses trägt. Aber ganz abgesehen davon, war es mir die Erfüllung eines lang gehegten Wunsches und darum auch eine besondere Freude. [...] Ich bin hier in Kortrijk auf die Ohrenstation gekommen, das ist insofern sehr schön, als ich allerhand neues dazulerne. Aber leider ist zur Zeit sehr wenig zu tun, doch das kann sich plötzlich ändern und darum darf man auch nicht klagen. Wir Schwestern benutzen die viele freie Zeit, die uns bleibt, um viel in der frischen Luft zu sein und damit speichert man neue Kräfte für die Zeiten da es anstrengende Arbeit gibt. Es gefällt mir bisher ausgezeichnet hier, in jeder Beziehung. Meine Mitschwestern sind alle sehr nett und auch unsere Ärzte. Die Soldaten sind meist Württemberger an denen man viel Freude hat. Sie sind oft so riesig dankbar und hilfsbereit.

Doch nun will ich schließen und Ihnen nicht länger Zeit rauben.

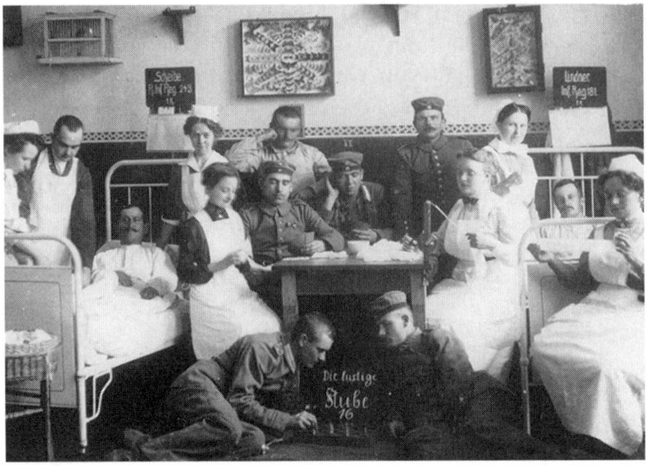

Lazarett Barmen, Stiftung Sophienhaus Weimar

Tritts St. Legers, 7.X.16.
Sehr verehrte, liebe Frau Oberin,
nun sitzen wir ganz plötzlich wieder in einer ganz anderen Ecke wie bisher und erfahren, dass wir auf einige Zeit zur I. Armee versetzt sind welche zwischen 6. und 2. Armee eingeschoben ist. Unser Leben wird immer bewegter und wir haben jetzt wirklich Mühe mitzukommen. Befriedigender aber doch wie am Anfang des Jahres mit der furchtbaren Wartezeit zwischen den einzelnen Fahrten. Bis jetzt waren wir immer in Belgien abgestellt und hatten es sehr bequem mit dem Proviant. Aber nun ist sehr schwer und wir haben heute für 280 Menschen 20 Pfund Käse bekommen. Man weis kaum was man den Verwundeten geben soll. Vorigen Sonntag waren wir in Domain und hatten fast den ganzen Tag engl. Flieger über uns. 2x waren dieselben gemeldet und wir zogen in den Unterstand. Platz ist in diesem für 100 Menschen, Luft aber nur für 10. Dazu waren noch 19 Augustinernonnen vom Kölner Zug da, welche mit ihren Hauben doppelt Platz brauchten. Zum Glück hat uns der Engländer aber mit Bomben verschont und zog nach Duai wo Bölke mit seinem Geschwader war. Masslos frech sind die Engländer, aber nicht weniger mutig. 2 Tage vorher hatten 2 engl. Flieger einen bayr. Lazarettzug vollständig demoliert und wir fanden noch Sprengstücke. Haushoch war der Engländer herunter gekommen und hatte hinter dem fliehenden Zugpersonal das Maschinengewehr losgelassen. Aber nur einen Franzosen getötet und einen Bahnarbeiter verwundet. In Duai hatte man das Flugzeug runter geholt und den Führer zur Rede gestellt. „Er habe in Domain ein Munitionslager vermutet und nicht die Absicht gehabt, einen Lazarettzug zu demolieren." Zum Glück wurden wir am Abend abgerufen und haben in Espert bei Peronne geladen. 12 Stunden lang und zwar unter dem fürchterlichsten engl. Feuer. Im Heeresbericht konnte man am andern Tag von neuen schweren Kämpfen an der Somme lesen und wir dachten an jene 12 Stunden. Froh waren wir aber doch dass wir so gnädig davon gekommen waren. Wir bekamen unsere Verwundeten zum Teil direkt aus dem Gefecht und hatten schwere Verwundungen. In Mainz haben wir ausgeladen und sind bald wieder raus gefahren. Wir stehen hier 4 km vor Valenciennes und haben uns heute die Stadt angesehen. Wunderschön ist das Rathaus und einige Kirchen. In denselben besonders schöne Schnitzereien. Auch Spitzen haben wir gesehen und bewundert. Kaufen kann man dieselben ja nicht. Fürchterlich teuer, aber auch sehr kostbar.

Soeben erscheint unser Zugpersonal und wir werden im Schutze der Nacht in Coudry laden. Vielleicht laden wir im Bezirk Saarbrücken aus.

Die Bewohnerinnen unserer Nebenkabine schlafen bereits und ich bringe Ihnen darum nur Grüße von M. S. Herzlich grüße ich Sie, liebe verehrte Frau Oberin und bin immer Ihre L.

Saarburg d. 18./9. 14
Res. Lazarett 4
Sehr geehrter Herr Pfarrer,
Wir wollen heut nur mal wieder kurz melden, dass es uns noch gut geht. Unsere Arbeit u. Situation ändert sich jeden Tag, so dass wir gar nicht ausführlich darüber berichten können, es wird zu weit führen. Heut ist eine Überschwemmung von Verwundeten u. morgen wird alles wieder weiter transportiert u. wir selbst müssen immer reisefertig sein. Ganz in der Nähe von Saarburg ist in diesen Tagen wieder ein größeres Zusammentreffen von dessen Ausgang es abhängt, ob wir hier bleiben oder weiter müssen, fällt es zu unseren Gunsten aus, so werden wir sehr viel Arbeit bekommen, denn wir sind jetzt das erste Lazarett hinter der Front. Wir 8 Sophienschwestern arbeiten u. wohnen zusammen zu unserer Freude. Die Verhältnisse hier sind entsetzlich, die Kaserne total zerschossen, von allen Seiten regnet es herein, für die Kranken ist nur das Allernotwendigste da, wir freuen uns immer, wenn die armen Soldaten weiter in's Innere gebracht werden, wo doch besser für sie gesorgt werden kann, denn hier werden die Lebensmittel knapp, es ist oft für Geld u. gute Worte nichts zu haben, wir selbst haben auch schon von unserer eisernen Ration gelebt. Im Übrigen schlafen wir auch auf Stroh wie die Soldaten u. haben täglich Appell wie diese. Augenblicklich packen wir wieder mal die Koffer, sobald wir über unser Bleiben Gewissheit haben, lassen wir wieder von uns hören.

Inzwischen Ihnen sehr geehrter Herr Pfarrer, sowie dem ganzen Mutterhaus herzl. Grüße Im Namen aller Ihre M.

Saarburg 1914
Liebe Frau Oberin!
Heute will ich mein freies Stündchen während der Nachtwache benutzen um mit Ihnen zu sein. Ich wache schon 4 Wochen u. ich tue es furchtbar gern. Anfangs war man über alles entsetzt, jetzt hat man sich schon in alles hineingefunden. Vor langer Zeit hatte ich einen Brief an Sie angefangen, ich schicke ihn mit, da er Sie vielleicht auch interessieren wird. [...] Die Nachtwache wird jetzt ruhiger, aber man kann vieles für seine Leute tun u. sie so etwas verwöhnen u. das tu ich so furchtbar gern. Die erste Zeit lagen hier auch Franzosen, von denen ist mir einer in der Nacht erstickt. Das war fürchterlich. Der Arzt stand nicht auf, obgleich ich 2x bei ihm war u. schliesslich sagte er ich sollte den Kranken in ein anderes Lazarett bringen. [...] Hier arbeiten verschiedene Gattungen von Schwestern: Badische Rote-Kreuz-Schwestern, Diakonissen, Katholische Ordensschwestern und wir. [...] Wir waren hier einmal auf dem Friedhof u. sahen uns die Massengräber an. O Gott! Es ist doch nicht zu begreifen! All das junge Leben u. dann die vielen verstümmelten Menschenkinder. – U. wenn es einen Gott im Himmel giebt – so macht er all dem

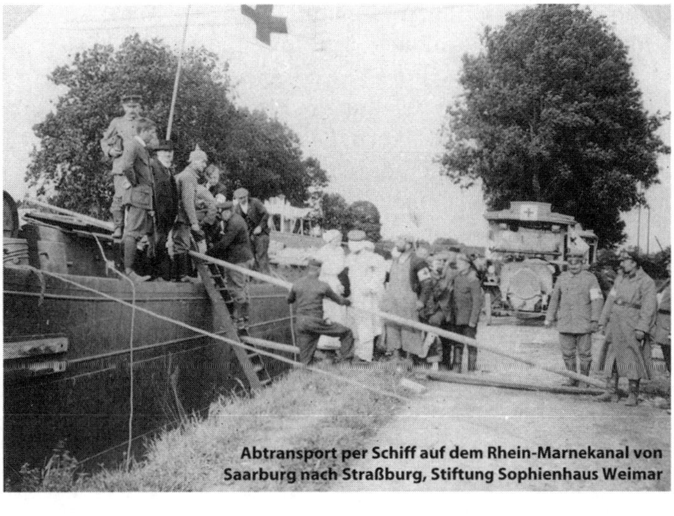

Abtransport per Schiff auf dem Rhein-Marnekanal von Saarburg nach Straßburg, Stiftung Sophienhaus Weimar

Greuel bald ein Ende. [...] Ich finde immer, dass wir alle viel zu wenig mit Bewußtsein diese graue Zeit durchleben. Wir verlieren uns immer wieder im Alltag u. jetzt giebts doch keinen Alltag mehr. Wir sind eben Menschen u. es scheint als ob wir uns schon an den Krieg gewöhnt hätten. [...] Viele Grüße Ihre Schwester E.

Saarburg, de. 7.XI. 1914
Sehr verehrte lb. Frau Oberin!

Bis jetzt hat Ihnen Schw. M. Bericht erstattet. Doch fühle ich mich heute verpflichtet, Ihnen lb. Fr. Oberin auch einige Zeilen zukommen zu lassen.

Wir sind nun schon 9 Wochen in Saarburg und war in dieser Zeit, meine Aufmerksamkeit viel auf das Tun und Treiben der Schwestern gerichtet. Der erste Eindruck war der, dass sehr viele Schwestern sich das Arbeiten ganz anders vorgestellt haben, wie es in Wirklichkeit ist. Man ist aber Soldat und als Soldat hat man zu schweigen und die Befehle auszuführen. Auf viele Schw. hat dieses Leben sehr stark auf die Nerven gewirkt, so dass schon viele zur Erholung in die Heimat geschickt wurden. Auch bei unseren Soldaten habe ich erlebt, dass durch all die Aufregungen, sie nicht mehr im Stande sind sich auf irgend etwas zu besinnen, weder wissen sie ihren Namen noch woher sie sind. Aber nach einigen Tagen Ruhe ist alles wieder gut.

Ich bin zu der festen Überzeugung gekommen, dass nur Schwestern hinaus gehen sollten, die wirklich die Kraft besitzen, ihr eigenes Ich zu vergessen und sich ganz, ich meine mit allen Schw. zusammen, zu einem großen Ganzen zusammen tun. Nur so können wir das vollbringen, [...]

Keine von uns hat Schw. E. gekannt, dass sie so unvorsichtig im Unterhalten mit Aerzten, überhaupt mit Männern ist. Sie werden mich verstehen lb. Frau Oberin was ich meine und kennen Schw. E. besser wie ich. Es kam zu allerhand häßlichen Meinungen über Schw. E., die allerdings von ihrer Seite durch zu freies Benehmen mit Sanitätern hervorgerufen wurde. Zum Beisp. wollte sich ein Sanitäter ihr auf unfeine Art nähern und auch unser Dr. R. sprach sich zu Ungunsten von Schw. E. aus. Doch hat sich unsere Oberschwester dieser Sache sehr angenommen und diese Sache beim Generalstabsarzt vorgebracht. Der Arzt mußte sich bei uns entschuldigen und so glaube ich, ist die Sache aus der Welt geschaffen.

Auch bin ich fest davon überzeugt, dass Schw. E. geheilt ist und da ich sie nun kenne, ich mich ihrer mehr annehme. Den Soldaten ist sie eine sehr gute Schwester und ist sie wirklich tapfer.

Nun muß ich zu einem Punkt überspringen der mir sehr schwer wird zu schreiben. Es war mir immer zu kleinlich auch zu der Sache eine Bemerkung beizutragen, aber die letzten Tage zwingen mich anders zu denken. Habe nehmlich das Gefühl, dass uns Schw. M. zusammen klappt. Aber wie soll ich Ihnen alles erklären? [...]

Erstens ist sie so sehr nervös, dass es mir oft Angst und Bange wird. Es äußert sich schon seit 14 Tagen in beständigem Schimpfen auf alles mögliche, besonders auf alle Menschen, die hier eine Leitung haben, aber ich dachte, es ist so ihre Art und hoffte, sie wird schon wieder ruhig werden und unsere Hauptsorge war, dass man nichts nach außen merkte. [...]

Es macht mit sehr viel Freude die Erfahrung zu machen, wie trotz der verschiedenen Mutterhausschwestern, ein schönes zusammen Arbeiten ist. Unangenehm dagegen wirken manche freie Schwestern, durchdem sie so gar keine Zusammengehörigkeit unter sich fühlen, das doch bei Mutterhaus.Schwe. fast ganz mit wenig Ausnahmen wegfällt.

Weiter glaube ich, dass der Krieg, für alle Mutterhäuser von enormem Wert ist und wir ganz bestimmt auf eine ganz andere Höhe kommen, wie es die letzten Jahre den Anschein nahm, durch die viele freiwillige Verbände zurückzugehen. Wie habe ich in den letzten Wochen den Ausspruch von freien Schw. gehört, die wirklich nette, gebildete Mädchen sind, wie beneide ich die Mutterh. Schwestern und wie ist man als Schw. von einem Mutterhaus doch ganz anders angesehen. Ja, ich bin fest überzeugt, dass die Mutterhäuser nach dem Krieg eine ganz andere Stellung einnehmen werden und die freien Verbände zurückgehen. [...]

Von Schwester M. wissen Sie ja, dass wir uns durch die freien Schwestern mit denen wir zusammen einen Trupp bilden, etwas uns zurückgesetzt fühlen. Vom Badischen Frauenverein ist es uns zwar nicht schwer gemacht worden, denn wir bekommen immer die besten Stationen und die Oberschwester [...]

In letzter Zeit gibt es hier wieder mehr Unruhen die Franzosen die anscheinend Verstärkung bekommen haben tägl. versuchen durchzubrechen es kommt zu heftigen Gefechten und ist das Schießen oft so schrecklich dass einem der Boden unter den Füßen bebt, doch glaube ich nicht dass es den Franzosen gelingt durch zu kommen. Wiewohl ich die Gelegenheit hatte zu sehen und zu hören, dass unsere deutschen Soldaten auch oft zu wünschen übrig lassen, [...]

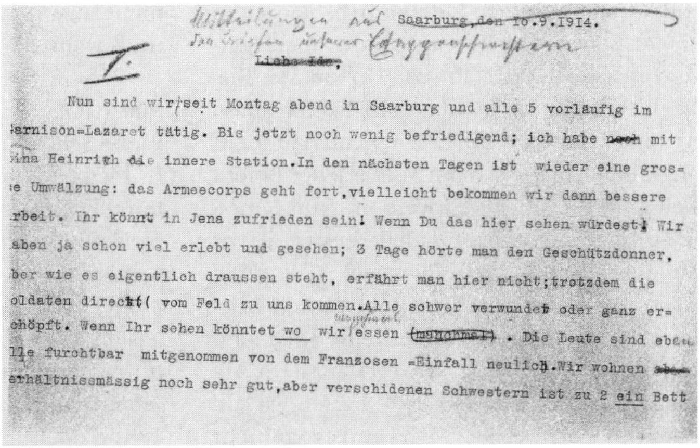

Saarburg, den 10.9.1914.

I.

~~Liebe Ida,~~

Nun sind wir seit Montag abend in Saarburg und alle 5 vorläufig im Garnison=Lazaret tätig. Bis jetzt noch wenig befriedigend; ich habe ~~noch~~ mit Anna Heinrich die innere Station. In den nächsten Tagen ist wieder eine grosse Umwälzung: das Armeecorps geht fort, vielleicht bekommen wir dann bessere Arbeit. Ihr könnt in Jena zufrieden sein! Wenn Du das hier sehen würdest! Wir haben ja schon viel erlebt und gesehen; 3 Tage hörte man den Geschützdonner, aber wie es eigentlich draussen steht, erfährt man hier nicht; trotzdem die Soldaten direct vom Feld zu uns kommen. Alle schwer verwundet oder ganz erschöpft. Wenn Ihr sehen könntet wo wir essen ~~(manchmal)~~. Die Leute sind ebenfalls furchtbar mitgenommen von dem Franzosen =Einfall neulich. Wir wohnen ~~ab~~ verhältnismässig noch sehr gut, aber verschidenen Schwestern ist zu 2 ein Bett

Stiftung Sophienhaus Weimar

■ Schwesternbriefe, Sarepta-Archiv, v. Bodeschwingsche Anstalten Bethel, Briefe, Sar 1/337

La Capelle, d. 13.2.(1917)
Liebe Schwester Marie! [...]
Der Grund unseres Ärgers ist wenig erfreulich, wir haben hier nämlich Rote-Kreuz-Schwe. ablösen müssen die dem Schwesternhause keine Ehre gemacht haben sie haben unglaubliche Dinge getrieben, jetzt ist die Sache sogar vorm Kriegsgericht. Als unser Delegierter mich kommen ließ u. mir die Mitteilung machte, dass wir die Arbeit hier übernehmen sollten, drückte er mir die Hand u. dachte es wäre eine Ehrensache für uns u. er hätte das feste Vertrauen zu uns, gerade zu den Bielefelder Schwestern, dass wir unsere Sache hier mit Ehren vertreten und unsere Arbeit tun würden ungeachtet alles Klatsches u. Geredes darunter wir ja natürlich auch zu leiden haben würden, ich freue mich aber doch, dass unsere Diakonissenarbeit immer mehr anerkannt wird. Ich persönlich habe hier auch wieder gesehen, wie nötig es ist, dass in einer Schwesterngemeinschaft eine da ist, die für die andern sorgt u. die es ihnen angenehm u. gemütlich macht. Das sagte mir eine Rot-Kreuz-Schwester die noch hier war hat ihnen gefehlt, jede wohnte für sich u. ging allein ihren Weg und dadurch ist dann das Unerquickliche gekommen, die [...] Schwestern tun mir sehr leid u. es liegt uns fern über sie zu Gericht zu sitzen.
Unsere Anschrift lautet
Kriegslazarett 25
Deutsche Feldpost 23

Kriegslazarett La Capelle, den 7.5.17.
Liebe Schwester Marie!
[...]
Wieviel könnte ich Ihnen erzählen. Habe sehr viel erlebt seit einem Jahr. Seit Juni 1916 befinden wir uns nun schon an dem 4. Ort. Wandern war oft unser Los. – Kaum waren wir an einem Platz eingelebt, hatten eben die 1. Schwierigkeiten überwunden, dann hieß es: alles packen, es geht weiter.

Dass dieses alles viel Unruhe mit sich bringt, können Sie sich denken. Seit dem 10. Febr. arbeiten wir nun, wie Ihnen ja bekannt, in La Capelle, einem kleinen frdl. Städtchen (5000 Einw.). Der Ort liegt sehr abgelegen und einsam, in der Nähe von Hirson. Wir Bielefelder Sch., 13 an der Zahl lösten einen Trupp R. Kr. Schw. ab. Erst wars uns gar nicht angenehm, doch ist beim Militär jeder Befehl heilig und muß befolgt werden. Nun haben wir uns hier sehr gut eingelebt, besser, als wir anfangs dachten. Ich für mein Teil fühle mich sehr wohl hier. Eine Zeit reichen Erlebens liegt hinter mir. Heiße, heiße Tg. haben wir alle durchgemacht. Wie oft hatten wir Ab- und Zugänge. Seit dem 3./4. hatten wir andauernd Hochbetrieb. Man kann es gar nicht so schildern, das muß man selbst erleben. Ich hatte meist 53 Verwundete zu besorgen, und einen Pfleger zur Hülfe. Manche Kranke waren recht elend, einige Operierte darunter und solche, die gefüttert werden mußten. – Außerdem galts ein Verbandzimmer zu bedienen, wo auch kl. Operationen stattfanden. Was gehört sonst nicht alles zu einer Stationsarbeit. – Daneben arbeitet man mit soviel Schwierigkeiten. Dann fehlts an Gas, Licht, Kohlen, Holz, dass man oft den Elenden beim besten Willen nicht einmal etwas Warmes geben konnte. – Man kam den ganzen Tag nicht zu sich selbst. War von Morgens früh bis Abends 10 Uhr auf der Station tätig, oft ohne Mittagessen. Sehr oft wurde man Nachts alarmiert. Solch unruhige Ostern erlebte ich noch nie. Die Soldaten kamen direkt aus der Front und waren fürchterlich schmutzig und verlaust. Hatte man sie glücklich im Bett, dann wurden sie bald darauf wieder umgetauscht oder kamen im L.zug weg. Dann begann der Betrieb von Neuem. [...] Vor einigen Tg. kamen wieder viele Zugänge, die 1 Std später schon wieder alle für den Kr. Zug vorgemerkt waren. Wir konnten sie also nur von dem I. Schmutz säubern, die Wunden verbinden und für das leibliche Wohl sorgen. – So herrscht hier seit langer Zeit ein reges Leben, mit viel Unruhe verbunden. – Die Arbeit macht mir sehr viel Freude. Ich bin froh, vielen helfen zu können. Man soll nicht sagen, was ein Mensch leisten kann u. muß, wenn die Zeit und die Not es lehrt. [...]

Mai 1917
Liebe Schwester Marie!
[...] jetzt erleben wir so recht den ganzen bitteren Ernst des furchtbaren Krieges wie wir es bis dahin noch nicht erlebt haben, beschreiben kann man es nicht man muß nur immer wieder staunen, was unsre deutschen Männer leisten und dass sie mit der größten Bestimmtheit immer wieder sagen, durchkommen sie nicht. – Wir haben nun zu unserem Trupp doch 12 Rote Kreuzschwestern hinzubekommen, denn wir konnten unmöglich die Arbeit tun die zu tun war, es ist ja für uns nicht so angenehm weil die ja auch bei uns im Hause essen und uns zugeteilt sind zur Hülfe, aber es läßt sich nicht ändern, und ich sage mir auch es ist vorübergehend wer weiß wie lange es dauert es wird doch allgemein angenommen das der Friede nicht mehr so fern ist. Gott wolle es geben, ich muß schließen denn ich kann keinen vernünftigen Gedanken mehr fassen. [...]. Jetzt fängt hier auch endlich der Frühling an und wie freut man sich über den warmen Sonnenschein. [...]

Chauny, 7.4.16
[...] Über 9 Wochen sind wir weiter in Chauny. Wie viel hat man in den Wochen erlebt. 5 Wochen arbeitete ich auf der Nervenstation. Gerade fühlte ich mich so wohl dort, da kam

eines nachmittags der Oberstabsarzt und ohne mich zu entscheiden mußte ich gleich mit auf eine andere Station. Die Schwester war dort schon fort, so kam ich in den großen Saal, 43 Betten, alles recht kranke und fiebernde Soldaten. „Sehen sie mal zu, wie Sie fertig werden", sagte der Oberstabsarzt und ging, – und ich wäre am liebsten auch gleich weiter gegangen. Aber die Soldaten hatten mich nötig – und so blieb ich. Gleich den andern morgen wurde mir mein zweiter Pfleger genommen und es mußte doch gehen und es ging auch. Jeden Abend habe ich so viel Grund zum danken für die treue Durchhülfe meines Gottes. Viel Wechsel haben auch wir. Sobald die Soldaten fieberfrei sind, kommen sie von uns auf eine andere Station, damit wir wieder frei haben für Aufnahmen. Viele kommen ja auch nach Deutschland. Es bringt jeder Tag was neues. Heute ist ein Unteroffiz. gestorben (Sepsis). [...] Sie erleben es ja auch dort wie wir hier, wieviel Herzeleid der Krieg mit sich bringt. Der Unteroffiz. war einige Tage unklar, das einzige, was er auch des Tages hundertmal sagte war: Schwester, Schwester. [...] Uns gehts Gott Lob ja allen gut. Aber wie oft vertrösten wir uns auf die Zeit, wo wir unser liebes Mutterhaus über uns haben und nicht die Militärverwaltung, – wie und wann das wohl sein wird?

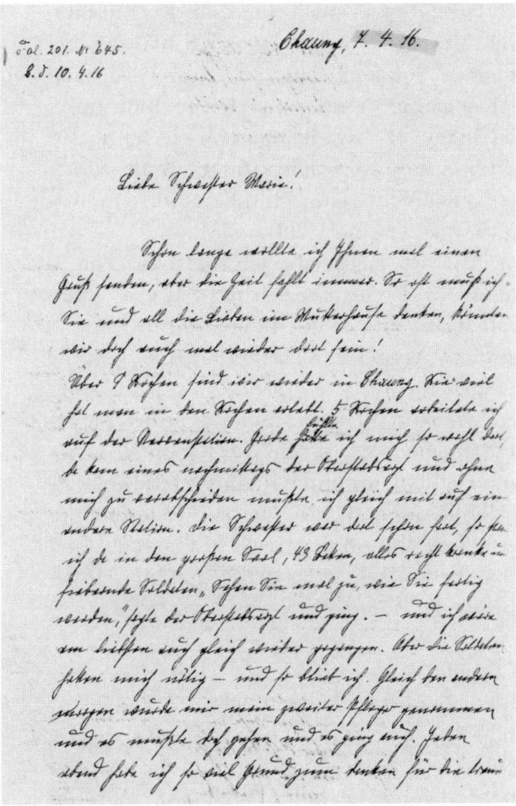
Chauny, 7. 4. 16.

Liebe Schwester Marie!

Schon lange wollte ich Ihnen mal einen Gruß senden, aber die Zeit fehlt immer. So oft muß ich Sie und all die Lieben im Mutterhause denken, könnten wir doch auch mal wieder dort sein!
Über 8 Wochen sind wir wieder in Chauny. [illegible] eines nachmittags der Oberstabsarzt und ohne mich zu entscheiden mußte ich gleich mit auf eine andere Station. Die Schwester war dort schon fort, so kam ich in den großen Saal, 43 Betten, alles recht kranke u. fiebernde Soldaten. „Sehen Sie mal zu, wie Sie fertig werden," sagte der Oberstabsarzt und ging. – und ich wäre am liebsten auch gleich weiter gegangen. Aber die Soldaten hatten mich nötig – und so blieb ich. Gleich den andern morgen wurde mir mein zweiter Pfleger genommen und es mußte doch gehen und es ging auch. Jeden Abend habe ich so viel Grund zum danken für die treue

Sarepta-Archiv v. Bodeschwingsche Anstalten Bethel, Bestand Nachlässe

Rethel, 12.11.16
Liebe Schwester Marie!
[...] Ich arbeite in einem Saal, die meisten unserer Schwestern sind ja in Baracken. Ich habe so sehr nette Kranke. Ich freue mich jeden Tag, wenn ich zu ihnen gehen kann. Allerdings wechselt es sehr. Jede Woche fährt ein Lazarett- oder Krankenzug, da hat man immer wieder neue Gesichter um sich. Der ganze Betrieb ist hier so ganz anders. Unsere Brote bekommen wir geliefert, ebenso Butter und Marmelade. Da heißt es sich einrichten, man kann aber so viel mehr für die Soldaten sorgen. Das Essen ist hier wirklich gut. Das sagen alle Soldaten. Es ist überhaupt viel gemütlicher hier, wie in Chauny. Der Chef ist so sehr nett. [...] Sehr oft habe ich, seitdem ich bei Ihnen war bei meinem Urlaub, an Ihre Worte gedacht: „Ich solle versuchen, meinen Soldaten mehr mütterliche Liebe zu geben." Gerade so lange ich in Rethel bin, habe ich es sehr oft erlebt, dass die Soldaten, wenn sie fort waren, mir für ihre mütterliche Liebe und Sorge dankten. Gestern bekam ich noch einen Brief von einer Mutter eines Soldaten, den ich noch pflege. Sie schreibt, ihr Junge schrieb ihr immer, er fühlte sich wie daheim bei seiner Mutter. [...] Ich möchte Ihnen sagen, dass Ihre Worte, die Sie mir damals sagten, nicht vergebens gewesen sind. Ich hoffe

zu Gott, dass Er mir immer das Rechte gibt. Ich bin ja so dankbar, dass ich fröhlich bei meinen Soldaten sein kann. Am Tage habe ich ja genug zu tun, zumal ich auch für unsere Station die Krankengeschichte schreiben muß. Zuerst wollte ich garnicht dran, – doch Herr Stabsarzt sagte, ich solle es versuchen, – jetzt macht es mir viel Freude[...].

Also am Tage habe ich nicht viel Zeit, – aber des abends ehe ich nach Hause gehe, haben wir immer noch eine schöne Viertelstunde. Wenn es die Zeit erlaubt, singen wir mal ein schönes Volks oder Vaterlandslied zusammen, oder der eine oder andre Kamerad erzählt uns was, oder wir haben ein schönes Gedicht, mitunter erzähle ich ihnen was, erlebtes oder ich lese ihnen eine Geschichte vor. Zum Schluß singen wir ein Lied und ich lese die Andacht – das ist für mich der Höhepunkt des Tages.

Lüttich, 20.10.18
Liebe Schwester Marie!
[...] Viel Arbeit fand ich in Origny. [...] Jede Schwester hatte viel zu leisten, doch war es befriedigende Arbeit. Doch wir merkten bald an dem Rückzug welch ein Leben und Treiben in Origny war, „ein Kriegsleben". Doch unser Gang war schwer, hieß es doch rückwärts und das will uns doch nicht gefallen. Nun kamen auch Feldlazarette, und hieß es, wir sollten fort. Unsere Lazarette wurden den Feldlazaretten mitgegeben. Wir wurden aber gebeten, solange zu bleiben, wie wir noch da waren. Das taten wir ja so gern, hatten wir doch alle so viel Elend. Es war ja nun wieder eine ganz andere Arbeit im Feldlazarett. Ganz plötzlich bekamen wir den Befehl zum Abmarsch. Sonst bekamen wir immer einen ganzen Zug zur Verfügung gestellt, jetzt natürlich nicht. Von unserer Abteilung fehlten noch 20 Schw., dazu gehörte auch ich. Freitag morgen 6 Uhr fuhren wir von O.. Zuvor wurde unser Gepäck auf Leiterwagen verladen, wir setzten uns oben drauf, so zogen wir in Hirson ein. Um 7 Uhr sollte unser Zug fahren, um 10 Uhr fuhr er ab. Bei herrlichem Wetter fuhren wir durch Frankreich, Belgien. Langsam ging die Fahrt voran. Oft mußten wir halten auf freier Strecke. Wir stiegen dann aus und freuten uns über die schöne Gegend und den Sonnenschein. Einmal lagen wir lange einem Transport gegenüber, die von der Champagne nach Hirson kamen. Die Soldaten bekamen Kartoffelsuppe, wie verlockend sah sie aus. Doch es dauerte nicht lange, da wurde uns ein Kochgeschirr mit Suppe und Löffel herein gereicht, wie schmeckte sie uns. Auch sonst waren uns die Soldaten so behilflich. Wir mußten mehrere Male umsteigen, mit unserem vielen Gepäck, hatten wir 20 Schwestern doch für 10 Tage Proviant bei uns, allein 73 Brote. Langsam aber sicher kamen wir nach ½5 in Lüttich an, müde und schmutzig. Wir dachten, nun bald Quartier zu finden. [...] Einige Schwestern gingen los, zum Chef, Delegierten, welche schon einige Tage in Lüttich waren. Ihren Anweisungen war es nicht gelungen, für uns Quartier zu bekommen. Sind doch in diesen Tagen mehrere Kriegslazarettabteilungen hier, unsere Delegierten sagen, dass nicht weniger wie 1000 Schw. in Lüttich seien. Sie werden hier zusammengezogen von der I. und III. Armee und dann werden wir wieder verteilt, wohin das ist eine große Frage. Da haben wir also am Bahnhof gewartet von morgens ½5 Uhr bis abends 7 Uhr. Endlich kam die Nachricht, dass für uns Quartiere da seien, zwar in einem Kloster. Die Verhältnisse sind hier so ganz anders wie in Frankreich. Die Belgier werden ganz anders behandelt. [...] Hier darf auch nicht requiriert werden, alles muß bezahlt werden, auch was die Militärverwaltung braucht. [...] Die Oberschw. empfing uns sehr freundlich, sie ist eine Deutsche, sie sagte: Seien Sie uns herzlich willkommen.

27.12.1914
[...] Die Rote-Kreuz-Schwestern mußten trotz Bitten und Eingaben das Feld räumen. Die

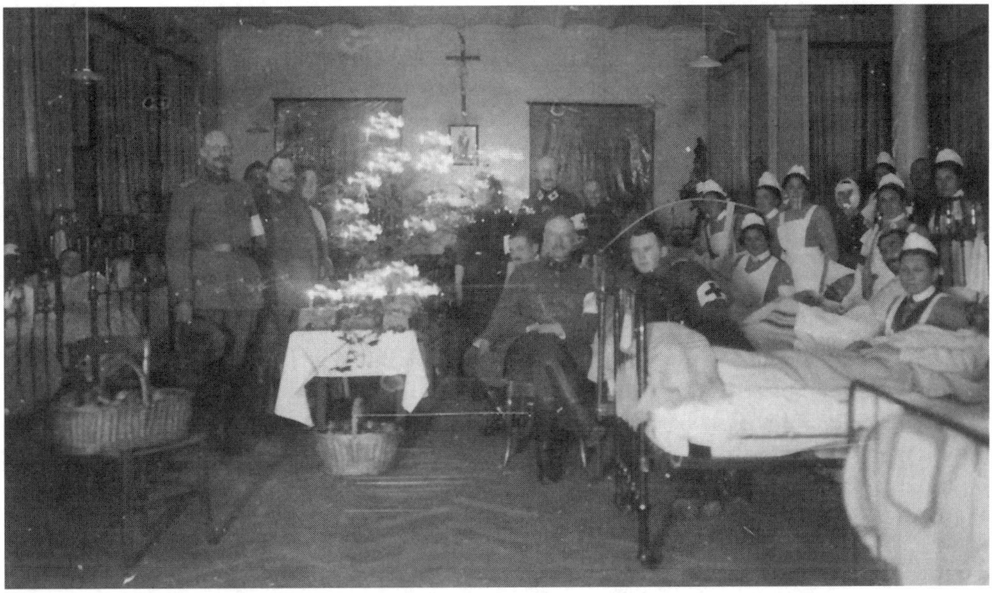

Weihnachten 1914 in Bonsecours, Badische Schwesternschaft vom Roten Kreuz (Luisenschwestern) e.V., Karlsruhe

Militärbehörde hatte uns für das 23. Armeekorps bestimmt und diesen Befehl darf niemand umstoßen. Die übrigen Schwestern, wir sind im ganzen 73, sind aus verschiedenen Mutterhäusern. Aus Bethanien-Breslau, Kraschnitz, Lutherstift Frankfurt, Johanniter und belgische Nonnen. Letzere dürfen nicht pflegen und sind nur in der Küche tätig. [...]

Wir feierten gestern Weihnachten wie in der Heimat. Wir hatten für alle Stationen Bäume, Schmuck, Lichter, Geschenke. Die Liebe des Vaterlandes hatte uns das alles beschert. Während in jedem Krankensaal ein Arzt mit den Schwestern eine Feier veranstaltete, wurde in dem großen Theatersaal der Anstalt die Hauptfeier gehalten. Der Schwesternchor und der Pflegerchor sangen, ein katholischer Geistlicher hielt die Ansprache. Er fand schöne, warme Worte. Dann sprach der Chefarzt, darauf dreimaliges Hurra-Rufen und mit dem Kriegsgebet wurde geschlossen. Es folgte dann die Bescherung für das gesamte Pflegepersonal. Außer den Schwestern sind 130 Militär- und freiwillige Pflegepersonen angestellt. Es ist so freundlich vom Herrn, dass wir hier hauptsächlich mit Diakonissen zusammen arbeiten und dass unser erster Vorgesetzter, ein Generaloberarzt, ein Freund der Diakonissen ist. Weihnachtsabend hatten wir noch eine schöne Feier unter uns in der Plätterei der Felddampfwäscherei bei Kaffee und Kuchen, Weihnachtslieder und einer Andacht. –

Roulers, 27. Dezember 1914

[...] Aber noch schöner (als die vorab beschriebene Weihnachtsfeier, B. P.-K.) war doch die Feier in einer Artilleriebatterie am 1. Feiertag. Eigentlich war es uns ja verboten, außerhalb von Roulers zu gehen. Aber das Wetter war so prachtvoll und nachdem wir auf dem Friedhof waren und vergeblich versucht hatten, in die Kirche zu kommen ([...]), so überlegten wir, was nun werden sollte. Da kam gerade die Eisenbahn, welche hier mitten durch die Stadt und fast bis vor die Front fährt. Die Soldaten, immer sehr erfreut, wenn sie deutsche Frauen sehen, luden uns so freundlich ein mitzufahren, dass wir es wagten. Wir wollten doch zu gern mal etwas

Ordentliches sehen und erleben, dafür zog man doch in den Krieg.

Roulers, 27. Januar 1915
[...]Unser Generaloberarzt, ein alter Herr, ist Soldat durch und durch. Manchmal aber geht er mit seinen Befehlen für uns Schwestern zu weit, da muß ich ihn doch daran erinnern, dass wir keine Soldaten sind. Mit Gottes Hilfe habe ich dann schon manches durchgekämpft, so dass jetzt Ärzte, Offiziere und Soldaten uns mit Achtung begegnen. Unter der Militärbehörde zu arbeiten ist gar nicht so leicht. Bethanische, Kraschnitzer, Straßburger Schwestern haben sich mir willig untergeordnet, obwohl manche älter im Dienst und an Jahren sind. Unter den Schwestern sind manche recht gut ausgebildete Kräfte, besonders von Bethanien-Breslau. Unter ihnen sind tüchtige Operations-Röntgen- und bakteriologisch ausgebildete Schwestern. Alle Kenntnisse können hier gebraucht werden, soll doch unser Kriegslazarett eins der größten im Heer sein. [...]

Wir haben oft Gelegenheit, mit den Soldaten zu sprechen, die, um sich auszuruhen, in der Stadt einquartiert werden, da macht man schmerzliche Erfahrungen. Wo der Ernst der Zeit nicht die Herzen für Gott zugänglich macht, der Krieg direkt verrohend wirkt. All die Lobhudeleien in den Zeitungen über stetig anwachsende Begeisterung! Und heute, wie entsprechen sie leider nur zu wenig den Tatsachen. Aber wo sollen sie auch herkommen ohne Gottvertrauen und angesichts der Schrecken, von denen die Krieger erzählen.

Roulers, 20.5.1915
Liebe Mutter!
Ich habe zur Zeit Nachtwache, das laute Treiben des Tages schweigt und die Kranken erfreuen sich, außer einigen Schwerkranken, der Ruhe des Schlafes. – Die letzten drei Wochen brachten nicht bloß für unsere Soldaten an der Front Sturmangriffe, letzere brachten auch unserem Lazarett Sturmzeit durch das dreifache der Patientenzahl, welche plötzlich in unser Lazarett aufgenommen werden mußten. Unser friedliches Kriegslazarett war plötzlich ein Feldlazarett, da die meisten Verwundeten zunächst auf dem Strohsack liegen mußten. [...] Unter den feindlich Verwundeten bekamen wir auch verschiedene Negersoldaten, welche die sonderbarsten Uniformen trugen. Oft wünschte ich mir, englisch oder französisch sprechen zu können, um sich besser mit ihnen verständigen zu können. –

Prezemsyl, 24. Juni 1915
Seit dem 15. des Monats sind wir hier. Ein dreistöckiges, großes Gebäude (Gymnasium) und zwei Seitenflügel wurde als Kriegslazarett eingerichtet. Überall stehen Betten, auf den Korridoren, Treppenhaus und Parterre, alles belegt. Unsere Kranken werden in Autos direkt von der Front gebracht und vom Feldlazarett.

Nebenan ist das Beamtenhaus, da sind wir Schwestern alle untergebracht. Reizende Wohnungen! Wir Schwestern haben zwei Zimmer mit Bad, Küche, Balkon, elektrisches Licht, sogar Kronleuchter und einen geschlossenen Korridor. Es ist alles sehr ruiniert, es tut einem leid, wie alles aussieht.

Wassertrinken ist streng verboten wegen Cholera, die Gulaschkanonen liefern uns Tee und Kaffee für unsere Verwundeten und uns.

Ich habe von Anfang an Nachtwache bekommen bei Schwerverwundeten, Sr. Guste wacht auch seit einigen Tagen bei uns, Sr. Sophie pflegt Verwundete, die anderen Schwestern innerlich Kranke. Eine Schwester und ein Sanitäter wachen immer zusammen auf einer Etage. Es sind Schulzimmer, wo so 50-100 Betten drin sind. Jede Schwester hat ein Zimmer mit einem Sanitäter bei Tage.

Przembyl, 30. Juni 1915
[...] Als Lemberg gefallen war, das war ein Betrieb die ganze Nacht durch. Die Lastautos

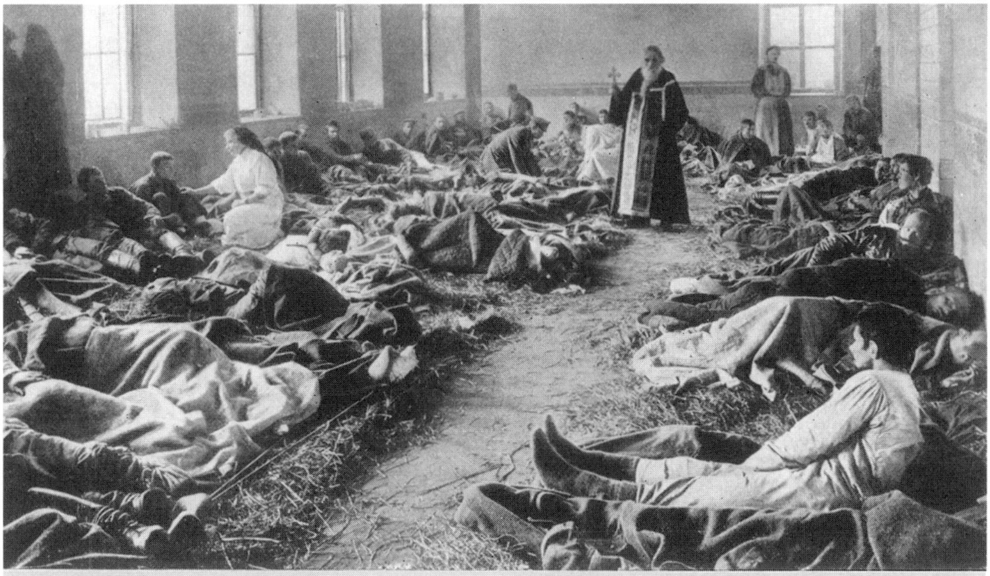

Russisches Lazarett in Suwalki nach der Einnahme der Stadt durch die Deutschen

Eduard Senftleben, Wolfgang Foerster, Gerhard Liesner (Hg.), Unter dem Roten Kreuz im Weltkriege. Das Buch der freiwilligen Krankenpflege, Berlin 1934, S. 167

fuhren die ganze Nacht und brachten 300 Verwundete an, die zum Teil gleich operiert werden mußten und dann auch gleich nach der Operation gestorben sind. 80 Kilometer im Auto gefahren ist auch zuviel, denn man wird ordentlich hin und her geworfen darin. Wir bekommen unsere Leute direkt von der Front, jede Nacht kommen Transporte, 50, 80-150. Hier ist man so recht im Kriegsgebiet. Wir wohnen ja sehr schön, aber wir haben fast kein Wasser.

Turkowice, 14.9.1915
[...] Nun noch etwas von unserer Cholerastation. Wir hatten doch etwas Angst vor dieser Krankheit, davon wir hier schon viel gehört hatten. Wir übernahmen die Kranken aus dem Feldlazarett, dieses zog dann einige Tage danach weiter. Die Station besteht aus drei Sälen. Die Patienten bestanden aus Deutschen, verbündeten Russen. Im großen Saal lagen die Russen auf Strohsäcken dicht nebeneinander ohne Wäsche. Alles kroch auf dem Boden herum. Vor jedem Bett, wo die Schwerkranken lagen, liefen Bäche von Flüssigkeiten den Saal entlang, sie hatten noch ihre Uniformen an und wälzten sich auf der Erde. Ganz kann man den Zustand doch nicht beschreiben, es war schrecklich. Die einen brachen, andere hatten Krämpfe und schrien und stöhnten, andere waren sterbend, welche schrien nach Wasser. Die Deutschen hatten meist Betten, aber das Bild ist nicht viel besser. Die Klosettgeschichten waren schrecklich. Man rannte immer hin und her mit den Schiebern, und wenn man dann ankommt, war es auch noch zu spät. Das Erbrechen war auch zu schrecklich, die Russen machten das auch mit großem Geräusch. Vor der Tür stand eine Tonne. Wenn die nun voll war mit all den Flüssigkeiten, nahmen wir sie beide in die Arme, wanderten ein Stückchen in den Wald zur Senkgrube, wo sie noch mit Kalk übergossen wurden. Diese Arbeit geschah häufig. O der Anblick der Sterbenden!

Nachdem nun die erste Nachtwache vorüber war und wir einen Einblick in diese Arbeit getan hatten, war uns doch sehr eigenartig zu Mute. Wir hatten ja sozusagen mit dem Leben abgeschlossen. „Du", sagte die eine zur anderen, „hier kommen wir nicht mehr lebend heraus."

Den nächsten Tag fing unser Tagdienst an und was haben wir nun erlebt in diesen 5 Wochen. – Die Arbeit wuchs, immer voller und voller wurde es hier, täglich Tote, oft vier am Tag. Die einen starben, die anderen Zugänge standen auf Tragbahren im Gang und warteten auf Betten. Die schlimmste Zeit über hatten wir 25-30 Kochsalzinfusionen am Tag. Rings um die Sterbenden, es waren so schreckliche Anblicke. Viel Arbeit, rennen von einem zum anderen, 20 Stimmen riefen oft auf einmal: „Schwester, Schwester!" Die beiden Diakonie-Schwestern, die mit uns hier arbeiten, waren die schwerste Zeit über krank.

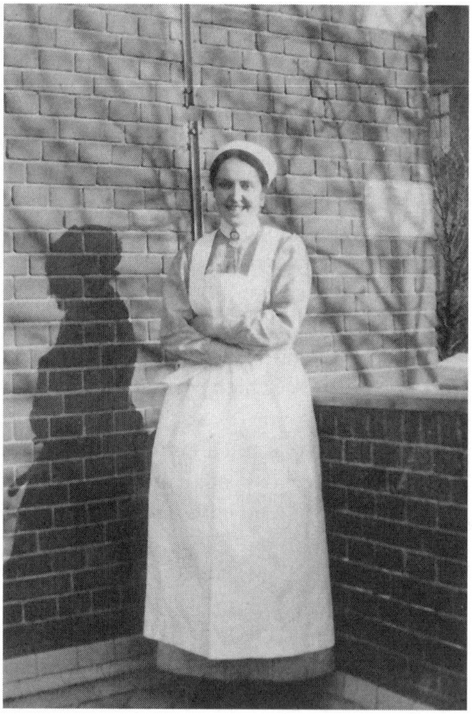

Unser Stabsarzt sagt: „Haltet noch einige Tage bei uns aus, dann muß es besser werden." Die Feldlazarette räumten nämlich und schickten uns alle Leute zu und diese waren auf 150 angewachsen. 3 Zelte haben wir hier um uns entstehen sehen.

Als nun doch fast nichts mehr gehen sollte, hat jede von uns einen Tag frei bekommen. Ach, wie ruhten wir uns aus! [...] Nachdem nun die Pflege etwas ruhiger geworden war, konnten wir auch Seelenpflege treiben.

■ Grete Josephson, 6 Brieftagebücher von 1915-1918, Kriegslazarett 34 von 1915-1918 in Galizien, Ungarn, Serbien, Litauen, Frankreich (N 99/1, Bibliothek für Zeitgeschichte, Stuttgart Sachregister, WK I).

1915
Neu-Sandec 4.5.
Meine lieben Eltern und Geschwister,
endlich muß ich mich wohl mal entschließen, Euch ein bisschen ausführlicher von meinem Ergehen zu schreiben. Ich habe soviel erlebt, dass ich nicht weiß, wo ich anfangen und wo ich aufhören soll. Schon allein die Reise ist ein Erlebnis (10) für sich, es war so ganz anders, als man es gewohnt ist. 4 ½ Tag dauerte das Vergnügen, schließlich konnte man es aber doch nicht mehr aushalten. Es war ein Staub darin, dass man von oben bis unten vor Schmutz starrte. [...] die Fahrt war ja urgemütlich, wir hielten nur an kleinen Nestern, bekamen zuletzt auch sehr nette Verpflegung. Man ist ja auch so an das ungeregelte Leben gewöhnt, dass es einem ganz gleich ist, ob man Kaffee trinkt oder nicht, Mittag ißt oder nicht, (11) wo etwas zu bekommen ist, nimmt man es in dem Gedanken, wer weiß, wann es wieder etwas gibt. Oft hielt der Zug auf freier Strecke, dann stieg alles aus, ging auf und ab, setzte sich an die

Bibliothek für Zeitgeschichte in der Württembergischen Landesbibliothek, Sammlung N:Josephson 99.1, Negativ-Nr. 590/1

Grabenränder, es war höchst gemütlich. Außerdem hat man ein gutes Stück von Deutschland gesehen, und erst recht die Fahrt durch Galizien, die Karpathenvorläufer und die Beskiden war wundervoll. Man war mitten im Gebirge, entzückende Landschaften, so originelle Häuser, ganz bäurische Bevölkerung in Nationaltrachten. ...

Wir bekamen in einem Lazarett Quartier, einem früheren Gymnasium, das in aller Eile in ein Lazarett umgewandelt worden war. Die Verwundeten mußten mehr zusammengelegt werden und zogen in den unglaublichsten Aufzügen durchs Haus.

9.5. wurde Platz für 30 Schwestern. 23 lagen in einem Zimmer zusammen, wir 4 mußten (14) mit 3 Laborantinnen noch warten, bis Platz war. [...] Spaß machte es mir immer, die Zurufe zu hören, „deutsche Schwestern", alle Soldaten freuten sich, wir waren die ersten deutschen Schwestern, die in diese Gegend kamen.(15) [...]

Die Stadt selbst ist sehr weitläufig, vergebens sucht man nach anständigen Gebäuden, alles klein und niedrig bis auf einzelne Häuser, kleine Läden, die von außen schrecklich aussehen, in denen aber eine Menge zu bekommen ist. Die Bevölkerung besteht aus Galiziern und Juden, die in ihren langen Kaftanen mit hohen schwarzen Hüten und mit Korkenzieherlocken an jeder Seite herumlaufen. Man sieht Typen. Es ist hochinteressant, dazu kommt das wirklich kriegerische Leben, das durch die Stadt flutet. An dem Sonntag, wie wir ankamen, war der 1. Angriffstag. Massen Verwundeter fluteten in die Stadt, Munitionskolonnen, Bagagewagen fuhren an die Front, Autos über Autos, die ganze Nacht hielt das Getriebe an. Kanonendonner hörte man nicht, denn wir waren 30 km von der Front (Gorlice) entfernt, jetzt ist der Zwischenraum natürlich noch viel größer. (17)

Neu-Sandec, 13.5. (18)
So ein Kriegslazarett besteht nämlich aus mehreren Abteilungen, deren jede einen Chefarzt, Ärzte, so und soviele Schwestern, Apotheker, Inspektoren, Sanitäter und Sanitätspersonal hat. Unseres besteht aus Abteilung A mit H. (den ich übrigens kennen gelernt habe, sehr nett) als Chefarzt, den katholischen Rote Kreuzschwestern, B sind wir, C hat Johanniterinnen, D ist das Seuchenlazarett mit Diakonissen. Die Ärzte werden sehr viel hin und her kommandiert, die Schwestern auch, kürzlich sind 2 nach Lazarett C gekommen, gerade die, mit denen wir uns gut standen, auch freiwillige Hülfen. Wir alle sollten nach der Seuche kommandiert werden für die Dauer des Krieges; dieses entsetzliche Verhängnis ist aber abgewandt worden, denn sonst hätte R. ein anderes Lazarett übernommen, wenn wir ihm alle weggenommen wären, dann wären wir für immer auseinandergerissen worden. Über uns allen (21) steht der Kriegslazarettdirektor, ein aktiver Militärarzt, [...] entsetzlich viel zu sagen hat er, alle Tage inspizieren kommt u. ein Auge auf die Schwestern hält. Ihm zur Seite steht der „Delegierte", Baron von R., ein alter taperiger Mann, den man nicht weiter zu fürchten braucht. Er kommt nächstens zum Tee zu uns. [...] Wir haben das schlechteste Lazarett erwischt, nur 75 Betten, davon kommen auf einen Saal allein 55, aber 100 waren es in den 1. Tagen immer, überall standen Bahren, Stroh war im Hof aufgeschüttet und da wurden auch noch Verwundete hingelegt. Der Strom der Verwundeten staute sich hier in den 1. Tagen derartig, man kann sich kaum eine Vorstellung davon machen. Unsre Arbeit wird dadurch erschwert, dass beständiger Zu- und Abtransport ist, was mit Lazarettzügen fort kann, wird bei uns solange untergebracht und die schwersten Fälle werden zu uns gebracht. Es kommt vor, dass ein Bett 5mal am Tag belegt wird, eine Riesenarbeit für die Schwestern, [...] (22)

Vor mir lag ein Russe im Sterben, mir war das ein so schrecklicher Gedanke, er starb so allein inmitten der anderen. Jetzt sieht man es schon ruhiger an, regt sich nicht so auf, ich

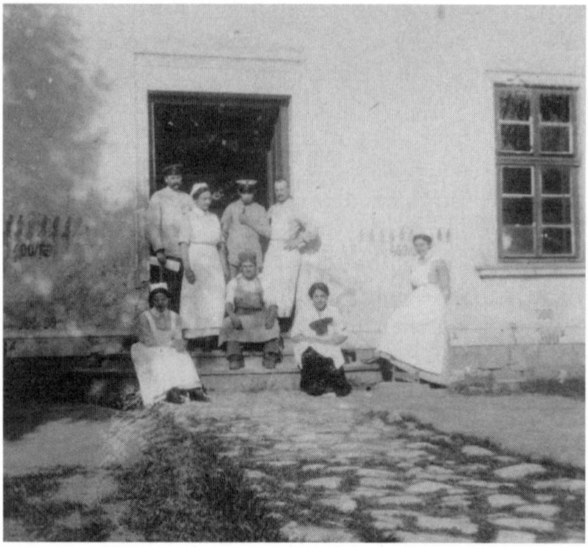

Lubaczow, Lazarett, Bibliothek für Zeitgeschichte in der Württembergischen Landesbibliothek, Sammlung N:Josephson 99.1, Negativ-Nr. 591/2

hätte die ersten Tage dauernd weinen können. Der Tod hat keinen Schrecken mehr für einen, sterbende Menschen sind etwas so Natürliches, und man freut sich oft, wenn man hört, wie sie sterben. (24) [...]

So wickelt sich unser Leben ganz gleichmäßig ab, bis es wieder weiter geht. Abends sind wir öfters hier im Büro mit Herrn Dr. und V. zusammen und trinken einen leckeren Tropfen, neulich (36)sogar Sekt, als wir meinten, Przemsyl wäre gefallen; es war aber ja verfrüht. Einen Abend waren wir auch in Herrn Dr.'s Wohnung, er hatte alles reizend gemacht und wir haben uns fein unterhalten. Gemeinsam zusammen sitzen tut man hier nie, dafür wird viel zu viel geklickt. Die Schwestern betrachten uns nun mal als Eindringlinge. Es gibt noch viele Berufsschwestern, die gerne heraus möchten, aber nicht herauskommen, da ist es ja eigentlich nicht recht, wenn wir an ihre Stelle kommen. Das kann man wohl verstehen, wenn sie das verstimmt; dazu kommt noch, dass die meisten aus einfachen Kreisen stammen und deshalb doppelt empfindlich sind. Außerdem haben manche Helferinnen in Frankreich mehr geflirtet als gearbeitet und haben ihre Pflichten vernachlässigt. Wenn man schon exponiert ist, muß man doppelt vorsichtig sein. Hier ist das aber viel besser geworden, wohl auch, weil keine Gelegenheit dazu ist und weil derjenige, der nicht gut tut, einfach nach Hause geschickt wird. Meiner Meinung nach ein sehr richtiges Verfahren, dazu ist jetzt nicht (37) die Zeit. – Schwester Emilie, die Oberschwester, ist einfach, aber tüchtig, manchmal etwas unfein. [...] Von den andern Schwestern wüßte ich keine besonders hervorzuheben, sie sind teils sehr tüchtig, teils einseitig. Der Ton ist leider oft nicht nett; sie sind gleich so gehässig und haben immer etwas an einem auszusetzen. Zuerst war es mir schrecklich, jetzt habe ich mich ganz daran gewöhnt. Ich habe mir vorgenommen, immer freundlich zu bleiben, so hat man ein ganz annehmbares Verhältnis. [...] Jedenfalls soll es in der Seuche, wo die Diakonissen arbeiten und im Lazarett C (38) bei den Johanniterinnen, zu denen Schwester T. und Schwester L. kommandiert sind, viel netter sein. Sie wären viel freundlicher und gütiger. (39) [...] Unsere Ärzte sind ganz nett, fast alle Stabsärzte, Unterärzte haben wir nicht. Sie halten sich sehr für sich wiederum, essen hier nur. [...] Unter den Sanitätssoldaten und den Sanitätern besteht auch eine große Rivalität, da gibt es die verschiedensten Typen. (40) [...] Wir haben für das ganze Kriegslazarett einen katholischen, aber (41) keinen evangelischen Geistlichen, er ist beantragt, aber wir bekommen wohl keinen. Ich finde es einfach stark. Die evangelische Seelsorge im Felde liegt doch, scheint's mir, sehr im argen.

24.6.

Wir sind heute Morgen um ½5 Uhr an unsern Bestimmungsort angelangt, ein kleines Nest, wo wir die Kasernen als Lazarett bekom-

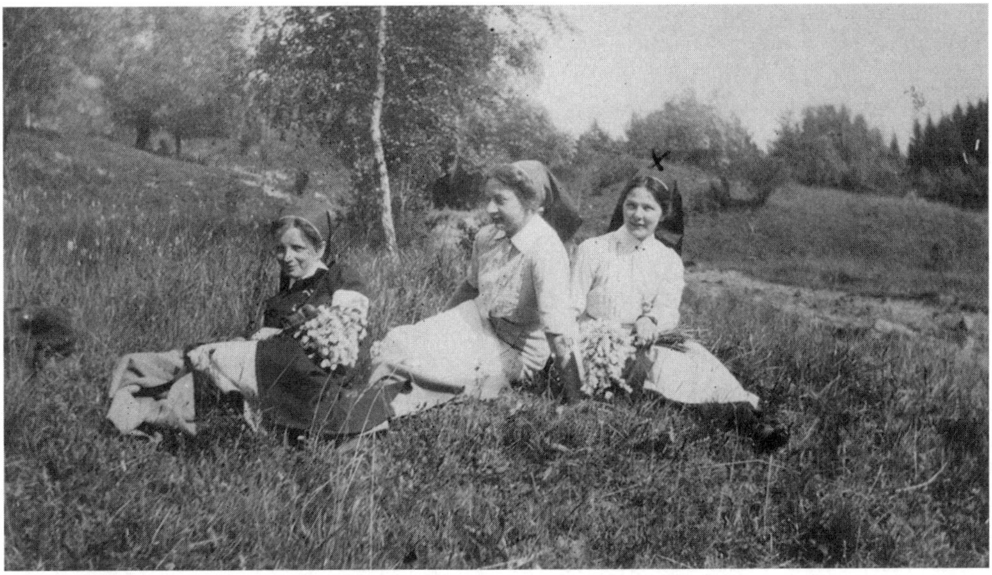

In Galizien, Bibliothek für Zeitgeschichte in der Württembergischen Landesbibliothek, Sammlung N:Josephson 99.1, Negativ-Nr. 591/5

men. Vorläufig warten wir wieder mal und liegen an der Bahn. [...] Wir sind hier 40 km von der Front entfernt. Aus irgend welchen Gründen kann man hier im Osten nicht weiter vor mit den Lazaretten, aber es ist sehr viel Leben hier. – Gestern nach Jaroslau hielten wir vor einem Flugplatz mit mehreren Flugzeugen, besichtigten diese, ließen uns alles (79) erklären und da wir einige Stunden Aufenthalt hatten, stieg der Flieger, ein bayr. Leutnant auf, flog uns schön was vor auf seinem Doppeldecker, nahm dann 2 mal eine Schwester, eine Johanniterin mit, zum Entsetzen der andern Schwester. Es war ein feiner Aufenthalt, dann ging's weiter, wir waren alle in fidelster Stimmung – da tauchten die Schlachtfelder am San auf. Man konnte genau verfolgen, wie die Russen sich immer weiter zurück gezogen hatten, wieder neue Gräben aufgeworfen hatten, sie machen ja glänzende Feldbefestigungen. [...] (80) Abend hielten wir auf der Strecke an einem Walde, wo vor 10 Tagen noch Kämpfe getobt hatten, ein riesiges Sonnenwendfeuer wurde angezündet, prasselnd stiegen die Flammen gen Himmel, wir sangen und Oberstabsarzt Schlüter dachte mit einigen Worten der Toten. Wunderbar! Ein einzig schöner Abend, ringsum noch Schützengräben, Unterstände; Soldaten liefen herum,

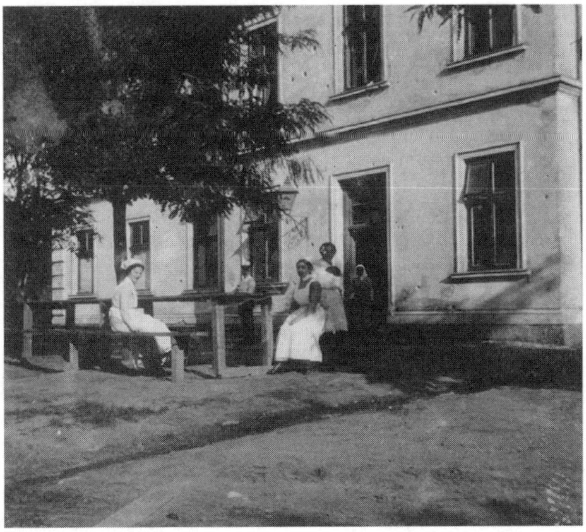

Lubaczow, Schwesternwohnung, Bibliothek für Zeitgeschichte in der Württembergischen Landesbibliothek, Sammlung N: Josephson 99.1, Negativ-Nr. 590/0

die die Waffen sammelten und das Schlachtfeld aufräumten. Hier merkten wir recht den Ernst des Krieges. Augenblicklich sitze ich im Graben und schreibe, vor kurzem haben hier noch Russen gerastet, alles liegt voll russischer Konservenbüchsen. Die Luft riecht brenzlich, hinten brennt ein Wald. (81) [...]

Krasnostaw 27.8.

[...] Nun will ich noch den Nachtrag zu Samose machen, schon allein um der Vollständigkeit meiner Briefe und Berichte für später willen. Denn dass ich vor vielen etwas voraushabe, dadurch dass ich diese Zeit hier draußen verlebe und dass es einzigartige Eindrücke sind, dessen bin ich mir vollbewußt. Jetzt, wo ich mehr zur Ruhe gekommen bin, lasse ich es doppelt auf mich wirken. ... Ich erzählte, glaub' ich, von den primitiven Verhältnissen in Zamosc. Waschen tat ich die Leute mit leeren Zwiebackbeuteln, ein Handtuch mußte für 20 Mann reichen, Eßnäpfe waren nur halb soviele da wie Menschen. War der eine Teil abgespeist, dann kam der andere dran, natürlich ungespült, das konnte man bei dem Wassermangel nicht. Es dauerte allein 1 Stunde, bis alle Essen hatten. Und die Arbeit immer in gebückter Stellung, waschen, Strohsack aufschütteln (134), betten. Ich dachte eines Tages, mein Rücken wäre mir durchgebrochen. Und doch konnte man nicht alle befriedigen, bis abends 10 Uhr ging es ununterbrochen: Schwester, legen Sie mich zurecht, Schwester, mir Tee, mir eine Spritze usw. Dabei konnte fast keiner aufstehen, in einem abgeteilten Raum lagen allein 28 Oberschenkelfrakturen in Gips, teilweise nur auf Stroh, manche auf Strohsäcken, keiner mit Bettuch, keiner im Bett. Es war sehr häßlich von den Diakonissen, die im selben Haus die leichte innere Station hatten, dass sie uns ihre Betten nicht gaben. Aber so waren die vom Kriegslazarett 54, sie halfen einem nicht, nein, sie erschwerten einem die Arbeit. (135) ... Zu drollig war es, dass ich von allen für die leitende Schwester gehalten wurde. Unsere beiden, die mit mir arbeiten, sind gute Wesen und ganz tüchtige Schwestern, aber die Sache schlug ihnen über dem Kopf zusammen. ... Überhaupt, was habe ich in den 8 Tagen gelernt! Die Not bringt einem alles bei; da macht man die Rückenmarksschüsse sauber, die dauernd im Schmutz liegen, gibt Spritzen, bettet um. Es macht unendliche Freude, helfen zu können. Nur alles immer im Kopf haben, das macht so müde. (137)

Kragujevac 12.12.

Meine Lieben

[...] Wir haben es mit der Arbeit nämlich recht gelinde. In den großen Serbenlazaretten, die unsere Abteilung B übernommen hat, ist überall serbisches Personal, Sanitäter und Schwestern oder vielmehr Helferinnen. Wir messen nur, machen viel Verbände selbst – was mir sehr lieb ist, ich lerne dadurch – (201) und passen auf, dass alles getan wird. Als wir kamen muß eine heillose Wirtschaft gewesen sein, Dreck metertief, kein Verband gemacht, nichts zu essen. Ehe die Deutschen so dicht waren, haben die Engländer alles geleitet, nur sind sie dann ausgekniffen, als es

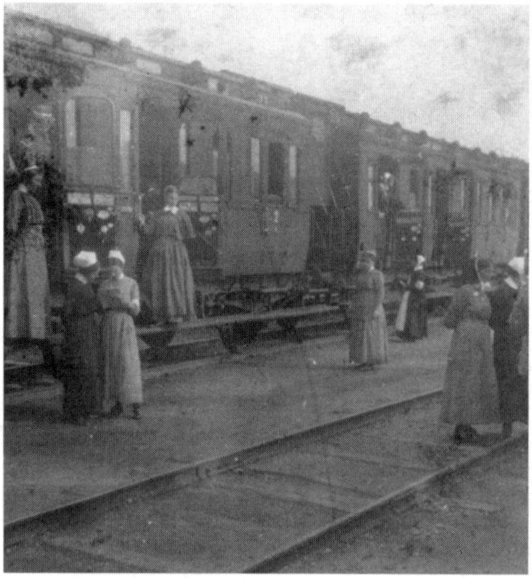

Bibliothek für Zeitgeschichte in der Württembergischen Landesbibliothek, Sammlung: N: Josephson 99.1, Negativ-Nr. 591/4

brenzlich wurde. Sie haben alles hervorragend eingerichtet, nur hatten die Serben alles versteckt, als wir kamen und ließen ihre Landsleute sterben und verderben. Nun klappt die Sache tadellos, unsere Ärzte und Schwestern haben enorm gearbeitet. Die Serben selbst sind überwältigt, wie human wir sind und wie gut wir sie behandeln. (202) [...]. Von Sauberkeit und Hygiene haben die Menschen keine Ahnung. [...] Die Verständigung ist natürlich schwer; jetzt habe ich ein serbisches Wörterbuch, außerdem bringen wir es uns gegenseitig bei, die Schwester und ich. (203) [...] Es ist sehr interessant, sich mit ihnen zu unterhalten. Im Grund hassen sie uns alle, man merkt den passiven Widerstand. Vor einigen Tagen wurden auch die Männer bis 52, von 17 Jahren an, fortgeführt, das macht immer böses Blut. (204)

Nisch, 8. + 10.1.16
[...] (214)
Am 24. Dez. saßen wir denn recht trübselig in unserm amerikanischen Babyhospital am äußersten Ende von Nisch ohne Gepäck auf unsern Strohsäcken. Man schlief, todmüde, wie man war; schließlich gab's etwas Tee und ein wenig Brot. Gegen Mittag hieß es auf einmal: Um 2 Uhr tritt Lazarett B an und übernimmt die Arbeit im Feldlazarett, vorher Essen in der Offiziersspeiseanstalt. Da wir vermuteten, dass wir ein anderes Quartier bekommen würden, zogen wir mit Waschbecken und Eimer, und unser kleiner Tannenbaum guckte aus dem Stiefel, in das Kasino-Tableau! Die Herren wollten sich ausschütten. (217) [...]

Um 8 Uhr gingen wir in das zukünftige Ärztekasino, wo wir zuerst auch gegessen haben; dort stand ein kleiner Baum, 2 gedeckte Tische, wo jeder auf seinem Platz ein Stück Stollen und sein Paket vom Roten Kreuz fand. Der Oberstabsarzt hielt eine kleine Ansprache, der katholische Pfarrer sprach einige Worte, und wir Schwestern sangen. Unsre nette, kleine Aufführung mußte unterbleiben, da Lazarett A mitfeierte und soviel Anzügliches drin steckte, was nur für einen kleinen Kreis war. Wir tranken Rotwein, bekamen Plätzchen, einige unserer Ärzte, die Frontärzte gewesen sind, erzählten von ihrem vergangenen Weihnachtsfest, einzelne ganz anschaulich. Um 9 Uhr wanderten wir heim. Wir dachten doch alle, hoffentlich sind wir nächstes Jahr wieder daheim. Die Roten-Kreuzpakete waren eigentlich für Soldaten bestimmt, in meinem lagen Zigaretten und 1 Zahnbürste,(219) einzelne haben sogar Hosenträger bekommen, das machte Spaß. – Vor unsern Schlafzimmertüren hatten wir die ganze Zeit einen Bulgaren mit aufgepflanztem Bajonett, ein ganz wild aussehender Kerl, zu welchem Zweck war uns nicht ganz klar. Ich glaube, sie trauten den Amerikanerinnen nicht recht, die waren wohl verkappte Engländerinnen. Es ist hier augenblicklich überhaupt ein Gemisch von Nationalitäten, Deutsche, Österreicher, Bulgaren. (220)

Margarethe (Grete) Josephson, geb. 27.10.1886, Vater evangelischer Oberlehrer, Studienrat; Berufsausbildung: 1 Jahr häusliche Tätigkeit bei Verwandten, 1902-1904 Lehrerinnenseminar, häusliche Tätigkeit, 1912 soziale Frauenschule Berlin (Innere Mission), 1914 Helferinnenexamen, 1916 Hilfsschwesterexamen, 1914/15 Dienst in einem Reservelazarett, 1915-1918 verschiedene Kriegslazarette, 1919 Frauenpflege im Kreiskrankenhaus Groß-Lichterfelde, April 1919 Krankenpflegeexamen, seit dem 1.11.1919 Stadtfürsorgerin in Gummersbach, 1931-1954 Deutscher Evangelischer Frauenbund, 1989 gest. im Alter von 102 Jahren.

■ Mariechens Kriegstagebuch (11.8.1914 – 27.11.1914), Archiv Paul-Gerhardt Stift zu Berlin, Bestand 1, Nr. 61

Potsdam, d. 11.8.1914
Heute früh von Berlin abgefahren um ¼7 Uhr ging unser Zug, wir fuhren sehr gut II. Klasse u. nicht zu eng, im Ganzen waren wir 100 Schwestern, wir 50, Lazarus u. Elisabeth

je 25, alle mit ihren Vorständen. Hier angekommen durften wir unsere schweren Taschen auf dem Bahnhof lassen u. wurden zunächst nach dem Pfarrgarten des Hofpredigers Richter geführt, wo wir von einer Hofdame [...] empfangen u. mit Kaffee u. Butterbrot bewirtet wurden. Den Kaffee tranken wir schon aus unsern Feldbechern z. Teil, da nicht so viel Tassen vorhanden waren. [...] Jetzt wurden wir nach dem Oberpräsidium nebenan in der Straße geführt, es mußten mancherlei Eintragungen in unser Verwendungsbuch gemacht werden. [...] Schwester Marie W. ist unsere Führerin u. vertritt das Mutterhaus, ihre Adjutanten sollen Schwester Minna W. u. ich sein, das war uns schon im Mutterhaus gesagt worden. Schw. Marie ließ uns auch gleich ganz militärisch zum Appell antreten, gab uns unsre Quartierzettel u. sagte uns über das, was zuerst von uns verlangt wird, Bescheid. Dann verabschiedete sich Herr Pastor u. Schwester Hedwig von uns u. wir suchten uns unsere Quartiere.
[...]
d. 13.8. früh
Gestern wurden wir alle im Garnisonslazarett geimpft, das kann bei dem nächsten Trupp im Mutterhaus geschehen. Unsere Armeebinde, ohne die wir draußen u. auch jetzt nicht mehr gehen sollen, haben wir jede 3 Stück bekommen.
[...]
d. 13.8. Nachm.
Nein, es war kein Arzt, sondern ein Regierungsbeamter, der uns die Kriegsartikel vorlas, die für uns in Betracht kommen u. uns durch Handschlag an Eidesstatt u. durch Unterschrift vereidigte. Dies alles ging militärisch in großer Ordnung vor sich. Wann wir fortgehen, wissen wir nicht, wir dürfen hier spazieren gehen u. ausruhen, aber ohne Urlaub Potsdam nicht verlassen.
d. 18.8.
Immer noch hier, aber heute ist die Spannung groß, um ½ 9 u. um ½ 6 Uhr mußten wir zum Appell. Am Bahnhof steht der Lazarettzug, mit dem wir fahren u., der außer uns d.h. unsern 3 Zügen, männliches u. weibliches Personal, die vollständige Einrichtung der Lazarette u. diese selbst enthält. Wohin es geht ? – Tiefes Dunkel! Nun wir bleiben in Gottes Hand, ob wir auch in Feindesland gehen, es kann u. wird uns nichts geschehen, als was Er zuläßt.

d. 19.8.
Heute früh endlich! 11¼ Uhr sollen wir am Bahnhof sein. Der Zug geht 11.51 ab.

Eine Woche dauert es, bis die Tagebuchschreiberin die Formalitäten des Militärs hinter sich gebracht hat und sich auch tatsächlich in Marsch setzen kann. Bis zum 13.9. allerdings hat sie keine Arbeit. Sobald sie wirklich viel zu tun hat, hört sie auf, ein Tagebuch zu schreiben. Die lange Wartezeit in den ersten drei Monaten des Krieges, bzw. auch die rasche Verlegung der Einsatzorte im Rahmen eines Bewegungskrieges werden in dieser und ähnlicher Form oft beschrieben. Es handelt sich um eine typische Form.

→ Vgl. ergänzend auch: Jahresbericht über das Diakonissenmutterhaus Paul Gerhardt-Stift, Berlin 1915 „Vor allem sei erwähnt, daß 62 unserer Schwestern im Felde stehen, außerdem noch 12 unserer Johanniterschwestern. Anfangs waren es 80 Schwestern und 10 Johanniterschwestern. [...] Der erste Trupp, dem III. A.-K. zugeteilt, stand lange in Chauny, bis er im Laufe der letzten Monate nach La Fere und von da in kleineren Abteilungen nach Hirson, St. Quentin, Tourniers und Bleroncourt versetzt wurde. Ein weiterer Trupp kam nach Gent, ein dritter nach Montigny bei Douai. [...] Es waren zuweilen sehr anstrengende Zeiten, und die Anforderungen an die Nervenkraft nicht gering." (ebenda, S. 6/7).

→ Jahresbericht über das Diakonissenmutterhaus Paul Gerhardt-Stift, Berlin 1916 „Im Dienste der freiwilligen Krankenpflege befinden sich noch 48 Schwestern und durch uns entsandt 4 Johanniterschwestern. Erstere befinden sich seit 3 Jahren in Frankreich und in Flandern. Letzere sind mehrfach vom Westen nach dem Südosten und umgekehrt gewandert." (ebenda, S. 11).

→ Berliner Armen- und Kranken-Freund. Blätter aus dem Paul Gerhardt-Stift. Ein Korrespondenzblatt über und für die weibliche Diakonie, Hg. v. Carl Schlegel, Nr. 122, Sept./Nov. 1914, 24. Jg. – Nr. 129, Aug./Sept. 1916, 26. Jg.

→ Der kleine Sammler. Blätter aus dem Paul Gerhardt-Stift, Diakonissen-Mutterhaus und Krankenhaus, Hg. v. C. Schlegel, Nr. 9 Juni 1916.

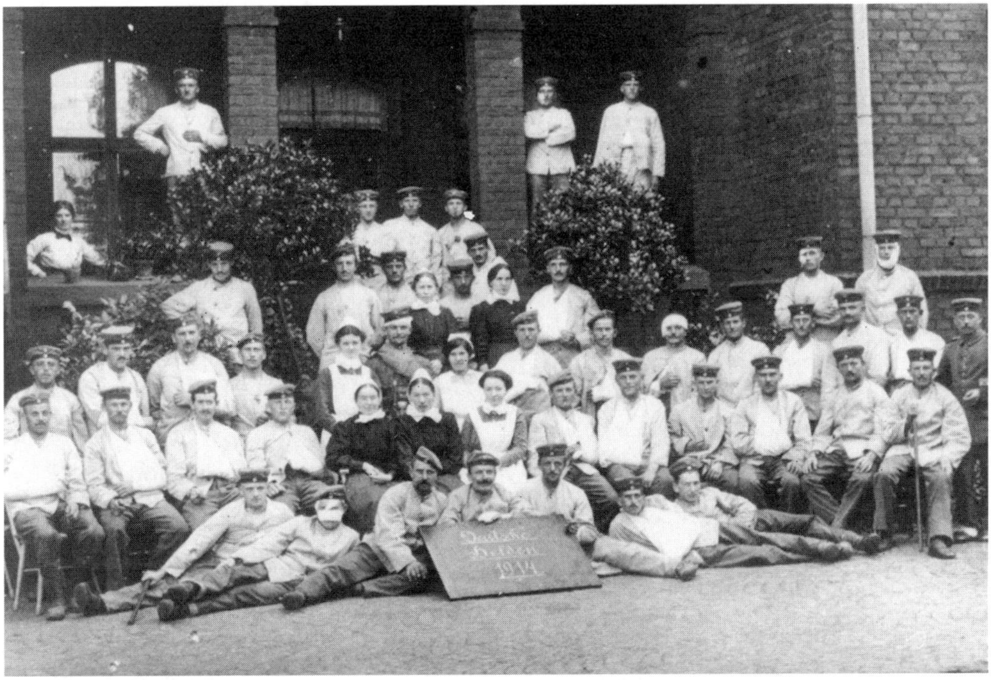

Die ersten Verwundeten 1914, oben rechts: Diakonisse A., Museum und Archiv Diakoniewerk Ruhr/Witten

■ Tagebuchaufzeichnungen von Diakonisse A. (geb. 1890, gest. 1985),
April 1915 bis 3. Oktober 1916.
Überarbeitet von Diakonisse Gertrude Krämer, Archiv Diakoniewerk Ruhr-Witten

19. März: auf der Treppe vor Baracke 7, abends 10 Uhr. Heute ist Sonntag. Eben spielte jemand im Etappen-Hain auf der Flöte. Aus der Ferne hört man die Ziehharmonika und singende Soldaten. Die Kanonen donnern unaufhörlich. In unserer Baracke wenig Wechsel, wir haben viele „Lungenschüsse".
28. März: Heute furchtbares Bombardement.
2. April: Sonntagswetter, darum haben wir uns in Sonntagsstaat geworfen. Gestern kam der Kaiser hierdurch.
11. April: wieder mehrere Todesfälle. Es geht erschreckend schnell mit der Gas-Phlegmone.
3. Mai: Sonntag gingen alle unsere Schwerkranken weg, die so lange hier waren. Morgen fährt Schw. E. in Urlaub. Wenn sie zurückkommt, fahre ich vielleicht.
9. Mai: in der Nacht ist wieder alles belegt worden. Die meisten haben jetzt einen Lungenschuß.
22. Mai: in der Nacht wieder Flieger da. Es ist unverschämt, so unsere Nachtruhe zu stören! Sonst nichts Neues.
26. Mai: Gegen 9 bis 11 Uhr kamen 13 Zugänge. Es donnert furchtbar die ganze Nacht. Der Himmel ist oft ganz rot. Die Baracke zittert. Drinnen Stöhnen – draußen Donnern.

→ Vgl. ergänzend auch: Evangelisches Diakonissenhaus für die Grafschaft Marl und das Siegerland in Witten. Eine Festschrift zum 50jährigen Bestehen 1890-1940, Pfr. Otto Stein, Hg. v. d. Leitung des Diakonissenhauses Witten, 1940. „Die Diakonie hatte mit ihrem starken Einsatz von 8000 Schwestern bewiesen, wie ernst es ihr ist mit dem Dienst am Volke. An dieser Zahl war unser Mutterhaus durch seine 110 Etappenschwestern mit dem fünften Teil seiner Schwesternarbeit beteiligt." (ebenda, S. 78).

→ Der Samariter, Mitteilungen aus dem Evangelischen Diakonissenhause für die Grafschaft Marl und das Siegerland in Witten a. d. Ruhr, Nr. 138, Dezember 1914 – Nr. 151, April 1918.

■ P. W., Kriegstagebuch 1914-1916, Archiv der Badischen Schwesternschaft vom Roten Kreuz (Luisenschwestern) e.V., Karlsruhe, (Transkription Horst-Peter Wolff)

11. Oktober 1914 bis 14. Juni resp. 6. Oktober 1916)
52 Fahrten im Lazarettzug.
[...]
13. Fahrt: 15.+16. Febr. Bay. Zug hl. M., hl. K. Der Kanonendonner war an diesen Tagen ganz schrecklich. 20. Febr. hatten wir die Kirche gerichtet für Gottesdienst, und am Abend fuhren wir weg nach Vigneulles. Es war die Strecke seitwärts von Chambley, die neue Bahn nach St. Moritz. Die Franzosen wollten Durchbruch machen. Wir luden ein, die Verwundeten direkt vom Schlachtfeld bis morgens 7 Uhr. Sie wurden mit kl. Wagen auf einspurigen Schienen und kl. Lokomotive gebracht. Unter furchtbaren Schmerzen kamen sie an. Licht durfte keines gemacht werden, da man es vom Berg oben sehen konnte. Es waren 350 meist Schwerverwundete, und fuhren über Riding, Zabern, Karlsruhe, Ulm. Da wurden viele Schwerkranke ausgeladen. Sie kamen ins Kloster, wo selbst Herr Superior an der Bahn tätig und auch sämtliche Schw. und Pfleger einlud zum Nachtessen, wo aber nur 2 Schw. abkommen konnten. Sch. Alice war das erste Mal wieder dabei und Schwester Regine kam zurück in die Klinik, und ein Frl. J. für 2 Fahrten dabei. Es war eine herrliche Fahrt das Donautal entlang bei schönem Wetter. Wir fuhren zurück nach Karlsruhe. Und am gleichen Tag trafen wir im Mutterhaus Frau Oberin Albrecht. Sie war für 2 Tage beurlaubt und fuhr mit uns 3 nach Heidelberg. Wir blieben 2 Tage und fuhren zurück nach Karlsruhe, hl. B., hl. M., hl. K. und Fastenpredigt bis 3. März.

■ J. B., Aufzeichnungen aus dem Kriegseinsatz, Badische Schwesternschaft vom Roten Kreuz (Luisenschwesternschaft) e.V., Karlsruhe
(Transkription Horst-Peter Wolff)

Erinnerung an die Kriegszeit
Die erste schwere Stunde schlug, als wir am 17. August morgens um halb acht Uhr im Mutterhaus das herzliche Lebewohl von allen Seiten vernehmen durften. [...]

Die Fahrt geht jetzt auf die neueroberte Stadt Lille zu. Eine Nacht kampierten wir in 3. Klaß Wagen auf den Bänken u. auf dem Boden, war aber sehr ungemütlich u. kalt. In Lille als erster Zug nach dem Panzerzug angekommen, wurden wir von bayerischen Landsturm freudig empfangen. Die Stadt war erst zwei Tage in deutschen Händen. [...] Als wir ausstiegen, waren die Soldaten mit Wein [...] uns begegnet u. nun wurde der Bahnhofskeller von der Mannschaft u. Schw. aufgesucht, u. jeder schleppte soviel er tragen konnte mit fort. In dem Keller waren tausende Flaschen Wein aufgelagert. Als Mittagessen erhielten wir am Bahnhof warme Würstchen u. Komisbrot, was uns gut schmeckte. [...] Wir waren doch gut untergebracht. [...]

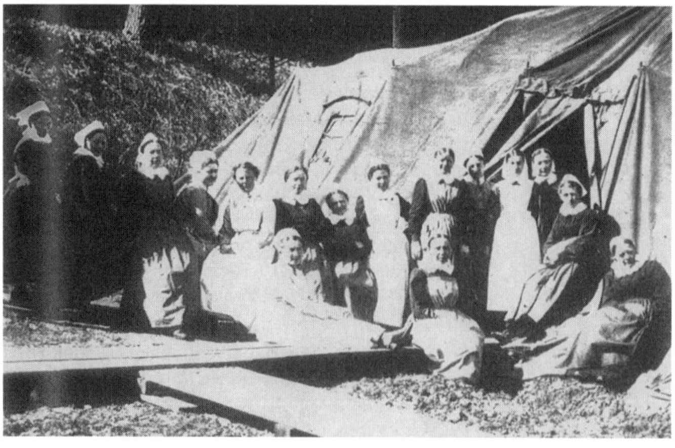

Reservelazarett 122, 1915 im Westen, Museum und Archiv Diakoniewerk Ruhr/Witten

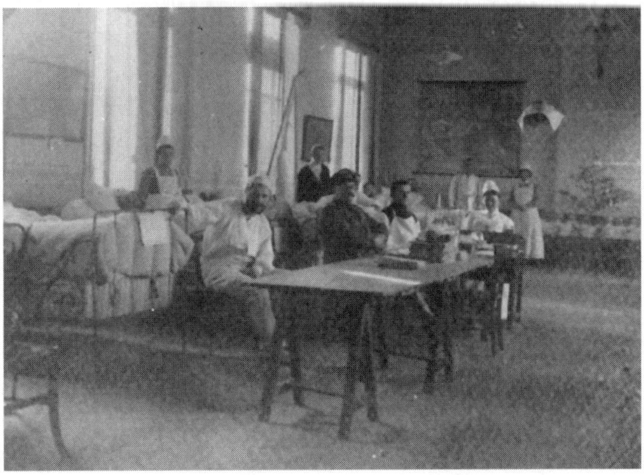

Verwundetensaal Bonsecours, Badische Schwesternschaft vom Roten Kreuz (Luisenschwestern) e.V., Karlsruhe

Den andern Morgen war unser Saal ganz voll belegt. Nun gab es Arbeit. Es waren meist unsere Kranke Typhusverdächtige u. Lungenentzündungen. Es war rührend wie gedultig u. anspruchslos unsere Soldaten waren. Die meiste Arbeit hatten wir mit dem Essen. Es gab 8 Uhr Kaffee, 10 Uhr Kakao, ½ 1 Uhr Mittagessen, 3 Uhr Kaffee, 6 Uhr Nachtessen, 8 Uhr wieder Tee. Somit hat man den ganzen Tag zu spülen, es waren 38 Patienten. Nach 8 Tagen mußten wir, Schw. Elisabeth u. ich, in die Küche, wo 2 Koch u. 3 Soldaten. Es gab für uns viel Arbeit von Morgens ½ 7 Uhr bis Abends 10 Uhr. Hatten sehr heiß, das wir unsern Teil fürs Vaterland schwitzten. Es waren oft schwere, aber doch schöne Stunden. Wir durften manchen hungrigen u. durstigen geben aus der Fülle Gottes. .. 6 Wochen haben wir in der Küche gearbeitet, Die höchste Zahl war 950 Personen.

■ Briefe an die Präsidentin Frau Bürgermeister Lauterer (1914-1918), Archiv der Badischen Schwesternschaft vom Roten Kreuz (Luisenschwestern), e. V., Karlsruhe

Metz, 24. Februar 1918
Hochverehrte Frau Präsidentin!
Möchte Frau Präsidentin ganz ergebenst um gütige Verzeihung bitten wegen unseres langen Schweigens. Die Zeit vergeht uns so im Fluge, dass ich heute erstaunt bin über meine Nachläßigkeit. Ich werde mich befleißigen in Zukunft diesen Fehler nicht mehr zu machen.

Unsere Tätigkeit hier hat sich sehr angenehm gestaltet. Wir arbeiten alle ziemlich selbständig. Unser Lazarett, erst seit Juni 16 in Betrieb, ist sehr ausgedehnt ein großer Häuserkomplex, lauter schöne, gut eingerichtete Pavillons. Es waren 7 Vereinsschwestern (v. Wiesbadener roten Kreuz), eine Röntgenschw. u. eine freiwillige Hilfsschwester da. Sie alle sind sehr schwesterlich zu mir.

Vier von uns arbeiten auf der inneren, zwei auf der chirurgischen und ich als letzte auf der Nervenstation. Alle sind hochbefriedigt und arbeitsmutig. Auch der gegenseitige Verkehr ist herzlich u. harmonisch, eingedenk der huldvollen Abschiedsworte unserer hohen Protektorin, Ihrer Königl. Hoheit.

Unsere Wohnung in einer Villa, später Chefarztwohnung ist ganz reizend, wir bewohnen zu sieben 3 Zimmer. Im 1. Stock wohnt unser H. Generaloberarzt, der uns seines besonderen Schutzes versichert hat.

Auch Verpflegung ist sehr kräftig u. bekömmlich.

Einzelne Schwestern hatten auch schon Nachtwache.

Freie Nachmittage haben wir jede Woche und jeden 2.ten Sonntag. Machen Spaziergänge oder Besorgungen.

Also alles in Allem haben mit gutem Gewissen keine Klage sondern danken dem Geschick für ein so schönes Arbeitsfeld. [...]

Kriegslazarett Labry, den 24. April 1917
Ich bin schon lange völlig eingelebt hier und in jeder Beziehung befriedigt, dienstlich, so-

wie außerdienstlich. Momentan habe ich eine Innere Station. 2 Säle mit 34 Patienten, unterstützt werde ich von einem außerordentlich tüchtigen Pfleger, geschickt vom Karlsruher Roten Kreuz. Überhaupt sind hier eine Menge badische Pfleger u. Ordonnanzen, die auf den Stationen helfen, aber unter der großen Schwesternschar – es sind sehr nette Schwestern u. Hilfsschwestern darunter – bin ich leider die Einzige aus Baden. –

Die Arbeit auf Station wechselt einmal mehr, einmal weniger; es kommen ganz interessante Fälle vor. Kriegslazarett Labry ist ein Riesenlazarett mit Massenbetrieb; alles aber ist gut eingerichtet und organisiert. Die Schwestern haben täglich Freistunden und jede Woche einen ganz freien Nachmittag; diese Freizeiten benutzen wir zu kleineren u. größeren Ausflügen in der schönen ländlichen Umgebung, die manch interessanten u. von diesem Krieg schon berührten Ort aufzuweisen hat. –

Von der großen Offensive, die im Norden eingesetzt hat, merken wir hier nicht viel; die Kanonen vor Verdun hören wir wohl, aber in letzter Zeit verhalten sie sich ziemlich schweigsam.

N.D. de Liesse, den 7.VI.17
Beifolgend ein Plan, wie die Schwestern nunmehr verteilt sind.

Dass die Schwestern H. und L. endlich aus der Etappe ausgeschieden sind, war sehr zu begrüßen. Über Schwester H. kamen in St. Michel dieselben Beschwerden wie überall, sie verstand weder gut zu kochen noch einzuteilen.

Schwester L. hatte jedenfalls den besten Willen, war jedoch durch ihr überreiztes, merkwürdiges Wesen, für alle, die mit ihr arbeiten mußten, eine Last.

[...]Wir haben es in den Feldlazaretten nur mit Schwerverwundeten u. Kranken zu tun, dazu müssen die Schwestern selbständig sein und nicht immer der Aufsicht bedürfen. [...] Trotz der augenblicklich ruhigen Zeiten, haben wir noch vollauf zu tun, da wir fast nur ganz schwere Fälle haben, die noch nicht oder überhaupt nicht mehr abtransportiert werden können. Doch gerade diese Arbeit, so traurig sie auch oft ist, befriedigt uns alle sehr. Es ist ein dankbareres Arbeitsfeld als ein Kriegslazarett, ganz besonders weil wir mit sehr netten Ärzten arbeiten.

Freiw. Krankenpflege, Begleittrupp, 7. Armee, Deut. Feldpost N. 81, d. 25. Juni 1917
(Brief des Delegierten v. H. an die Präsidentin)
Ich habe sehr gewichtige, rechte Gründe, die es mir dringend erwünscht scheinen lassen, dass nur eine wirkliche Dame, die zugleich tüchtig, anerkannte Schwester ist, von gesetztem Alter, für den I. Zug als diesmaligen Ersatz überwiesen werden.

Abschrift
Der Etappendelegierte Etappeninspektion 7, N. 4043, E.H.O., den 20. December 1916 (gez. Graf von der Goeben, Etappendelegierter)
An den Delegierten der Begleittruppen
Es ist eine der wichtigsten Aufgaben der Delegierten den guten Geist und den tadellosen Ruf, den die deutschen Schwestern in Friedenszeit genossen, auch im Kriege zu erhalten und zu schützen. Nur bietet das Leben im Felde mancherlei Gelegenheiten, wo Schwestern in eine Lage kommen, welche in der Heimat im Mutterhause gar nicht vorkommt. [...]

Unter diesen Gesichtspunkten gebe ich als Richtlinien folgendes:
1. Schwestern haben nach 10 Uhr abends die Straße nicht mehr zu betreten. ...
2. Einzelne Schwestern haben Einladungen von Offizieren, Sanitätsoffizieren oder anderen Militärpersonen in ihrer Wohnung oder in ein Kasino oder zu gemeinsamen Spazierfahrt grundsätzlich abzulehnen. ...
3. Bei Reisen in die Heimat ist grundsätzlich der nächste Weg zu benutzen, denn der Heimaturlaub soll der Erholung und Stärkung für eine Arbeit dienen.

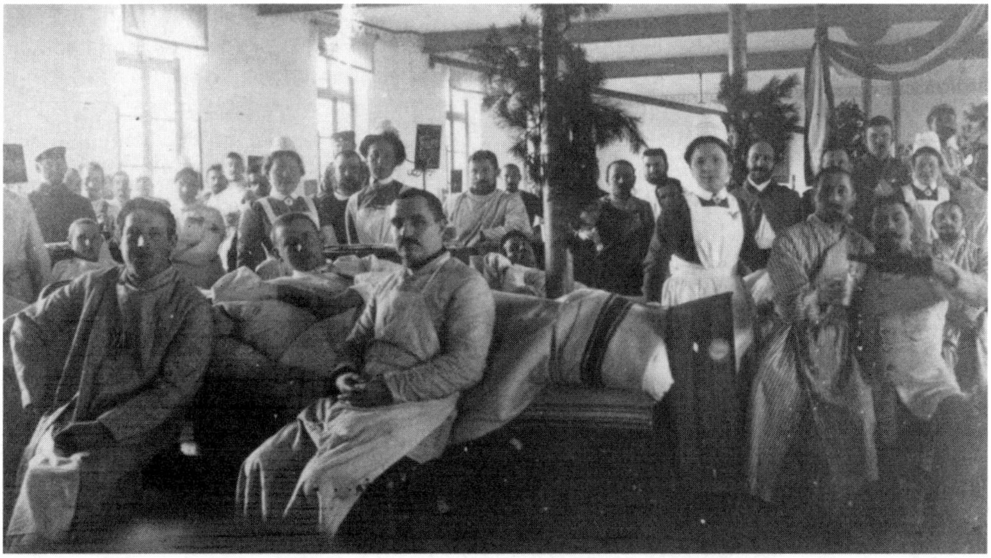

Krankensaal im Kloster in Bonsecours, Badische Schwesternschaft vom Roten Kreuz (Luisenschwestern), e. V., Karlsruhe

4. Die Beteiligung an Schaustellungen aller Art (Theaterspiel, lebende Bilder und dergl.) eignet sich nicht für Schwestern. Es wird sich in der Regel dadurch von selbst anbieten, dass das Ablegen der Tracht den Schwestern nicht gestattet ist. ...
5. In allen Fällen, wo einer Schwester zweifelhaft ist, ob sie etwas darf oder nicht, wird sie im Etappengebiet den Grundsätzen ihres Mutterhauses eher strenger folgen müssen, als das Gegenteil. Denn sie hat hier im Etappengebiet nicht nur den eigenen Kopf zu schützen sondern auch den ihrer Schwesternschaft.

Kortryk, den 1. Dez. 1917
Ich nehme an, dass Sie inzwischen längst erfahren haben, dass ich seit Anfang August hier in Kortryk an der Krankensammelstelle bin an einem riesigen Gebäude 2 Minuten vom Bahnhof stehend, das früher zu einem Museum von Altertümern diente. In den Monaten September u. Oktober herrschte ein solcher Hochbetrieb, dass die Säle an manchen Tagen zum Brechen voll waren u. ich nicht mehr wußte, wo unterbringen, wenn in unserem Saal die 250 Betten besetzt waren, der obere Saal mit 5-600 belegt war, das Theatergebäude das über den Hof liegt u. auch noch zu uns gehört, nahezu tausend, dann enthielt – dann folgen die Füße u. Hände überhaupt nur noch! Der untere Saal mit den Betten ist für Schwerverwundete, während in den anderen Räumlichkeiten Leichtverwundete untergebracht werden. Was heißt aber hier leichtverwundet? – Zu hause würde man sagen: schwer krank! Von zwei Seiten erhalten wir unsere Patienten, einmal aus hiesigen oder auswärtigen Lazaretten ... u. dann in Feldautos direkt aus der Front oder vielmehr Hauptverbandsplatz u. mit dem Lazarettauto aus Demin. Hier werden sie dann vom Arzt sortiert u. kommen je nach ihrer Verwundung mit dem Lazarettzug nach Deutschland, oder nur nach Gent ... oder sie bleiben hier in den Feldlazaretten d.h. die Schweren, die nict transportfähig sind. So haben wir ewigen Wechsel u. die Verwundeten manchmal nur wenige Stunden, manchmal 5-6 Tage bei uns liegen.

Wenn auch diese Arbeit eine nicht so befriedigende ist, wie die in Feldlazaretten, so haben wir uns doch alle sehr schön hier eingelebt, jeder tut sein möglichstes u. schließlich handelt's sich hier draußen nur um Hülfeleistungen welcher Art, das ist ganz gleich. – Jetzt wo wir etwas entlastet sind durch die Kämpfe bei Cambrai u. öfter mal Urlaub nehmen können, schauen wir uns ein wenig in Flandern um. (M.B.)

Kriegslazarett 126, Couvin, den 12. Juni 1918
... Wie Sie wissen war ich von Dr. B. für die Etappe angefordert worden. Da aber bei der I. Armee ein Gesetz besteht, dass eine Schwester nie dahin kommen soll, wo sie einen befreundeten Arzt oder sonstige Fürsprecher hat, bestimmte mich der Etappendelegierte für eine ganz andere Abteilung für die 126 und zwar vorerst für Maubert-Fontaine. Nach umständlicher zweitägiger Reise langte ich in Maubert-Fontaine an, von wo man mich aber nach zwei weiteren Tagen weiterschickte nach Couvin, wo sich auch ein Teil der Kriegslazarett Abt. 126 befindet und wo man nötig Schwestern brauchte.

Hier habe ich mich schnell eingewöhnt und fühle ich mich sehr wohl, was ja bei den günstigen Verhältnissen gar nicht anders sein kann.

Die Arbeit ist befriedigend. Ich habe sofort eigene Station bekommen, und hatte zuerst zwei Zimmer, später Säle mit Ruhr und Typhuskranken, was mir viel Freude machte. Gerade in der Seuchenpflege kann man den Leuten ziemlich viel geben.

Als dann die große Offensive begann, bekamen wir sehr große Transporte mit armen, armen furchtbar schweren Verwundungen. Es gab dann viel Arbeit auch für die wenigen Schwestern, zu denen ich zählte, die bei den Seuchenkranken aushielten. Da mußten wir denn zu drei Schwestern die gleiche Arbeit leisten wie früher zu 6 Schwestern. Seit vierzehn Tagen nun habe ich Nachwachen, was ich aber auch sehr gerne tue.

Couvin selbst ist ein sauberes, hübsch gelegenes belgisches Städtchen, in dem es einem schon gefallen kann. Der Schwesternkreis ist sehr nett. Es herrscht ein gediegener, guter Ton da, der neu Hinzugekommene angenehm berühren muß. ...

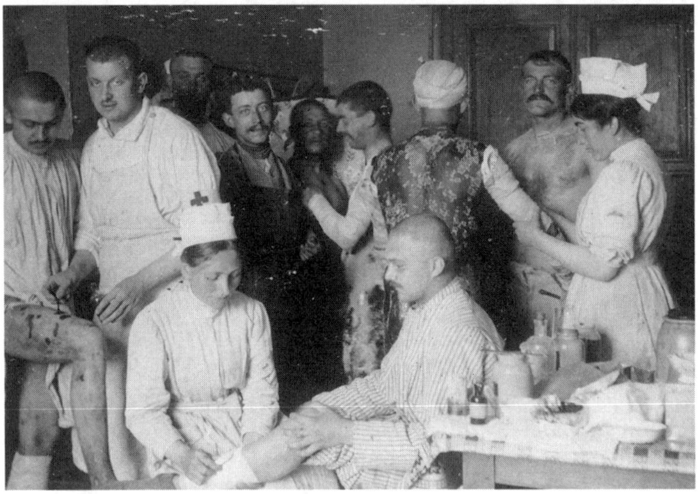

Zur Erinnerung an die Hautstation, Militär-Hospital Cambrai 1915, Verband-Zimmer, Badische Schwesternschaft vom Roten Kreuz (Luisenschwestern) e.V., Karlsruhe

E.H.O., den 10. Juli 1918
Der Etappendelegierte beim Etappen-Kommando 28. Deutsche Feldpost 2273, Fabricius
... Ich habe über die Gründe der häufigen Versetzung der Schwestern festgestellt, dass diese Maßnahme nicht allein mit der Eröffnung neuer Lazarette zusammenhängt, sondern besonders auch mit zahlreichen Krankheitsfällen unter den Pflegerinnen. An den Kriegslazaretten herrscht aber überhaupt andauernd eine grosse Unruhe in Folge des häufigen Wechsels der Aerzte, der ungleich mäßigen Belegung der einzelnen Abteilungen wegen zeitweiligen Überwiegens innerer Kranker oder plötzlichen Eintreffens

grosser Transporte von Verwundeten, der Notwendigkeit der Isolierung von Infektionskrankheiten und dergl. Vorkommnisse. Die Schwestern müssen sich mit diesen Verhältnissen, an denen nichts zu ändern ist, abfinden.

Nivelles 2, den 15.X.1918
Viel länger, als mir lieb ist, stehe ich mit meinem Monatsbriefe im Rückstand. Die bewegte Zeit, in welcher wir stehen, möge dies entschuldigen.

Unsere Lazarettabteilung hat Ende September Vorfrankreich verlassen; zunächst sind noch einige Schwestern an den uns ablösenden Feldlazaretten mit ihren Kranken geblieben. Seitdem wir aber in der letzten Woche hier große Verwundetentransporte erhalten haben, sind alle wieder hierhergerufen worden, so dass gegenwärtig der badische Trupp vollzählig beisammen ist. ... Es ist alles so primitiv eingerichtet, wie wir's im Anfang des Krieges erlebt haben, da hier früher nie ein Lazarett gewesen ist; infolgedessen ist das Arbeiten für die Schwestern anregend, u. mehrere sind erkrankt (...).

Von der Weltlage, die uns zwischen Fürchten und Hoffen hält, schreibe ich lieber nichts. Gott schütze unser liebes deutsches Vaterland!

Laon 23. April 15.
Und nun zu K.. Sie werden sich sehr gewundert haben über das Telegramm, dieselbe nicht mehr nach der Etappe zu schicken. Ich habe ihr selbst vor ihrer Abreise nichts davon gesagt, und war auch von der Notwendigkeit sie in der Heimat zu belassen noch nicht so fest überzeugt, aber es ist um ihretwillen das einzig richtige, denn K. ist noch unerfahren, vielleicht in vielen Dingen noch kindlich, ich hoffe es wenigstens. Als ich von meinem Urlaub wieder hierher kam wurde mir gesagt, dass einer unserer Geistlichen sich sehr auffällig mit Schwester K. beschäftige. Nicht nur, dass er in dem Krankensaal, wo sie arbeitete, sie fast täglich aufsuchte – zu anderen Kranken kommt er nur wenn er gerufen wird; es wurde mir gestern noch geklagt von Patienten sie hätten 14 Tage keinen evangel. Geistlichen gesehen – er hat sich auch mit ihr verabredet im Garten u. dem daran anschließenden kleinen Gehölz spazieren zu gehen. Nun ist ja an u. für sich dabei nichts schlimmes, wenn sich aber solche Begegnungen täglich wiederholen, wie es wohl während meiner Abwesenheit der Fall gewesen sein muß, dann fragen sich eben die Leute, was will der Mann von der Schwester? Besonders wenn man die gleiche Beobachtung bei anderen Leuten nicht macht. Ich habe Schwester K. darüber zur Rede gestellt, so vorsichtig als mir möglich, immer den Geistlichen in seiner Stellung u. Würde als solcher in den Vordergrund stellend. Sie war sehr aufgeregt darüber, wollte die Leute genannt haben, die ihr etwas nachsagen könnten etc aber im nächsten Augenblick versicherte sie denn, wir haben ausgemacht nicht mehr zusammen zu reden, wir grüßen uns nur noch, denn eine ältere Schwester K. habe sie auch schon auf das Unpassende aufmerksam gemacht. Nach ihrer Abreise wurde direct die Vermutung laut, Schw. K. werde dann natürlich nicht mehr kommen u. sowohl diese Bemerkung als auch die Äußerung eines sehr verständigen in der Küche beschäftigten Soldaten, dass der Pfarrer u. die Schwester zusammen auf dem Speicher gewesen seien, wo keines etwas zu suchen hatte, veranlaßten mich mit dem Delegierten zu sprechen u. ihn zu dem an den Vorstand gerichteten Telegramm zu bestimmen. Er war vollständig damit einverstanden die Schwester nicht wieder kommen zu lassen.

Mit dem Herren können u. wollen wir ja gar nichts machen, er soll die Schwester nur nicht wieder in die Finger bekommen, denn er ist ein Mann, der seine Pflicht, wie schon erwähnt durchaus nicht unbekannt, früherer Schauspieler, orthodoxer Reformierter u. leider auch Trinker. H. S.

Saarburg, 5.7.15. (L.)
... Vor einigen Tagen erschien in unserem Lazarett eine zur Vertretung vom Generaloberarzt Professor T. beantragte u. vom Straßburger Et. Delegierten zugesandte Schwester.

Dieselbe L., kam in einer derartig phantastischen Schwesterntracht hier an, so dass sie die Aufmerksamkeit des gesamten männlichen Personals u. der Verwundeten in unangenehmer Weise auf sich zog. Zudem äußerte sie anderen Schwestern gegenüber, dass sie dem bad. Frauenverein angehöre!

Mir selbst war die Schwester unbekannt, doch erfuhr ich sogleich durch unsere Schwestern, dass sie in Schw. L. die frühere Oberin aus L. wieder erkannten u. dass dieselbe wegen sittlicher Vergehen o.V. aus dem Verband entfernt worden war.

Unter diesen peinlichen Umständen wollte ich sie nicht in unserem Lazarett beschäftigen.

Ukuow, 9. VIII.15
(M.)
... Dienstag reisten wir in Lemberg ab und kamen Freitag hier an. 18 Diakonissen und 10 Franziskanerinnen hatten sich uns angeschlossen und etwa 100 Pfleger fuhren noch mit uns. So beschwerlich und ermüdend die Reise an und für sich auch war, so denken wir doch gerne an sie zurück, denn es war trotzdem das erste Mal, dass wir so ganz auf uns selbst gestellt waren, und für uns sorgen mußten. Kaum der Zug am Morgen oder zur Mittagszeit auf freiem Felde hielt bauten wir uns schnell einen Ofen um Kaffee oder Suppe zu kochen, denn wir konnten unterwegs nichts bekommen, den letzten Tag als unsere Vorräte ausgegangen waren gruben wir im Felde Kartoffeln aus u. kochten sie u. auch die schmeckten prächtig.

Als wir hier ankamen benahm es uns beinahe den Atem, denn es war ein Hasten und Treiben wie ich es mir in Wallenstein's Lager vorstelle. Hunderte von Zelten für Mannschaften und Pferde, da auf freiem Felde eine Schlächterei, dort die Feldbäckerei am anderen Teil 400 russische Gefangene, die Geleise für eine Feldbahn legten; auf dem Bahnhof selbst ein reges Treiben, denn zu gleicher Zeit mit uns kam noch ein Kriegslazarett mit sämtlichem Personal an, das sofort mit Lastauto's weiter befördert wurde; auf einem anderen Geleise kam ein schier endloser Munitionszug an der sofort entleert werden mußte und wieder russische Gefangene rollten mit einer Seelenruhe die großen Geschosse für die Mauser heraus die Tod und Verderben ihren Brüdern bringen sollten. Der riesige Ort bietet ein Bild des Jammers, die Häuser, die nicht verbrannt und verwüstet sind haben das traurige Hausschild: Eintritt verboten, Cholera! ... Die badischen Schwestern haben das Seuchenlazarett für Cholera, Typhus und Ruhr übernommen und lernen damit den bittersten Teil des Krieges kennen. Das große Sterben umgiebt einen den ganzen Tag und denkt man, wenn man all das Elend sieht „Du kannst nicht mehr froh werden" und lastet auf meiner tapferen Schwesternschar das erste Mal bewußt die Schwere u. der Ernst des Berufes. Ich schlafe mit zwölf Schwestern in einem engen Raum u. wenn mein letzer Blick über die Schlafenden müden Menschenkinder schweift, die ihr Bestes geben, bin ich glücklich Schwester sein zu dürfen. Unser Lazarett soll bis auf 1000 Betten eingerichtet werden u. werden wir viel Arbeit bekommen; möge unser Herrgott sie segnen.

Cholm, 25. September 1915
Mathilde Horn
Abschrift
Sehr verehrte, liebe Frau Präsidentin!
Man hört und sieht nichts mehr von unserem engeren Vaterland! Sicher ist Nachricht von Ihnen oder gar Ihrer Königlichen Hoheit unterwegs und noch nicht eingetroffen; heute in Eile verschiedene Mitteilungen, die durch einen in Urlaub reisenden Pfleger mitgenommen werden können, und dadurch rascher in Ihren Besitz kommen: ich bitte

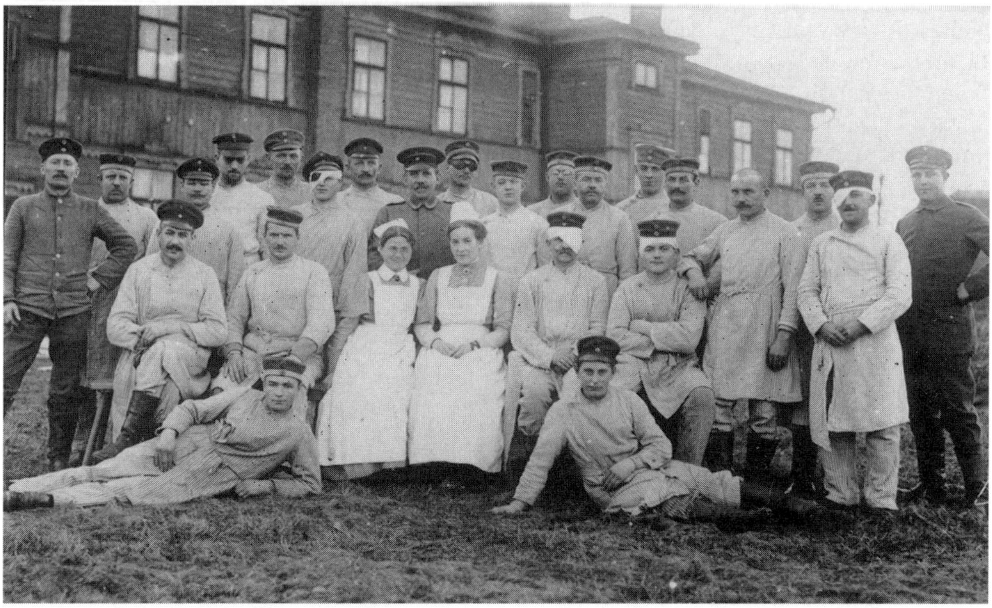

Kobryn, 14.3.18, Badische Schwesternschaft vom Roten Kreuz (Luisenschwestern) e.V., Karlsruhe

deshalb auch das inoffizielle zu entschuldigen, weil's wieder hui, hui, gehen muß, und Tinte auch nicht zur Stelle ist. Erlassen Sie mir alle näheren Ausführungen, aber es ist entsetzlich im Osten. Leider muß ich die betrübliche Mitteilung machen, dass sehr viele Schwestern fortwährend erkranken und von den 14 Schwestern, die man mir gewaltsam fortnahm in's Feldlazarett Wlodawa, sind 3 bedenklich erkrankt.

Weihnachtsgeschenke an Frau Generaloberin von Horn und ihre Schwestern

1. Kiste
1 Pelzdecke, 6 Paar Strümpfe, 12 Taschentücher, 5 Unterjäckchen, 3 Wollwesten, 1 Pelzweste, 7 Überzieh-Jacken, Chokolade, Pfeffermünz.

Diese Sachen wurden geschickt von der verstorbenen Anna Reiß.

1 Paket Seife, Cacao, verschiedene Pakete Lichter, 6 kl. Fläschchen Cognac, 3 kl. Flaschen mit Strohgeflecht, 1 Paket Karlsruher Wasser, 12 Feldpost, 2 Büchsen Aprikosen, 3 Schwarzwaldkalender, 10 Leibbinden, 3 Nachthemden

(Diese Sachen von Ihrer Königlichen Hoheit der Großherzogin Luise 3 Kochgeschirre, 3 Laternen, 4 Lampen, 6 Paket Cichorien).

2. Kiste
3 Paar Schuhe, 6 Paar Nestel, 2 Blechkasten mit Zwieback, 10 Pfund Cacao, 2 gr. Büchsen Marmelade, 5 Pfund gemahlener Kaffee, 10 Büchsen Knorr-Mehl, 1 Schachtel Lebkuchen (schwedische von Ihrer Majestät der Königin) Lichter, Seife, Lichterhalter, Weihnachtskerzen, 1 kl. Büchse mit Honig, Rote-Kreuz-Borden, 1 Paket an T., 1 Etui mit Eßbesteck von J.K.H. für Oberin von Horn, ferner von J.K.H. 6 Paar Überschuhe, 9 Schlafhemden für Schwestern, 3 geschlossene Pakete an Oberin von Horn.

3. Kiste
24 Nachthemden (ebenfalls von J.K.H.) 18 warme Überhauben von Frau Lauter, 36 graue Haubentücher, 3 Paar Sohlen, 12 Dosen kondensierte Milch, 1 gr. Leuchter, Christ-

baumschmuck und Christbaumleuchter, kl. Lichterhalter, ferner von J.K.H. direkt an Frau Oberin 1 gr. Notizbuch, Kalender und Spruch, 1 Paket von Frau Lauter, ferner durch J.K.H. 12 Christbäumchen, 12 Taschentücher, 16 Feldpost, 18 Feldpost vom Ludwig-Wilhelm-Krankenheim, 3 Schachteln mit Chokolade.

4. Kiste
1 Paket an Frau Oberin von Horn, 1 Paket an J., 1 Paket an A., 1 Paket an A., 14 Nachthemden (ebenfalls von J.K.H.), 4 Pelzmäntel.

5. Kiste
1 Sack, 6 Pelzmäntel, 1 adressiertes kl. Paket

6. Kiste
Mit 30 Flaschen Fleischsaft und 15 Dosen Fleischgelee.

Wünsche der badischen Schwestern:
Lebensmittel: Kondensierte Milch, Schmalz, Käse, Haferflocken (für Typhuskranke)
Dünne Wäsche und Strümpfe
Hosenträger
Taschentücher
Lesestoff
Cigarren und Cigaretten
Schokolade

Es fehlt vollständig an Liebesgaben.

Kobryn, den 25.XII.1916
(Linda von Ammon)
Verehrteste Frau Präsidentin!
Nehmen Sie der Schwestern u. meinen innigen Dank für die mit so viel Liebe zusammengestellte Weihnachtskiste! Alles hat sehr viel Freude hervorgerufen. Ich selbst bin beglückt durch die große Güte unserer Protektorin; ... Stimmungsvoll war wieder das Singen vor den Krankenzimmern; wir sangen in acht Häusern. Bei Sonnenuntergang, hier schon halb nach 3 Uhr, fingen wir an, u. bei sternklarer Winternacht um ½ 6 Uhr sangen wir das letzte mal. Um 7 Uhr war dann Feier im größten Saal des Kriegslazarettes mit einer Ansprache der Geistlichen u. Gesang; ein großer Christbaum lenkte die Gedanken aufwärts u. heimwärts – möchte Gott, der uns von Kindheit an so viel Gutes hat zuteil wer-

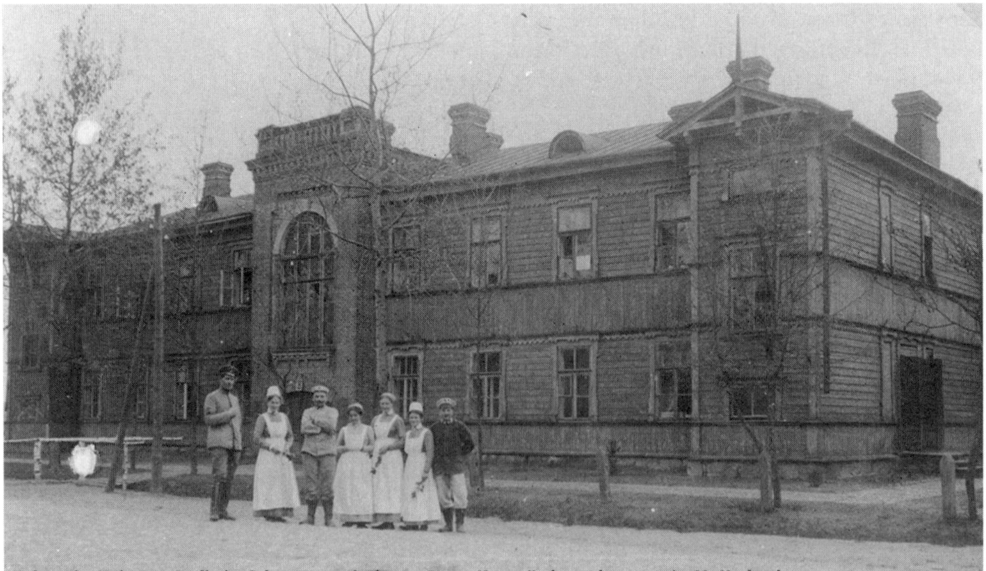

Kobryn im Mai 1916, Badische Schwesternschaft vom Roten Kreuz (Luisenschwestern) e.V., Karlsruhe

den lassen, uns den Segen des Friedens wie in früheren glücklichen Zeiten wieder bescheren!

Kobryn, den 15. Februar 1917
(Linda von Ammon)
... Wir haben hier wie dort, vollauf zu tun. In unserer chirurgischen Abteilung ist alles belegt, so dass gestern sogar eine der Schwestern aus C. hierherversetzt worden ist. ...

Nun sind noch 5 Schwestern in C. ...

Besondere Ereignisse sind bis jetzt nicht an unserer Front; die allzugroße Kälte – wir hatten hier längere Zeit unter 10 Grad –, ... scheint sogar die Russen in diesem Winter von ähnlichen Überfällen wie voriges Jahr ... abzuhalten. ...

Darf ich mir zum Schluß noch eine Bitte erlauben? – Ich habe wohl den zuletzt zu unserem Trupp gekommenen Schwestern selbst den Rat gegeben, vorsichtig mit ihren Berichten nach der Heimat zu sein, der Delegierte hat einen Erlaß betr. Zurückhaltung in Äußerungen über Verhältnisse p.p. gegeben, namentlich der Presse gegenüber. Da möchte ich um strenge Kritik aller in unser Vereinsblatt kommenden Briefe bitten, d.h. sie lieber nicht zu drucken, wenn sie etwas enthalten, was andern zum Vorwurf gereichen könnte.

An Oberschwester Linda von Ammon,
Kobryn, 26.2.1917
... Was Sie von Ihrer Arbeit berichten, interessiert uns alles sehr, und wir sehen daraus, dass Sie nicht nur zu pflegen, sondern auch alle mögliche andere Arbeit zu tun haben, wie Flickstube, Küche, Wäsche, was alles eben auch mit dazu dient, für unsere Soldaten, Gesunde und Kranke zu sorgen, und Sie haben sehr recht, wenn Sie den Schwestern immer wieder sagen, dass diese Arbeiten ebenso wichtig sind, wie die Pflege und keineswegs niedriger eingeschätzt werden darf. ...

Was Sie von den Schwesternbriefen und Berichten schreiben, so sehen wir Ihre Bedenken als nicht so schwerwiegend an, denn was in das Vereinsblatt gesetzt werden darf, muß ja die militärische Zensur passieren, und andererseits hören wir immer, wie sich die Schwestern über die Berichte aus anderen Etappen freuen und gerne erfahren, wie es ihren Mitschwestern an anderen Orten geht.

Marle, den 28.9.16
(H. M.)
... Leider muß ich aber gleich heute mit einer wenig angenehmen Sache zu Ihnen kommen, und zwar im Einverständnis mit Herrn Grafen Helmstadt u. mit der Bitte, Sch. E. ferner weder im Osten noch im Westen in der Etappe zu verwenden. Dieselbe fuhr mit Schw. R. allerdings mit Genehmigung von O. Sch. A. u. Herrn Grafen nach Laon letzten Sonntag, ... Statt wie bestimmt, noch am selben Abend zurückzukehren, veranlaßten die Schwestern den sächsischen Chefarzt an Herrn Grafen zu telegraphieren, ob die Schwestern über Nacht bleiben könnten, um am Abend das Theater zu besuchen. ... Recht taktlos war es schon, dass sich die Schwestern an einen Arzt wandten, mit dem wir absolut nichts zu tun haben, aber noch taktloser, im Offizierskasino zu übernachten. Da Schw. E. schon verschiedentlich sich derartige Unschicklichkeiten hat zu Schulden kommen lassen, sieht Herr Graf u. auch ich es für geboten, dieses Element aus dem sonst so vortrefflichen Trupp zu entfernen. Sch. R. hat einen scharfen Verweis bekommen u. wird wohl derartiges künftig unterlassen.

Um Aufsehen zu vermeiden, wurde Sch. E. der Wunsch um Versetzung in die Heimat nahegelegt.

D. Feldpost 214
Kriegslazarett Akt. 55
(Linda von Ammon)
Im Mai hatten wir den Besuch von dem Bischof von Sachsen. Es war für uns Katholiken eine sehr schöne erhebende Feier u. wird uns unvergeßlich bleiben.

Vor 8 Tage hatten wir die große Ehre S.M. unsern Kaiser sehen u. mit ihm sprechen zu dürfen. Morgens um 8 Uhr kam S. Majestät an. Es war großer Empfang am Bahnhof. Auch wir Schwestern durften zugegen sein. Von hier aus fuhr der Kaiser zur Front.

Um 2 Uhr kam S. M. wieder zurück z. großen Parade. Sämtliche Schwestern von Mitau waren zugegen.

Zuerst nahm der Kaiser die Fronten ab. ... Darauf hin verteilte der Kaiser eigenhändig die Eisernen Kreuze I u II Klasse. Wir durften ganz in der Nähe stehen und zusehen. Nachdem wurden die Schwestern vom Delegierten vorgestellt.

Als nun die Reihe an uns kam u. S. Majestät hörte, dass wir Bad. Schwestern sind sagte der Kaiser: „Ach da gehören Sie ja zu meiner Tante, nicht wahr, Großherzogin Luise tut sehr viel Gutes."

Türkische Etappe
Rimien-Sarat, 12.X.17.
(L. K.)
... Frau Oberin von Rüdgisch habe ich ausführlich berichtet und war der Annahme, dass sie diesen Bericht über unser Ergehen nach Karlsruhe weiter geben würde, sonst hätte ich mir erlaubt, gleich nach unserer Ankunft direkt zu schreiben. Zum großen Leid unserer Schwestern, wurde unsere Kriegslazarettabteilung schon in Dohabyez in II Abteilungen geteilt, je 76 Schwestern. Die I. Abteilung, zu der die Vinzentinerinnen und ein Teil der badischen Schwestern gehörten, reiste schon 8 Tage vor uns ab und wie wir hörten nach Serbien. Der Rest von 12 Badenern, darunter ich, wurde zur II. Abteilung kommandiert, dazu die badischen Schwestern von Sambor und sämtliche Magdeburger gehörten.

Wir hatten eine herrliche Reise durch Ungarn, Siebenbürgen über die Transsylvanischen Alpen, nach Rumänien in den Etappenort Buzaru. Dort angekommen, hörten wir zu unserem Schrecken, dass die schon eingeteilte Abteilung, nochmals in 3 Abteilungen geteilt würde. ...Wir kamen uns so verlassen vor in diesem unbekannten Lande, einfach „vogelfrei". Denn es fehlte uns unsere liebe Frau Oberin, unser Herr Delegierter und unsere lieben Kriegskameradinnen . ... Allen Mut mußten wir zusammennehmen um standhaft zu bleiben! ... Alle Schwestern, mit Ausnahme von 2 Operationsschwestern darunter ich, kamen in Seuchenpflege. Zu zweien, dreien und vieren arbeiten und wohnen die Schwestern zusammen. Die Wohnungen, meist in Privathäusern, sind sehr gut und die Verpflegung in allen Lazaretten ebenfalls. Die Schwestern vom Lazarett 58 sind zum größten Teil Württemberger, Diakonissen und Rote Kreuzschwestern und fühlten wir uns da gleich ein wenig heimisch. Unter den Diakonissen sind noch welche, die uns 1914 in Saarburg und später in Lille ablösten.

Die erste Zeit hier war für uns sehr schwer, zu dieser ganz anderen Arbeitseinteilung wie bei 14, kam dieser Klimawechsel und die große Hitze machte uns so schlapp und müde, dass wir kaum unsere Arbeit leisten konnten, auch blieben wir alle von der rumänischen Krankheit nicht verschont. Leider sind gleich drei unserer Schwestern an Ruhr erkrankt. ...

Von unseren Schwestern aus Serbien hören wir, dass es ihnen genau so ergangen wie uns und nach verschiedenen Orten verteilt wurden.

■ Schwesternbriefe 1914-1918, Frankfurter Diakonissenhaus

Ciechocimek, 14.4.1915
(A. v. S.)
Liebe Frau Oberin,
Es ist Zeit, dass ich endlich auch wieder einmal an Sie u. die Lieben in Frkf. schreibe. Sie können sich ja denken, dass ich am wenigsten dazu komme, weil so mancherlei an mir

noch hängt, als die für alles verantwortl. Schw. in unse. Lazarett, aber es geht mir wie uns allen s. gut u. müssen wir tägl. Gott danken f. d. schöne Arbeit, die Er uns aufgetragen u. d. Kräfte, die Er uns immer wieder dazu verleiht. Augenblicklich sind wir auch durch uns. Pflegen meist so angestrengt es sind wieder verschiedene Transporte weg teils zur Front, teils in Heimatlazarette u. nun sind in d. letzten Tagen keine Transporte mehr gekommen man sagt d. Seuchen ließen nach, was ja ein großes Glück wäre, denn wie viel gutes Menschenmaterial haben auch sie ausgeraubt. ... Ich will nun ein wenig erzählen, wenn Sie gerne wollen, wenn auch unsere Erlebnisse sich im großen Ganzen wiederholen freilich in Varianten. Unter den Genesenden, die gestern entlassen u. auf der Tragbahre bis z. Bahnhof getragen werden mußten ... aus Mangel an Pferden ... war ein junger Kriegsfreiwilliger M., den ich ins Herz geschlossen, wegen s. bescheidenen stillen Art, er kommt aus Mecklenburg wo s. Vater Gutsbesitzer, 3 v. s. 4 Söhnen sind im Felde, 2 als Freiwillige, und er hat einen Herzklappenfehler schon früher jedenfalls gehabt u. merkwürdigerweise durch Versehen des Militärarztes doch zugelassen, machte auch mehrere Gefechte mit, bekam den Typhus, von dem er sich nun bis auf d. Beine u. das Herz, ganz gut erholt hat. Unglücklich, dass er nach Hause soll – ich sagte, wie schön es f. ihn wäre zur Mutter zu kommen: ach was, sagte er, wegwerfend, jetzt, wo all' d. anderen draußen sind, was soll ich da z. Hause. Er hatte so etwas Feines an sich, dankte für d. Kleinste, sagte immer, wenn er etwas bs. bekam, das schmeckt wunderschön. Aber war ebenso zufrieden mit d. einfachsten Bissen – ein rührender, tapferer Knabe! – er lag ganz fest u. war doch immer zufrieden. Wunderschön ist das kameradschaftl. Verhältnis der Soldaten schon, dass sie sich alle Du nennen auch unter de. Sanitätern u. immer „Kamerad" anreden ist so schön; u. wie sich dann jeder, der ein wenig besser sich fühlt, des Andern sich annimmt; kaum sind sie das 1. Mal auf, bedienen sie d. Anderen, zum Waschen stehen manche auch auf, die d. Tag über liegen; an einem Sonntag kam ich einmal in m. Saal, wo alle bettlägrig waren, u. da waren d. meisten gewaschen – da sagte einer „ja, weil es heute Sonntag ist, habe ich einmal zu Ehren d. Sonntag, d. nächsten muß es dann ein anderer so halten, d. dann an der Reihe sind."

Ich habe einen furchtbar schweren Typhusfall, der seit 4 Wochen zwischen Tod und Leben schwebt, wir hoffen aber nun, dass der Tod s. Raub wieder zurückgeben muß – da freut sich jeder wenn er an m. Stelle dem Betreffenden einen kl. Dienst erweisen kann – u. es ist so schön, dass da alle Unterschiede des Standes od. der Bildung aufhören; der junge Primaner od. Student bedient d. einfachen Landsmann u. der Baumeister u. Buchhändler unterhält sich mit d. Fabrikarbeiter od. Bauern als mit ihresgleichen. Etwas Rührendes hat uns. Saal mit d. fremden Nationalitäten: Ungarn, Rumänen, Böhmen ... sie alle fühlen sich wohl als Deutsche, aber wir haben doch d. Eindruck, dass alle die z.

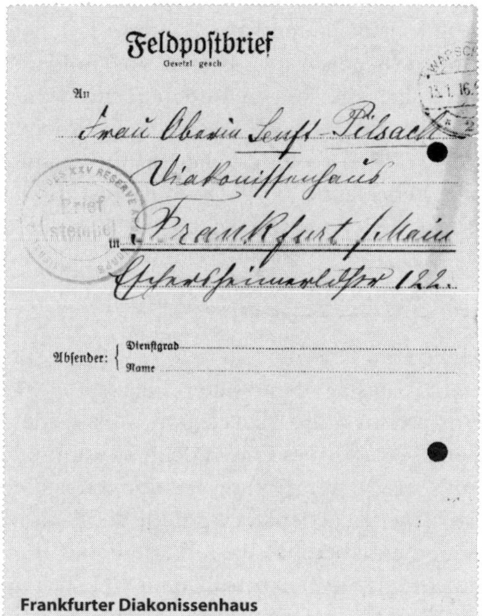

Frankfurter Diakonissenhaus

diesen österreichischen Staaten gehören, nicht so kampflustig u. begeistert f. jedes Opfer sind als d. Deutschen; da sagen doch fast alle, natürlich wieder an d. Front – es giebt nichts anderes für uns. – Aber das Anschmiegende d. Frontländer hat etwas Rührendes: Mama gut, sagen sie gleich wenn man ihnen zu winkt od. eine Zigarre od. Apfelsine schenkt – sie nennen ältere Frauen scheints immer Mama – ...

Ach der Typhus bringt ganz wunderbare Erscheinungen mit sich – auch Hysteriker hatten wir schon – aber sie verlieren sich allmählich. – Man schließt sich hier sehr an die Einzelnen an u. wird der Abschied immer schwer, auch oft v. ihrer Seite, s. schreiben sie nachher d. rührendsten Karten u. Briefe, wir bekämen noch mehr, aber wir können ja selbst nicht schreiben. – [...]

Wir haben nun in allen Lazaretten neben uns noch Hilfsschwestern z. Teil Potsdamer, Dresdner oder Bremer Trupp, meist s. nette Schwestern, bs. auch die bei uns; jüngere, aber ernst gesinnte eifrige Mädchen, die sich s. nett mit uns stellen. Heute Abd. war es wieder s. schön; einer uns. Sanitäter ist sehr musikalisch so dass er alle Lieder auswendig auf d. Klavier begleiten kann, ach mit welchem Eifer u. Begeisterung sangen uns. Soldaten bs. einige uns. jungen Kerlchen ihre Vaterlandslieder, die noch vor wenigen Wochen so gz. hilflos u. elend dalagen, nun strahlte der Lebensmut u. d. Kampfeslust ihnen schon wieder aus den Augen.

C., 4. Sept. 1915
(A. v. S.)
Liebe Frau Oberin!
Heute Samstag Abend (allerdings schon ½ 11 Uhr, wo im Mutterhaus schon alles solide i. Bette liegt) wird es Einem doch so wehmütig um's Herz, wenn man der vorigen stillen friedl. Zeiten gedenkt, wo gerade der Samstag Abend eine besond. Weise hatte u. das Herz möchte oft brechen von all' dem Weh, das auf uns allen liegt, u. man wundert sich, dass man überhaupt noch lebt u. weiter leben kann. – Alles ist so dunkel u. man weiß nicht, wie wir je aus ds. Kriegszustand heraus kommen werden, – was nützen uns alle Siege im Gedenken an d. fürchterl. Verluste u. i. Gedenken an den Westen, wo sich alles nur noch mehr zum Kampfe zuspitzt. – U. trotz dieser Schwermutsstimmung, die ganz berechtigt ist u. alle i. Grund mehr oder weniger beherrscht – müssen wir für Eines dankbar sein, u. das ist es, was uns ja allein immer wieder Mut u. Kraft zum Weiterleben giebt, dass die Menschen sich näher kommen als im gewöhnl. Leben u. viel mehr Liebe ausgestreut werden kann als sonst. – Das ist es ja, was auch uns Schwestern hier immer wieder hält. Ach ich bin so dankbar für meine Arbeit u. d. anderen alle auch alle uns. Schw. sind jetzt wieder überhäuft mit Arbeit u. viel Pflege.

Warschau, den 3. Febr. 1916
(A. v. S.)
Meine Liebe Frau Oberin!
Da ich Nachtwache habe, will ich doch d. Zeit benutzen Ihnen auch wieder einmal einen Brief z. schreiben, obgleich in letzer Zeit d. anderen Schw. auch geschr. haben, erfahren Sie gewiß immer gern wieder etwas v. Ihren fremdländischen Schäflein! – Es geht uns hier nun auch ganz gut, wie ich überh. immer sage, uns allen geht es für Kriegszeiten unverdient gut in jeder Beziehung. Auch hier hatten uns. Schw. wieder so viel Glück, dass sie allen Grund haben nur z. danken u. immer wieder z. danken. Erstens sind wir ganz unverhofft schnell zu Arbeit gekommen. Bei jeder Versetzung muß man sich immer auf eine Ruhepause gefaßt machen [...]

Ich weiß nicht, ob man Ihnen schon schrieb, dass unser jetziges Lazarett riesengroß ist, allerdings Festungslazarett I. [...] Es ist viel zu laufen. ...

Die Soldaten sind ja auch überall gleich nett, hier viell. noch dankbarer wie dort, weil sie meist direkt v.d. Front kommen u. dann für jede Freundlichkeit u. Liebeserweisung

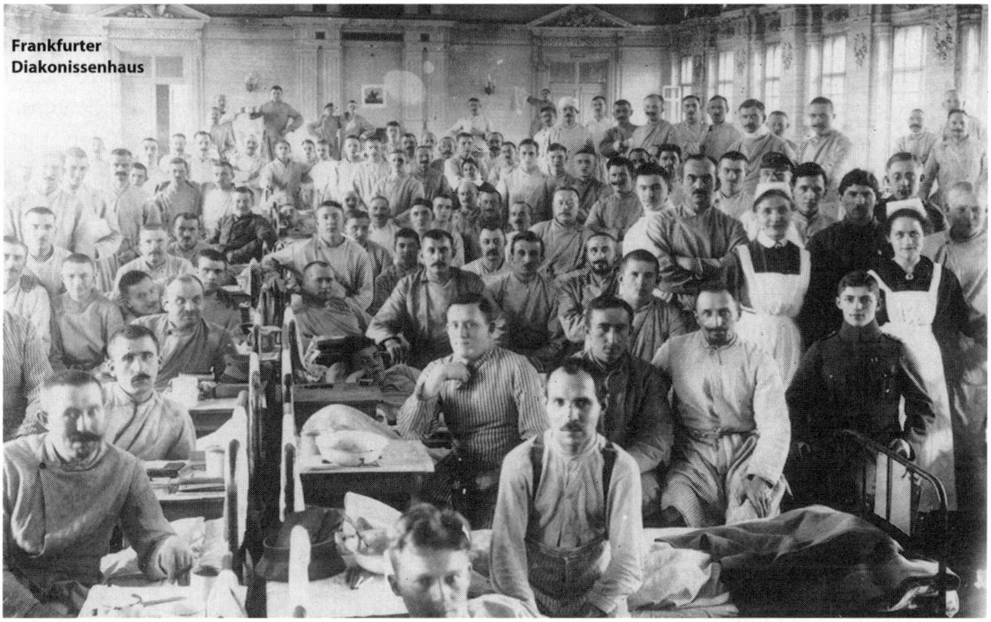

so empfänglich sind. Wie oft hörte ich auch hier schon, wo ich keinen eigenen Saal habe: Sie sind gerade wie meine Mutter – gestern sagte noch einer z. mir gz. strahlend: als Sie hereintraten, meinte ich gerade m. Mutter zu sehen. Als Gegenstück hierzu, sagen sie z.B. z. Schw. W.: ach Sie sehen ganz aus wie m. Frau. – Das Wort eines Soldaten vor 1g. Tagen erklärte mir nun warum sie bs. gerne mit uns Schw. es z. tun haben – er sagte: wissen Sie an der Front, da wird man so abgestumpft u. hat gar keine feineren Gefühle mehr auch gegenüber der Kunst u. wenn man dann mit weibl. Wesen wie d. Schw. in Berührung kommt, dann verlangt alles wieder nach u. nach in Einem u. man wird wieder mehr wie man vor dem Krieg gewesen. – Ähnliches haben schon verschied. andere auch gesagt. Man sieht welch hohen verantwortungsvollen Beruf d. Schw. gerade auch Soldaten gegenüber hat, – das merke ich immer mehr u. so kommt es auch, dass man mit der Zeit zufrieden geworden auch mit der leichteren Pflege, ich meine, dass man viel weniger Schwerkranke zu pflegen hat, wie früher u. wonach man oft ein inneres Verlangen trägt. Man hat einsehen gelernt, dass wir dem Vaterland auf ds. Weise ebenso wertvolle Dienste leisten können geradesogut Christi Dienerin u. Nachfolgerin sein, in dieser leiblichen u. nun oft mehr geistigen Fürsorge für uns. Leichtkranken od. in der Genesung begriffenen Soldaten[...]

Die Soldaten haben natürlich längst nicht d. Freiheit wie in C. wo sie auch in ihren Krankheitsanzügen überall hin spazieren konnten, hier haben sie nur d. Lazarett u. 1 kl. Hof; aber es wird ihnen sonst mehr geboten. Wir hatten schon s. schöne Deklamations- u. Musikaufführungen. Auch hält der Garnisonsprediger W. aus Königsberg (hier angestellt) jede Woche einen Gottesdienst, daran anschließend eine politische Übersicht od. Vortrag, was d. Soldaten bs. lieben. u. dann können sie i. Haus allerlei kaufen, Bücher, Karten etc. ... Auch die Schw. haben hier natürl. vielmehr geistige Nahrung u. Anregung als dort. Vor allen d. schönen Gottesdienste ... – dann Kirchenkonzerte dort, dann im Soldatenheim ... religiöse oder politische od. wissenschaftl. Vorträge, – od. Liederabd. od. wunderschöne Rezitationsabende. ... Allerdings können die Schw. jetzt nur noch selten davon Gebrauch machen, weil sie immer noch z. tun haben wenn d. Zeit dazu ist. Aber sie waren schon mehrmals dort. ...

Warschau ist eine s. schöne Stadt – die in d. schönen Stadtteilen ein vornehmes Gepräge hat. ... Es gibt s. feine Leute unter der Bevölkerung, die ... mit unserer gebildeten Classe konkurrieren können, ich meine in der Lebensweise u. Lebensart; einfache vornehme Kleidung sehen Sie nun vielmehr wie etwas anderes[...]Allerdings hart dabei, können Sie ganz andere, zerlumpte Menschen finden in d. vornehmsten Straßen, weil d. Bettelnden an der Tagesordnung. D. Warschauer Bevölkerung soll s. wenig deutschenfreundlich sein – viel weniger wie die Lodzer. ...

Über d. Krieg habe ich heute nun gar nichts geschr., ach man kann ja auch nicht mehr – d. Last im Innern wird immer größer über alles was d. Vergangenheit brachte, ebenso über die Gegenwart oder d. Zukunft – Gott ist ein verborgener Gott. ...

Vom Frühjahr merkt man hier noch gar nichts – von Zeit zu Zeit schneit es immer wieder u. gefriert, dann taut es wieder ein wenig dazwischen, aber [...]: es muß ja Frühling werden, will's Gott bringt er uns auch Aussicht auf Frieden.

W., 24.7.16
(A. v. S.)
Liebste Fr. Oberin! Soeben las ich Ihren lieben Brief u. dank Ihnen herzl. dafür. Ja, man denkt oft, es nicht mehr aushalten zu können all' das Schreckliche draußen von dem wir jetzt mehr wie früher hören durch uns. vielen Verwundeten. Ich kann es nicht verstehen, dass es noch immer kein Ende giebt. Sind denn die Menschen gz toll geworden sich so gegenseitig aus der Welt zu schaffen u. auf so grausame Weise! – Ich meine immer, unser Kaiser müßte ein Machtwort sprechen im Namen aller Nationen u. sie auffordern Schluß zu machen u. sich auf irgend eine Weise einigen. Es ist doch eine Schande, dass es für menschl. Wesen die doch nach Geist u. Herz auch viel Göttliches in sich haben es keinen Ausweg geben soll aus dem Schlachten und Morden – ich kann es nicht verstehen – bin innerlich ganz fertig wie gewiß tausend Andere auch – nach außen geht es mit Gottes Hilfe immer noch.

Warschau, 11.11.16
Meine liebe Frau Oberin!
... Viel kann u. mag man nicht schreiben in diesen ernsten schweren Zeiten das Herz ist übervoll, aber es läuft nicht mehr über wie in früheren Tagen, es verschließt sich, weil alles zu wehe tut. Man kann nichts anderes tun, als Gott stets um Kraft anflehen, dass man nicht den Boden unter den Füßen verliert u. jeden Augenblick mit ganzer Hingabe s. Pflicht erfüllen kann.

(S. W.)
Warschau, den 30. Dez. 1917
... Die Weihnachtstage haben wir sehr schön verbracht. Am heiligen Abend war zuerst in der Kapelle Andacht und nachher wurde auf allen Stationen Weihnachtsfeier für die bettlägerischen Kranken gehalten. Auch gab es noch ganz schöne Geschenke vom Roten Kreuz und der Lazarettveranstaltung. Abends um 7 Uhr war für alle Schwestern die Feier. Unser Chefarzt Dr. M. hielt eine Ansprache, alle Stationsärzte, der Generaloberarzt und der Delegierte Graf Hatzfeld waren zugegen. Auch für unsere Schwestern lagen sehr schöne Sachen bereit. Am ersten Weihnachtsfeiertag wurden in der Kapelle lebende Bilder gestellt und eine kleine Weihnachtsaufführung gegeben. Am 3. Weihnachtstage war ein Conzert. So war man sehr bemüht den Kranken in jeder Weise etwas zu bieten. Unsere Offiziere haben nur ihr Bäumchen u. ihren bunten Teller bekommen, waren aber sehr

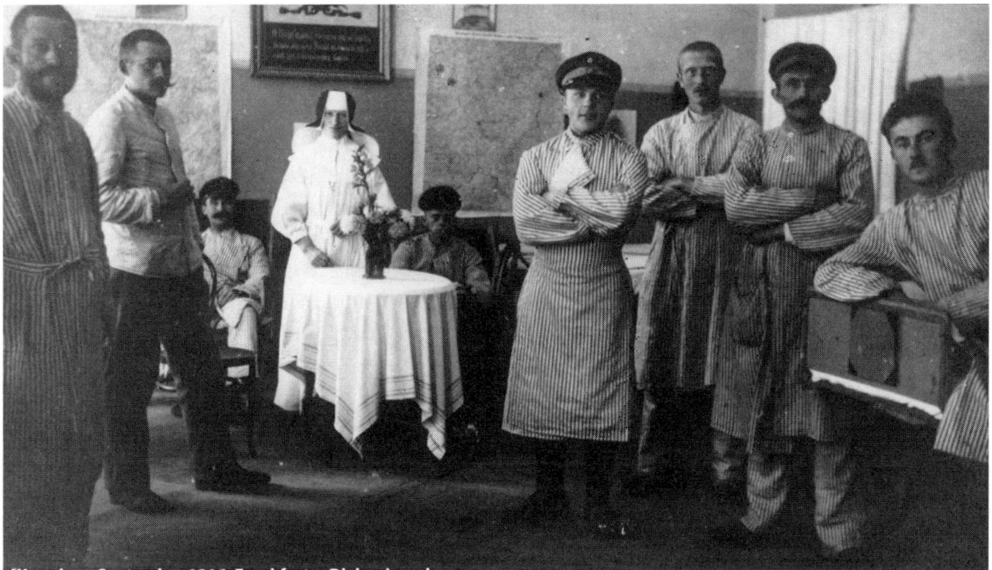

Warschau, September 1916, Frankfurter Diakonissenhaus

erfreut darüber. Ein 66jähriger Hauptmann meinte so schöne Weihnachten hätte er schon lange nicht mehr erlebt.

(W. N.)
Warschau, den 23.11.1916
... Nun werden es schon bald zwei Jahre, dass wir in Polen sind, das hätten wir Alle nicht gedacht, dass es so lange dauern würde mit dem Krieg. Man hat sich an das ganze Kriegsleben nun schon gewöhnt, und es kommt einem oft vor, als wäre man immer in dem Getriebe gewesen. Aber oft dringt doch der Seufzer durch, ach wenn es doch endlich Frieden geben möchte und wir nach Hause fahren könnten. In letzter Zeit haben wir wieder mehr Hoffnung auf Frieden, Gott gebe in Gnaden, dass es bald heißen möchte Friede auf Erden. Wir leben nun in dem neuen Königreich Polen, hoffentlich wird nun manches besser werden mit der Zeit.

(T. D.)
Sedan, den 6.1.1915
... Sorgenkinder gibt es hier immer. Im Ganzen sind m. Soldaten sehr nett. Habe zwei sehr angenehme Stubenälteste, ein Vize-Wachtmeister u. ein Unteroffizier. – Könnten Sie doch nur mal einen Blick hier hineintun. Man könnte sich oft ausschütten vor Lachen, wenn man den Unterhaltungen zuhört. Die Leute sind froh, wenn man ihnen mal eine halbe Stunde widmet. So tue ich denn an manchen Abenden, wenn ich fertig bin mich mit Ihnen unterhalten. Ein großer Trupp schloß sich zusammen u. ich bin dann zuletzt immer noch die Schwester, alle erzählen von dem, was sie erlebt. Trotzdem sie so viel schon die Schrecken der Krieger erfahren, herrscht bei den meisten noch eine große Begeisterung. Wie haben sie alle schon gelitten. Erstens die vielen Kämpfe u. dann die schwere Krankheit, die sie durchmachen mußten. Ganz besonders leid tun mir diese Kranken. Jeden noch so schwer Verwundeten schafft man nach der Heimat, so bald es eben möglich ist, u. diesen Leuten ist es förmlich verboten, da sie doch lange Bazillenträger sind.

(G. E.)
Sedan, d. 25.12.14
... Nun ist das liebe Weihnachtsfest da, man

merkt es fast garnicht dass wir im Feindesland sind. Die Feier war ja so ganz anders wie sonst, leider konnte Herr Pfarrer nicht kommen, an dessen Stelle sprach dann Herr Oberarzt einige Worte. Jedoch war es nicht als spricht ein Geistlicher, aber ergreifend war es.

Zuerst sangen wir alle zusammen Stille Nacht, heilige Nacht, zum Schluß erschallte ein dreimaliges Hurra u. mit hellen Tönen stimmten die Soldaten an: Deutschland, Deutschland über alles. In allen Sälen hörte man Abends mehr Vaterlandslieder als Weihnachtslieder. Es war eine Freude zu sehen, wie alle in der lieben Heimat draußen ihrer Lieben gedacht haben. Nur war es so schmerzlich die Kanonen welche seid Dienstag ununterbrochen so in Tätigkeit waren zu hören. Wieviele unserer deutschen Brüder werden auch da wieder ihr junges Leben lassen müssen. Auch mein l. Bruder soll seid dem 15.12. hier im Westen sein. Gott gebe, dass der Krieg bald ein Ende haben möchte.

(E. G.)
Sedan, d. 12.1.16
... Man feiert hier in diesen ernsten Zeiten nicht gern und doch tut es uns Menschen so wohl auch mal etwas Freude und Sonnenschein im eigenen Leben ... haben zu dürfen, man ist oft so „flügellahm“ und pessimistisch, als wenn alles immer so bleiben und gehen sollte wie es nun schon seit 2½ Jahren gegangen hat und das Bluten d. Opfer sollte nicht endigen auf Sedan. Weihnachten steht nun schon zum dritten Male vor den Türen und immer will es noch nicht Frieden geben. Ich wundere mich jetzt nicht mehr über all das Seufzen und Klagen der Menschen, bei unseren Soldaten sieht und hört man es fast täglich. Die einen sind gleichgültig, die andern verbittert. Die Dritten wollen überhaupt nichts mehr hören. ... Man frägt sich oft im Stillen, wo will das alles enden.

(K. G.)
Sedan, den 4te Juni 1916
Man hat immer zwischendurch freudige Er-

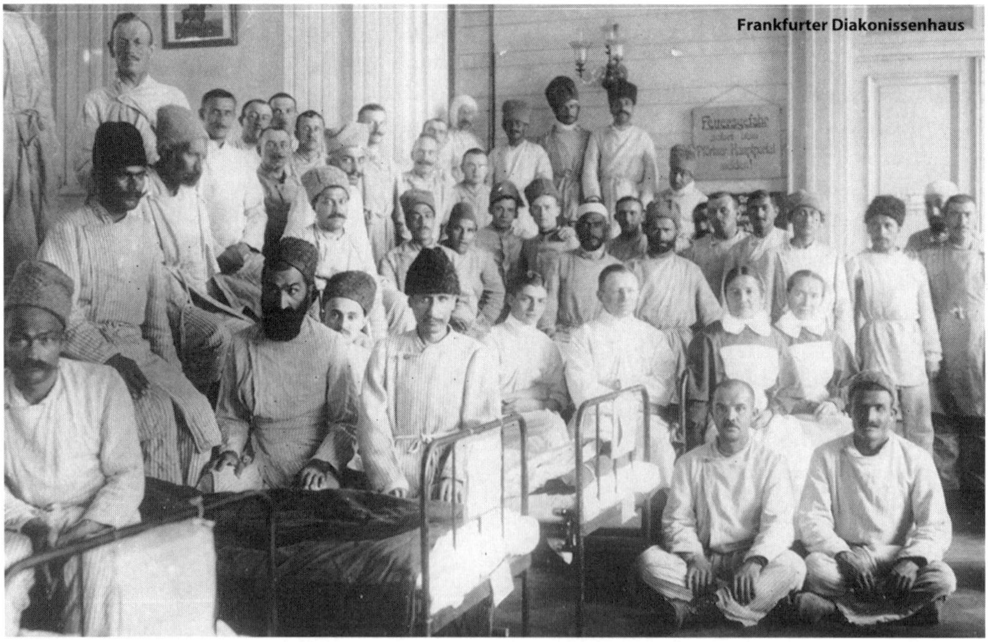

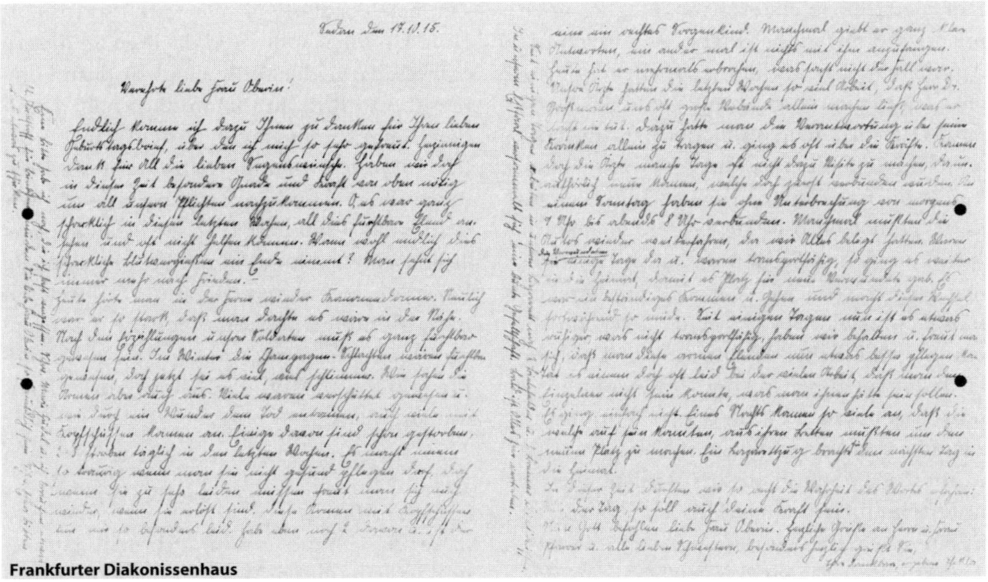

Frankfurter Diakonissenhaus

lebnisse, die einem gut tun. Heute ist es still bei mir. ... Am vergangenen Donnerstag (Himmelfahrt) habe ich mit noch 5 anderen Schwestern einen Ausflug mit dem Wagen nach dem Schloß Sauton machen dürfen, wo es sehr schön war. ... Ein altes Ehepaar, das dort die Arbeit macht, hat uns alles sehr nett gezeigt u. erzählt. Wir haben uns auch alle mal in den Sessel gesetzt, auf dem S.M. der Kaiser am 22. Mai 1815 saß. ... Dann zogen wir, beladen mit Blumen u. wunderbarem Grün wieder ab.

(M. H.)
Sedan, den 13.11.16
... Wir haben hier immer reichlich zu tun. Mein Saal ist auch stets belegt, täglich kommen und gehen Patienten nur einige, die noch nicht in die Heimat transportiert werden konnten, sind schon lange da. Es läßt sich eben wenig von der Arbeit berichten, da sie sich ja meist gleich bleibt. In letzter Zeit habe ich viel junge Leute, die sind doch noch mehr begeistert. Dies tut einem selbst gut, man hört doch mal wider Vaterlandslieder singen.

Wie gut haben es doch unsere Kranken gegen 1914 + 15. Es mangelt uns wirklich an nichts für sie. Nur eins fehlt uns etwas, das ist Wasser. Die Leitung läuft nur nachts. Entweder müssen wir abends spät oder morgens ganz früh alle Gefäße für den Tag füllen. Samstag abend war wieder Fliegeralarm, es fielen aber keine Bomben. Vorige Woche wurde eine sächsische Schwester, eine Albertinerin, die im Laz. MacDonald an Typhus starb, beerdigt. Wir konnten alle der Feier auf dem Friedhof beiwohnen. Es sind noch mehrere Schw. von dort an Typhus erkrankt. Die verstorbene Schwester wurde hier in unserer Leichenhalle secirt. Darüber waren wir alle entsetzt.

(J. L.)
Sedan, den 16.11.14
... Ach, Krieg ist doch ganz anders, als man es sich vorstellt, es geht so eigenthümlich zu. – Unsere Arbeit ist ja schön, besonders da wir den Betrieb allein in Händen haben. Leider mußten wir ja unseren Koch wieder ziehen lassen, entweder alleine kochen oder eine Französin. Wir zogen nachdem man von Er-

fahrungen hörte ersteres vor. C. ging noch mit C. und mir in die Küche. Ach welch undankbare Arbeit, wir können nicht genug kochen. Es ist ein reiner Kampf wenn das Essen ausgeteilt wird. Jede und jeder hat Angst die andern hätten etwas mehr. Ach wie mangelhaft ist die französische Küche wie ja alles andere. Fünf französische Frauen haben wir zum Putzen und Spülen da kann ich später mal was erzählen, wie man sich mit den verständlich macht, aber es geht. ... Wir haben ein so gemütliches Wohnzimmer. Dass wir auch nun hier oben auf der Höhe wohnen ist sehr angenehm. [...] Im Schreiben müssen wir nun sehr vorsichtig sein. Vorige Woche wurden uns 2 Schriftstücke vorgelegt, die wir unterschreiben mußten. Mit den Schwestern in Turenne sehen wir uns nur selten. Gestern Abend waren wir eingeladen von den Kaiserswerther Schwestern, leider konnten wir nicht hingegen, auch war es so schlechtes Wetter, der erste Schnee fiel gestern hier in Frankreich.

(J. L.)
Sedan, d. 9.12.14
... Ach, welch arbeitsreiche Zeit haben wir und liegt auch schon hinter uns. Heute Nachmittag sind 120 Mann die sich schon gut erholt hatten, weiter gekommen nach Spah zur völligen Genesung, dafür sind aber wieder andere angesagt und kommen sicher morgen. Auch haben wir seit gestern 5 Rote K. Schwestern zu Hilfe bekommen, wenn man es so heißen will, dieselben sind aus Heidelberg, gehören 2 Verbänden an, zwei sind nette Menschen, sind gern bei unsern Andachten zugegen, die andern 3 nennen sich weltliche Schwestern. In der Küche sind wir sicher, da wollen dieselben nicht hinein. Dagegen muß L. sich wehren auf der Station zu bleiben und dabei das Operationszimmer welches dieselbe vorigen Sonntag mühsam eingerichtet nachdem der Operationsaal für andere Zwecke verwendet wurde. Die Wohnung teilen dieselben auch mit uns da noch 2 Zimmer leer standen. Wir waren so froh als Hilfe kommen sollte und dachten an unsere Schwestern leider sollte es nicht dazu kommen. ... 16 Rote Kr. Schwestern haben nun eine Baracke mit Küche u. dem ganzen Betrieb übernommen, die Schwestern machen dann alle mal einige Wochen Ferien. ... Wir denken soviel an unsere Schwestern, wie mag es denselben gehen. An der Front sollen alle Lazarette leer stehen da alle Verwundeten nach Deutschland kommen, die Lazarette für Typhus seien nun nur in Sedan, Grand-Pre und Kovel. Morgen wird sich unser Haus wieder füllen.

(J. L.)
Sedan, 6.10.16
... Tagelang hatte es ununterbrochen geregnet. Ist man einige Wochen in Deutschland gewesen wo alles draußen seinen gewohnten Gang geht und man eigentlich so viel nicht von Krieg sieht, man vergißt ganz, was einen hier draußen so müde macht.

In den bekannten größeren Städten vor Sedan wurde mir es schon wieder klar, das ist das Bild, was Du hier draußen immer mit Dir herumträgst. Soldaten die verladen werden sollten im Schmutz, es ist nicht zu sagen. Verwundete, die auf den Transport warteten, Autos sausten dahin, Flugzeuge übten, einige fliegen gerade auf, direkt an der Bahn, verlassene Trümmer, ich merkte ich war in einem Land, was so unsagbar heimgesucht wird, es war Krieg. Es gibt ja Not in Deutschland und die Menschen tun mir so sehr leid, aber wie viel, viel trauriger wäre es hätten wir neben all dem Elend auch noch die schrecklichen Bilder des Krieges im Land.

(J. L.)
Sedan, den 12.1.16
... Hier draußen geht man von einem in den andern Tag und die Zeit fliegt nur so hin, es ist gut, dass man immer reichlich Arbeit hat, so kommt man etwas über das große Elend in der Welt hinweg. Gestern kam ein größerer

Transport von Verdun, aber alles leicht Verwundete. Wie gut haben wir es doch, man weiß jeden Tag was man kochen soll. Von einer Landwirtschaftlichen Ausstellung, die vor acht Tagen war, haben wir unseren Gemüsebestand noch vergrößert, es sind tadellose Sachen.

(J. L.)
Geschrieben, d. 20.10.18
Meine liebe Frau Oberin!
In sehr bewegten Tagen stehen wir, ja unser ganzes armes Vaterland. Hier geht es zu, ich weiß nicht ist es schlimmer wenn der Krieg an geht, oder wenn er zu Ende geht. Ein Teil der Schwestern alles die jüngeren sind heute in die Heimat geschickt, harren einige Tage, bis ein Zug geht, der sie nach Deutschland bringt. Wir sitzen ... im Lazarett. Patienten gehen heute alle weg bis auf einige Franzosen, der Weg geht durch Belgien 40 Kilometer weiter.

Natürlich alle unsere Schwestern u. Kaiserswerther wir gehen mit der Abteilung voraussichtlich werden wir Dienstag verladen, das Gepäck ist schon weg, einen Teil schickte ich nach Frankfurt.

(J. L.)
Bastogne (Belgien), d. 28.10.18
Liebe Frau Oberin,
In diesem Ort sind wir seid 2 Tagen gelandet, eine ziemlich lange Fahrt auf einer verhältnismäßig kurzen Strecke. Die erste Nacht, da wie Abends spät hier ankamen, verbrachten wir zusammen 51 Schwestern auf einer Leichtkranken Abtlg. bezogen die Betten von den Patienten, die vorher aus gezogen waren. Nun sind wir in Familien untergebracht. ... Seid heute früh arbeiten wir, d.h. wir putzen eine Schule ... Hoffentlich ist das alles nur für kurze Zeit und kommen wir bald näher der Heimat. Es liegt doch ein Abschnitt hinter uns der viel in sich birgt. Froh waren wir als der Befehl kam auf den Marsch. Dass wir nicht noch mal ein Sedan bekommen ahnten wir ja. ... Sie fragen wie es uns geht nun wir schlagen und drücken uns so durch. Jede fügt sich so, außer Schwester E., die etwas aus der Rolle fällt.

→ Vgl. ergänzend auch: Getrost und freudig. Festschrift 125 Jahre Frankfurter Diakonissenhaus 1870-1995, Hg. vom Frankfurter Diakonissenhaus, Frankfurt am Main 1995, S. 75-80.

→ Blätter aus dem Diakonissenhaus zu Frankfurt a. M., 1914-1919.

■ Bericht über die Tätigkeit im Feldlazarett Cugny 11. Juni – 29. August, I. Gruppe, in: Gesamtberichte über die Arbeit unserer 5 ausgesandten Schwesterngruppen, August 1914 – November 1918, Archiv des Evang.-Luth. Diakoniewerkes Neuendettelsau, G II d 13

Am 11. Juni 1918 wurde von dem bay. Kriegslazarett Abtlg. 62, Maubeuge, ein sog. „Stoßtrupp" zusammengestellt, der die Aufgabe haben sollte, bei der begonnenen Offensive möglichst nahe der Front mit der Pflege der Verwundeten einzusetzen. Der Trupp bestand aus 34 Personen, Ärzten, Apotheker, Militärkrankenwärter und 10 Schwestern (2 Dettelsauer, ... u. 10 bay. Kriegspflegerinnen.).

Wir fuhren über Aulnoye, St. Quentin nach Ham, von da mit der Feldbahn nach Cugny; das Dorf ist eine Stunde südöstlich von Ham, vollständig zerstört, nicht ein ganzes Haus, wie überhaupt das ganze Gelände bis St. Quentin.

In Cugny ist ein von Engländern 1914 erbautes großes Barackenlager, das gut eingerichtet gewesen sein muß, Warmwasserheizung, elektr. Licht, Wasserleitung. Durch den vielen Wechsel der Truppen, hauptsächlich durch den Rückzug im Frühjahr 1917 war aber vieles zerstört, Heizung, elektr. Leitung, Wasserleitung, alles war ganz oder doch größtenteils außer Stand. Wir trafen 2 preußische Feldlazarette an, die den Befehl hatten, vorzurücken und mußten sogleich die Verwundeten, etwa 400, übernehmen. Die Feldlazarette steckten ihr ganzes Inventar ein u. da der bayerische Trupp so gut wie nichts bei sich hatte, gab es böse Tage, es fehlte am nötigsten. Wäsche, Verpflegung, sanitäre Einrichtungen; fast 8 Tage dauerte es, bis die nötigsten Dinge herbeigeschafft werden konnten. Von den Schwerverwundeten starben gleich in den ersten Tagen viele; leider war weder beim Feldlazarett noch bei uns ein Geistlicher. ...

Nach etwa 10 Tagen wurde es leichter, da ein Lazarettzug mit über 200 Verwundeten abging; nun konnte man doch nachkommen. Schw. Babette arbeitete in einer Baracke mit sehr Schwerverwundeten, ich war im Operationssaal; die Kriegspflegerinnen waren auch in die verschiedenen Baracken verteilt, eine half im Operationssaal, eine hatte die Küche für Ärzte u. Schwestern übernommen. Es war ein schönes Zusammenarbeiten.

Ein Befehl des Armeearztes kam, dass die Baracken in Stand gesetzt u. neue gebaut werden sollten, so dass man 1000 Betten aufstellen könnte. Es wurde mit viel Schwierigkeiten gebaut. Täglich kamen Zutransporte mit Schwerverwundeten, die Baracken waren oft kaum gedeckt, ohne Licht und alle Einrichtungen – manchmal nicht ein Tisch in der ganzen Baracke – so wurden sie schon belegt.

Die Nächte waren sehr unruhig, jede Nacht zwischen 11 u. 12 Uhr kamen feindliche Flieger, oft ganze Geschwader, und warfen Bomben, gottlob nie in unmittelbarer Nähe des Lazaretts. Aber es war doch aufregend, wenn die Abwehrkanonen über das Lazarett schoßen u. die Scheinwerfer den Himmel absuchten.

Am 18. Juli kam ein großer Transport Gaskranker von einem Gasangriff, über 400; sie hatten alle Verätzungen der Augen, des Halses u. Rachens, manche auch am ganzen Körper Brandwunden; viele bekamen Bronchitis u. Lungenentzündung und starben unter großen Qualen.

Manche kamen am Abend vorher zu Fuß u. waren tags darauf tot. Da gab es furchtbar viel zu tun und die Pflege war noch schwerer wie bei den Verwundeten; wir hatten die armen Kranken mehrere Wochen, dann wurden sie in die Heimat abtransportiert.

Dann kamen eine Zeitlang viel Grippekranke, von denen viel junge Leute starben. ... Unsere Wohnungsverhältnisse waren sehr primitiv, in einer Baracke wurden ein paar Holzwände gezogen, dass kleine Abteilungen für 2 Schwestern entstanden; bei Tag war es sehr heiß und die Nächte kühl, dass wir mit den zwei Decken manchmal froren.

Die Verpflegung war gut u. reichlich, wenn auch wenig Abwechslung.

Es gab keine Milch, kein frisches Fleisch, kein Gemüse, was besonders die Schwerkranken sehr empfanden.

Anfang August kamen viel Ruhrkranke, auch viel Gefangene, meist Franzosen, von denen viele sehr schnell dahinstarben.

Sie wurden bald wieder abtransportiert, da geräumt wurde für Schwerverwundete, die gemeldet waren. Es kamen auch sehr viel von der wieder begonnenen Offensive bei Noyan. 2 Feldlazarette rückten auch noch an u. waren mit einigen hundert Betten bereit. ...

Durch den Rückzug auf unserer Seite bekamen wir zunächst die Verwundeten von den geräumten Feldlazaretten, die weit vorn waren; sie mußten oft fluchtartig fort, da sie beschossen wurden u. auch dadurch noch manche Verluste erlitten. Ein 3. Feldlazarett wurde noch eingesetzt; täglich kamen viel Zugänge, oft direkt von der Front, gleich einige Stunden nach der Verwundung. Es wurde viel operiert und bis in die Nacht hinein verbunden unter den primitivsten Verhältnissen; es war kaum mehr zum Durchkommen, da die Feldlazarette wenig Personal hatten und doch lag alles voll Schwerverwundeter, von denen viele starben. Manche waren sehr empfänglich und dankbar für ein Gotteswort.

Die mondhellen Nächte waren sehr unruhig, bis in den Morgen hinein waren Flieger da. Die Nacht vom 22. auf 23. August war eine Schreckensnacht, eine halbe Stunde entfernt wurde ein großer Munitionszug mit schweren Granaten bombardiert, die Explosionen dauerten die ganze Nacht hindurch und die Baracken zitterten beständig, was die Verwundeten sehr beunruhigte.

Tags darauf explodierte durch französische Fliegerbomben ein 20 Minuten entferntes Munitionslager mit furchtbarem Krachen; der Schrecken u. die Aufregung wurde noch gesteigert, als es hieß, dort sei ein Lager von Gasgranaten. Alles mußte Gasmasken fassen, es war fast rührend, wie den Schwerverwundeten Gasmasken an die Betten gelegt wurden. Auch die Schwestern probierten noch auf Befehl des Chefarztes nachts um 11 Uhr Gasmasken. Sie hätten aber wenig genützt, wenn uns nicht Gottes Gnade verschont hätte.

Am 23. August rückte alles Personal vom bayr. Kriegslazarett ab, nur wir 10 Schwestern wurden dem Feldlazarett 297 überschrieben.

Da kamen noch Tage voll unbeschreiblichen Elendes, ein Auto ums andere brachte Schwerverwundete; es wurde viel amputiert, viele erlagen ihren schweren Verwundungen; die Räume reichten nimmer aus, auf den Bahren mußten viele liegen bleiben. Es war ein großes Sterben.

Dazu kam der Kanonendonner immer näher, dass die Baracken ständig zitterten u. die Verwundeten immer Angst hatten, dass sie noch in die Hände der Feinde fielen. Die Straße von Ham her war beständig gefüllt mit zurückziehenden Kolonnen u. Truppenteilen. ...

7. Dezember 1918 Schwester F. E.

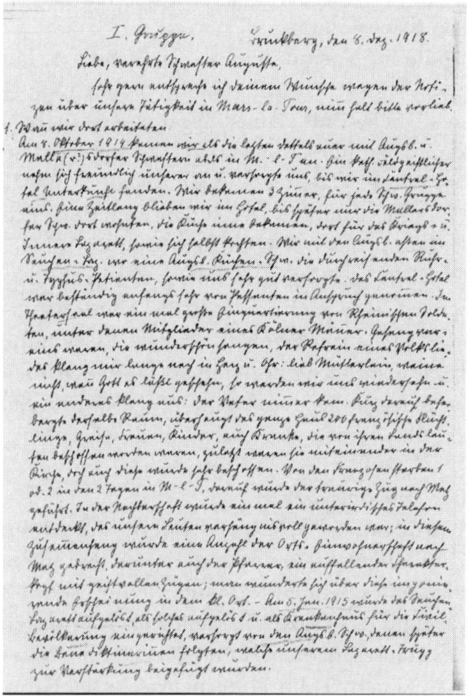

I. Gruppe, Bericht vom 8. Dezember 1918,
in: Gesamtberichte über die Arbeit unserer 5 ausgesandten Schwesterngruppen, August 1914 – November 1918,
Archiv des Evang.-Luth. Diakoniewerkes Neuendettelsau, G II d 13

■ I. Gruppe, Bericht vom 8. Dezember 1918.
in: Gesamtberichte über die Arbeit unserer 5 ausgesandten Schwesterngruppen,
August 1914 – November 1918,
Archiv des Evang.-Luth. Diakoniewerkes Neuendettelsau, G II d 13

Liebe, verehrte Schwester Auguste,
sehr gern entspreche ich Deinem Wunsche wegen der Notizen über unsere Tätigkeit in Mars-La-Tour, nimm halt bitte vorlieb.

1. Wann wir dort arbeiteten.

Am 8. Oktober kamen wir als die letzten Dettelsauer mit Augsbg. u. Malle(r)sdorfer Schwestern abends in M.-L.-T. an. ... Am 5. Jan. 1915 wurde das Seuchen Lazarett aufgelöst u. als Krankenhaus für die Civil-Bevölkerung eingerichtet, versorgt von den Augsb. Schw., denen später die Benediktinerinnen folgten, welche unserem Lazarett-Trupp zur Verstärkung beigefügt wurden. ...

2. Die Art der Arbeit war u. Verwendung:
Kriegslazarett, dort waren die Schw. 1-3
Seuchen-Lazarett, dort waren die Schw. 4-5 u. 6 später noch dazu
Sammel- und Transportstelle am Bahnhof 7, u. 6 anfangs.

Das Kriegslazarett

2 Säle für Verwundete mit je 14 Betten, mit aller Hausarbeit u. ... Nachtwachen für unsere 3 Schw. mit 1 Augsburger; auf jeden Saal kam 1 Sanitäter für Gänge, Treppen, Männer-Pflege, Wasser u. Kohlen tragen. 2 Augsb. Operationsschw. waren auch noch dort. Das Essen wurde etwa 8 Min. aus der Central-Hotel-Küche geholt, geräumt u. das große Geschirr wurde auch dort gespült. Alle Schw. kamen wieder ins Seuchenlaz. zum Essen, gute 10 Min. entfernt; hernach konnten alle auch im Kriegslazarett wohnen, in der Mairie. Am 24. Juni kamen auch Schw. nach Chambley.

Das Seuchenlazarett

Wurde mit viel Mühe u. aus den primitivsten Uranfängen in dem sehr netten Familienhaus eines Baumeisters eingerichtet. Sehr oft versagte das Wasser in dem Pump-Brunnen des Hauses, u. dann holte einer der Sanitäter es in Eimern 5 Min. entfernt jenseits der Bahnlinie. Die täglich etwa 40-50 durchgehenden Patienten mußten natürlich sehr im Waschen beschränkt werden; den einen für die Hände u. im andern mußten sich sämtliche das Gesicht waschen, dabei war der Schmutz von der Combres-Höhe zäher Lehm! Noch schlimmer waren die Closett-Verhältnisse; in unserem Stock gab es überhaupt nur Nachtstühle u. im oberen war die Wasserspülung meist verdorben, überhaupt unzureichend für derartig Kranke. Alle Stühle mußten jenseits der Straße in einer Grube entleert werden, die in einem Stück Gemüseland war; der Weg dahin ging an einer Stelle über einen schmalen Steg. ...

Der Tagesablauf war folgender: um 7 war Frühstück, sofort nach demselben mußte die Nachtwach-Schw. sich hinlegen u. bis ½ 11 Uhr schlafen, eine höchst zweckmäßige Einrichtung unserer Augsb. Oberschw. M. H.. Ich hatte meine 2 Typhuskranken Schw. M.B. u. F. R. aus Augsb. zu besorgen, dann waren außerdem noch 3 Räume für Patienten, deren war einer für Offiziere – Küche, 2 Gänge, Closett u. Treppe zu putzen; um ½ 11 kamen schon die ersten Zugänge, danach mußte ich 6-7 Eimer Tee u. Kakao für den Typhus- Krankenzug kochen, außerdem noch Spülwasser für das Geschirr u. Besteck hernach. Die Schleimsuppe kochte die Feldküche u. Schw. B. teilte sie im Zuge aus ... Die Kranken wurden von allen Seiten zum Seuchenzug nach M.-L.-T. herbeigeführt u. die am elendsten waren, kommen bis zum Abtransport abends in unser Lazarett, die leichteren Fälle wurden gleich in den Zug gethan u. dort von Schw. E. versorgt. ...

Die ganze Pflege war durch das Liegen am Boden auf Strohsack neben Strohsack sehr erschwert, die Patienten wurden nicht entkleidet, aber doch gewaschen alle hatten meist 40 u. mehr aufgeschrieben u. wenn sie endlich fertig waren u. erschöpft eingeschlafen begann zwischen 7 u. 9 abends der Abtransport. ...

Typhus u. Ruhr griffen im Herbst 14 immer mehr um sich, der Typhus-Zug beherbergte in der schlimmsten Zeit täglich über 100 Kranke, sonst 40-60. ... Es kamen ganze Comp. in Quarantäne u. ungelöschter Kalk kam Waggonweise in die verdächtigen Quartiere u. an die Front, so dass dann doch die Seuche eingedämmt wurde. Als am Ende des Jahres das große Seuchen-Lazarett für paar 1000 Betten eingerichtet wurde, kam für unser Lazarett das Ende ...

Die Behandlung der Schwestern fing ich damit schon an zu berühren. Ich kam am meisten wohl mit fremden Schwestern in Berührung, da ich in Zweibrücken, Remilly u. Chambley allemal zu den Zurückgebliebenen gehörte u. an der Transportstelle Chambley ½ Jahr mit 2 Speyerer Schw. arbeitete. Ich wüßte keinen Fall, wo wir Ursache gehabt hätten uns zu beklagen, als wir unter fremden Schw. arbeiteten. In Zweibrücken waren wir bei Münchener roten Kreuz-Schwestern; Schw. D. war im Frieden Oberschwe. der Heil-Anstalt Neu-M. ... Sie sorgte aufs beste u. war sehr freundlich mit uns 5 zurückgebliebe-

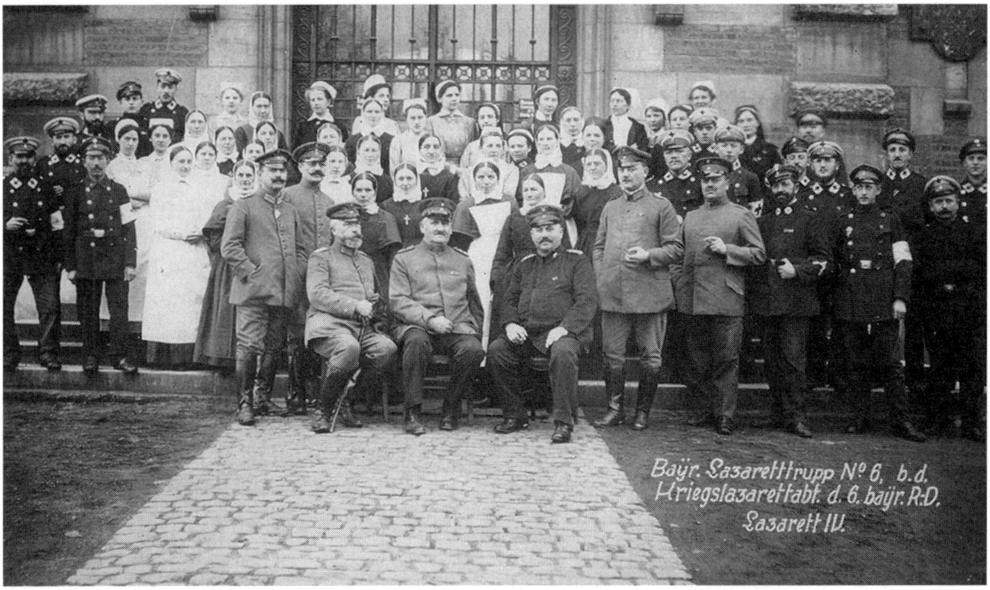

Bayr. Lazaretttrupp No. 6, b.d. Kriegslazarettabt. d. 6. Bayr. R.-D. Lazarett IV., Archiv des Evang.-Luth. Diakoniewerkes Neuendettelsau, Bildarchiv Zb IV 2

nen: ... Die 11 Monate in Chambley war ich mit Ausnahme von 2 an der Krankenaufnahme- u. Transportstelle an der Bahn. In den 2 Monaten arbeiteten die Benediktinerinnen dort selbständig, doch wollte es nicht recht gut thun. Ich mußte die Bahn-Arbeit nur wieder übergeben lassen, dazu eine Flut von Vorwürfen, manche länger aufgesammelt. Es war recht bedrückend u. zum zweiten Mal hätte man gewiß manches zu vermeiden gewußt. Bei unserem Schluß in Chambley unterm roten Kreuz ... wäre es vielleicht weniger angenehm als Zweibrücken gewesen bei den Berufsschwe. Eine jüdische Kriegspflegerin wählte früh bei der Andacht: „Ich hab mich ergeben – aber ein bisschen rasch, bitte, zu singen!“ Ihr wurde das Vater-Unser zu oft gebetet – „Das bete ich nur im höchsten Notfall!“...

4. Die geistliche Versorgung durch den Feldgeistlichen H. hat bei mir keinen bleibenden Eindruck hinterlassen. ..

Nun zum letzen Punkt: die Aerzte. Was einen hierbei schwer fällt, betrifft nur H. Stabsarzt P. u. das ist alles friedlich beigelegt beim Abschied, von ihm angeregt u. willig gewährt u. soll auch ehrlich gehalten werden. Wenn ich trotzdem mich offen darüber äußere, bitte ich in diesem Sinne davon Gebrauch machen zu wollen: unser Mutterhaus hat Recht, Pflicht u. Anspruch auf alle Erlebnisse seiner Glieder. Kurz u. klar ausgedrückt: es war schrecklich unter ihm zu arbeiten. ... Zu einer sagte er: „Ich werde noch alle Diakonissen aus dem Schuppen herausthun“, u. die entgegnete: „Ich glaube, das können Sie gar nicht, Herr Oberarzt!“ Die Kriegspflegerinnen mußten die Arzneien herausgeben u. hatten anfangs die Schlüssel zur Speise im Verpflegungsraum des Bahnhofs. Weil sie aber früh zu spät aufstanden, deshalb bekamen wir ihn dann hernach.

→ Vgl. ergänzend auch 74. Bericht der I. Reihe Kriegsschwestern, II. Teil, verfaßt von Schw. L. H., in: Gesamtberichte über die Arbeit unserer 5 ausgesandten Schwesterngruppen, August 1914 – November 1918, Archiv Diakonie Neuendettelsau, G II d 13

■ Zusammenfassung über Arbeit und Erlebnisse des III. Schwesterntrupps vom 4. September 1916 bis zur Heimkehr, den 18. November 1918, verfaßt von Schw. E. H., in: Gesamtberichte über die Arbeit unserer 5 ausgesandten Schwesterngruppen, August 1914 – November 1918, Archiv Diakonie Neuendettelsau, G II d 13

Am Morgen des 4. Septembers 1916, nachdem in Pont à Marcq, wo ich mit Schwester B. arbeitete, 3 Tage zuvor Feldlazarett 3/XII des 27. Reserve Korps durch Feldlazarett 5/XIX abgelöst worden war, kam telegraphischer Befehl für uns nach Valenciennes zurückzukehren. Es war uns schwer von der uns so liebgewordenen Feldlazarettarbeit scheiden zu müssen, umso mehr, als gleich betont wurde „Ersatzschwestern können nicht gegeben werden." Was es für unsere Kranken heißt nur männlichem Personal zur Pflege und Versorgung überlassen zu sein wußten wir, deshalb war es uns doppelt leid, sie verlassen zu müssen. Aber der Befehl war da, wir mußten gehen, unser Hab und Gut zusammenpacken, und schon am Abend dieses Tages waren wir in Valenciennes um uns beim damaligen Etappen Delegierten Oberst von Führer, zurückzumelden. Dort erst erfuhr ich, was meine Zurückberufung bedingte, ich sollte an Stelle der in der Heimat verbliebenen Schwestern L. die Leitung der Schwestern im Etappenlazarett übernehmen. Nicht leichten Herzens, aber im Aufblick auf den Herrn, der der Schwachen Stärke und der Verzagten Hülfe ist, übernahm ich dies Amt.

Am 3. September, einen Tag vor meiner Ankunft hier, wurden 20 Schwestern von Berlin-Bethanien und vom Berliner bzw. Potsdamer Roten Kreuz von Valenciennes nach Tournai ohne Ersatz versetzt. Am 1. Oktober trafen Schwester K. und B. aus der Heimat für die dorthin zurückgekehrten Schwestern L. und C. ein, dann kamen durch schwere Transporte bewegte Tage und Nächte. Am 19. September brachte man uns 280 Schwerverwundete, am 26. 520, am 29. 350 aus der Sommeschlacht – ein großes, großes Elend – und 20 Schwestern zu wenig zur Hilfe. [...]

Mitten in all das Leid dieser Menschen fiel ein großer Freudentag: der Besuch unseres teuren Kaisers. [...]

Während der letzten schweren Wochen hatten wir einige Hilfe durch Schwestern eines preußischen Kriegslazarettes No. 29, das in St. Saulve, einer halben Stunde von Valenciennes entfernt, eingerichtet werden mußte. Dann aber kam Hilfe über Hilfe. Zuerst ein in Breslau zusammengestellter Trupp Schwestern von allen möglichen Organisationen: evangelischer, katholischer und jüdischer Religion und dann am 26. und 29. Oktober 50 Kriegspflegerinnen und 10 badische Rot Kreuz Schwestern, das war wirklich zu viel, so dass wir die Eröffnung eines 3. Lazarettes in der Schule von Notre Dame im November 1916 nur begrüßten.

In den Oktoberwochen dieses Jahres ging in den Armeen ein Wechsel vor sich, unsere VI. Armee wurde nach Norden in die Gegend von Tournai verschoben, die I. Armee bei uns eingesetzt. Uns war diese Verschiebung sehr leid, und eine telegraphische Anforderung des Neuendettelsauer Schwesterntrupps von Seiten unseres früheren Delegierten, Herrn von Fürer, blieb erfolglos, die I. Armee gab uns nicht mehr frei [...]

Im Dezember 1916 wurde unser Etappen Lazarett in die bayerische Kriegslazarett-Abteilung No. 62 umgewandelt. ...

Den 22. Februar 1917. Heute ging die Arbeit in der Wäschekammer des Lazarettes, die über 2 Jahre in Schwesternhänden lag, an einen Unteroffizier über, da, wie uns Kriegslazarett-Direktor C. sagte, ein militärisch, verantwortlich gemacht werdende Persönlichkeit, dieselbe leiten müßte [...]

Auch unter unseren Herrn Geistlichen war mancher Wechsel. [...]

Am heiligen Karfreitag und Osterfeste [...] bewarfen uns feindliche Flieger. [...]

21. April. Nachdem die I. Armee abgerückt, Valenciennes II. Etappe geworden war,

kam als Etappen- Delegierter Exzellenz von Lindequist. [...]

22. Mai 1917. Seine Majestät der deutsche Kaiser erfreute wieder durch seinen hohen Besuch. [...] Diesmal waren es Arraskämpfer, die aus kaiserlicher Hand mit lieben, mitfühlenden Worten das Eiserne Kreuz erhielten, dann schritt Seine Majestät, sichtlich erfreut über seine lieben Feldgrauen: „unsere armen Kerlchen", wie er sie nannte, über den Hof dem Ausgange zu, hatte für die spalierbildenden Kranken noch Worte der Aufmunterung wie auch für uns Schwestern, die wir, um unsern geliebten Landesherrn nochmals zu sehen, uns in einer Hofecke aufpostiert hatten. Warme Segenswünsche geleiteten unsern geliebten Kaiser auf seinen weiteren Wegen durch's Feindesland.

25. Sept. Für Feldlazarette wurden wieder Schwestern angefordert. Zwei unserer Schwestern [...] wurden dorthin entsandt. Sie kamen am 25. September nach Caudry bei Cambrai und am 26. Dezember von dort nach Grougis bei Bohain, vom 26. März bis 6. April 1918 halfen sie von Grougis aus im Feldlazarett Seboncourt, wurden von dort nach Maubeuge zu befohlen, Schwester A. um noch 3 Wochen in M. einer Leichtkrankenabteilung, in der es aber viel Not und Elend gab, zu arbeiten. Die Feldlazarette wurden von einem Kriegslazarett übernommen. [...]

11. Dezember 1917. Am Abend dieses Tages, als ich mir eben Bescheid über die allgemeine Weihnachtsfeier bei Herrn Kriegslazarett- Direktor holen wollte, wurde dieser zum Etappen Arzt II befohlen, wo ihm eröffnet wurde, dass unser Kriegslazarett mit dem preußischen Kriegslazarett No 7 in Maubeuge tauschen müßte u. zwar sollte unser Abzug in wenigen Tagen erfolgen. Das war ein herbes Weh vor Weihnachten bei voll belegten Lazaretten. Doch wir mußten gucken und all unsere lieben Verwundeten, die unter dieser nur von Etappen Ärzten aus persönlichen Gründen veranlaßten Versetzung sehr litten, verlassen, und bei großer Kälte nach Maubeuge ziehen, wohin nur Gruppe I kam. Gruppe II unserer Abteilung und mit ihr auch Herr Pfarrer B. kamen nach Sous le Bois, 40 Minuten von uns entfernt.

Die Lazarette in Maubeuge waren wesentlich kleiner als diejenigen von Valenciennes, das französische Festungslazarett in dem unsere Dettelsauer Schwestern arbeiteten und wohnten, zählte nur 350 bis 400 Betten, die sieben anderen Lazarette: Schulen und Privathäuser, waren am Ort zerstreut, als Leicht-Kranken-Abteilung, in der nur in den Verbandräumen Schwestern arbeiteten, waren die Kasernen belegt. [...]

Am heiligen Weihnachtsfeste kamen die Spitzen der 18. Armee vom Osten hier an. Etappen-Inspekteur Generalleutnant von Zastrow und der Etappen-Delegierte Prinz von Schwarzburg. Maubeuge wird Etappen-Hauptort der 18. Armee. [...]

Noch muß ich Einiges nachholen. [...]

Im Auftrage des Herrn Delegierten besuchte ich vom 21.-23. Februar (*1918, B. P.-K.*) die von unserer Abteilung abkommandierten Schwestern in den Feldlazaretten: Vohaine, Seboncourt, Grougis, Lesquielles-St. Germain und Guise: zur Bahn, zu Fuß, im Landauer und im Güterwagen, wie sich eben die Reisegelegenheit bot. Ich traf sehr verschiedenartige Lazarette: schöne Hospitäler und Schulen, einfache Baracken und halb baufällige Häuser an. Die Arbeit unserer Diakonissen wurde dort sehr gut gewertet.

Da von „Oben", wie man uns sagte, Unterhaltungsabende für Schwestern gewünscht worden waren, wurde ein solcher für de n 25. Februar anberaumt, dem unser Herr Delegierter beiwohnte. Mancherlei Schönes wurde geboten an Deklamationen, an Chören und Sologesang, den Höhepunkt aber bildete ein Vortrag unseres Herrn Delegierten über das Lebens unseres Königspaare im Hinblick auf die Feier der goldenen Hochzeit. [...]

22. März 1918. Die Offensive hat gestern begonnen, unsere Verwundetenzahl wächst ins Ungeheuerliche, anstatt 2000 als Höchst-

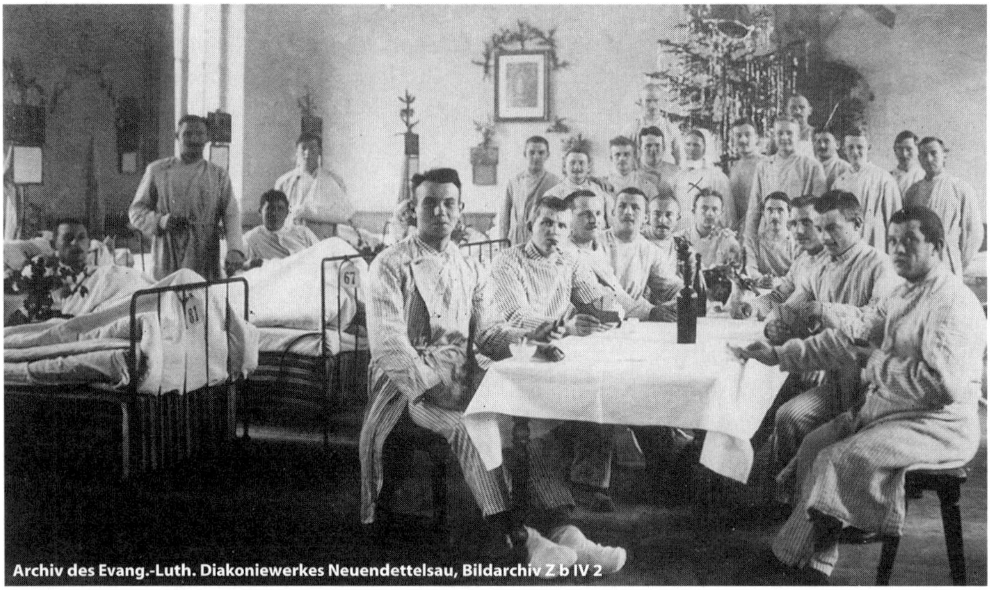

belegzahl stieg bis zum 25. die Zahl auf 6.800. Die Kirchen, Kasernen, Theater, Kinos alles wird belegt. Es waren Zustände, die unerträglich und unwürdig waren, ein großes Massenelend, viel größer als es von unserem Sanitätswesen angenommen worden war und die Mittel demselben richtig zu steuern fehlten. Der Abtransport versagte. Auch die seit Wochen erbetenen Schwestern trafen meist erst ein, als der Ansturm vorüber war und da kamen sie wieder doppelt, in unsern, von den Feldlazaretten zurückkommenden Schwestern und in 8 neuen Kriegspflegerinnen. [...]

8.VI. Eröffnung des neuen Schwesternheimes und zugleich Abschiedsfeier für unsern Herrn Delegierten Herrn Baron Aretin mit festlicher Ausschmückung des Saales. Zuerst Bewirtung, darauf Darbietungen vom Schwesternchor, Deklamationen, Klavier, Violin- und Guitarrenspiel. Ein von der Kriegspflegerin verfaßtes und vorgetragenes Gedicht und das vom Schwesternchor gesungene Lied: „Leise, leise, ferner Weise“ bildeten den Schluß der Feier und ehrten den Scheidenden und die für einen sogenannten „fliegenden oder Stoßtrupp“ bereit stehenden Schwestern [...]

Am 26.9. mittags kam für uns der Befehl mit dem Abendzuge nach Chatelinau, der Bahnstation von Chatelet abzureisen, vorerst nur die Schwestern von Gruppe I, am nächsten Tage sollte das männliche Personal nachkommen. So ging es dann wieder einmal dem Bahnhofe zu voraus ein aufgetürmter Wagen voll Handgepäckes jeglicher Art, dann wir 60 Schwestern. Vor dem Bahnhofe wurde abgeladen und jedes mußte sehen wie es seine sieben Sachen zum Zuge brachte, denn die „bestellten“ 2ter Klasse Wagen fehlten, der uns aber doch alle mitnahm. [...]

Am 9. November sollten wir aufbrechen, aber die Fahrgelegenheit kommt nicht. Das uns ablösende Feldlazarett hat schon Marschbefehl, Chatelet soll am nächsten Tag Operationsgebiet werden. Gruppe II und III trifft hier ein. Die Befehle widersprechen sich immer wieder. Es wird Abend. Ein Lazarettzug läuft ein. Ob er uns mit nimmt? Die Schwestern werden unter Fliegerbeschießung zusammengestellt, ein Teil läuft auf den Bahnhof und steigt im Lazarettzug ein. Noch ein Gegenbefehl kommt: Alles was laufen kann soll am nächsten Morgen mit den Herrn Ärzten nach Namur, dann aber flüchtet doch alles in den Lazarettzug, zuerst die Schwestern, dann die Ärzte und sämtliches Personal. Die ganze Nacht stehen wir am Bahnhof, neben uns einen Munitionszug zwischen welchen 2 Blindgänger herunter schwirrten. Gott hat alles Unglück von uns gewendet – wir durften am nächsten Tage unbeschädigt von den Fliegern und den meuternden Soldaten in die Heimat abreisen.

→ Vgl. ergänzend auch, Kriegschronik von Rektor Eichhorn verfaßt, Archiv Diakonie Neuendettelsau, maschinenschriftliche Vorlage (Umfang 79 Seiten). In dieser Chronik werden die von den Schwestern vorliegenden Berichte und eigene Eindrücke verarbeitet. Diese Chronik ist nicht veröffentlicht worden. Eichhorn kommt zu einer Einschätzung, die im Prinzip eine kritische Variante der auch von anderen Organisationen formulierten positiven Beschreibungen ist:

VI. Zusammenfassende Beurteilung der Arbeit unserer Schwestern im Felde.

[...] Was nun die Arbeit selbst anbelangt, so übersteigt, wenn man so sagen darf, der Durchschnitt derselben nicht das Maß dessen, was unsere Schwestern in der Heimat in Krankenhäusern zu leisten haben. Aber das Schwere ist die große Verschiedenheit: bald eine Überlast [...] dann wieder Zeiten, in denen fast zu wenig zu tun war. Im ganzen wird nicht gesagt werden können, dass den Schwestern ungebührliche Zumutungen mit zu niederen Geschäften oder mit solchen, die das weibliche Zartgefühl verletzen, gestellt worden wären. (53) [...]

Wir kommen nun auf das Verhältnis unserer Schwestern zu ihren Mitarbeiterinnen aus den freien Verbänden zu sprechen. [...]

Es darf gesagt werden, dass das Zusammenleben und -arbeiten der Diakonissen der verschiedenen Häuser das wünschenswert schwesterliche gewesen ist. (58) [...]

So haben unsere Schwestern in Valenciennes und Tourcoing mit Schwestern verschiedenster Art zusammengearbeitet, mit katholischen, mit jüdischen, mit Schwestern des Evangelischen Bundes, mit Schwestern des Roten Kreuzes und mit freien Kriegsschwestern, auch mit frei-religiösen. Ein näheres Verhältnis war hier nicht aufrecht zu erhalten und unsere Schwestern mußten oft mit innerer Empörung das Gebaren vieler, die sich auch Schwestern nannten, mit ansehen. (59) [...]

Sollen wir nun zum Schluß die Frage stellen, wie die Schwesternarbeit in der Kriegs- Krankenpflege

Archiv des Evangel.-Luth. Diakoniewerkes Neuendettelsau, Bildarchiv Z b IV 2

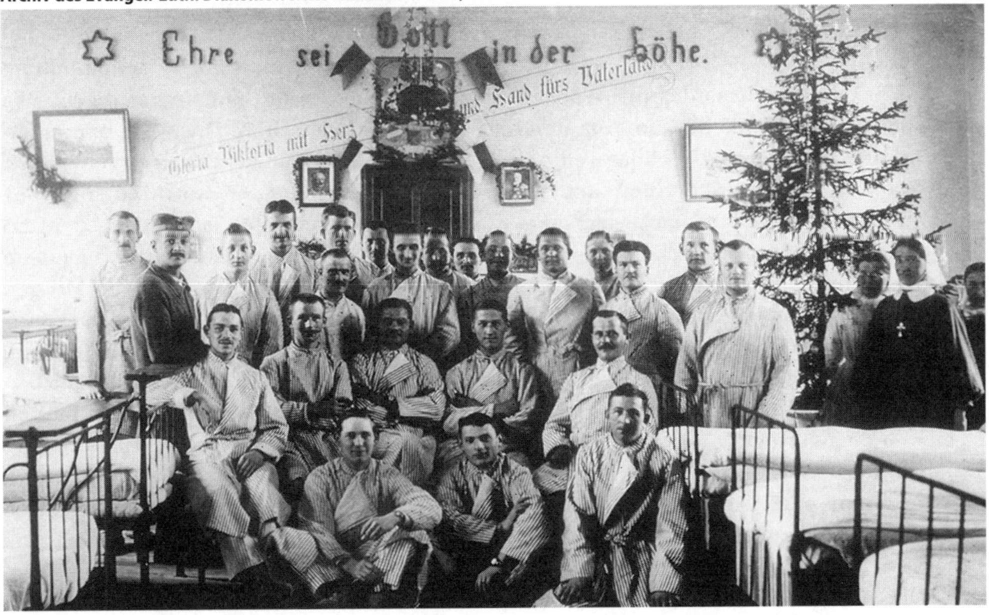

des nun zu Ende gegangenen Weltkrieges sich bewährt hat, so werden wir im ganzen doch sagen dürften, dass die Tätigkeit der Diakonissen je länger je mehr sich die Anerkennung der Ärzte errang. Es ist mit Recht gesagt worden, dass wenn der Krieg nur ½Jahr gedauert haben würde, wahrscheinlich die Schwestern vom Roten Kreuz mit der höchsten Anerkennung zurückgekehrt wären. Sie waren zum Teil wenigstens technisch gut geschult, waren weltgewandt und stets bereit Ärzten und Offizieren sich gesellig zu widmen. Als aber die Arbeit der freiwilligen Kriegskrankenpflegerinnen in dem eintönigen Stellungskrieg sich ein Jahr um das andere bewähren mußte, gestaltete sich die Sache allmählich anders. Die Schwestern vom Roten Kreuz, wie die mehr und mehr zahlreich eintreffenden Kriegsschwestern taten schließlich doch nur, was sie unbedingt mußten und wollten ihre bestimmte Zeit auch für sich allein zur Verfügung haben. Da hat sich die den Diakonissen anerzogene Hingebung und Gewissenhaftigkeit erst recht bewährt, wobei übrigens gesagt werden muß, dass auch den kath. Ordensschwestern ganz dasselbe Lob gebührt (69).

■ Tagebuch aus der Lazarettpflege 1914 – 1918 von Schwester B. L., Archiv Diakonie Neuendettelsau, E III c 5

Seit dem letzten Bericht sind einige Wochen vergangen und haben mich in ein ganz anderes Arbeitsfeld gerufen. Das Feldlazarett unserer Schwester wurde abgerufen und sie kam mit noch 3 Schwestern nach Valenciennes, wo sie vom Fürst den Bescheid erhielten am 14. nach Seclin in ein anderes Lazarett zu gehen . Da Sch. K. gern zu ihren Eltern wollte, erlaubte das Se. Durchl. und ich durfte mit Schw. E. gehen. O wie freute ich mich, dass ich aus dem Operationssaal durfte, obgleich mir die Arbeit ganz fremd war. Um 11 Uhr früh hörte ichs und um 2.50 Uhr ging der Zug der uns um 5 Uhr nach Seclin brachte. Dort erwartete uns ein jüngerer Arzt und sagte, dass 1 Schw. am Ort bliebe, das wählte sich Schw. A. M.. 2 sollten nach Annulen und als man sagte da höre man die Kanonen pfeifen, meldeten sich sofort Schw. F. u. F., darum blieb für uns nur noch Pont a Marq, in welchen Ort uns ein Fuhrwerk brachte. Um 7 Uhr kamen wir dort an und wurden vom Chefarzt (einem kleinen, gutgenährten Oberstabsarzt) aufs freundlichste begrüßt. Er führte uns in unser Quartier, das in einem schönen Haus aus 3 Zimmern bestand. Da es aber hieß es kämen noch 2 Schwestern nach bezogen wir die oberen 2 Zimmer, von denen wir eins als Schlaf- das andere als Wohnzimmer einrichteten. Zum Nachtessen wurden wir ins Kasino gerufen. Eine wunderbare Villa in deren schönsten Zimmern die Ärzte ihr Quartier hatten (der Salon war Eßzimmer) und die Herrschaft war mit ihrer Dienerschaft in kleinen anschließenden Dienstwohnungen verwiesen nur einige Zimmer in dem großen Haus durften sie ihr eigen nennen. Der Eingang ein großes eisernes Tor war rechts wo es gleich in die Dienerwohnungen ging. Das ganze sah aus wie ein mit Efeuumsponnenes Zauberschloß. Dann ging es eine Treppe hinaus ins Schloß. Und nun der Garten im Hintergrund. Alle Sorten von Bäumen Nadeln sowie Blätter rahmten die herrlichsten Blumenbeete ein, die phantastisches Farbenspiel mit üppigster Blütenentfaltung zeigten. Ich konnte nur immer sagen: Wie schön, ach wie schön. Doch das ein andermal. Das Essen war ziemlich steif und als wir entscheiden sollten, wo wir in Zukunft speisen wollten, wünschte ich dringend allein. So essen wir in unseren Zimmern von einem Unteroffizier bedient. Am andern Morgen sahen wir uns das Lazarett an. Erst kamen wir in eine Fabrik in der 100 Betten standen, meist Holzbettstellen, größtenteils ohne Überzug (Leichtverwundetenstat.). Mißtrauisch empfingen uns die Sanitäter, wie Weltwunder bestaunten uns die Einwohner. Dann kam ein großes Haus mit vielleicht 45 kleinen Krankenzimmern, Innere Schwerkranke, ein Schmutz und eine Unordnung unbeschreiblich. Hier ist auch die Küche die von einigen Wärtern versehen wird. Dann ging es ein Stück die Straße herüber durch einen düsteren Hof dann kam der Theatersaal mit 40 Betten Schwerverwundeter, gleich durch einen schmalen Weg verbunden war die Schule für sog. mittlere Fälle. Erstere bekam ich und die Schule Sch. E.. In meinem Saal arbeiteten 2 Sanitäter mit, die aber den ganzen Vormittag die Kranken in den Op. tragen müssen, so dass sie sich viel allein überlassen sind. Ein Unteroffizier Stationsaufseher genannt [...] sitzt den ganzen Tag bebrillt vor dem Schreibtisch, aber wehe wenn einmal einer was verlangt. Ich hoffe diesem Faulpelz bald eine andere Gelegenheit zum Träumen zu geben.

4.V. Heute war ich in Valenziennes. 3 Wochen sind seitdem verflossen und wie danke ich Gott für diese Zeit. Hoffentlich darf ich hier bleiben, es ist immer noch nicht sicher. Der kalte, stichelnde Ton der dort herrscht, schnürte mir die Kehle zusam. so dass ich erst in Templeuve wieder aufatmen konnte und ich Schw. E. mit einem Gott sei Lob und Dank um den Hals fuhr. Dort holte sie mich nämlich mit einem Fuhrwerk ab. Fürst Castell machte ich einen Besuch, der mir versprach, dass ich bleiben darf. Auch He. W. dem Liebesgabenonkel machte ich einen Bettelbesuch, den er gnädig aufnahm und uns viel Liebesgaben versprach. Morgen holt sie ein Wärter ab. Die Arbeit macht mir große Freude obgleich es manchmal fast zu viel ist. Seit 8 Tagen habe ich 3 Schwerkranke auf der Off. St. zu versorgen, die zwar noch einen Wärter hat, aber mir doch viel Gänge hin und her kostet. Am meisten erschweren mirs die Wärter durch ihre Untreue. Wir bekommen viel Extrakosten, auch Eier und wenig erhalten die Kranken, alles essen die Wärter, mit einigen Günstlingen die um das Ganze wissen. Allmählich hoffe ich dass ich mit Güte etwas erreichen kann.

Wie schön unsere Umgebung ist, stimmt mich alle Tage zu neuem Dank. Vor der Wohnung ein schöner Garten, einen weiten Ausblick über Wiesen wenn wir aus dem Hause gehen, große Alleen auf der einen Seite, ein munteres Bächlein mit wildem Gestrüpp auf der andern.

[...]

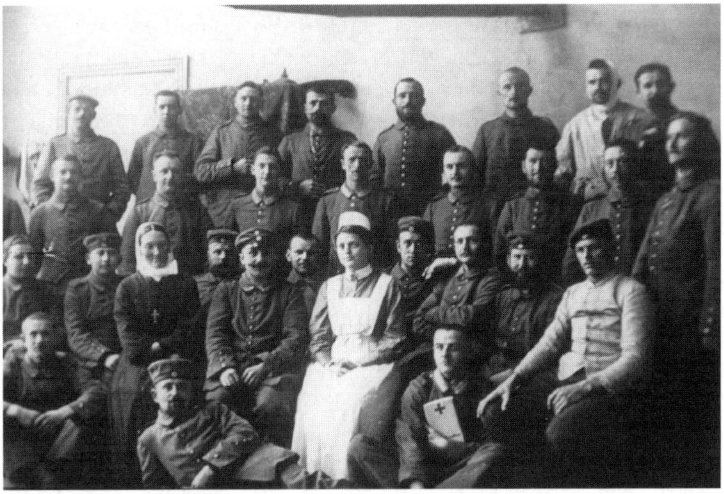

Valenciennes März 1915, Diakonisse E., Archiv des Evang.-Luth. Diakoniewerkes Neuendettelsau, Bildarchiv Z b IV 3

Am 25.8. mußten 10 nach Lebenau und am 26. sechs ins Feldlaz.. Da ich mich schon länger gemeldet hatte kam Schw. E. und fragte und ich sagte nicht nein obgleich mirs jetzt bei der vielen Arbeit nicht ganz gleichgültig war. Schw. A. wurde zu meinem Bedauern in der Küche abgelöst und so fuhren wir beide und Schw. L. D. am Sonntag den 26. früh morgens 7.45 Uhr von Valenziennes ab. In Cambrai hatten wir 4 Std Aufenthalt, so dass wir erst um 4 Uhr in Caudry ankamen. Dort brachte uns ein Fuhrwerk in unsere Wohnung, die so 15 Min. von der Bahn entfernt ist. Dann gingen wir ins Lazarett nahe an der Bahn. Der Chefarzt war gerade nicht da und so konnten wir unsere Arbeit erst am Montag dem 27. beginnen. Ein Spaziergang in öde Gegend machte einer kleinen Enttäuschung Platz die die nächsten Tage noch größer wurde.

29.8.17. Nun erst etwas von unserer Arbeit. Am 27. früh teilte uns Hr. Chefarzt in dieselbe u. zwar bestimmte er Schw. L. für die innere S. A. und mich für die äußere Station in der augenblicklich viel Schwerverwundete liegen. In einem Saal mit 28 Betten arbeite ich, Schw. A. hat 2 Sääle mit Leichteren. Aber alle Arbeiten wie Messen, Verordnen u. Essen reichen machen die Wärter. Da z. Zt. auch noch 48 Schüler da sind hat man wirklich herzlich wenig zu tun. Unser Essen wird von der Küche aus in ein Privathaus gebracht nahe am Lazarett. Die Wohnung aber ist zirka 20 Min. davon entfernt. Diese hat 2 Zimmer, eines hat Schw. L.. Das andere wir beide miteinander. Nebenan ist noch ein kleiner Waschraum. Auch gibt es elektr. Licht, das aber nie brennt wenn mans braucht und in dem Bette sind 2 ganz schlechte Matratzen. Ich probierte schon das Obere nach unten und das Untere nach oben zu drehen aber es ist überall wie Berg und Tal. Zudem ist ein Fußweg und ich mache je nach einer Bewegung eine unliebsame Schaukelbewegung. Hoffentlich wird dies bald anders.

Früh beginnen wir die Arbeit um 8 Uhr. Bis dahin haben die Schüler alles gewaschen. Dann sucht man sich die Zeit mit allerlei zu vertreiben. Um 9 Uhr ist Visite und erst dann kann gebettet werden. Überall gibt es einen Haufen Leute. Da können wir freilich im Kriegslazarett mehr helfen. Mittag um 12 Uhr gehen wir zum Essen und dann haben wir bis 3 Uhr Zeit, um nach dieser wieder nichts zu tun. Am Abend essen wir um 6 Uhr und dann können wir machen was wir wollen. Das Essen ist außer Mittag sehr reichlich, doch zu diesen gibt es Tag für Tag knotigen Griesbrei, Braten und Suppe ohne jegliche Abwechslung.

Die Verwundeten sind so zufrieden, meist sind sie auch nur kurz da u. da legt man sie ins Bett und sie wollen weiter nichts. Wäsche haben wir nur wenig, die Soldaten sehen ganz schwarz aus, aber auch die gewaschenen sind nicht besser. – Drei Wochen sind seitdem dahin. Wir haben noch 8 Tage ein anderes Lazarett bekommen, alle Schüler sind natürlich weg und die Arbeit ist eine ganz andere. Schw. A. und ich fangen um 7 Uhr an, da sehr viele gewaschen werden müssen. Schw. L. geht erst nach dem Kaffee auf die Station. In meinem Saal sind 2 Wärter M. und M., zwei recht stille, feine Menschen. Das Messen u. Pulszählen habe ich, sowie die offene Wundbehandlung, für die H. Dr. S., unser Chirurg schwärmt. 10-12 mit offenen Wunden die er stündlich gespritzt haben will, machen schon recht viel Arbeit. Da kam am 3.9. der Befehl alle Transportfähigen zu melden u. so wurden in meinem Saal 20 dafür bestimmt von denen die meisten noch Fieber haben. [...]

Am 10. ging nun der Transport und alles freute sich, besonders da in den letzten Tagen die Flieger häufig kamen und Bomben warfen. Gestern fiel eine ganz in der Nähe dass Splitter auf das Dach fielen, einer durchschlug sogar das Eingangsfenster. So war die Freude groß und wir gönnen es ihnen, obgleich ich für einige ängstlich bin. Die nächsten Tage hatten wir mit Reinemachen zu tun. Eine große Freude war mir am Sonntag darauf der Besuch meines Bruders W.. Er kam um 2.40 Uhr mit der Kleinbahn u. fuhr um 4 Uhr wieder weg. Wir gingen in unser Quartier, kaum dort angekommen, fiel unter tösendem Krach eine Bombe, also ganz nah. Wir gingen in den Keller da schlugen noch mehr hinter einander ganz in unserer Nähe nach einer kurzen Pause wieder. Als die Gefahr vorüber war bot sich uns ein trauriger Anblick. Rings die Häuser voller Scherben, die Straße aufgewühlt die wir kurz vorher passierten. Doch unser Haus wurde gottlob verschont. – W. ist recht schmal geworden.

Kranke sind nur wenige u. leichte gekommen. Es wird erzählt, dass sich Dr. S. einigen Anordnungen nicht gefügt hätte, die vom Chefarzt ausgingen. Deshalb erhielt unser Lazarett keine obgleich es in diesen Tagen viel gibt.

Innere kommen alle Tage. Am Dienstag den 16.10. waren wir in Lygoni, zirka 20 Min. entfernt. Dort gibt es viel Schwerverwundete, es ist ein bay. Lazarett in das wir kommen sollten. Am Abend kamen viele feindl. Flieger die aber von den Unseren vertrieben wurden ohne Kampf. Gleich am nächsten Tag kamen sie wieder, früh u. Mittag. Mit Freuden merkten wir dass unsre gleich aufstiegen u. es kam zum Kampf über unserem Lazarett in welchem 2 brennend abstürzten u. einer landen mußte. Das scheint sie doch überrascht zu haben, denn heute sahen wir keinen mehr.

21.11. Ein Durchbruch an unserer Front. Gestern früh um 5.30 Uhr hörten wir plötzlich starken Kanonendonner der sich bald zum Trommelfeuer steigerte u. den ganzen Vormittag anhielt. Um 8 Uhr kamen 2 feindl. Flieger ganz niedrich dass man sie gar nicht beschießen konnte. Sie flogen den Bahnhof ab, dann über unser Lazarett auf den Flugplatz wo sie die zum Aufstieg bereitgestellten Flugzeuge mit Maschinengewehren beschossen u. einige Handgranaten warfen. Ehe es verhindert werden konnte waren sie fort u. hatten 6 Flugzeuge beschädigt. Um 9 Uhr kam der Befehl Gasmasken bereit halten, Alarm Gasangriff. Mir kam es lächerlich vor weil wir doch gar keine hatten u. auch weit zurück waren. Unsere hatten 2 Tage vorher eine Gewaltpartie gemacht u. 40 Engländer gefangen genommen. Da hieß es dies war der Gegenstoß. Einige Verwundete kamen doch waren die Berichte unklar. Gegen Abend kamen 18 Leichtverwundete die erzählten, dass Geronkour (3/4 Stunde von uns entfernt) beschossen wurde u. es dort viel Verwundete gäbe. Am frühen Morgen kam Räumungsbefehl. Alle Laufenden im ganzen 209 Mann wurden abtransportiert, aber auch Neue kamen wieder. Der gemeldete Lazarettzug ging nicht u. die Schwerverwundeten mußten bleiben. An uns trat die Frage ob wir bleiben oder gehen wollen u. wir blieben, abgeschnitten von jeder Verbindung. Heute wird verkündet dass die Engländer auf einer Breite von zwei Divisionen angegriffen haben. Während die 183. Div. den Ansturm abschlug, kam der Feind bei der 19. durch u. überrannte mit vielen Tanks die berühmte Siegfriedstellung u. drangen 5 Kil. weit in unsere Front. Da die Straßen ganz zerstört waren konnte keine Munition nachgeschafft werden. Der Feind lag also 2 Std. von uns entfernt u. wir hatten keine Ahnung. Heute soll ein kräftiger Gegenstoß eingeleitet werden. Von den neuen Verwundeten sind 2 Lungen u. 1 Kieferschuß das andere Leichtere. Ich aber darf über diesen Bericht sagen: In wie viel Not hat nicht der gnädige Gott über Dir Flügel gebreitet. [...]

Am 29. u. 30. waren die von uns geplanten Gegenangriffe. Tagelang sahen unsere Straßen nur Militär. So weit man sehen konnte fuhr und trappte alles durcheinander, dann wieder Geschütze u. die schwere Munition aus Auto. Dann kam die Beschießung es hallte den ganzen Tag dass die Fenster klirrten. Bald kamen die ersten Verwundeten, sehr schwer Verletzte. Da unser Chefarzt Spezialist für Darm u. Magen ist, kamen diese Verletzungen z. Tl. hierher. Ein jeder Bauchschuß erhielt sofort 1 Spr. Campfer, 1 Sp. Digipurat, 1 Spr. Morphium u. 1 ltr. Kochsalz. Dann wurden warme Flaschen um ihn gelegt. Da die meisten pulslos kamen wurde gewartet ob sie sich darauf erholen. Wenn nicht wurde keine Operation gewagt. In meinem Saal starben in 12 Tg 20 mit Bauchschüssen von denen nur einige operiert waren. Unser Abteilungsarzt war ein Dr. F., von Angesicht furchtbar häßlich, aber ein feiner, liebenswürdiger Mann, vor dem jedermann Achtung bekam. Dazu in seinen Anordnungen bestimmt u. sicher. Während der Chef hart u. unerbittlich gegen alle Bauchschüsse ist, ist Dr. F. die Güte selbst. So durften diese Verletzten kein Wasser haben, die doch nur einen Gedanken hatten, trinken, auch nicht die Hoffnung los dalagen. Als Dr. F. in seiner Weichherzigkeit einmal diesen Wunsch in meiner Nachtwache hörte sagte er: Schw. geben Sie diesen Armen aber lassen sie's den Chef nicht sehen. Aber einmal sah ers doch ein. Da hat es einen furchtbaren Krach gegeben. Ich gab aber vielen den letzten Labetrunk garnicht. So ging es tagelang fort, dafür kommen die Autos nur so an. Die Nächte waren genau so. Oft wußten wir nicht wo die Leute unterbringen. Starb einer kam sofort ein anderer hinein. Offiziere u. Mannschaften, Engländer u. Deutsche, alles lag untereinander. Als es am buntesten zuging wurde das Lazarett abgelöst. Es war ein badisches von der 28. Division, abgelöst wurde es wieder von einem badischen, doch war der Chefarzt ein Berliner. Es waren tüchtige Leute, weshalb wir ihren Fortgang recht bedauern. Ich hatte 1 Unteroffizier u. 1 Wärter auf der Station. Ersterer tat alle Arbeit, da letzerer gutmütig aber furchtbar dumm war. [...]

Geführt wird das Tagebuch vom 14. Oktober 1914 bis zum 10. Februar 1918. Das Kriegsende und die Rückkehr werden nicht dokumentiert. Seit 1916 arbeitete Schwester B. L. beständig in verschiedenen Feldlazaretten. Für sie unterschieden sich im Stellungskrieg die Feld- von den Kriegslazaretten offensichtlich eher durch die Größe als durch den verstärkten Arbeitsanfall oder die Andersartigkeit der Arbeit. Das Tagebuch gleicht eher einer selbstreflektierenden Erzählung. Man spürt ein fiktives Gegenüber, dem etwas berichtet wird. Es wird auch nicht jeden Tag etwas eingetragen. Zwischendurch finden sich immer wieder Bilanzierungen der gewonnenen Erfahrungen. In der klaren Sprache, den klaren Wertungungen und wenigen religiösen Bezügen, entspricht es auf einer bestimmten Ebene den Tagebüchern Margarethe Josephsons .

■ Tagebuch von Schwester J. Z.,
Archiv Diakonie Neuendettelsau, ADN E III c 5

2. Aug. 1914 (Sonntag) Auf dem Weg zur Kirche erhielt ich von Herrn Rektor die schriftliche Einberufung, mit in den Krieg zu ziehen. Im ersten Augenblick erschrak ich, weil mir bange war, ob ich auch genüge. Aber dann wurde ich still in der Gewißheit, dass es ja der Herr ist, der mich gerufen hat u. der dann zu der gestellten Aufgabe auch die Kraft u. Gaben schenken wird. [...]

22. Aug.. Andacht: Ps. 41, Lied 413, 10 h Befehl: marschbereit machen! Nun sitzen wir u. warten. Auch Namur ist eingenommen! Der Papst ist gestorben. ½12 Uhr Abmarsch. Am Bahnhof die Nachricht: große Siege!

Wir werden in drei Gruppen geteilt: 14 Augsburger sollen nach Mörchingen, 6 nach Valeringen, wir nach Brülingen. 5 h Ankunft dortselbst. Auf der Straße im Ort 3 Std. gewartet, bis Quartier für uns gefunden war, in einem Chateau. Etwa 15 Min. vom Ort entfernt, einem prächtigen Besitztum.

Um die Ortskirche zieht sich eine Mauer, an der lauter leicht verwundete Franzosen lehnten. Soldaten hielten mit aufgepflanztem Bajonett die Wache. Aus einer nahen Scheune tragen franz. Sanitätsmannschaften Schwerverwundete zum Verbinden. [...]

23. Aug. 1 Sonntag in der Fremde. Wir richteten den Kranken, die sich freuten, dass sie gewaschen wurden. Vor dem Fenster des Krankenzimmers hielt Herr Pfarrer die Morgenandacht. Lied 36, Ps. 9. Einzelne Schwestern wurden geholt zur Pflege, weil das Feldlazarett abrückte, etwa 500 Verwundete liegen da.

Wir räumen u. putzen, es werden auch im Chateau noch einige Zimmer für Verwundete eingerichtet, sehr primitiv, es fehlt an allem, am nötigsten. Vom Sonntag merkt man nichts. [...]

Sept. 6 von uns blieben hier (Chateau Arracourth, B. P.-K.) [...] – die andern alle wanderten wieder zu Fuß nach Vic. Nun konnten wir ins Pfarrhaus ziehen u. gute Betten genießen. Der alte Pfarrer zeigte sich sehr freundlich. Hier herrscht ein recht kriegerisches Treiben, wir sind direkt in der Feuerlinie, sahen zum 1. Mal, wie nach einem französ. Flieger geschossen wurde. [...]

2. Sept. Eine furchtbar unruhige Nacht, Kanonen sausten im schnellsten Tempo vorbei, vor dem Lazarett standen viele Wagen mit Verwundeten. In der Scheune lag ein unsagbares Elend beisammen, die Ärzte kommen nicht nach, es drängen immer mehr Kranke nach, kommen direkt vom Schlachtfeld nur mit Notverband, was irgend transportfähig ist, kommt weiter auf Leiterwagen u. in Krankenwagen, im Hof u. überall sitzen u. liegen unsere Tapferen müde u. matt bis sie endlich verbunden werden. [...]

22. Sept. Es wird wieder schönes Wetter, Gott sei Dank dafür! Am Nachmittag zeigte uns Herr Pfarrer Dr. Herold die Schützengräben oder Verschanzungen u. erklärte uns alles so schön. Hier wurde ja der Feind erwartet, der Ortslehrer soll verraten haben u. erschossen worden sein. [...]

25. Okt. Mit Schw. L. u. M. nach Mars la Tour. Dort die Schwestern besucht. M. B. ging dann mit zu den Schlachtfeldern u. Denkmälern von 1870. Grenzstein 25 Min. nach Mars la Tour, nun waren wir in Deutschland! Etliche schöne, große Denkmäler schauten wir näher an. Eine historische Gegend von 1870. Wie viel Blut ist hier geflossen! Das Tal, das durch den Todesritt berühmt ist, hätten wir gerne gesehen, ist aber noch 1 Std. entfernt, so sahen wir nur die Richtung. [...] Bei den Schwestern gegessen, dann wieder heim, aber es war schön, ein sonniger Herbsttag. [...]

24. Dez. [...] Ja, Weihnachten im Feindesland, in der Fremde, umgeben von Jammer u. Leid! Das Herz voll Heimweh u. Sehnsucht, müde u. abgespannt innerlich u. äußerlich, aber doch: Siehe, ich verkündige euch große Freude, der Heiland ist euch heute geboren!

1915

[...] 19. Juni. Herr Pfarrer Herold führte 6 Schwestern in den Pionierpark, wo uns alles gezeigt u. erklärt wurde durch die Güte eines Oberleutnants. Die Anfertigung der Minen, Handgranaten, Dynamit für die Stinkbomben, die Säure für die Rauchbomben, franz. Mordgeschosse. In einen Unterstand mit Bänken, Beleuchtung, Telefon, wurden wir geführt. Alle fertige Munition ist in fest ausgebauten Unterständen untergebracht. Es war sehr interessant. [...]

5. Aug. wurden 100 Leute abtransportiert. Warschau u. Ivangorod sind eingenommen. Siegesgeläute. Dir sei Dank, Du treuer Gott!

20. Aug. Schw. K. u. B. D. vom Urlaub zurück. Am 14. Aug. war es 1 Jahr, dass Chambley von den Deutschen besetzt wurde.

22. Aug. Einweihung eines Kriegerdenkmals auf dem Friedhof.

Am 18. Aug. war Kovno genommen u. am 26. Aug. Brest-Litowsk.

28. Aug. Olita genommen

Gott sei Lob u. Dank für diese großen Siege.

5. Sept. Fliegerstation besichtigt. Die Offiziere waren so freundlich u. ließen uns 2 Kampfflugzeuge sehen u. wir sahen auch 2 aufsteigen u. landen. [...]

[...]

18. Sept. Schon gestern durften 7 Schwestern auf Befehl von Herrn Oberstabsarzt nach Sedan, heute wieder 7 u. wir freuten uns, es war ein herrlicher Morgen. Solchen Befehl läßt man sich gerne gefallen. Abfahrt ½8 h über Conflans – Montmedy – Longuion, über / von unseren Pionieren aus starken Baumstämmen neben der von den Franzosen gesprengten Maasbrücke, rechts Bazailles, wo die Bayern 1870 ihre Siege errungen. Sedan zu Füßen der waldigen Höhen. Vom Bahnhof durch die Stadt, dann nach Donchery. Bellevue rechts liegend, kehrten wir im Weberhäuschen ein, wo 1870 Kaiser Napoleon u. Bismarck wegen der Übergabe von Sedan verhandelten. [...] Ich mußte immer daran denken, dass ja 1870 auch mein

Vater, der die Schlacht von Sedan mitmachte, hier gewandelt ist. [...]

24. Dez. Wir hatten eine würdige, schöne Weihnachtsfeier im großen Saal für unsere Kranken u. es war alles recht befriedigend u. erfreut. Die Sanitäter hatten ja viel Mühe, bis sie alle Liegenden in den großen Saal u. zurück getragen hatten, doch ging es ganz gut vor sich. So waren alle Lazarettbewohner im Saal versammelt, ungefähr 500. [...] Abends war noch Schwesternbescherung.

1916

24. Febr. In der Nacht von gestern auf heute abermalige Beschießung des Bahnhofes.

25. Febr. Feindliche Flieger warfen Bomben. Gott hat uns gnädig behütet.

26. Febr. wurden wir nachts geholt, es kamen viele Verwundete von den Kämpfen, von Verdun.

5. März. Das war eine schwere Woche, ganze Kolonnen Verwundeter wurden gebracht bei Tag u. Nacht. Manch Einer war auf dem Transport gestorben u. wurde gleich in die Leichenkammer getragen. Im Operationssaal arbeiteten wir bis nachts 2 u. 4 h u. diese Wunden. Ein großes Sterben ging durch unser Haus, in diesen 8 Tagen sind fast 50 Menschen bei uns gestorben. Und was für Elend blieb noch! O Gott, ich kann nicht mehr, es ist zu furchtbar!

12. März. In der Nacht feindliche Flieger. In Labry soll eine Frau u. ihr 1. Kind von einer Bombe verletzt worden sein.

17. März waren wir bei den Abwehrkanonen, von wo aus man die ganze Gegend der Front ganz herrlich überblicken kann. [...]

21. März. Herr Stabsarzt sagte, dass er beschlossen habe, mich in Urlaub zu schicken, bin natürlich sehr erfreut darüber, fühle mich seit Wochen elend u. arg müde.

15. Dez. Eine der schönsten Kriegserinnerungen brachte uns der heutige Tag. Unser geliebter Kaiser u. der Kronprinz besuchten unsere Verwundeten. 40 eiserne Kreuze wurden verteilt. Es ging so gemütlich her, der Kaiser sprach so väterlich mit den einzelnen Verwundeten, auch wir bekamen eine Hand u. freundliche Worte. Der Kaiser ist ganz grau, hat etwas wetterfestes in seinen Zügen, doch voll Güte u. Freundlichkeit. Der Kronprinz hat etwas ungemein liebes, man kann seine strahlenden Augen nicht so schnell wieder vergessen. Als der Oberapotheker vorgestellt wurde, sagte der Kaiser: also der Obergiftmischer sind Sie. [...] Es war wirklich arg schön, so einfach, man war gar nicht beklommen.

31. Dez. Die Gottesgnad allein bleibt stet u. fest in Ewigkeit!

Nachmittags Jahresabschluß im großen Saal beim brennenden Baum.

1917

29. März. 7 Rotekreuzschwestern kamen an, ich holte sie in Conflans ab. Was das bedeuten soll, ist uns nicht klar. Denn gegenwärtig haben wir kaum genügend Arbeit. Die kleinen Sääle sind wegen der Heizung, die nicht in Gang gehalten werden kann, durch Kohlenmangel, geschlossen worden, nur Saal 1 blieb belegt, da wurde ein Ofen gesetzt. So zog alles in den großen Saal. [...]

15. April. Saal 5 ist wieder eröffnet, ich freue mich, wenigstens auf kurze Zeit eine beständige Arbeit zu haben, die kleinen Sääle sind so schön.

17. April. Deutsche, Österreichische u. Bulgarische Journalisten besichtigen das Lazarett. [...]

23. IV. 4 von den neuen Schwestern kamen heute nach Labry u. zwar die Berufsschwestern, sie waren sehr unbefriedigt hier, wo es nicht genügend Arbeit gab. Die 3 jungen Hilfsschwestern bleiben vorläufig noch hier. [...]

Mai 3 Türkische Offiziere besichtigen das Lazarett. [...]

1918

2. Jan. Es kam die Anfrage an Herrn Oberstleutnant v. N., wer von den Diakonissen be-

reit sei, nach der Türkei zu ziehen. Darob große Freude u. Begeisterung bei allen Schwestern. [...] Schw. L. sagte aber, dass wir nur als ganzer Trupp gehen wollen u. will es auch so berichten. Ich bat Schw. L., meinen Namen nicht auf die Liste zu schreiben, sollte der Plan gelingen, so möchte man mich ablösen, da ich weder Mut noch Kraft zu einer solchen Arbeit spüre. [...]

28. Febr. Schwesternverstärkung ist gekommen, lauter gemütliche Schwestern vorm Stuttgarter roten Kreuz. Die 9 Schwestern waren schon im Osten u. haben dort viel erlebt. [...]

5. März. [...] Alle sind prächtige, fleißige Mädchen, die auch etwas leisten u. vom Osten ganz andere Verhältnisse gewöhnt sind.

Gestern am 3. März hat Rußland den Friedensvertrag unterschrieben. Gott sei Dank für diesen Fortschritt. [...]

6. April [...] Mit Spannung wartet man täglich auf den Heeresbericht, der so herrliche Dinge brachte seit Beginn der großen Offensive. Gott war mit uns! Ihm sei Dank. [...]

15. Juli 1918. Mit diesem Tag schließt für mich die Kriegstätigkeit ab. Infolge völliger Abspannung der Nerven u. allgemeiner Körpererschlaffung bin ich vom 1. Aug. an abgelöst. Trotzdem ich selbst es gewünscht habe, wird mir das Scheiden doch schwer. Dass ich ein klein wenig habe helfen dürfen in der großen Not, freut mich doch recht u. ich möchte nichts von allem missen, so schwer es manchmal war. Größer war doch Gottes Treue, mit der ER mich führte.

Ja, Seine Nähe, Seine Gnade, Seine oftmalige wunderbare Behütung habe ich erfahren dürfen, so ist mein Herz voll Lob u. Dank. Auch von Seiten der Menschen ist mir viel Vertrauen geschenkt worden, was oft ganz beschämend auf mich wirkte. Schw. Luise ist mir eine liebe, treue Gefährtin, ein Halt gewesen in den 4 Jahren. –

Dieses Tagebuch ist typisch für eine Kriegsschwester, die seit Kriegsbeginn ununterbrochen in der Etappe arbeitet und spätestens seit 1916 unter deutlicher Erschöpfung leidet. Ihre Tagebucheintragungen werden immer seltener und kürzer. Der Tenor der wenigen Eintragungen, die sich auf ihre Arbeit und den Krieg beziehen, wird immer depressiver. Sie beschreibt im wesentlichen alles das, was nicht direkt mit ihrer Arbeit zu tun hat und versucht auf diesem Wege Energie für ihre anstrengende Arbeit zu bekommen. Die Friedenssehnsucht, die sie äußert, ist generell seit 1915, verstärkt und unübersehbar seit 1916 in vielen Briefen und Tagebüchern zu erkennen.

→ Vgl. ergänzend auch: Neuendettelsauer Chronik. Mitteilungen der Diakonissenanstalt Neuendettelsau, Nr. 18/19, 15. Sept./1. Okt. 1915, Erinnerungen einer Kriegsschwester aus dem ersten Kriegsjahr 1914/15, S. 71-76; Nr. 20/21, 15. Okt. und 1. Nov. 1915, Fortsetzung S. 79-83; Nr. 22/23, 15. Nov./1. Dez. 1915, Schluß, S. 87-90.

→ Korrespondenzblatt der Diakonissen von Neuendettelsau, Nr. 10, Oktober 1914, Die bisherigen Erlebnisse unserer Kriegsschwestern, S. 38-42; ebenda, Nr. 11, November 1914, Weitere Mitteilungen über unsere Kriegsschwestern, S. 44-45; ebenda, Nr. 1, 2, Januar/Februar 1916, Bericht über die Reise ins Etappengebiet, S. 2-6; ebenda, Nr. 3, 4, März/April 1916, Bericht über die Reise in das Etappengebiet (Fortsetzung), S. 9-11; ebenda, Nr. 5, Mai 1916, Schluß, S. 17-19.

3. Der Zweite Weltkrieg
Texte und Bilder

3.1 Kriegsschwestern im Operationsgebiet und in der Etappe: Anzahl, Planung und Organisation

Anzahl

Von den zuständigen Stellen mussten monatlich Angaben über das bereits eingesetzte und noch zur Verfügung stehende Personal der Freiwilligen Krankenpflege bzw. des Rotkreuzpersonals eingereicht werden. Diese Zahlen sind partiell im Bundesarchiv-Militärarchiv und beim Generalsekretariat des Deutschen Rotes Kreuzes erhalten. Statistiken wie nach dem Ersten Weltkrieg sind jedoch nie erstellt worden. Veröffentlicht werden allerdings gelegentlich punktuelle Daten.

■ Hubert Fischer, Der deutsche Sanitätsdienst 1921-1945. Organisation, Dokumente und persönliche Erfahrungen, Bd. 4, Teil C: Der Sanitätsdienst der Wehrmacht im 2. Weltkrieg (1939-1945), Osnabrück 1985

Nach einer Meldung vom 8. August 1944 über die eingesetzten weiblichen Pflegekräfte mit Stand vom 25. Juni 1944 waren bei den Feldformationen von Heer und Luftwaffe 5.230 Schwestern eingesetzt, sowie 5.543 Hilfsschwestern und Schwesternhelferinnen, in den Heimatlazaretten von Heer, Luftwaffe, Marine und Waffen-SS: 5.374 DRK-Schwestern, 8.728 katholische Schwestern, 2.751 Diakonie-Schwestern, 3.409 NS-Schwestern, 1.339 sonstige Schwestern, 43.260 Hilfsschwestern/ Schwesternhelferinnen, insgesamt also 10.604 DRK-Schwestern und 48.803 DRK-Hilfsschwestern/Schwesternhelferinnen usw. In Feld und Heimat waren 26.931 Vollschwestern eingesetzt, beim Feldheer noch 601 Technische Assistentinnen, 5 Krankengymnastinnen und 22 Diätassistentinnen, beim Ersatzheer 841 Technische Assistentinnen, 710 Krankengymnastinnen und 215 Diätassistentinnen. (H 20/998 [= Bundesarchiv Militärarchiv]) (S. 3180)

Achim Thom und Genadij Ivanovic Caregorodcev (Hg.) Medizin unterm Hakenkreuz, VEB Verlag Volk und Gesundheit 1989, S. 373, nennen folgende Zahlen:
In den Feldformationen und Heimatlazaretten von Wehrmacht und SS befanden sich im August 1941 6745 DRK-Schwestern, 12.497 Schwesternhelferinnen, 4.619 DRK-Hilfsschwestern, 35.472 DRK-Helferinnen, 4.784 Katholische Mutterhausschwestern, 2.482 Diakonissen, 1.054 freie NS-Reichsbundsschwestern und 827 sonstige (Johanniterinnen) Schwestern. Von diesen 69.672 Schwestern insgesamt waren 42.272 im Einsatz, die übrigen 27.400 standen noch zur Verfügung. Im November 1944 standen 2.700 Schwestern zur Verfügung, 80.830 waren im Einsatz, und zwar: 10.318 DRK-Schwestern, 47.045 DRK-Hilfsschwestern, 7.713 katholische Mutterhausschwestern, 2.469 Diakonissen, 1.282 NS-Reichsbund-Vertragsschwestern, 1.558 freie NS-Reichsbundschwestern und 1.427 sonstige. Im März 1941 waren 39.777 Schwestern im Einsatz, 39.740 in Reserve, August 1942: 75.648 im Einsatz, 7.379 in Reserve, August 1943: 78.462 im Einsatz, 4.890 in Reserve, Februar 1944: 82.469 im Einsatz, 3.979 in Reserve (siehe auch Franz Koch, Krankenpflege im Nationalsozialismus. Die Bedeutung der Krankenpflege für den nationalsozialistischen Vernichtungs-

krieg. In: Dr. med. Mabuse: Zeitschrift im Gesundheitswesen, Heft 10, 1985, S. 46). Diese Statistik weist keinen Unterschied aus zwischen den im Heimatgebiet und in den Feldformationen eingesetzten Pflegekräften. Zu beachten ist ferner: Zwischen August 41 und November 44 fand eine Umorganisation statt: Mit Wirkung vom 1.11.1941 wurden die Schwesternhelferinnen und Helferinnen, die in Verpflegungseinheiten (VE), Soldatenheimen. Frontsammelstellen, Frontleitstellen und Betreuungsstellen eingesetzt waren, aus der Freiwilligen Krankenpflege ausgegliedert und zur neu formierten „Betreuungshelferinnenschaft" zusammengefasst. Wie bisher wurden sie aufgrund der Notdienstverpflichtung eingezogen, jedoch nicht mehr vom Kommissar für Freiwillige Krankenpflege, sondern vom General z.b.V. IV. Vgl. Fraueneinsatz im Kriege. Schwestern und Helferinnen im Gefolge der Wehrmacht. 1. Teil (Heer), bearbeitet im Personenstandsarchiv II des Landes Nordrhein- Westfalen (22c) Kornelimünster [1953], S. 45.

Bei Birgit Breiding, Die Braunen Schwestern. Ideologie – Struktur – Funktion einer nationalsozialistischen Elite, Stuttgart 1998, S. 286 finden sich außer den bei Fischer genannten Angaben über die Schwestern in den Heimatlazaretten folgende Zahlen über SS- Feldlazarette:
Stand 25. Juli 1943: 218 Schwestern des NS-Reichsbundes Deutscher Schwestern, 29 DRK-Schwestern, 72 DRK-Hilfsschwestern und DRK-Helferinnen, 45 Technische Assistentinnen. Stand 25. Juli 1944: 319 vertragliche und 56 freie NS-Reichsbundschwestern, 138 DRK- Schwestern, 204 DRK-Hilfsschwestern und DRK-Helferinnen, 82 Technische Assistentinnen.

In den Festschriften von Rotkreuzmutterhäusern und in der letzten größeren Veröffentlichung aus dem Kreis der Rotkreuzschwestern: Der Ruf der Stunde. Hg. von der Oberinnen-Vereinigung im Deutschen Roten Kreuz, Stuttgart 1963, werden von vielen Mutterhäusern zwar Zahlen genannt, aber es wird oft nicht unterschieden zwischen Heimat- und Kriegslazaretten, Schwestern und Hilfsschwestern etc.; außerdem sind mehrere Mutterhäuser im Osten Deutschlands aufgegeben worden oder die Unterlagen wurden im Krieg zerstört.

Planung und Organisation

▪ Gesetz über das Deutsche Rote Kreuz vom 9. Dezember 1937

§ 3 Das Deutsche Rote Kreuz wird gemäß Artikel 10 des Genfer Abkommens zur Verbesserung des Loses der Verwundeten und Kranken der Heere im Felde vom 27. Juli 1929 (Reichsgesetzblatt 1934 II S. 208) als freiwillige Hilfsgesellschaft anerkannt und ermächtigt, im amtlichen Sanitätsdienst der Wehrmacht mitzuwirken.

▪ Dienstvorschrift für das Deutsche Rote Kreuz. Schwesternvorschrift (DRK Dv. Nr. 2) Entwurf! 1. Januar 1938

A. Aufgaben
Die Schwesternschaften des Deutschen Roten Kreuzes haben die hohe und verantwortungsvolle Aufgabe, die erforderliche Anzahl staatlich geprüfter, im Kriegssanitätsdienst ausgebildeter Schwestern für den Sanitätsdienst der Wehrmacht in Frieden und Krieg, den zivilen behördlichen Luftschutz, den Amtlichen Sanitätsdienst bei besonderen Notständen, sowie für die Mitarbeit an der Volksgesundheit bereitzustellen.

Sie tragen die Verantwortung für die Aus- und Fortbildung der Schwestern in der Krankenpflege.

Sie sind verpflichtet, bei der Ausbildung und Fortbildung der Helferinnen und Schwesternhelferinnen des DRK mitzuwirken. (S. 5)

B. Das Mutterhaus
[...] Die Ehre und das Ansehen des DRK ist von jeder Schwester zu wahren. Das Mutterhaus soll eine Gemeinschaft gesunder, froher und tätiger Menschen bilden, die bewußt an der Neugestaltung Deutschlands durch Adolf Hitler teilnehmen. Jedes Mutterhaus des DRK soll eine Pflegestätte und Keimzelle nationalsozialistischen Wollens und Glaubens sein. [...]

Auch die erweiterte Schwesternvorschrift von 1940 ist ein „Entwurf", beide wurden durch den Geschäftsführenden Präsidenten des Deutschen Roten Kreuzes Grawitz in Kraft gesetzt. Dr. med. Ernst Robert Grawitz, geb. 1899, war SS-Obergruppenführer, Reichsarzt der SS und der Polizei sowie Chef des SS-Gesundheitsdienstes. 1937 wurde er stellvertretender, dann Geschäftsführender Präsident des DRK und gleichzeitig Stellvertreter des Kommissars für Freiwillige Krankenpflege. Außerdem war er zuständig für den Bereitschaftsdienst und die Sanitätskolonnen. 1938 wurde er Vorstandsmitglied des Lebensborn e.V.. Er war an Euthanasieprogrammen und an medizinischen Versuchen mit Häftingen in Konzentrationslagern beteiligt. Grawitz nahm sich kurz vor Kriegsende das Leben. (Vgl. Horst Seithe, Frauke Hagemann, Das Deutsche Rote Kreuz im Dritten Reich (1933-1939), Frankfurt am Main 1993, S. 133 f. mit weiteren Literaturangaben.)

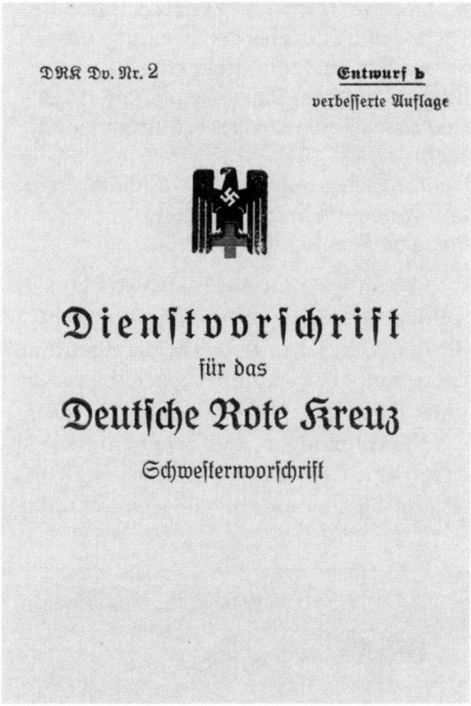

DRK Dv. Nr. 2

Entwurf b
verbesserte Auflage

Dienstvorschrift
für das
Deutsche Rote Kreuz
Schwesternvorschrift

Dienstvorschrift für das Deutsche Rote Kreuz. Schwesternvorschrift (DRK Dv. Nr. 2) Entwurf b, 1. September 1940

■ Generaloberin v. Oertzen, Arbeitsbericht aus den DRK.-Schwesternschaften, in: Tagungsberichte. Reichstagung der Schwesternschaften des Deutschen Roten Kreuzes in Stuttgart vom 15. bis 17. Mai 1939. Hg.: Deutsches Rotes Kreuz Präsidium, Presse- und Werbeamt, Werbeabteilung, Potsdam-Babelsberg 2, S. 10-17

[...] Dank der gemeinsamen, in kameradschaftlicher Weise mit der NSV. durchgeführten Werbung sind überall mehr Lernschwestern eingestellt worden und neue Krankenpflegeschulen gegründet. Es ist eine Freude zu spüren, wie wohl sich diese jüngste Schwesternjugend, die aus dem BDM. und dem Arbeitsdienste kommt, als zukünftige Wehrmachtsschwestern fühlen und wie sie das Ihre dazu beitragen, Kameradschaftlichkeit und Zusammengehörigkeit im Schwesternkreise zu pflegen.

In den verschiedenen Wehrkreisen wurden die ausgebildeten, bereits in das Mutterhaus aufgenommenen Schwestern im Sanitätsdienste der Wehrmacht unterrichtet, um für den Ernstfall gerüstet zu sein. Sie legten vor dem zuständigen Inspekteur ein abschließendes Examen ab. Von allen Seiten wird bestätigt, mit welcher Freude die Schwestern gerade an dieser für sie wesentlichen Ausbildung teilnehmen. Jährliche Übungen sollen sie auf dem laufenden halten. In der neuen Kriegstracht der Schwestern des DRK. nahmen verschiedene Schwestern im September an Übungen der mobilen Formationen der Wehrmacht teil. [...]

■ Schwester Margarete Pawelzig, Hamburg, Theorie und Praxis bei der Erziehung unserer Schwestern, in: Tagungsberichte. Reichstagung der Schwesternschaften des Deutschen Roten Kreuzes in Stuttgart vom 15. bis 17. Mai 1939.
Hg.: Deutsches Rotes Kreuz Präsidium, Presse- und Werbeamt, Werbeabteilung, Potsdam-Babelsberg 2, S. 41-50

[...] Wenn wir nun die Fachausbildung besonders bedenken, die uns mit Rücksicht auf die dem Deutschen Roten Kreuz eigentümlichen Aufgaben am meisten interessieren muß, dann sind das in erster Linie chirurgische Erkrankungen und Seuchenpflege. Es ist uns eine Genugtuung zu wissen, daß diese Belehrung in unseren Universitätskliniken und anderen hochwertigen Krankenhäusern vor sich gehen kann, wo die Schwestern dauernd die neuesten Erfahrungen mit auswerten dürfen. Die Aneignung der technischen Kenntnisse im Operationssaal, sei es beim Instrumentieren oder bei der Narkose, ist einfach ein Gebot der Stunde und wird gerade jetzt in weit größerem Umfange als bisher durchgeführt werden. Welche Hilfe eine geschickte Schwester beim Gipsen oder beim Anlegen von Schienen und Streckverbänden ist, wird am besten der Arzt bestätigen, der sie einmal hat entbehren müssen.

Die Arbeit auf der Infektionsabteilung darf auch nicht umgangen werden. Ist sie doch die Vorbereitung für die Seuchenpflege, die in jedem Krieg einen breiten Raum einnimmt. Hierfür Interesse und Verständnis zu wecken, ist außerordentlich wichtig, denn wer in Friedenszeiten mit Gewissenhaftigkeit und Umsicht einen Typhuskranken pflegt, der wird auch nicht versagen, wenn es sich im Krieg um Cholera und Flecktyphus handelt. [...]

[Bei der Körperpflege] ist es wichtig, sie zu belehren, daß Körperpflege nicht nur da möglich ist, wo ihnen schöne Badezimmer und erstklassige Duschanlagen zur Verfügung stehen, sondern daß sie sich auch durchführen läßt, wo man sich mit primitiven Mitteln behelfen muß. Das ist auch eine Vorbereitung für solche Zeiten, in denen man schon dankbar für eine Schale reinen Wassers und ein Stück Seife sein wird. Auch ist die Belehrung über jene Lebewesen geboten, die wir in geordneten

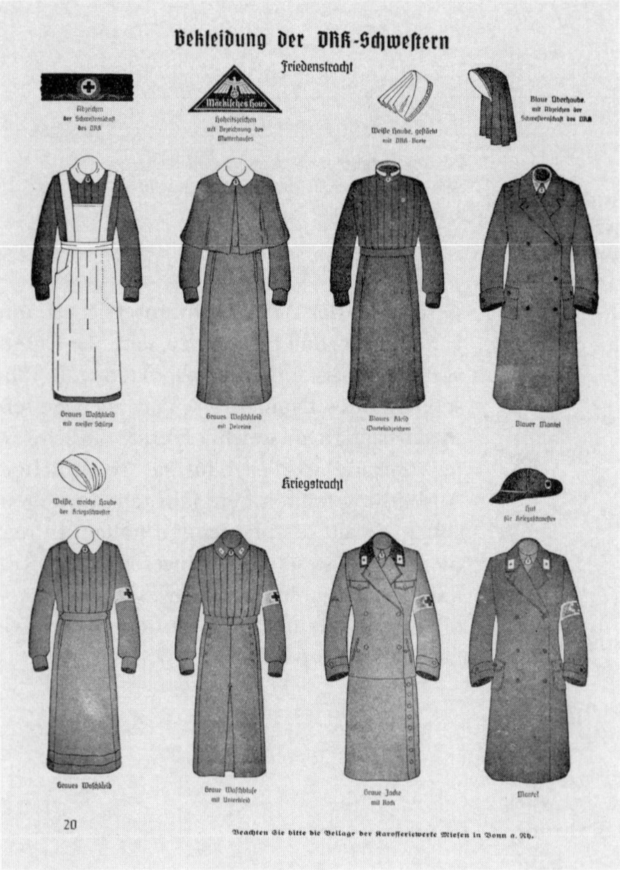

Friedenstracht und Kriegstracht der DRK-Schwestern. In: Auszugsweiser Nachdruck aus der Zeitschrift Das Deutsche Rote Kreuz [1938], S. 20

Zeiten kaum mehr kennen, gegen die der Kampf mit allen Mitteln aber erlaubt und notwendig ist. [...]

■ Heeresdienstverordnung Nr. 182: Bestimmungen für die Freiwillige Krankenpflege bei der Wehrmacht im Kriege vom 1. Dezember 1940

I. Allgemeine Bestimmungen
Personenkreis der „Freiwilligen Krankenpflege"

1. Zur Unterstützung des Sanitätsdienstes der Wehrmacht im Kriege wird die „Freiwillige Krankenpflege" herangezogen.

Diese umfaßt:

a) Angehörige des Deutschen Roten Kreuzes. [...]

b) Sonstiges, nicht dem D.R.K. angehörendes Personal (Krankenschwestern anderer Organisationen, nicht organisierte Krankenschwestern nur in Ausnahmefällen, technische Assistentinnen usw.), welches sich freiwillig zur Verfügung stellt und im Falle der Annahme und Verwendung ermächtigt wird, im Kriege im Sanitätsdienst der Wehrmacht mitzuwirken.

Kommissar der „Freiwilligen Krankenpflege"

2. (1) An der Spitze der Freiwilligen Krankenpflege steht der Kommissar der Freiwilligen Krankenpflege, im Oberkommando der Wehrmacht (Heeressanitätsinspektion). [...] (3) Hierzu stehen ihm in den Wehrkreisen die „Beauftragten des Kommissars der Freiwilligen Krankenpflege" zur Verfügung.

Einsatz der Freiwilligen Krankenpflege
bei der Wehrmacht im Kriege.

3. Die Freiwillige Krankenpflege wird bei der Wehrmacht im Kriege eingesetzt:

a) Im Operationsgebiet (in der Regel nur im rückwärtigen Armeegebiet). Diese Verwendung bleibt in erster Linie Angehörigen des D.R.K. vorbehalten; sie erstreckt sich im allgemeinen auf die Verwendung von Schwestern in Kriegs- und erforderlichenfalls Leichtkrankenkriegslazaretten, Luftwaffenlazaretten, Luftwaffen-Sanitätsbereitschaften und Lazarettzügen sowie ausnahmsweise in Feldlazaretten. Auf Hauptverbandsplätzen werden Angehörige des D.R.K. nur mit besonderer Genehmigung des zuständigen Armeearztes unter Meldung an das Oberkommando der Wehrmacht (Heeres-Sanitätsinspektion, Kommissar der Freiwilligen Krankenpflege) eingesetzt. [...]

Unterstellung unter militärische Gesetze
und Verordnungen

4. (1) Nach Artikel 10 des Genfer Abkommens unterliegt das Personal der Freiwilligen Krankenpflege im Feldheer den militärischen Gesetzen und Verordnungen. [...] (3) Das Personal der Freiwilligen Krankenpflege ist verpflichtet, über die ihm durch seine Tätigkeit während des Einsatzes bei der Wehrmacht bekannt werdenden ärztlichen und militärischen Angelegenheiten Verschwiegenheit gegen jedermann zu bewahren. Diese Verpflichtung besteht auch nach Beendigung des Einsatzes bei der Wehrmacht fort.

5. (1) [...] i) die [Leitenden Sanitätsoffiziere usw. bei den Kommandobehörden] müssen, soweit erforderlich, in ihrem Dienstbereich aufsichtführende Schwestern oder Oberschwestern bestimmen und ihnen Vorgesetzteneigenschaft im Dienst gegenüber Angehörigen der Freiwilligen Krankenpflege zuerkennen. [...]

Außerdem ist für jeden Armeebereich auf Anforderung des Armeearztes eine in Schwesternangelegenheiten besonders erfahrene Oberschwester durch den Kommissar der Freiwilligen Krankenpflege in eine Planstelle einer Kriegs-Lazarett-Abteilung zu überweisen. Diese Oberschwester kann der Armeearzt bei der Bearbeitung von Personalangelegenheiten hinzuziehen. Sie führt als solche die Dienstbezeichnung Oberin. [...]

Ausweis und Verwendungsbuch
6. Das Personal der Freiwilligen Krankenpflege erhält bei Beginn der Verwendung im Sanitätsdienst der Wehrmacht einen Ausweis des Oberkommandos der Wehrmacht, eine mit Stempel versehene Armbinde mit Neutralitätskennzeichen nach Artikel 21 des Genfer Abkommens sowie ein „Verwendungsbuch"; letzteres wird vom Führer der Sanitätseinrichtung geführt.

Einberufung
7. Das Personal der Freiwilligen Krankenpflege bei der Wehrmacht wird durch den Kommissar der Freiwilligen Krankenpflege bzw. durch die Beauftragten des Kommissars der Freiwilligen Krankenpflege zum Sanitätsdienst einberufen. [...]
II. Einzelbestimmungen für besondere Personenkreise der Freiwilligen Krankenpflege

Anlage 1
Dienstanweisung für die bei den Armeen eingesetzten Oberinnen

Die D.R.K.-Oberin der in einem Armeebereich eingesetzten Schwestern wird auf Vorschlag des D.R.K.-Präsidiums vom Kommissar der Freiwilligen Krankenpflege beordert und vom Armeearzt eingesetzt.

Die Oberin untersteht dem Armeearzt als Referentin in Schwesternfragen. [...]

Die Oberin hat die Aufgabe, dem Armeearzt über den Einsatz der Schwestern im einzelnen Vorschläge zu machen und ihn in allen Fragen, die Schwestern betreffen, zu beraten (Mehranforderungen, Verteilung, Ablösung, Unterkunft, Arbeitseinteilung, Versetzung).

Sie ist verantwortlich für die tadellose Haltung der Schwestern und vertritt im Auftrage des Armeearztes ihre Belange gegenüber

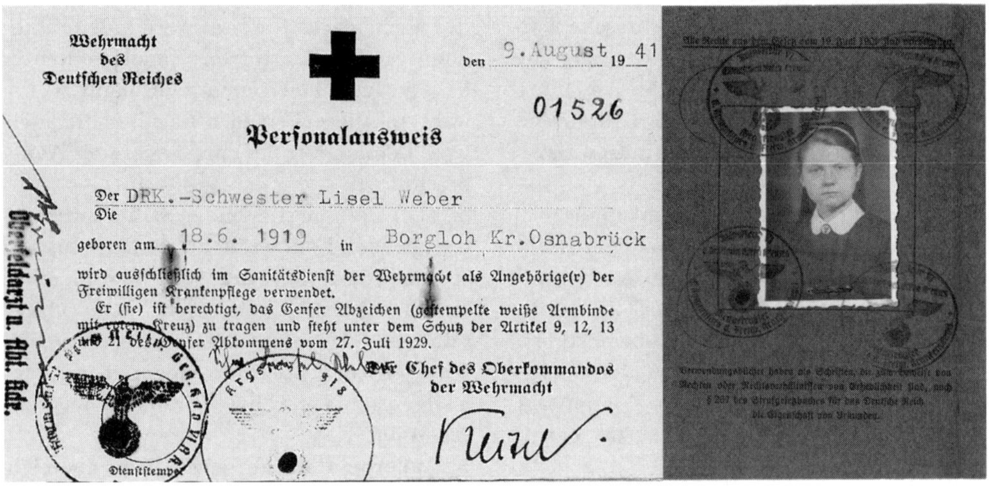

Verwendungsbuch und Personalausweis, Privatbesitz Elisabeth Weber

Mutterhausweiser Einsatz von Schwestern
(1) Die Schwestern sind in den einzelnen Lazaretten möglichst mutterhausweise einzusetzen.

Soweit dies bei Beginn des Einsatzes nicht möglich sein sollte, sind Ausgleiche sobald als möglich vorzunehmen. [...]

den Chefärzten (ordentliche Schlaf- und Eßräume, Freizeit).

Die besondere Fürsorge der Oberin gilt überarbeiteten oder erkrankten Schwestern. Es ist ihr jede Erkrankung von Schwestern durch die leitende Schwester zu melden. Die Pflege übernimmt sie so weit wie möglich selbst.

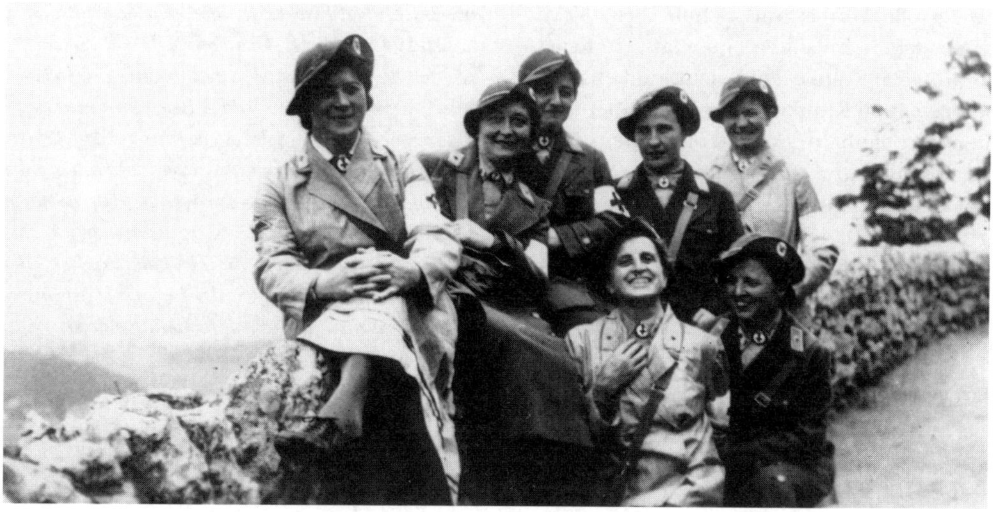

Prag 1940. Badische Schwesternschaft vom Roten Kreuz (Luisenschwestern), e.V., Karlsruhe

In den Zeiten besonderen Einsatzes arbeitet die Oberin, soweit es ihre besonderen Aufgaben gestatten, mit.

Es ist der Oberin die Möglichkeit gegeben, die zum Armeebereich gehörigen Schwestern zu besuchen. Über die Besuche hat sie dem Armeearzt zu berichten.

In Zeiten ruhigen Einsatzes pflegt sie das Gemeinschaftsleben der Schwestern und in Zeiten vollkommener Ruhe oder des Wartens sorgt sie für Erholung (Gymnastik, gemeinsame Wanderungen usw.) und für sinngemäße anderweitige Beschäftigung der Schwestern in Verbindung mit den Chefärzten (z.B. Sprachunterricht). [...]

Ausführlichere Bestimmungen, z.T. mit Abweichungen liegen vor in der überarbeiteten Fassung der Heeresdienstverordnung Nr. 182 vom 23.10. 43. Dort sind u.a. die Aufgaben der Oberschwestern in den Lazaretten, die Eingliederung Nichtdeutscher in die Freiwillige Krankenpflege (die sog. freiwilligen „germanischen" Schwesternhelferinnen sowie die sog. „Mischlinge 2. Grades", die seit 1942 zugelassen waren, um den Bedarf zu decken) sowie die Ausbildung der Schwesternhelferinnen, Hilfsschwestern und Schwestern geregelt. Beim Personenkreis der freiwilligen Krankenpflege ist nun nicht mehr davon die Rede, dass es sich freiwillig zur Verfügung stellt, sondern „welches von seiner Organisation zur Verfügung gestellt oder aufgrund der Notdienstbeorderung herangezogen wird".

■ Das Deutsche Rote Kreuz und der Sanitätsdienst der Wehrmacht,
in: Das Deutsche Rote Kreuz, Jg. 3, Juni 1939, S. 204-207

[...] Das weibliche Pflegepersonal und auch das nicht wehrpflichtige männliche Personal des DRK wird nach den vom Heeres-Sanitätsinspekteur gegebenen Weisungen in Kriegslazaretten, Lazarettzügen und –schiffen, Reservelazaretten und sonstigen Sanitätseinrichtungen der Wehrmacht verwendet. [...]

Die Kriegslazarette sollen über den Rahmen der Feldlazarette hinausgehende Möglichkeiten ärztlicher Versorgung und krankenhausmäßiger Pflege bieten, die den Möglichkeiten in großen ortsfesten Krankenanstalten ungefähr gleichkommen. Hierzu ist es erforderlich, daß sie längere Zeit an einem Ort eingesetzt bleiben. Es kommen solche Orte in Frage, die an betriebsfähigen Eisenbahnen liegen und in denen Krankenhäuser, große Hotels und Schulen zur Verfügung stehen. Im allgemeinen faßt ein Kriegslazarett 500 Kranke, ein Leichtkrankenkriegslazarett 1000 Kranke. Je länger es aber an einem Ort bleibt, desto vollkommener wird es ausgestattet und kann sich nach Maßgabe der zur Verfügung stehenden Gebäude vergrößern.

Unter dem Personal des Kriegslazaretts sind von vornherein planmäßig vorgesehen 2 Operations- und 4 Pflegeschwestern, die also schon bei der Mobilmachung zu dem Kriegslazarett treten. [...]

Nach Unterlagen von Schwester Ursula Scheibe (s.u.) verfügte z.B. die Kriegslazarettabteilung 541, die zur 6. Armee gehörte, über 4 Kriegslazarette mit jeweils 5 Schwestern Stammpersonal. Hinzu kamen 5 Chirurgengruppen mit je 2 Schwestern sowie 180 Schwestern und Hilfsschwestern, 5 Technische Assistentinnen, 4 Diät-Assistentinnen und 1 Armeeoberin. Hubert Fischer, der deutsche Sanitätsdienst 1921-1945, Bd. 4, Osnabrück 1985, S. 2645, rechnet bei einer Kriegslazarettabteilung, bestehend aus 2 Kriegslazaretten und 2 Leichtkrankenkriegslazaretten mit je 7 Schwestern nur in den beiden Kriegslazaretten. In Feldlazaretten des Heeres wurden offiziell keine Schwestern eingesetzt, de facto wurden sie jedoch von den Kriegslazaretten aus, denen sie zugeteilt waren, dorthin kommandiert. Bei den Sanitätsbereitschaften der Luftwaffe arbeiteten Schwestern auch auf Hauptverbandsplätzen.

■ DRK-Schwestern an der Front,
in: Das Deutsche Rote Kreuz, Jg. 3, Oktober 1939, S. 451

[...] Eines Tages mittags um 14 Uhr kam der Telefonanruf des Inspekteurs, der den sofortigen Einsatz der DRK-Schwestern forderte. Nach kurzer Überlegung waren die Vorbereitungen schon in vollem Gange. Wir verteilten uns auf fünf Arbeitsplätze. Der Ausrüstungsraum für den Einsatz wurde geöffnet.

Luftwaffenlazarett Clichy, Paris. Badische Schwesternschaft vom Roten Kreuz (Luisenschwestern) e.V., Karlsruhe

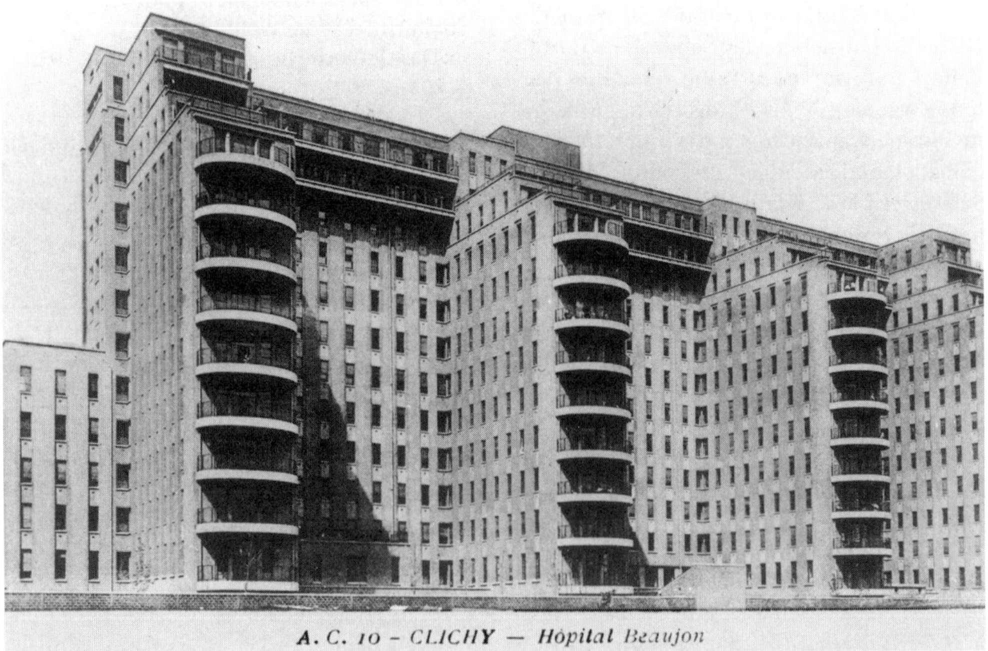

Eine Schwester gab all die Ausrüstungsgegenstände aus, die dort griffbereit und mit Namen versehen lagen.

Ein zweiter Arbeitsplatz war der Umkleideraum, in dem in rascher Folge eine nach der anderen der inzwischen telefonisch herbeigerufenen Schwestern ihre Kriegstracht anlegte.

An dritter Stelle wurde ein Lebensmittel-Depot aufgestellt, aus dem sämtliche Brotbeutel der ausrückenden Schwestern gefüllt wurden. [...]

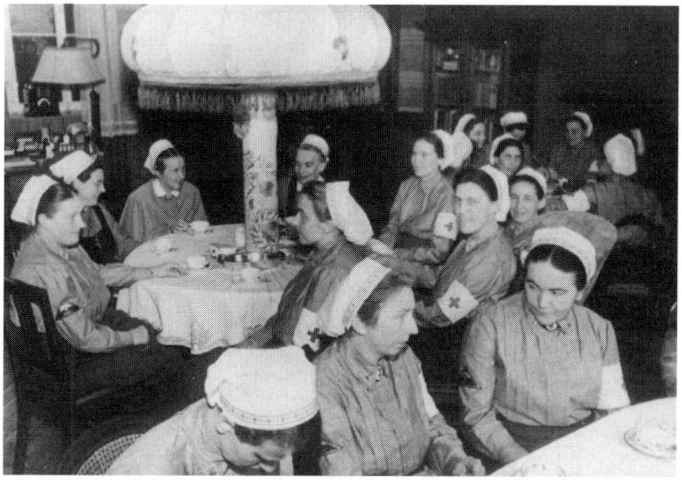

Badische Schwesternschaft vom Roten Kreuz (Luisenschwestern) e.V., Karlsruhe

Noch einmal vereinigten sich alle ausziehenden Schwestern zu einem ganz kurzen Beisammensein um den blumengeschmückten Mutterhaustisch. Dann ging es ans Abschiednehmen und alle fuhren stolz ihrer neuen Arbeit, der höchsten Pflicht einer Schwester vom Deutschen Roten Kreuz entgegen. [...]

■ Schwester Luise von Oertzen,
Die Schwesternschaften des Deutschen Roten Kreuzes, in: Jahrbuch der Krankenpflege 1941, 5. Jg., hg. vom Fachausschuß für Schwesternwesen, S. 140-143

[...] Gleich mit dem Beginn des Polenfeldzuges wurden unsere Schwestern zu den mobilen Sanitätseinheiten der drei Wehrmachtsteile beordert. Seitdem folgte Abruf auf Abruf. Zahlen können erst mit Beendigung des Krieges angegeben werden.

Der Einsatz in Polen war heftig und kurz. Viele unserer Schwestern arbeiten auch jetzt noch in den Lazaretten, die für die Besatzungstruppen bestehen blieben. Manche Schwester hat sehnsüchtig den Einsatz unserer DRK.-Schwestern in Dänemark, Norwegen, Belgien Holland und Frankreich verfolgt. Aber die Schwestern wußten: der Wehrmachts-Sanitätsdienst setzt sie dort ein, wo sie gebraucht werden, und jede Arbeit in einer mobilen Sanitäts-Einheit erfordert als selbstverständliche Grundlage Disziplin. Also wird auch im Osten mit großer Selbstverständlichkeit und mit Gehorsam unter dem Gebot der Stunde ausgeharrt und auch mit Freude gearbeitet.

Für die Schwestern im Westen – soweit sie nicht am Westwall eingesetzt waren – kamen schwere Monate des Wartens; wenn sie auch immer irgendwo arbeiteten, so fühlten sie sich doch nicht voll ausgefüllt. Sie teilten dieses Los mit vielen Soldaten.

In der zweiten Hälfte des April wurden DRK.-Schwestern nach Dänemark und Norwegen beordert.

Und dann kam der große Einsatz im Westen. Vergessen war alles Warten, vergessen waren die letzten Monate, es gab nur noch heute: den Tag, den man gerade lebte, mit all seinen Aufgaben und Anforderungen. [...]

Luise v. Oertzen, geb. 1897, machte 1920 im „Sophienhaus" in Weimar das Schwesternexamen und wurde 1933 Mutterhausoberin der DRK-Schwesternschaft Clementinenhaus in Hannover. Seit 1935 war sie Generaloberin aller Rotkreuz-Schwesternschaften und leitete ab 1937 zusammen mit

Prof. Dr. med. Stahl auch das Amt für Schwesternschaften im Präsidium des Deutschen Roten Kreuzes. 1945 wurde das DRK von den Alliierten aufgelöst und v. Oertzen ihrer Ämter enthoben. Nach der Neugründung des DRK in der Bundesrepublik wurde sie 1949 zur Vizepräsidentin und 1952 zur Präsidentin und Generaloberin des Verbandes der Mutterhäuser vom Deutschen Roten Kreuz gewählt. Nach ihrer Pensionierung 1961 übte sie das Amt der Vorsitzenden der Oberinnen-Vereinigung des Deutschen Roten Kreuzes bis zu ihrem Tod 1965 aus. Zu Luise v. Oertzen vgl. z.B. den Nachruf in der 14-seitigen Broschüre: Generaloberin Luise v. Oertzen, von M. v. Bechtoldsheim für den Verband Deutscher Mutterhäuser vom Roten Kreuz e.V., Bonn, Februar 1965, oder den Artikel in: Horst-Peter Wolff (Hg.), Biographisches Lexikon zur Pflegegeschichte, Berlin/Wiesbaden 1997.

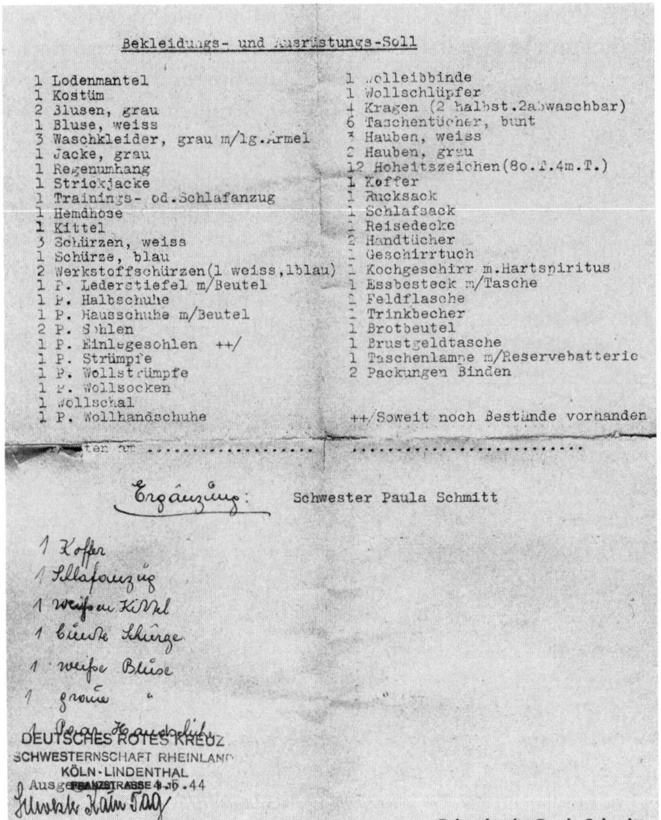

Bekleidungs- und Ausrüstungs-Soll

1 Lodenmantel
1 Kostüm
2 Blusen, grau
1 Bluse, weiss
3 Waschkleider, grau m/lg.Ärmel
1 Jacke, grau
1 Regenumhang
1 Strickjacke
1 Trainings- od.Schlafanzug
1 Hemdhose
1 Kittel
3 Schürzen, weiss
1 Schürze, blau
2 Werkstoffschürzen(1 weiss,1blau)
1 P. Lederstiefel m/Beutel
1 P. Halbschuhe
1 P. Hausschuhe m/Beutel
2 P. Sohlen
1 P. Einlegesohlen ++/
1 P. Strümpfe
1 P. Wollstrümpfe
1 P. Wollsocken
1 Wollschal
1 P. Wollhandschuhe

1 Wolleibbinde
1 Wollschlüpfer
4 Kragen (2 halbst.2abwaschbar)
6 Taschentücher, bunt
3 Hauben, weiss
2 Hauben, grau
12 Hoheitszeichen(8o.F.4m.T.)
1 Koffer
1 Rucksack
1 Schlafsack
1 Reisedecke
2 Handtücher
1 Geschirrtuch
1 Kochgeschirr m.Hartspiritus
1 Essbesteck m/Tasche
1 Feldflasche
1 Trinkbecher
1 Brotbeutel
1 Brustgeldtasche
1 Taschenlampe m/Reservebatterie
2 Packungen Binden

++/Soweit noch Bestände vorhanden

Ergänzung: Schwester Paula Schmitt

1 Koffer
1 Schlafanzug
1 weißen Kittel
1 bunte Schürze
1 weiße Bluse
1 graue "

DEUTSCHES ROTES KREUZ
SCHWESTERNSCHAFT RHEINLAND
KÖLN-LINDENTHAL

Privatbesitz Paula Schmitt

■ Einsatz der DRK-Schwestern im Kriege. Von Generaloberin des DRK Luise von Oertzen, in: Jahrbuch des Deutschen Roten Kreuzes 1942, S. 14-23

Im Winter 1940/41 ging im Generalgouvernement, im Westen und in Norwegen die Arbeit der DRK-Schwestern für die Besatzungstruppen in den Kriegs- und Feldlazaretten weiter. Bei den in Ruhe liegenden Kriegslazarett-Abteilungen blieben immer nur einige Schwestern, der größte Teil aber erhielt kürzer oder länger Arbeitsurlaub. Im Frühjahr kehrten die Schwestern zu den Kriegslazarett-Abteilungen zurück, und nun begann eine Wartezeit, die für alle selbstverständlich schwierig war, besonders in Gedanken an die großen Aufgaben in der Heimat. Gerade in diesen untätigen Wartezeiten ist Disziplin notwendiger denn je: die sichere innere Haltung auch ohne alle Arbeit und das sich Einordnen in Maßnahmen, deren tiefere Gründe unbekannt sind und auch oft bleiben müssen. Die Tage wurden so sinngemäß wie möglich eingeteilt, Fortbildungsvorträge wurden gehalten, gesungen und Gymnastik getrieben, Sprachstunden genommen und z.T. mit und ohne Gepäck marschiert.

In der ersten Hälfte des Jahres mußten die DRK-Schwesternschaften mit Hilfe der weiblichen Bereitschaften plötzlich eine große Zahl von Schwestern und Hilfsschwestern zur Verfügung stellen. In diesen Tagen wurde in den Mutterhäusern des DRK und in den weiblichen Bereitschaften pausenlos gearbeitet, auch die Nächte mußten zur Hilfe genommen werden. Das DRK-Hauptlager, Bekleidungslager, hat durch seine rastlose Arbeit den Schwesternschaften ermöglicht, die Schwestern und Hilfsschwestern wenigstens mit den notwendigsten Ausrüstungsgegenständen auszustatten. In der Zusammenarbeit mit dem Hauptlager wurde außerdem eine zweckmäßige Tropenkriegstracht ausgearbeitet und den Schwestern nachgeliefert. Als nach dem Krieg in Jugoslawien und Griechenland auf dem Balkan sich große Hitze einstellte, wurden auch die dort eingesetzten Schwestern mit leichter Kleidung versehen, ebenso in Südfrankreich. Auf dem Balkan und in Afrika mußten sich die Schwestern mit dem Klima auseinandersetzen. Wenn die Hitze auch in Griechenland nicht so groß war wie in Afrika, so haben die Schwestern z.T. doch sehr unter der feuchten Wärme gelitten. Der größte Teil der Schwestern hat aber bisher – auch bei viel Arbeit und in Nordafrika gestörten Nächten – den starken Klimawechsel verhältnismäßig gut vertragen.

Ende Juni fing dann für die Schwestern im Osten der große Einsatz an. Die Eindrücke, die diese Arbeit begleiten, sind ernst und schwer. [...] Diesen Ostfeldzug wird keine Schwester vergessen, selbst die primitivsten Verhältnisse, die sie bisher erlebten, können sich nicht mit dem messen, was sie nun vorfinden, die einfachsten Vorbedingungen zur Pflege müssen meistens erst geschaffen werden. Auch die Arbeit auf den Lazarettschiffen und in den Lazarettzügen erfordert ganze Kraft, der Einsatz ist naturgemäß intensiver geworden. Die Schwestern im Westen, soweit sie nicht an der Küste in den Lazaretten der Marine und der Luftwaffe eingesetzt sind, wünschen sich verständlicherweise, in Sowjet-Rußland helfen zu können, weil ihnen ihre Arbeit neben dem, was dort geleistet wird, gering erscheint. Aber sie verstehen, daß sie auf ihrem Posten bleiben müssen, und daß das Wesentlichste an jeder Arbeit nicht das „Was“, sondern das „Wie“ ist.

In der Heimat ist die Aus- und Fortbildung der Schwestern und Schwesternhelferinnen im zweiten Kriegsjahr noch sehr viel stärker in den Vordergrund getreten. Neben der verstärkten Ausbildung der Lernschwestern werden in vielen Krankenpflegeschulen des DRK Schwesternhelferinnen, die die gesetzlichen Vorbedingungen dazu erfüllen, zu Schwestern ausgebildet, um den Anforderungen, die die Wehrmacht an das DRK stellt, gerecht werden zu können. Diese Ausbildung geeigneter Schwesternhelferinnen zu Schwestern ist sowohl für die weiblichen Bereitschaften als auch für die DRK-Schwesternschaften zu einer der wichtigsten Aufgaben geworden, außerdem werden überall Helferinnen zu Schwesternhelferinnen ausgebildet. Die erhöhte Zahl der auszubildenden Schwestern und Schwesternhelferinnen und der vermehrte Wechsel stellen an die Schwestern in

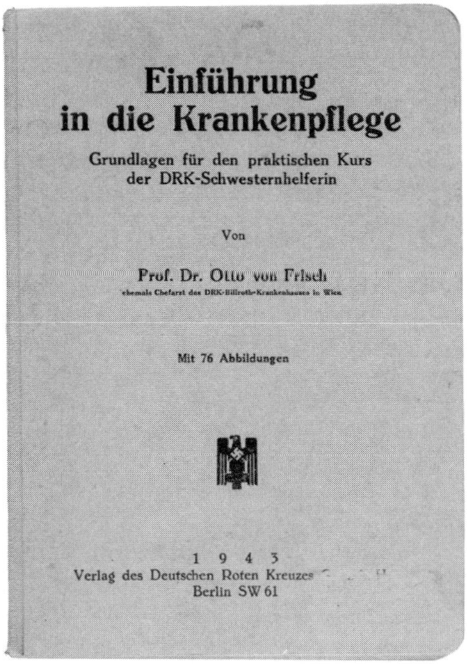

Einführung in die Krankenpflege. Grundlagen für den praktischen Kurs der DRK- Schwesternhelferin. Von Prof. Dr. Otto von Frisch, ehemals Chefarzt des DRK-Billroth-Krankenhauses in Wien. Berlin: Verlag des Deutschen Roten Kreuzes G.m.b.H. 1943

der Heimat große Ansprüche. Alle mühsam angelernten Kräfte müssen in den weitaus überwiegenden Fällen wieder abgegeben werden, dazu kommt die starke Belegung der Heimatkrankenhäuser. Es liegt auf den Heimatschwestern ein großes Maß von Arbeit und Verantwortung, ganz abgesehen davon, daß viele in den Zivilkrankenhäusern auf die Erfüllung ihres Rot-Kreuz-Schwesternberufes verzichten müssen: die Pflege der verwundeten und kranken Soldaten. Ihre Arbeit tritt nach außen nicht in Erscheinung, sondern geschieht in Stille und oft in Eintönigkeit. Das DRK aber weiß, daß die gute Fortsetzung seiner Schwesternarbeit jetzt auf den beiden Gruppen ruht: den Heimatschwestern und den Schwestern in den mobilen Sanitätseinheiten. Je länger ein Krieg dauert, desto stärker muß die Disziplin, desto besser müssen Leistung und Haltung sein. Wir wissen das und haben nur den einen großen Wunsch, den uns übertragenen Platz, einerlei ob in der Heimat oder bei den mobilen Sanitätseinheiten, so auszufüllen, wie es von uns erwartet werden muß. Jede DRK-Schwester, die noch arbeiten kann, ist dankbar, sich jetzt in dem entscheidenden Kampf für Deutschlands Zukunft gemeinsam mit dem ganzen Volk einsetzen zu dürfen.

3.2 Die ideologischen Grundlagen

Wertung

Während des Krieges sind die Wertungen eindeutig propagandistisch geprägt. Durchgehend findet man besonders bei männlichen Autoren – auch noch nach dem Krieg – das Lob „weiblicher" Eigenschaften.

Anders als nach dem Ersten Weltkrieg zieht das Rote Kreuz nach dem Zweiten Weltkrieg keine ausführliche Bilanz. In den Publikationen des DRK ist nach dem Krieg, wenn es um den Nationalsozialismus geht, das Schweigen vorherrschend oder ein Ton der Rechtfertigung. Schließlich kristallisiert sich die Haltung heraus, dass das Deutsche Rote Kreuz dem Nationalsozialismus im Kern widerstanden habe. Der Einsatz im Zweiten Weltkrieg wird als humanitäre Hilfe im Geist der Nächstenliebe in der Tradition von Henry Dunant gesehen. (Vgl. dazu kritisch: Bernd Biege, Helfer unter Hitler. Das Rote Kreuz im Dritten Reich, Hamburg 2000, der auch über fanatisierte Krankenschwestern und Schwestern als Zeuginnen von Kriegsverbrechen berichtet.) Die Kriegsschwester verschwindet in diesen Darstellungen nahezu völlig. In ihren Selbstdarstellungen erwähnen die Schwesternschaften den Kriegseinsatz meistens relativ kurz im Vergleich zu den Schwierigkeiten, die den Einrichtungen durch nationalsozialistische Einmischung entstanden, zur Mehrarbeit in der Heimat und zu den Problemen, die der Bombenkrieg und die Nachkriegszeit mit sich brachten. Der Einsatz wird positiv gewertet, Fragen wie z.B. nach der Instrumentalisierung der Kriegskrankenpflege werden nicht gestellt. (Zum grundsätzlichen Problem der Sanitätsdienste im Krieg vgl.: Medizin und Krieg. Vom Dilemma der Heilberufe 1865 bis 1985, hg. von Johanna Bleker und Heinz-Peter Schmiedebach, Frankfurt am Main 1987; Eine kritische Würdigung der Einsätze des Internationalen Roten Kreuzes bis in die Gegenwart ist der in der Reihe Die Andere Bibliothek erschienene Band: Krieger ohne Waffen. Das Internationale Komitee vom Roten Kreuz, zusammengestellt von Hans Magnus Enzensberger, Frankfurt am Main 2001.)

■ E.P., Kameradinnen der Wehrmacht. Vom Kriegseinsatz unserer DRK-Schwestern, in: Das Deutsche Rote Kreuz, Jg. 5, April/Mai 1941

[...] Es ist die deutsche Frau, die hier steht, der schwesterliche Kamerad, der alle Unbilden einer Besatzungszeit in Feindesland mit der Truppe teilt, die Eintönigkeit und Härte des nordischen Winters, die Gefahr wie das Entbehren heimatlichen Geborgenseins.

Ja, sie gibt noch mehr: sie hilft das Negative überwinden; sie hat auch für die seelischen Wunden ihrer Patienten das Heilmittel ihres klaren, starken und frohen Frauentums; die ausgleichende glättende Mütterlichkeit, und sie ist Repräsentantin der Heimat und all dessen, was sie dem teuer macht, der sie entbehren muß. [...] (S. 19)

Hinter der Abkürzung E.P. verbirgt sich vermutlich Emma Paul, eine von mehreren weiblichen Berichterstattern in der DRK-Zeitschrift.

■ Dr. Ilse Buresch-Riebe, Frauenleistung im Kriege, Berlin: Zentralverlag der NSDAP 1941

[...] Unlöslich mit dem aktiven militärischen Einsatz unserer Truppen verbunden ist der Schwesterneinsatz im Deutschen Roten Kreuz (DRK.). Solange die Rote-Kreuz-Arbeit besteht, hat kein anderer Kriegsdienst die Frau so angezogen, wie die schwesterliche Betreuung und Pflege der Verwundeten und darüber hinaus die Heilung und Wiedergutmachung aller gesundheitlichen Schäden und Leiden, die die unvermeidlichen Folgen des Krieges sind. (S. 102 f.) [...] Um den Begriff der Schwesternarbeit, vor allem der im Kriege, hat sich von jeher viel Romantik gesponnen. Der Alltag der Schwester weiß freilich wenig davon. Er bedeutet Einsatz und Arbeit und Leistung und Verantwortung an jedem Tage neu. Aber aus dem Hintansetzen der persönlichen Bedürfnisse erwächst ihm der Dank der Gemeinschaft, um derentwillen er gelebt wird. (S. 107)

■ Hellmuth Unger, Helfer und Soldaten. Ein Buch vom Kriege, Berlin-Wien: Verlag Neues Volk 1943

Wenn einmal wieder Friede sein wird, dann kehren auch die Schwestern mit den Kämpfern von allen Fronten zurück. Vielleicht wissen sie es selbst nicht, wieviel Großes und Tapferes sie in den schweren Kampfjahren leisteten, aber eines wissen sie bestimmt: Jedem Soldaten, den sie pflegten, waren sie in

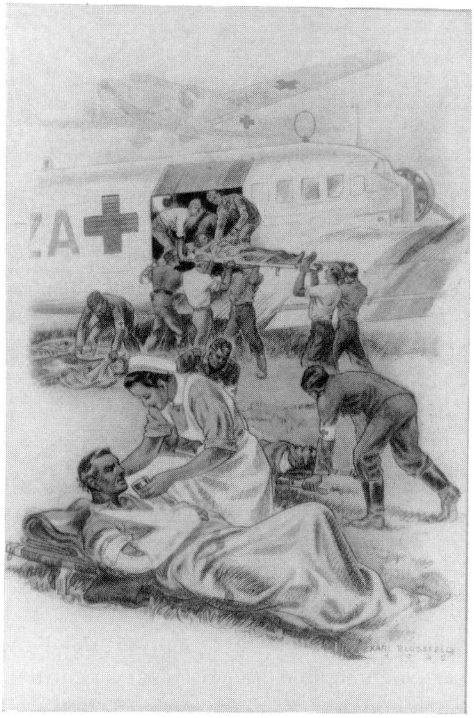

Karl Bloßfeld 1943, in: Hellmuth Unger, Helfer und Soldaten. Ein Buch vom Kriege. Berlin-Wien: Verlag Neues Volk 1943, S. 128

der Kriegszeit verwandt, Abbild der Mutter, Helferin in der Not, Schwester aus Berufung. Diese Kameradschaft gilt ihnen sicherlich als das Schönste! (S. 196)

→ Hellmuth Unger, 1891-1953, Augenarzt, Dramatiker und Erzähler. Weitere Werke in Auswahl: Helfer der Menschheit. Der Lebensroman Robert Kochs (1929), Germanin, Geschichte einer deutschen Großtat (1938), Die Männer von Narvik. Ein Buch der Kameradschaft (1941), W. Röntgen (Biographie, 1949).

■ Friedrich Forrer, Sieger ohne Waffen. Das Deutsche Rote Kreuz im Zweiten Weltkrieg, Hannover: Sponholtz 1962

Die Frauen an den Fronten des Zweiten Weltkriegs – ein Wunder, das einzige jener Zeit, das sich nicht in Ernüchterung auflöste.

Millionen von Männern haben es erlebt, und sei es nur in flüchtigen Augenblicken, in

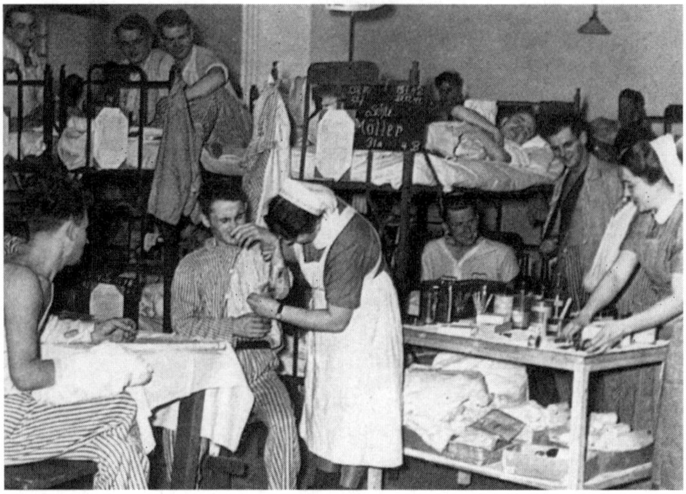
„Unter der hingebungsvollen Pflege der Stationsschwestern gehen die Männer der Genesung entgegen." Friedrich Forrer, Sieger ohne Waffen. Das Deutsche Rote Kreuz im Zweiten Weltkrieg. Hannover 1962, Bildteil (© DRK Archiv – Bibliothek – Dokumentation).

denen sie draußen die Gegenwart der Frau wie einen weißen Flügelschlag verspürten, weich und doch zugleich stark. (S. 259)

Hunderttausende waren draußen, doch Zahlen besagen nichts. Daß sie zusammen mit den Ärzten, DRK-Helfern, Wehrmachtssanitätern Millionen von Verwundeten versorgten und pflegten, daß sie Millionen von Soldaten in den Heimen betreuten, ist längst nicht alles. Daß der Transport der Truppe in einem gigantisch überspannten Kriegsschauplatz ohne die Helferinnen der Verpflegungseinheiten nicht denkbar gewesen wäre – längst nicht alles.

Sie waren, ob Schwester, ob Helferin, tapfer, ausdauernd, zäh, sie arbeiteten wie die Pferde. Lag ihnen auch das Hintenherum-Organisieren weniger als den Männern, so waren sie ihnen oft überlegen, wenn es zu improvisieren galt. Sie zeigten sich als findig und listenreich. So brachten sie alle Eigenschaften mit, die der Krieg verlangt. Aber auch das ist noch nicht alles. Sie brachten mehr mit, ihr Wesen ... Sie wirkten durch ihr Da-Sein, Angehörige des Geschlechtes, das Widerspruch gegen die Vernichtung verkörpert. Wo sie wirkten, war zugleich ein Banner aufgerichtet, in den Krieg trugen sie den Widerspruch gegen den Krieg.

Durch die Strahlung ihres Wesens, physisch und psychisch, leisteten sie unmeßbare, unwägbare Hilfe durch ihre bloße Gegenwart.

Das Buch ist die erweiterte Fassung einer Artikelserie, die unter dem gleichen Titel in der „Welt am Sonntag" abgedruckt wurde. Es beschreibt die ganze Palette der Arbeitsfelder des Deutschen Roten Kreuzes im Zweiten Weltkrieg, allerdings ohne Quellen anzugeben. Forrer bescheinigt den Frauen und Männern des DRK, dass sie gegen nationalsozialistische Zumutungen nach Kräften den humanitären Rotkreuzgeist aufrecht erhalten hätten. Das Lob der Schwestern unterscheidet sich kaum von offiziellen Darstellungen während des Krieges. Das Rote Kreuz verschenkte das Buch an treue Mitglieder oder Spender. Kritisch zu dieser Darstellung äußert sich z.B. Heiner Lichtenstein, Angepaßt und treu ergeben. Das Rote Kreuz im „Dritten Reich", Köln 1988, S. 36-39.

■ Hubert Fischer, Die Notchirurgie zwischen Truppenverbandsplatz und Feldlazarett, in: Sanitätswesen im Zweiten Weltkrieg. Hg. von Ekkehardt Guth. Herford, Bonn 1990

[...] Das Feldlazarett bildete den Schwerpunkt der chirurgischen und medizinischen Behandlung im vorderen Frontbereich. Hatte der Verwundete oder Kranke das Feldlazarett – welches bis 1943 zu seiner Division gehörte – erreicht, so gestatteten Stabilität und Ausstattung den Übergang zu mehr oder weniger friedensmäßiger Behandlung und Pflege, die sich in den rückwärtigen Lazaretten und schließlich in den Heimatlazaretten fortsetzte. Im Feldlazarett arbeiteten erstmals Krankenschwestern und brachten in die Pflege Schwerverwundeter und Schwerkranker fachliches Können und eine zarte frauliche Note ein. (S. 66)

■ Cläre Port, Die Oberinnen-Vereinigung im Deutschen Roten Kreuz, in: Der Ruf der Stunde. Schwestern unter dem Roten Kreuz, hg. von der Oberinnen-Vereinigung im Deutschen Roten Kreuz, Stuttgart 1963

1939: Bei der Mobilmachung zum zweiten Weltkrieg stand das Rotkreuzschwesternwesen aufgrund intensiver Vorarbeit durch Generaloberin von Oertzen und alle Mutterhaus-Oberinnen im Amt für Schwesternschaften äußerlich wohlgerüstet da. Nun war die schwere Probe aufs Exempel abzulegen! Rückblickend dürfen wir feststellen: Die Schwestern haben – äußerlich und innerlich – als echte Trägerinnen des Roten Kreuzes ihre Probe bestanden. (S. 49 f.)

Cläre Port, geboren 1889, machte das Schwesternexamen während des Ersten Weltkrieges in Wiesbaden. 1921 wurde sie in Berlin Oberin des Augusta-Hospitals, 1929 Mutterhausoberin der Schwesternschaft Märkisches Haus. Während des Zweiten Weltkrieges war sie außerdem Wehrkreisoberin und zuständig für die Entsendung von Kriegsschwestern aus den zehn Mutterhäusern des Berliner Wehrkreises. Das Märkische Haus stellte allein zehn Armeeoberinnen. Nachdem Cläre Port wegen Parteizugehörigkeit im Oktober 1945 alle Ämter verloren hatte, leitete sie zunächst ein Erholungsheim für zurückkehrende Kriegsschwestern in der Nähe von Lüneburg, nach der Entnazifizierung 1948 dann ein Feierabendheim in Eckernförde. 1951 wurde sie Leiterin der Werner-Schule, der Schwestern-Hochschule des Roten Kreuzes in Göttingen. Nach der Pensionierung 1955 war sie von 1956 bis 1962 Vorsitzende der Oberinnen-Vereinigung im Deutschen Roten Kreuz. Das Buch „Der Ruf der Stunde" ist auf ihre Initiative hin entstanden. Cläre Port starb 1987 in München. Vgl. Sigrid Schmidt-Meinecke, Cläre Port. Eine bedeutende Oberin und große Frau. Im Auftrag der Oberinnen-Vereinigung im Deutschen Roten Kreuz, München 1989.

■ 1918-1968. 50 Jahre Schwesternschaft vom Roten Kreuz, Bad Homburg v. d. Höhe e.V.

[...] Als das „Dritte Reich" ausbrach, war die Homburger Schwesternschaft in fünfzehn Jahren zu einer vom Geist des Roten Kreuzes geprägten Gemeinschaft geworden, so daß sie den kommenden Belastungs- und Bewährungsproben gewachsen war. [...] Als der Zweite Weltkrieg ausbrach, hatte die DRK-Schwesternschaft Bad Homburg v. d. Höhe, wie sie nun hieß:
52 Schwestern
34 Schwesternschülerinnen
12 Probeschwestern
11 Hilfsschwestern,
dazu drei pensionierte Schwestern. [...] Seit 1938 meldeten sich laufend mehr Bewerberinnen für die Schwesternausbildung, als angenommen werden konnten. Im Krieg wurden dann noch zusätzlich zahlreiche Hilfsschwestern ausgebildet. So konnte die DRK-Schwesternschaft Bad Homburg v. d. Höhe von 1939 bis 1945 im Wehrmacht-Sanitätsdienst in Rußland, Finnland, Italien, Afrika, Frankreich, Belgien, auf dem Balkan, in Polen und Norwegen insgesamt 229 Schwestern einsetzen. Drei Schwestern ließen ihr Leben bei Bombenangriffen auf Würzburg und Kassel und beim Untergang des Lazarettschiffes „Wilhelm Gustloff". (S. 18)

■ Festschrift zum 125. Jubiläum der Rotkreuzschwestern in Bayern. München. Rotkreuzplatz 8. Am 28. Februar 1997

[...] Schon im Juli 1939 hatten 50 % aller Schwestern für den Heeressanitätsdienst ge-

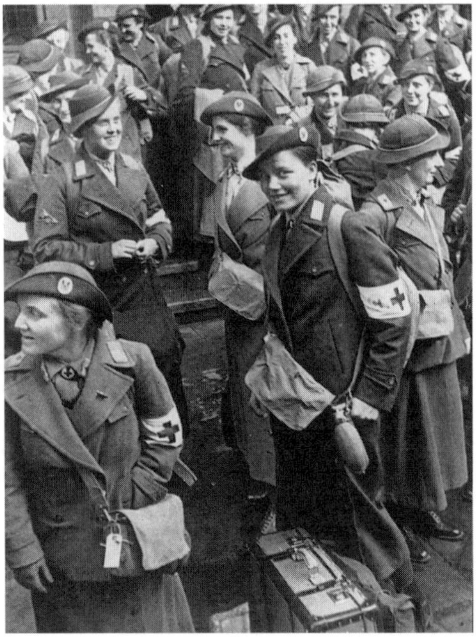

„Feldmarschmäßig ausgerüstet versammeln sich Berliner Rotkreuz-Schwestern vor dem Augusta-Hospital zum Abmarsch an die Front. ..." – Friedrich Forrer, Sieger ohne Waffen. Das Deutsche Rote Kreuz im Zweiten Weltkrieg. Hannover 1962, Bildteil (© DRK Archiv – Bibliothek – Dokumentation).

meldet werden müssen. 60 Schwestern mußten sich kriegsmäßig ausgerüstet am ersten Mobilmachungstag beim Heeresstandort melden. Am 15. Dezember befanden sich bereits 109 Schwestern bei mobilisierten Einheiten, 193 in Reservelazaretten, 28 zur sofortigen Verfügung; bei Kriegsende waren 800 Schwestern des Mutterhauses München im Kriegsdienst, über 600 jenseits von Deutschlands Grenzen, in Frankreich, Belgien, Norwegen, Rußland, Italien, Nordafrika. Erstmals waren Schwestern auch auf Hauptverbandsplätzen tätig.

[...] Wertvolle Hilfe hatten unsere Schwestern an den Kriegspflegerinnen. Schon vor dem zweiten Weltkrieg sind Helferinnen der Rotkreuzbereitschaften durch Lehrschwestern des Mutterhauses ausgebildet worden. In den großen Reservekriegslazaretten waren sie besonders als Hilfsschwestern in gleicher Tracht wie die examinierten Schwestern verwendet, nur die ovale Brosche war der unauffällige Unterschied. Von allen Seiten und aus allen Schichten waren sie gekommen: einfache Arbeiterfrauen, Frauen aus dem Bürgerstand; auch die bayrischen Prinzessinnen hatten sich wieder gemeldet, manche Frauen noch in gläubiger Begeisterung, die meisten aber schon voller Skepsis und Mißtrauen über die Notwendigkeit und Gerechtigkeit dieses Krieges. Natürlich fehlte auch unsere Prinzessin Pilar wieder nicht. Pünktlich kam sie jeden Morgen in Lodenmantel und Lodenhut von Nymphenburg angeradelt ins Lazarett. Sie scheute keine Arbeit. Für jeden Kameraden hatte sie den richtigen bayrischen Ton.

Nach dreimonatiger Ausbildung wurden die Schwesternhelferinnen auch in den Frontlazaretten eingesetzt. Ohne ihre Hilfsbereitschaft, ihren Opfermut und ihre

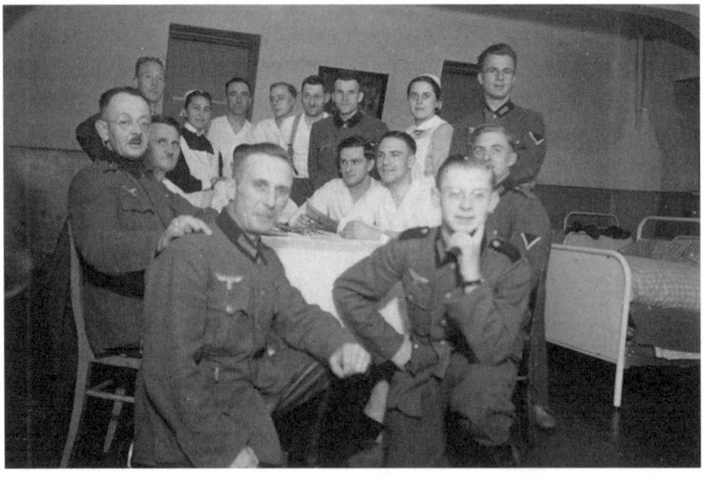

Reservelazarett 1939.
Privatbesitz Dr. Richard Thren und Walter Thren

Zuverlässigkeit hätten unsere Schwestern ihre Aufgabe nicht erfüllen können. Für die Schwester und die Kriegspflegerin gilt das gleiche wie für den unbekannten Soldaten. Ihre Namen nennt kein Heldenbuch, aber die Erinnerung an ihr Wirken überdauert die Zeit.

Acht Schwestern des Mutterhauses sind im Krieg geblieben, über 200 sind kriegsversehrt zurückgekommen, viele waren in Gefangenschaft.

[...] Schon kamen mit den zurückflüchtenden Truppen auch die ersten Schwestern, verstört, ausgezehrt, krank an Leib und Seele, Mutterhausschwestern aus den Frontlazaretten, Schwestern aus dem deutschen Osten, hauptsächlich aus Ostpreußen und Schlesien. Hier zeigte sich, was ein Mutterhaus war. Obwohl selbst nur ein Trümmerhaufen, in dem kaum Platz für die Daheimgebliebenen war, wurden alle, die kamen, freundlichst aufgenommen. Sie durften sich zunächst einmal ausruhen und erholen. Für alle fand Oberin Kluth dann wieder eine Tätigkeit, die sie das Schreckliche allmählich vergessen ließ und ihnen eine neue Aufgabe und neuen Lebensmut gab.

Ansprüche und Tugenden

Unter dieser Überschrift sind sehr unterschiedliche Texte zusammengefasst. Sie zeigen eine breite Palette der Anforderungen und Erwartungen an Krankenschwestern im Allgemeinen und Kriegskrankenschwestern im Besonderen. Traditionelle Bilder der Mutterhaus-Krankenschwester mit ihren expliziten und impliziten Tugendkatalogen stehen neben dem Entwurf der nationalsozialistischen Krankenschwester. Letztere ist eine Kombination des Frontschwesternmodells mit dem Konzept der nationalsozialistischen Gesundheitsfürsorge, wobei die Schwester als ein Prototyp einer „deutschen Frau" erscheint. Während die NS-Spitze des gleichgeschalteten DRK der eigenen Klientel die neuen Anforderungen mit einer Drohgebärde präsentierte, lässt sich in vielen anderen Veröffentlichungen und Berichten des DRK der Versuch erkennen, die verschiedenen Profile auf einen Nenner zu bringen, indem die neuen Normen als zeitgemäße Reformulierung eines im Prinzip ohnehin Bestehenden dargestellt wurden. Offenkundige Widersprüche wurden verschleiert. Spätestens seit Kriegsbeginn war das DRK bemüht, auf allen kriegswichtigen Arbeitsfeldern reibungslos zu funktionieren und v.a. mit der Wehrmacht gut zusammenzuarbeiten. Nicht die heldische Pose wurde von den Schwestern erwartet, sondern der praktische Beitrag zu einem erfolgreichen Krieg in ihrem spezifischen Arbeitsbereich. In diesem Sinn ist die Schwester die „Kameradin" des Soldaten. Als die Phase der Blitzsiege vorbei war und die Zahl der Schwerverletzten und Todkranken drastisch stieg, war zunehmend wieder die fürsorgliche und warmherzige Mutterfigur gefragt. Die Vernachlässigung versehrter Soldaten unter dem Vorzeichen „unwerten Lebens" verbot sich nicht nur aus psychologischen Gründen. Aber was für die deutschen Soldaten und allenfalls noch für die Verwundeten der westlichen Alliierten galt, traf nicht auf russische Gefangene oder gar Juden zu. Das DRK sparte diese Themen ebenso wie alle anderen Schwierigkeiten aus. Es berichtete über die Begeisterung, Einsatzfreude und Bewährung seiner Schwestern und appellierte angesichts der drohenden Niederlage, aber auch des vermehrten Bedarfes an Hilfskräften besonders in der Heimat an ihren Durchhaltewillen. Die Berichterstattung war so gehalten, dass die faktischen Widersprüche zu humanitären und egalitären Grundsätzen wie denen der Genfer Konvention nicht in Erscheinung traten. Unter diesen Voraussetzungen war es möglich, auch nach 1945 die Schwester als Kameradin des Wehrmachtssoldaten darzustellen und die Gefangenenfürsorge einer Elsa Brändström mit der moralischen Unterstützung von eingekesselten deutschen Soldaten gleichzusetzen. Für die unaufgelösten Widersprüche, wenn sie überhaupt als Problem bewusst wurden, musste das Lazarettpersonal jeweils eine individuelle Lösung finden, wie Tagebücher, Erinnerungen und Interviews zeigen: gemäß der eigenen politischen Überzeugung, dem eigenen Wertekanon und den objektiven wie subjektiven Handlungsbedingungen.

■ Ursula Riemann, Heldisches Dienen, in: Zeitschrift der Reichsfachschaft deutscher Schwestern und Pfleger 2/Nr. 11, 1934, (S. 265f.)

[...] Unser nationalsozialistisches Deutschland, das als Lebensgesetz des Mannes das Heldische auf den Schild hebt, muß auch die Frau auf dieses Gesetz verpflichten ... und stellt neben den heldischen Kampf des Mannes heldisches Dienen der Frau.

Da ist es vor allem der Gattin und Mutter vergönnt, im Sorgen um ihren Mann und ihre Kinder dem Deutschen Volk zu dienen in opferbereiter, heldischer Hingabe.

Aber die Unentbehrlichkeit der Frau in allen Berufen des Hütens und Pflegens hat neben die Mutter der Familie die berufstätige Frau der sozialen Arbeit gesetzt. Und so können auch wir Schwestern mit der pflegenden Hand der Nächstenliebe täglich und stündlich beweisen, welcher heroischen Opferbereitschaft wir fähig sind.

[...]

Nicht niedergeschlagene Demut, sondern freudiger Opfersinn adelt unsere Arbeit, nicht untergeordnete Dienerin sollen wir sein, sondern eisern und freudig unsere Pflicht tun an dem Platze, auf den wir gestellt sind. Nicht stumpfsinnige Pflege soll es sein, nein, gepaart mit Wissen und Verstand sollen wir den Volksgenossen helfend die Hand reichen. [...]

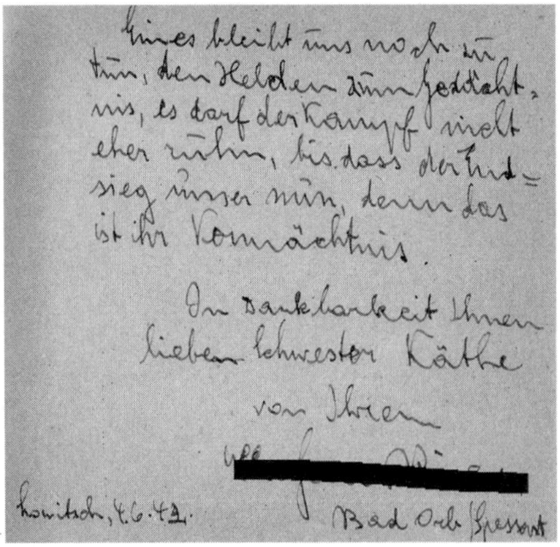

Eines bleibt uns noch zu tun, den Helden zum Gedächtnis, es darf der Kampf nicht eher ruhn, bis dass der End=sieg unser nun, denn das ist ihr Vermächtnis.

In Dankbarkeit Ihnen lieben Schwester Käthe von Ihrem [redacted]

Lowitsch, 4.6.41. Bad Orb/Spessart

Das heutige Deutschland braucht heldische Frauen [...]. Die Schwester hat also politischer Soldat zu sein. [...]

Und darum soll, meine lieben deutschen Schwestern, heldisches Dienen und politische Arbeit unser höchstes Ziel sein, zum Wohl unseres Volkes, unseres Vaterlandes und seines Führers.

Heil Hitler!

■ „Und wir?" Ein Nachwort von Fridel Marie Kuhlmann, in: Frontschwestern. Ein deutsches Ehrenbuch, hg. von Elfriede Pflugk-Harttung, Berlin 1936

[...] An allen Fronten des gewaltigen Ringens um Deutschlands Bestand steht hinter dem kämpfenden Soldaten neben Arzt und Sanitäter die deutsche Schwester.

[...]

Ja, alle gaben ihr Letztes. Auch der Mann ist dem Mann Kamerad und Kraft und Trost. Aber die Schwester bedeutet dem Soldaten noch etwas anderes. Als Frau ist sie dem aus dem Schützengraben kommenden Kämpfer, dem Todesgrauen noch im Nacken sitzt, das Sinnbild der Heimat, der Hoffnung auf Frieden, auf Heimkehr. Sie ist das helle Bild, unter dem alles Dunkle verlischt. Unter ihrer Pflege und Fürsorge wird der Kämpfer dankbar lächelnd wieder zum Kinde. Willenlos überläßt er sich den Mutterhänden, die für ihn sorgen. Es ist ein Mensch da, der sich nicht zu gut ist, ihn aus Blut und Eiter und Unrat zu heben, der sich vor nichts ekelt, alles anpackt, froh und selbstverständlich, der mit ihm singen kann wie die Mutter an der Wiege, mitten in der Nacht, wenn die Geschosse der Flieger heulen, der mit ihm beten kann wie die Mutter und ihm sanft die Augen schließt. (S. 337)

[...]

Poesiealbum von Soldaten für eine Schwester.
Badische Schwesternschaft vom Roten Kreuz (Luisenschwestern) e.V., Karlsruhe

Woher nahmen sie die Kraft? fragen wir uns immer wieder [...].

Aus der Selbstzucht und Pflichttreue von Generationen erwuchs dem Enkel die „preußische Haltung", die Fähigkeit, der Anforderung der Stunde ohne Überlegungen und Gefühle in rücksichtsloser Selbstverständlichkeit zu gehorchen. Leistung um der Leistung willen, eine jahrhundertelange Erziehung zur Sachlichkeit, des Deutschen wundersamste Gabe [...].

Wir wollen dieses Buch nicht lesen wie Sagen aus alten Zeiten – wir wollen ihm nachleben!

[...] Wir sind diesem Kriegsgeschlecht Dank schuldig, den wir nur mit einem doppelt gesteigerten Leben voller Verantwortung, Pflichttreue, Liebe und Hingabe erstatten können. Jeder unter uns ist ein Ersatzmann für einen Kameraden, der fiel. [...] (S. 338)

Soldat und Schwester, Kameraden im Leben und Sterben, gleich groß in ihrer Hingabe und Treue, sie schreiten uns voran. Hand in Hand marschieren sie, aus einem Blut, für einen Boden kämpfend, Kinder einer Mutter, aus der sie kamen, zu der sie gehen, heilige Mutter Deutschland.

Deutschland – hört ihr es, Ihr Jungen und Mädel unserer Tage – für Deutschland! (S. 339)

■ H.H., Das Gesicht der Rotkreuzschwester, in: Das Deutsche Rote Kreuz, 1. Jg., Oktober 1937

[...] Was sind die Merkmale dieses Gesichts?

Entschlossenheit. Es ist kein Zaudern in diesem Gesicht, kein Nicht-wissen-wohin, sondern eine milde und ganz weibliche Bestimmtheit. Es weicht nie zurück, aber es bleibt auch nicht unentschlossen stille stehen, sondern „packt" immer an. Es kennt nicht das wankelmütige Links oder Rechts, und es kennt nicht das feige Rückwärts, sondern es kennt nur das tapfere Voran.

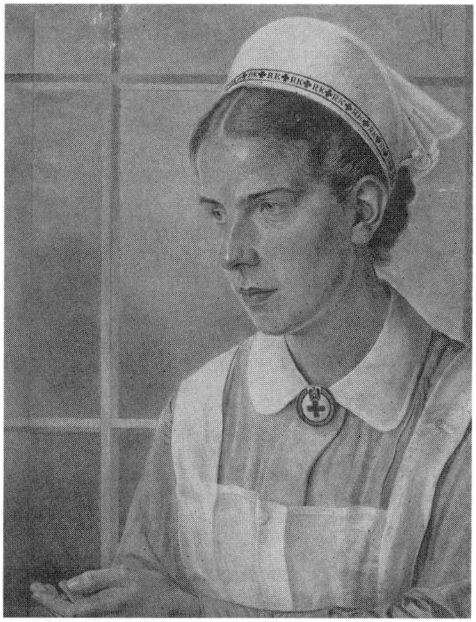

Auszugsweiser Nachdruck aus der Zeitschrift Das Deutsche Rote Kreuz [1938], S. 2

Wachheit. Es gibt Gesichter, die brauchen erst starke Erregungen, um ganz wach zu werden. Das Gesicht einer Schwester ist im nichtigsten, zufälligsten Gespräche wach. Es lauscht mit allen seinen Sinnen. Es antwortet nicht, weil es soll, sondern weil es will. Man hat das Gefühl, daß dieses Gesicht selbst dem Nichts, dem Niemand in stets gleicher Gespanntheit gegenübersteht. Es reagiert auf die winzigste Bewegung. Es ist das am stärksten aufmerkende Gesicht, das ich kenne, und selbst im Schlaf, so möchte ich meinen, wird es nicht schlafen, sondern sein Schlafen wird nur wie ein ermüdetes Wachen sein.

Tätigsein. Es gibt Frauen, die nicht wissen, was sie tun sollen, wenn Beschäftigungen plötzlich abbrechen oder Menschen von ihnen gehen – ihre Gesichter leben nur im Echo. Das Gesicht einer Schwester „arbeitet", wenn man in seiner Nähe ist, und man weiß, es wird ebenso „arbeiten", wenn man fort ist. Es kennt keine Langeweile, es ist nie dem Nichts zugewandt, es wirkt beständig, schafft beständig, es sucht nie nach einer Tat, es ist selbst die Tätigkeit.

Wärme. Ich habe nie soviel Wärme, gleichmäßige Wärme im Antlitz von Frauen gespürt, wie in denen der Schwestern. Kein kaltes, kein fernes, kein ungeteiltes Gesicht – ihre Gesichter sind immer „beteiligt", an einem Vorgang, an einem Menschen, an einer Freude, an einem Schmerz; und zwar ist es das hohe frauliche, fast mütterliche Beteiligtsein, aus einem starken Gefühl des Helfenwollens, des Dienenwollens, des Gebenwollens heraus.

Das Antlitz einer Rotkreuzschwester – es ist ein wirkliches Frauengesicht. (S. 27)

■ Oberstführer Dozent Dr. Brekenfeld im Präsidium des DRK, Die Bedeutung eines weltanschaulich gefestigten Sanitätspersonals für die Wehrmacht, in: Das Deutsche Rote Kreuz. 2. Jg., März 1938

In einem modernen Krieg ist jeder Einzelne, Mann und Frau, in die Verteidigung des Vaterlandes eingespannt. [...]

Die Erhaltung und das Leben des Einzelnen in eigenem Interesse ist für das Vaterland bedeutungslos; bedeutungsvoll aber ist im Krieg die Wiedergewinnung jedes einzelnen für das Ganze einsatzbereiten Kämpfers. Arzt und Pfleger dürfen sich nicht damit begnügen, den Körper wieder gesund zu machen; die Seele und der Geist sind fast noch wichtiger. Sie müssen vom ersten Tag der beginnenden Wiedergenesung gepflegt, beobachtet und auf das Ganze gerichtet, sie müssen wieder frontreif gemacht werden. [...]

Das Dritte Reich erstrebt ein gesundes, starkes und mutiges Männergeschlecht, das in Selbstlosigkeit, Treue und Opferbereitschaft gegenüber seinem Volk erzogen ist; es will ein Frauengeschlecht, welches diese Eigenschaften vom Manne verlangt.

[...] Möge jeder Arzt und Helfer, jede Schwester und Helferin sich schon heute über diese ihre Sendung im Kriegsfall im Klaren sein und mögen sie schon heute im Frieden anfangen, sich tatkräftig an Kranken und Gesunden auf diese für die Wehrmacht lebensnotwendige Aufgabe vorzubereiten. Sie werden alsdann fühlen, wo sie selber noch an sich zu arbeiten haben, wo ihr nationalsozialistisches Denken und Handeln Lücken aufweist. Tadellos sanitätstechnisch ausgebildet und wahrhaft nationalsozialistisch ausgerichtet, so muß ein künftiger Krieg die Männer und Frauen des Deutschen Roten Kreuzes finden. Dann erst werden sie sich des Hakenkreuzes würdig zeigen können, das sie mit Stolz an ihren Uniformen und auf ihren neuen, vom Führer verliehenen Fahnen im Rotkreuz-Abzeichen führen dürfen. (S. 87 f.)

■ Schwester Margarete Pawelzig, Hamburg, Theorie und Praxis bei der Erziehung unserer Schwestern, in: Tagungsberichte. Reichstagung der Schwesternschaften des Deutschen Roten Kreuzes in Stuttgart vom 5. bis 17. Mai 1939, Hg.: Deutsches Rotes Kreuz Präsidium, Presse- und Werbeamt, Werbeabteilung, Potsdam-Babelsberg 2, S. 41-50

[...] Zur Gesundheitsführung gehört auch unbedingt eine positive psychische Einstellung, ein Wille zum Gesundsein. Auch das Ertragen von Unbilden und Schmerzen sol-

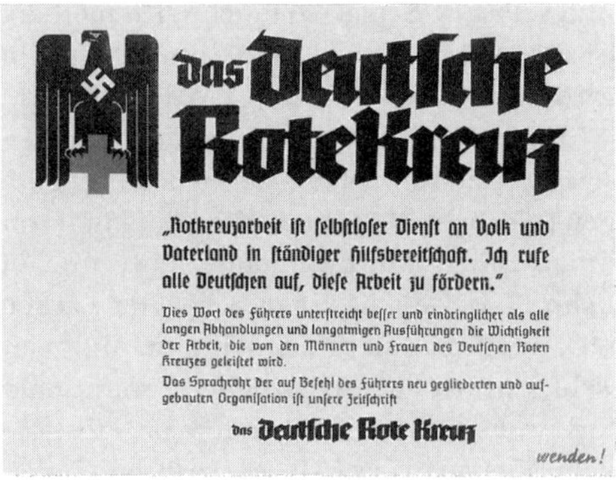

Werbung für die Zeitschrift „Das Deutsche Rote Kreuz", 1939

len wir gar nicht als etwas Außerordentliches darstellen. [...] Nein, wir wollen uns nicht verweichlichen! Wohl soll die kranke Schwester genau dieselben Erleichterungen genießen wie jeder andere Volksgenosse, aber im übrigen sollen wir bedenken, daß wir ein widerstandsfähiges Geschlecht brauchen, denn wir leben in einer harten Zeit. [...] Die rechte Einstellung der DRK-Schwester zu diesem Punkt ist besonders wichtig, erwarten wir doch von ihr unbedingte Mitarbeit, wo es sich in Kriegszeiten um die Wiederherstellung des verwundeten und erkrankten Soldaten handelt. Übersehe niemand die Arbeit der Schwestern in den Leichtkrankenlazaretten und Genesungsheimen des Heeres! Das Zurückführen des Genesenden zur erneuten Wehrwilligkeit ist da auch eine ihrer Aufgaben, und sie kann manchmal schwerer sein, als man es sich vorstellt. Wir müssen immer bedenken, daß es sich dabei nicht nur um die Wiederherstellung körperlicher Schäden handelt, sondern daß diese Männer auch seelische Erschütterungen allerschwerster Art erlitten haben, mit denen sie unter Umständen nur schwer fertig werden können. Das furchtbare Erleben eines Kampfes hinterläßt – besonders wenn noch eine körperliche Verletzung hinzukommt – oft eine Verwirrung ihrer Gefühle, die ihren Willen zerbrechen kann, wenn sie ihrer nicht Herr werden. [...]

■ Schwester V., Bericht über eine Fortbildungsveranstaltung an der Wernerschule des Deutschen Roten Kreuzes in Berlin,1938
Badische Schwesternschaft vom Roten Kreuz (Luisenschwestern) e.V., Karlsruhe

[...] Voll Spannung, Erwartung und Wissensdurst sahen wir unserer Ankunft in Berlin entgegen. Am liebsten hätte ich Frau Oberin alles mündlich erzählt, was ich gehört und gesehen habe. Alles in allem war es ein großes Erleben, das ich nie vergessen werde. Ganz besonders herzlichen Dank, Ihnen Frau Oberin, die uns jüngere Schwestern auch finanziell die Teilnahme an einem Fortbildungskurs ermöglichte. Nur eines bedauerte ich sehr, daß ich nie wie andere Schwestern von unserem badischen Mutterhaus erzählen konnte, weil ich es eben gar nicht kenne.

Nun will ich versuchen, in kurzen Zügen das wiederzugeben, was gute Redner uns in 4 Tagen zum Vortrag brachten.

Am Morgen des ersten Tages war offizielle Begrüßung von Frau Oberin Wittich. Ein Leitspruch unseres Führers und Schirmherrn des D.R.K. führte uns mitten hinein in die Volksgemeinschaft, führte uns weg vom kleinlichen Ich zum großen „Du" – auch sprach Frau Oberin davon, daß wir nichts, gar nichts zu fürchten haben, unsere einzige Sorge gilt der jetzt immer größer werdenden Aufgabe für die wir nicht genug Kräfte haben. –

Anschließend daran duften wir Frau Generaloberin von Oertzen hören, die uns in schlichten eindringlichen [Worten] die Schwester, wie sie ist und sein soll, vor Augen führte. Es gibt wohl kaum einen Beruf, indem man sich mehr erfüllen kann als im Schwesternberuf. Nie darf die gute Schwester Freizeit und Zivil in den Vordergrund stellen, sondern jetzt das große „Du" die Volksgemeinschaft, hier also ist es der Patient. Mütterliches Pflegen ist Erbgut der deutschen Frau, auf das sie stolz sein kann. Wir sind die zukünftige Generation, die Kameradschaft erfordert und unbedingtes Verbundensein auch über unseren Beruf hinaus. Die Zusammenarbeit mit der Wehrmacht ist ein Teil unserer besonderen Aufgabe. Und Wehrmachtschwester sein heißt Vorgesetzte sein, heißt Kamerad sein, erfordert unbedingte Selbstdisziplin, heißt im Bedarfsfalle am ersten der Wehrmacht zu folgen. – Und dann sprach Frau Generaloberin von der Mutterhausorganisation selbst, wie sie die einzigartige Organisation Deutschlands ist, eben weil sie typisch deutsch ist, weil hier Menschen zusammen gefaßt sind von jeher zu einer Gemeinschaft, wo andere dies noch nicht kannten. Und wir sind stolz, Deutsche zu sein. Aus diesem Gedanken heraus allein muß jedes einzelne zur Gemeinschaft beitragen. Und die Zusammengehörigkeit der Gemeinschaft ist da, wenn wir erst mal die Last derselben spüren und sie dann auch freudig tragen. So wird in uns groß das Gefühl der Dankbarkeit, daß wir unser Leben einsetzen dürfen, nicht für uns, sondern für die Gemeinschaft, für unser deutsches Vaterland. – Dann 2 weitere große Punkte waren: Was gibt uns der Beruf? – Was geben wir? Das Erstere wurde von rein materiellem Standpunkt aus betrachtet. – Was geben wir? Treue und Gehorsam ist zugleich auch ein wesentliches Merkmal des Deutschen. Gott hat uns hingestellt, unsern Platz auszufüllen. Wir sind freiwillig gekommen, weil wir bereit sind, treu und gehorsam zu sein. Nicht gebunden an die Menschheit, sondern an die Aufgabe, um dadurch frei zu sein. Hier wird aber auch die Treue zum Mutterhaus ganz selbstverständlich. Und immer sollen die Besten das Gesicht des Mutterhauses gestalten [...]. Was darf ich als Schwester? Ich frage nur mich selbst und mein Herz. Wir müssen unserer Arbeit wegen froh und freudig bleiben. Deshalb schöpfen wir aus den Quellen der reinen Freuden, was sich und soviel sich mit der Würde einer D.R.K. Schwester verträgt. Und als Schlußsatz sagte uns Frau Generaloberin, daß das Ich nicht der Zweck im nationalen Staate ist, sondern aus der Gemeinschaft muß das starke „Wir" hervorgehen. –

Weiter wird berichtet über Vorträge über „Die Behandlung Kampfstoffvergifteter", „Erbbiologie", „Das Deutsche Reich und die Volksgmeinschaft", „Der Vierjahresplan und wir Frauen", „Deutsche Volkssitten und Gebräuche" sowie „Einzelne Fragen im Dritten Reich".

Zum Schluß sprach dann der Geschäftsführende Präsident des D.R.K. S.S. Brigadeführer Dr. med. Grawitz: Wir sind die Schwester der Wehrmacht, wir sind die Kerntruppe des Führers. Das Schwesternwesen ist als eine ganze Organisation zu betrachten. Die D.R.K. Schwester ist fachlich die alleinige Kriegs- und Wehrmachtschwester und hat im Kriegsfalle einzig und allein die mobile Besetzung. Der Schwesternberuf an sich ist bestimmt der am meisten lebenbejahende und erfüllende Beruf und die Erfüllung des nationalen Gedankens. Die Krankenpflege ist das A und O nicht nur verstandes- und willensmäßig, sondern auch gefühls- und glaubensmäßig. Die Schwester braucht eine Kraftquelle, um jedem einzelnen Patienten ein Stück Selbst zu geben. Und dies muß jede Schwester bewußt an sich selbst erkennen. Und deshalb brauchen wir eine Quelle der Freude und Kraft, das Mutterhaus. Es soll uns eine Stätte sein, in der wir das Elternhaus sehen.

Somit waren wir zum Schlusse des Fortbildungslehrgangs gekommen. Anderen Tages war noch Besichtigung des Hindenburglazarettes in Zehlendorf.

Zum Abschluß gab es noch ein: Gemütliches Zusammensein. Dabei half Fräulein Hartmann den Abend zu gestalten. Froh und frisch sangen wir Kanons und andere heitere Lieder. Dabei durfte auch ich durch kleine humorvolle Vorträge zur Gemütlichkeit beitragen. Alles in allem war ein großes Erleben, das ich nie vergessen werde, und gerne jeder Schwester selbst wünsche. [...]

Herzlich grüße ich nun Frau Oberin mit deutschem Gruß.

Dieser und der nachfolgende Text sind Briefe einer jungen Schwester an die Oberin des Karlsruher Rotkreuzmutterhauses, in denen sie über einen viertägigen Fortbildungslehrgang in Berlin und über einen Appell für angehende Kriegsschwestern in Wiesbaden berichtet. Die Wernerschule, zu dieser Zeit geleitet von Oberin Wittich, bereitete künftige Oberinnen in Jahreslehrgängen auf ihr Amt vor, veranstaltete aber auch Kurzlehrgänge, die wie der hier beschriebene der ideologischen Zurichtung der Rotkreuz-

schwestern dienten. Die aufgeführten Themen wurden seit 1937 auch auf anderen Veranstaltungen wie z.B. den jährlichen Reichstagungen der Schwesternschaften abgehandelt, z.T. durch dieselben ReferentInnen. Welche Bedeutung solchen Veranstaltungen von der Führung des DRK beigemessen wurde, lässt sich am Erscheinen des Geschäftsführenden Präsidenten ablesen. Die Einstimmung der Schwestern auf den mobilen Einsatz wurde, wie der folgende Text zeigt, zumindest in diesem Fall in Wiesbaden mit großem Aufwand an Personal und Ideologie zelebriert. Ab September 1939 sollte die rassenpolitische Schulung in die DRK-Ausbildung planmäßig einbezogen werden. Für die weiblichen DRK-Angehörigen war das Amt III im Präsidium verantwortlich, das die Reichsfrauenführerin Gertrud Scholtz-Klink leitete. Deren Amt war u.a. zuständig für die Werner-Schule. Bei den Landesstellen bzw. Wehrkreisen wurde die rassenpolitische Schulung von der Gaufrauenschaftsleitung organisiert. (Vgl. Vereinbarung mit dem Rassenpolitischen Amt der NSDAP, in: Das Deutsche Rote Kreuz, Jg. 3, September 1939, S. 496 f.)

■ Schwester V., Bericht über einen Appell für angehende Kriegsschwestern des Wehrkreises XII, 1941
Badische Schwesternschaft vom Roten Kreuz (Luisenschwestern) e.V., Karlsruhe

[...] Am 23. 4. 41 nachmittags 4 Uhr war großer Appell angesetzt. Erfaßt wurden alle Schwestern des Wehrkreises XII, die zur mobilen Formation gehörten und zur Zeit in Wiesbaden auf ihren Einsatz warteten. Es waren so gegen 700 Schwestern und Schwesternhelferinnen aus verschiedenen Gauen des Wehrbezirkskreises.

Eine Führerin aus einer D.R.K. Bereitschaft eröffnete den Appell mit herzlichen Begrüßungsworten an die Vertreter und Vertreterinnen aus Wehrmacht, Staat und Partei. Unter andern waren anwesend: Herr Generalstabsarzt des Wehrkreises XII, Dr. Kayser, Herr Oberstarzt Dr. Braun, die Kreisfrauenschaftsleiterin, Fräulein Groß vom Rassenpolitischen Amt, Frau Oberin Windeck vom Wiesbadener Mutterhaus, Frau Oberin von Pflugk aus dem Mutterhaus in Darmstadt und andere mehr.

Nach der Begrüßungsansprache ergriff Fräulein Groß vom Rassenpolitischen Amt das Wort.

In 1½ stündigem Vortrag führte uns die Rednerin erneut ein in den großen Gedanken der Rassenpolitik. In Beispielen machte uns die Rednerin mit der 6. bez. mit der 7. Rasse bekannt. Im wesentlichen sprach sie auch über die Erhaltung der Rasse an Reinheit und Zahl. Was hier gesagt wurde, war uns allen aus dem Herzen gesprochen. Und zum Schluß klingt in uns allen nach: „Die Zukunft liegt in der Hand derer, die strenger dienen."

Daran anschließend sprach die Kreisfrauenschaftsleiterin:

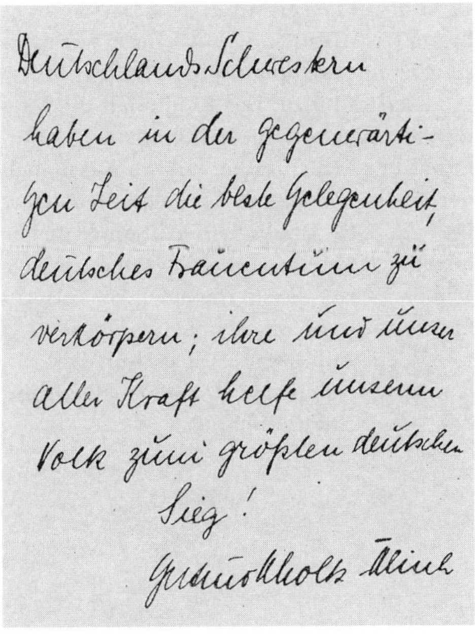
Deutschlands Schwestern haben in der gegenwärtigen Zeit die beste Gelegenheit, deutsches Frauentum zu verkörpern; ihre und unser aller Kraft helfe unserem Volk zum größten deutschen Sieg! Gertrud Scholtz-Klink

Geleitwort der Reichsfrauenführerin Gertrud Scholtz-Klink, in: Jahrbuch der Krankenpflege 1941, hg. vom Fachausschuß für Schwesternwesen, S. XIII

Es wird einmal die Zeit kommen, da werden Sie alle zurückdenken. Ja, es ist etwas herrliches in dieser Zeit zu leben und mitzuhelfen. Heute stehen alle deutsche Frauen in der Arbeit, weil sie in der Heimat die Front halten muß. Und der Sieg wird in unseren Fahnen sein. Nicht das eigene „Ich" macht glücklich, nein wir wissen, daß wir der Gemeinschaft zu dienen haben. Und wir alle müssen beweisen, ob wir würdig sind deutsche Frauen zu sein. Wir dürfen nun hinausgehen. Und der Soldat draußen soll von der deutschen Schwester als dem Ideal der deutschen Frau sprechen. Ja es ist etwas schönes seine Pflicht zu tun. Pflicht ist Freude und nicht Härte. Je größer die Aufgabe umso leichter. Das erkennen wir plötzlich, wenn wir damit fertig geworden sind. So und in ähnlichen Worten schloß die Rednerin mit einem Wort des Führers:

Das deutsche Volk ist unüberwindlich wenn es einig ist.

In ganz kurzen, aber eindringlichen Worten sprach anschließend Herr Generalstabsarzt Dr. Kayser zu uns. Heilen kann nur der, der frohen Herzens dient.

Zum Schluß ergriff Herr Oberstarzt Dr. Braun das Wort. Und als Nachtrag u. Ergänzung zum rassenpolitischen Vortrag setzte er als erstes hinzu: Das Kind adelt die Mutter. Aber nicht nur die Erhöhung der Geburtenzahl ist Ausschlag gebend, sondern auch der Wert jedes einzelnen Deutschen. Herr Oberstarzt Dr. Braun dankte in unserem Namen den Rednerinnen und Rednern für ihre großen Worte, die sie uns noch vor unserer Einberufung vermittelt haben.

Mit einem kräftigen „Sieg Heil" und mit dem Deutschland- und Horst-Wessellied fand der Appell einen Abschluß.

24.6.41 [...]

■ Rundbrief des Pastors S. an die Schwestern der Diakonissenanstalt Salem-Köslin vom 8. September 1939
Diakonissenanstalt Salem-Köslin, Minden

Liebe Schwestern!
Wir stehen in ernster Zeit. Unser geliebtes deutsches Vaterland steht in einem Kampf auf Leben und Tod. Da ist es selbstverständlich, daß viele danach drängen, was besonderes zu leisten, besonders zusätzliche Aufgaben zu übernehmen. Nichts ist naheliegender, als daß alle Männer an die Front drängen, Mädchen in die Krankenpflege, Schwestern in die Lazarette. Aber, liebe Schwestern, wohin kämen wir, wenn daheim alles still stünde? [...] Was nun unsere Schwestern anbetrifft, so sind längst Richtlinien aufgestellt, wonach in den Kriegslazaretten das Rote Kreuz eingesetzt wird, während die Schwestern der Diakoniegemeinschaft für die Reserve-Lazarette vorgesehen sind. Wir sind dankbar, daß ein erheblicher Teil unserer Schwestern in absehbarer Zeit in solchen zum Einsatz kommt. Obwohl im einzelnen Falle die in Aussicht genommene Schwesternzahl sehr gering ist. Es sind etwa 15 % unserer dienstfähigen Schwestern angefordert und längst bestimmt unter Gesichtspunkten, die uns gegeben worden sind, nämlich sie nach Möglichkeit nur an Ort und Stelle einzusetzen. [...]

Zweimal mahnt uns der Apostel 1. Kor. 7, 17 + 20 + 24: „Ein jeglicher bleibe in dem Beruf, in den er berufen ist!" Nicht, wo etwa Begeisterung und Liebe, mitunter auch Romantik und Schwärmerei ihn hintreibt. Nein, es kommt darauf an, ganz in der Stille und Verborgenheit treu den Platz auszufüllen, auf den uns der Herr hingestellt hat. Er „sucht nicht mehr an den Haushaltern, denn daß sie treu erfunden werden." Darum „ringet danach, daß ihr stille seid und das Eure schafft." 1. Th. 4,11.

Mit diesem herzlichen Wunsche grüßt Sie Ihr Pastor S.

■ DRK-Schwester Thekla Custodis, Hamburg, Auf jeden Fall bin ich dabei! In: Das Deutsche Rote Kreuz, 3. Jg., März 1939, S. 119

Der Text ist noch einmal abgedruckt in: Deutsches Rotes Kreuz, Jahrweiser 1941, S. 63.

Wenn ich ein Junge geworden wär,
ich stände längst beim Militär!
Als Infantrist, bei der Reiterei? –
Auf jeden Fall, ich wäre dabei!

Nun bin ich ein Mädel
Und wär' gern Soldat,
da wußt ich mir nur den einen Rat,
lern' helfen, lern' pflegen mit gütiger Hand,
und diene als „Schwester" dem Vaterland!

■ F. Grüneisen: Das Deutsche Rote Kreuz in Vergangenheit und Gegenwart, Potsdam-Babelsberg 1939

Die enge Verbundenheit mit der Wehrmacht legt allen Gliederungen des Deutschen Roten Kreuzes die mit besonderem Stolz erfüllte Verpflichtung auf, in Können, Haltung und Disziplin der Zweckbestimmung zu entsprechen. Für die DRK-Frauen ergibt sich dadurch nicht etwa der Anreiz zu Soldatenspielerei und burschikoser Vermännerung, die jedem soldatisch empfindenden Mann ein Greuel ist, ebenso wenig aber auch zu Sentimentalität und Weichmütigkeit. Worauf es ankommt, das haben die Schwestern im Weltkrieg gezeigt; sie bissen die Zähne zusammen, wenn es hart auf hart ging, und wußten die natürliche, frohsinnige Haltung zu wahren, die jede Frau auch unter einer Legion von Männern unantastbar macht und sich die Achtung schafft, die leicht zu behaupten und nur einmal, aber dann unwiederbringlich zu verlieren ist. (S. 139)

■ Polen. Aus einem Lazarettzug, in: Schwesternbriefe von allen Fronten, Berlin: Verlag des Deutschen Roten Kreuzes [1940], S. 14-19

[...] Endlich am Dienstagnachmittag waren wir an unserem Zielbahnhof angekommen. Ohne Verzug begannen wir mit der Beladung des Zuges und alle Verwundeten wurden schnell und zweckmäßig in den Wagen untergebracht.

Als die ersten Verwundeten in ihren Betten lagen, gab es für uns Schwestern gleich eine Fülle von Arbeit. Der Blutverlust und das Fieber hatten Durst hervorgerufen, der in aller Eile gestillt werden wollte. Weiter galt es dann die Wäsche, die teilweise den ganzen Polenfeldzug erlebt hatte, gegen frische, reine auszutauschen. Schließlich kam die größte und wichtigste Arbeit, die Versorgung der vielen, manchmal in Eile angelegten oder durch den Transport verschobenen und durchgebluteten Verbände. Da war es dann im Handumdrehen schon Abend und man-

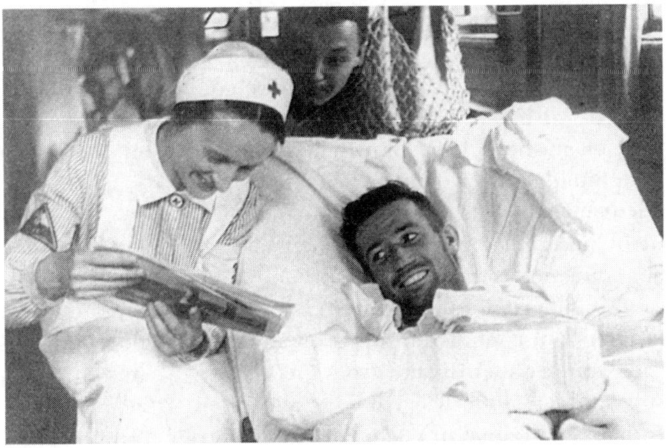

„Im Lazarettzug liest die Helferin dem Verwundeten etwas Heiteres aus der Zeitung vor ..." Friedrich Forrer, Sieger ohne Waffen. Das Deutsche Rote Kreuz im Zweiten Weltkrieg. Hannover 1962, Bildteil (© DRK Archiv – Bibliothek – Dokumentation)

cher unserer Soldaten brauchte ein schmerzlinderndes Mittel, um wenigstens während der Nacht etwas Ruhe zu haben und den Schmerz der Wunden zu vergessen. Manchen half ein liebes Wort oder eine Erinnerung an die Heimat oder ein Lichtblick auf die baldige Genesung.

Der neue Tag brachte alle diese Aufgaben in neuer Form und jeder neue Verband auf einer Wunde half den tapferen Soldaten ein bissel weiter, linderte ihre Schmerzen, zeigte ihnen, daß die Heimat den Soldaten an der Front auch wirksam zu helfen versucht. In rastloser Fahrt ging es der Heimat zu. [...]

Anfang Oktober wurden die ersten Verwundeten in unseren Lazarettzug gebracht, es war ein erschütterndes Bild, wie die 360 Schwerverwundeten eingeladen wurden. Um ½ 8 Uhr wurden die letzten im Zug untergebracht. Alle waren froh, daß sie wieder ruhig liegen konnten. Bei den Schwerverwundeten wurden gleich die Verbände gewechselt, und am ersten Abend mußten wir noch eine schwere Blutung stillen. Es mußte im fahrenden Zug genäht werden, es gelang aber gut. Der Verwundete mußte dann vom Operationssaal wieder bis zum Wagen 3 zurückgebracht werden, also durch zwölf Wagen mit der Trage bei einem ziemlichen Tempo des Zuges. Während der Nacht hatten wir Tabletten und Spritzen auszugeben. Obwohl Matratzen und Betten sehr gut waren, gab es doch für die Verwundeten Erschütterungen. Nach einer kleinen Ausruhpause ging es frühmorgens wieder mit dem Arzt durch die Wagen; wir haben verbunden von etwa ½ 8 früh bis nachts 2 Uhr. Dazwischen war nur eine Stunde zum Essen frei; wir wären vielleicht auch dazu nicht gekommen, wenn uns nicht unser fürsorglicher Chefarzt einfach abkommandiert hätte. Die Stillsten waren die Amputierten, es war ergreifend, wie die jungen Menschen einen nur groß ansahen. Viele waren dabei, die kurz vor dem Waffenstillstand verwundet wurden. Aber alle waren froh, in die Heimat zu kommen. Wir Schwestern haben getan, was in unseren Kräften stand, um den Verwundeten zu helfen, aber wir wären gerne jedem noch mehr gewesen, wären gerne noch mehr auf einzelne Wünsche eingegangen.

■ Glückliche Schwestern. Von Roberta Ripke, in: Das Deutsche Rote Kreuz, Jg. 5, April/Mai 1941

[...] „War es sehr schlimm, was Sie zu sehen bekamen, in all den Lazaretten, in denen Sie bisher tätig waren?"

„Gewiß", antwortet meine junge Nachbarin. „Wie sollte es anders gewesen sein als schlimm? Verwundete Kameraden: Männer, die Unglaubliches ertrugen; manche, die starben; manche, die eben erst getroffen waren. – "

„Und trotzdem sehen Sie so glücklich aus?"

„Das macht, weil wir helfen konnten. Stellen Sie sich vor: wenn wir nicht dagewesen wären! Oben schlugen die Splitter noch ins Dach ein. Die Soldaten fragten manchmal: Fürchten Sie sich nicht? Glauben Sie mir, es kam uns gar nicht der Gedanke an Angst. So glücklich waren wir, gebraucht zu werden. Gebraucht, wie wohl ganz selten mal ein Mensch."

„Seit ich Schwester wurde", fährt die kleine, stillere daneben fort, habe ich mir so etwas gewünscht. Und als ich die Verwundeten sagen hörte: Wie gut, daß Sie nur da sind, Schwester! – Und so weit vorn! – da wußte ich: es war die schönste Stunde meines Lebens."

„Manchmal war es schwer", sagt eine dritte. „Wir konnten doch nicht allen auf einmal helfen. Wie sollten wir denn, denn es waren doch zu viele. Da haben wir gelernt, was Kameradschaft ist. Taten sich die Verwundeten doch untereinander zusammen und haben uns mit zusammengebissenen Zähnen gezeigt, wer hier das Wasser, dort die Spritze am nötigsten hatte! Geben Sie erst dem Ka-

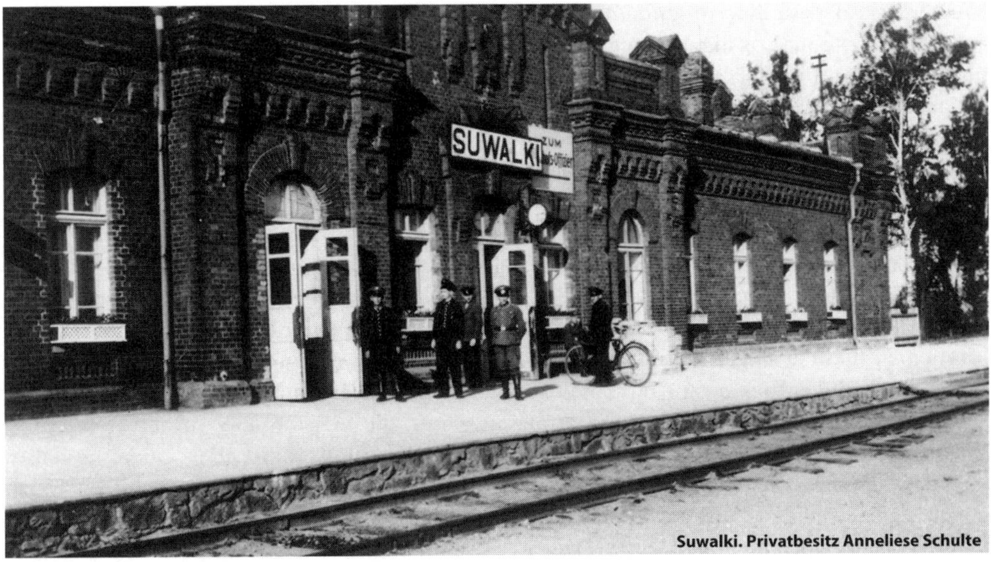

Suwalki. Privatbesitz Anneliese Schulte

meraden, Schwester, – ich höre noch den Kleinen, Blassen mit dem Oberschenkelschuß."

„Ja, wir dürfen dankbar sein", schließt die „Leitende", „wir haben unsern Einsatz ganz gekriegt. Vor wie vielen in der Heimat hat man das voraus!" [...] (S. 18)

■ Rotkreuzschwestern berichten von ihrem Kriegseinsatz, in: Deutsches Rotes Kreuz, Jahrweiser 1941, S. 61

[...] Damit hatte ich mein Examen als „Kriegsoperationsschwester" bestanden, und der Arzt sprach mir seine Zufriedenheit aus. Aber noch größer war die Leistung von Schwester Carla, die, während sie die Narkose machte, mit einer Umsicht alles überschaute und das Fehlende zwischen den Operationen schnell noch herbeiholte, Verbände noch für mich abwickelte, Schienen holen ließ usw. Vielleicht unbeabsichtigt, hat man in uns beiden zwei Menschen zusammengegeben, die sich in der Arbeit fabelhaft ergänzen. Von diesem ersten Tage an ist es bis heute stets so geblieben. Wir freuen uns am meisten, wenn wir tüchtig zu tun haben; es macht uns gar nichts aus, wenn wir um 10 Uhr abends nach dem Quartier gehen und um 11 Uhr wieder geholt werden. [...]

■ Anonym, Unsere Stunde! (22. 6. 1941) Typoskript, zur Verfügung gestellt von Anneliese Schulte

Sie kam und war auf einmal da, die Stunde unseres Einsatzes! Wir wußten, dass sie einmal kommen würde, und hatten ihr entgegen gewartet, seit wir die Ausrichtung dafür bekamen und unsere Feldausrüstung. [...] Wir spürten den Impuls der vorbereitenden Tat, wir hörten Tag und Nacht den rollenden Rhythmus der Kriegsstrasse zur nahen Grenze, den ewigen Marschtritt des deutschen Soldaten, unterbrochen von Motorgeknatter, vom Klang der Pferdehufe und vom Fahren der hunderttausend Räder. – Es war das Lied von Suwalki!

[...]

Unser Wollen straffte sich, eine vertiefendere Entschlossenheit beseelte alles. Der uns vom Schicksal gestellte, zusammengeballte Auftrag drängte zur Lösung. Es war gross, das hier miterleben zu dürfen. Wir standen bewußter noch unter der Fahne!

Diese große Stunde begann im Morgengrauen des 22. Juni 1941. Sonnenwende! – Schicksalswende?! Sie fand uns fast alle wach. Die letzten weckte das brüllend aufbrausende Motorengeräusch des Geschwaderfluges gegen den Feind. Eine Demonstration geschlossener Kraft. Vor dem erglühenden Morgenrot diese aufregende schwarze Wolke, die ein Stahlgewitter vorantrug. Ein großartiges, unvergessliches Bild der formierten Verbände geradewegs der aufgehenden Sonne zu.

Die Fenster klirrten, unsere Baracken erzitterten, fester noch fliegen unsere Herzenswünsche mit für den Sieg. Wir hörten den einsetzenden schweren Gechützdonner der Artillerie.

Drei Stunden später schon kamen die ersten Verwundeten vom Hauptverbandsplatz der nahen Front, knapp hinter der Grenze. Der erste Verwundete war ein Staffelkapitän, der um 5.30 Uhr eintraf und gleich in Empfang genommen wurde. Nur 18 km entfernt tobte der Kampf im Brennpunkt der gesamten Front.

Und nun begann das grösste unseres Erlebnisses. Bald, sehr bald, wurden es mehr und mehr Verwundete, – hundert – tausend, ein Sankra löste den anderen ab. Es war furchtbar, immer kamen noch mehr. Sehr bald war alles belegt, überbelegt. Sie lagen in der Vorhalle, auf dem Vorplatz. – Die vielen schattengebenden Birken auf diesem Vorplatz an dem unwahrscheinlich schönen Sonntag haben hier einst deutsche Soldaten gepflanzt, als sie im 1. Weltkrieg in Russland waren. – So scheint sich ein Ring zu schließen.

Langsam oder schneller sickerte Blut durch die Verbände, tropfte auf Tragen, Treppen, Boden, Fliesen. Bestes deutsches Blut, unter das man seine Hände breitete und doch nicht helfen konnte, wenn ein Schicksal sich vollendete. So teuer ist dieses Land erkämpft, so teuer! Dass wir das nie vergessen! Vorleben, Vorkämpfen ist gewiss gross und schwer, grösser aber und weit gewaltiger noch ist Vorsterben. Andächtig, zutiefst ehrfurchtsvoll und unauslöschlich dankbar stehen wir vor den jungen und tapferen Gesichtern, deren Haltung eben nur ein deutscher Soldat aufzubringen vermag. Wir knien zwischen den Tragen, und jeder ist uns nahe. Nahe wie der nächste Anverwandte, nahe wie der liebste Mensch. Es ist wunderbar! Wir alle pflegten schon, die meisten aber in der Heimat bisher. Hier draussen ist alles anders, ist näher und unmittelbarer, ist unzertrennbar, ist zusammenschweißender noch in all der Schwere dieser Stunde. Sie schenkt uns eine unverlierbare Formung in der Erkenntnis deutschen Wesens, in der Offenbarung deutschen, schlichten, ganz selbstverständlichen Heldentums. Sie liegen da, die Schwerverwundeten. Kaum ein Stöhnen, knapp ein Fragen, bescheiden eine Bitte. Nur ab und zu ein Blick: „Wann komme ich heran?" In selbstverständlicher Kameradschaft lassen sie die Schwerstverwundeten zuerst vor. Offiziere liegen neben der Mannschaft, Ältere neben Jüngeren, ganz Jungen, alle Waffengattungen durcheinander. Hier gilt jetzt nur noch der Soldat, der eben noch draussen für uns kämpfte, gilt der deutsche Mensch, der sich selbst zum Einsatz brachte.

Man kommt sich selbst so klein all diesem gegenüber vor. So gering ist es, was man selbst tun kann, jedes Wort scheint zu wenig, weil es nicht an das Geschehen heranreicht. Dieser Kampf ist größer als alle bisher. Eine Kriegsschwester von 1914 erzählt, dass es damals noch weit schlimmer war, weil sie plötzlich für 18 Tage zurück mussten. Das bedeutete hetzende Hast, das bedeutete den Wahnsinn einer Flucht mit Verwundeten. [...] Die Zuversicht ist von vornherein gleich so ungeheuer gewesen, wenn selbst wir schon ganz vorn eingesetzt waren.

Anneliese Schulte zufolge stammt dieser Text von einer Reporterin, die sich in der Zeit des Überfalls auf die Sowjetunion am 22. Juni 1941 in Suwalki (Polen) aufhielt. Diese verteilte einen Durchschlag des Textes an die anwesenden Schwestern.

■ Tagebuchblatt über Afrika.
Von Schwester L.E., in: Das Deutsche Rote Kreuz, Jg. 6, Oktober 1942

„... Aufstehen!" die Stimme des UvD. ist nicht zu überhören. Ein Blick auf die Armbanduhr: 5.30 Uhr. Alle raus! In unserem Bunker wird es lebendig. Ein Kerzenflämmchen nach dem andern flackert an, und wir rüsten uns zur Fahrt „nach Hause". Wir Schwestern haben nämlich unser „Schlafgemach" 10 Kilometer von der Stadt entfernt, in einem jener gewaltigen Felsbunker, von denen aus vor noch nicht allzu langer Zeit Stadt und Hafen durch die Engländer verteidigt wurden, bis sie schließlich doch unseren Landsern das Feld räumen mußten. [...]

Vor dem Bunker steht unser Vehikel, ein englischer Beuteomnibus, dem man es ansieht, daß er schon manchen Sturm erlebt hat. Er keucht zwar mächtig und rattert zum Steinerweichen, aber er bringt uns doch alle Tage treu und brav zum Lazarett. [...]

Nun ist das Lazarett erreicht, und wir sind alle froh, wenn wir hören, daß es in der Nacht keine besonderen Bombenschäden gegeben hat. Jetzt geht es aber an die Morgentoilette. An das Zahnputzwasser haben wir uns immer noch nicht gewöhnen können, denn es ist arg salzig, und mit dem Wasser in der winzigen Emailleschüssel ist es auch nicht so sehr weit her, aber es ist halt nicht mehr Wasser pro Kopf da. Eigentlich müßte man sagen, „pro Nase", denn sehr viel weiter reicht es nicht.

Nach dem Kaffee geht's an die Arbeit. Vor dem Bau sitzen schon unsere Landser, die in der Ju abtransportiert werden sollen. Sie strahlen übers ganze Gesicht, weil sie reisen können. Sie sind frisch verbunden worden und warten nun mit einer Zwiebacktüte und einer Büchse Milch als Reiseproviant auf das Auto, das sie zum Flugplatz holen soll. Meistens dauert es nicht länger als eine Stunde, und dann brausen die Ju's über unsere Köpfe dahin, so niedrig, daß wir unseren Landsern noch einen Gruß zuwinken können.

Im Saal liegen die Schwerverwundeten, die nun gebettet und auch sonst versorgt werden müssen. Aber auch hier gibt es ein paar strahlende Gesichter, bei denen nämlich, die keine hohe Temperatur haben und nun liegend im Flugboot transportiert werden können. Ungeduldig warten sie, daß es 11 Uhr wird und der Flug nach Europa in die Heimat beginnt.

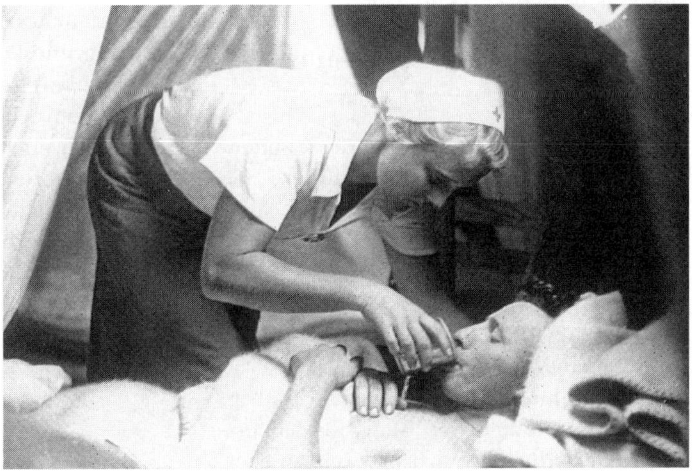

„Der Krieg in Afrika hat ein anderes Gesicht ... Das Lazarett ist Hauptverbandsplatz, der Hauptverbandsplatz ist Lazarett – eine kleine Zeltkolonie wie diese in der Wüste zwischen Derna und Tobruk, in der sich die DRK-Schwester mit einem belebenden Getränk über den Verwundeten neigt."
Friedrich Forrer, Sieger ohne Waffen. Das Deutsche Rote Kreuz im Zweiten Weltkrieg. Hannover 1962, Bildteil (© DRK Archiv – Bibliothek – Dokumentation).

Die leeren Plätze werden bald wieder mit neuen Verwundeten belegt und jeden Tag wiederholt sich unsere schöne Aufgabe immer wieder, zu helfen und zu lindern: vom Wüstensand säubern, verbinden, Durst und Hunger stillen und tröstliche und aufmunternde Worte sagen.

Es ist zu nett, immer wieder zu sehen, wie die einzelnen Soldaten es aufnehmen, wenn sie hier plötzlich von Schwesternhänden versorgt werden. „Ja, gibt's das denn auch?" hören wir immer wieder, „deutsche Schwestern in der Wüste?" Einmal beobachtete ich, wie ein Soldat heimlich seinen Kameraden anstieß und leise sagte: „Du, sei mal ganz still, da spricht eine deutsche Frau, das ist wie Musik!"

Als Schwester in Afrika! Wie habe ich mich danach gesehnt, es sein zu dürfen. Wie schwer ist es, in all dem Primitiven, mitten in Sand und Wüste, und wie schön ist es zugleich. Wieviel Freude bringt die Pflege der Verwundeten! Da ist wohl keine von uns, die nicht stolz und dankbar wäre, zu einem kleinen Teil dieses gewaltige Stück Geschichte so aus der Nähe miterleben zu dürfen.

■ Susi Teubner-Scharping: Deutsche Schwestern – dass ihr schon da seid! Eine Rotkreuzschwester über ihren Kriegseinsatz in Griechenland, in: Jahrweiser Deutsches Rotes Kreuz 1942, S. 37-39

[...] Sie sitzt uns gegenüber mit der frischen, gebräunten Farbe, mit der alle unsere Soldaten aus dem Süden zurückkehren. Aber ihr Gesicht ist verschlossen, die Augen sehr ernst.

Sie sagt: „Ich werde Sie mit meinen Erzählungen kaum zufriedenstellen. Wie soll ich Ihnen meine Arbeit schildern? Wenn 50 Menschen einen brauchen, ist man traurig, nur zwei Hände zu haben. Man hilft dem ersten, dem Bedürftigsten. Der zweite wartet, der dritte, der vierte – es kann alles nicht schnell genug gehen. In Worten ist das überhaupt nicht zu beschreiben. Und vorstellen kann es sich niemand, der es nicht mitgemacht hat.

„Gehören Sie zu den ersten deutschen Schwestern in Athen?"

„Ja, wir 8 DRK-Schwestern, die zu einer Luftwaffensanitätsbereitschaft gehören, sind die ersten, die nach Athen kamen. Vorher waren wir in Rumänien und Bulgarien. Und – die Fahrt durch den Balkan – das ist etwas, wovon ich als eindrucksvollem Erlebnis sprechen kann. Das war schön."

In ihre dunklen Augen kommt ein Leuchten von innen heraus.

„Nicht nur wegen der interessanten Landschaft, durch die wir fuhren, nein, weil unser Kommen alle Soldaten so froh machte. Die Offiziere sprangen aus dem Wagen. Sie wollten uns die Hände drücken. Sie trauten ihren Augen kaum. Deutsche Schwestern – daß ihr schon da seid! Glauben Sie, daß die Tatsache, allein durch seine Gegenwart eine solche Freude auszulösen, ein stolzes und beglückendes Gefühl in einem weckt?"

„Wie fanden Sie in Athen die Arbeitsmöglichkeit vor?"

„Zuerst konnten wir uns nur ein behelfsmäßiges Lazarett einrichten. Jetzt sind wir in der Universitätsklinik, in der anfangs allerdings manches mangelte. Sie hatte z.B. keine Heizung und kein Warmwasser. Es war also viel vorzubereiten, um sie deutschen Ansprüchen entsprechend einzurichten. Zunächst fanden wir auch noch Verwundete von den Balkankämpfen zur Pflege vor.

„Freizeit hatten Sie wohl kaum?"

„Nein, überhaupt nicht."

Es ist das einzige Mal während unserer Unterhaltung, daß die Schwester herzlich zu lachen anfängt.

[...]

■ **Erika Gerstung: Aus Kriegsbriefen einer Feldoberin, in: Der Ruf der Stunde. Schwestern unter dem Roten Kreuz, herausgegeben von der Oberinnen-Vereinigung im Deutschen Roten Kreuz, Stuttgart 1963, S. 118 – 121**

Charkow, den 18.6.1942
... Schrecklich bei uns, Mutter, nein, das ist es nicht. Die Stadt ist ein Heerlager. Aber lauter frohe Gesichter voll Freundlichkeit und Vertrauen. Du solltest mal die leuchtenden Augen sehen, wenn sie von Panzern und Autos herunterrufen: „Tag, Schwester!" Die Lazarette, ja, wenn man zum Zusehen da wäre, da wär's schlimm. Aber wir sind doch da, um zu helfen und haben gar keine Zeit, unser Herz weich werden zu lassen. Heute sagte gerade eine Schwester: „Und wenn es aus drei Sälen gleichzeitig ‚Schwester' ruft, dann werde ich immer nur froher, weil ich helfen kann." [...]

18.8.1942
Liebe Mutter!
Es ist fünf Uhr früh. Auf der Schwelle meines Panjehäuschens sitzend, schreibe ich dir. Die Schwestern sind längst in der Arbeit. Ich habe unser Häuschen saubergemacht, d.h. mit einem Wermutstrauch ausgefegt. Wir stecken nun tief in Arbeit und unaussprechlicher Primitivität. Aber wir können helfen wie noch nie.

Es ist schrecklich heiß und überall der unvorstellbare Staub! Gestern habe ich den Schwestern erlaubt, ohne Strümpfe zu gehen; denn sie können sie weder stopfen noch waschen. [...]

29.8.1942
[...] Die meisten Schwestern sind zur Zeit hier. Bislang war schlecht für sie gesorgt worden. Da konnte ich nun gleich eingreifen und manches zurechtbiegen. Ich laufe von morgens bis abends im Gelände herum, habe mit Chefarzt und Stationsärzten zu reden, ihnen Vorschläge zu machen, sehe nach den Schwestern, stecke hier und da mal eine ins Bett, wenn sie in krankem Zustand weiterarbeiten will, verhandele in der Küche mit den Zahlmeistern, verteile Luftpostmarken, zahle Geld aus usw. Zwischendurch bin ich dann wieder einen Tag oder zwei unterwegs zu anderen Lazaretten, um dort nach dem Rechten zu sehen. Es fährt viel auf den Ar-

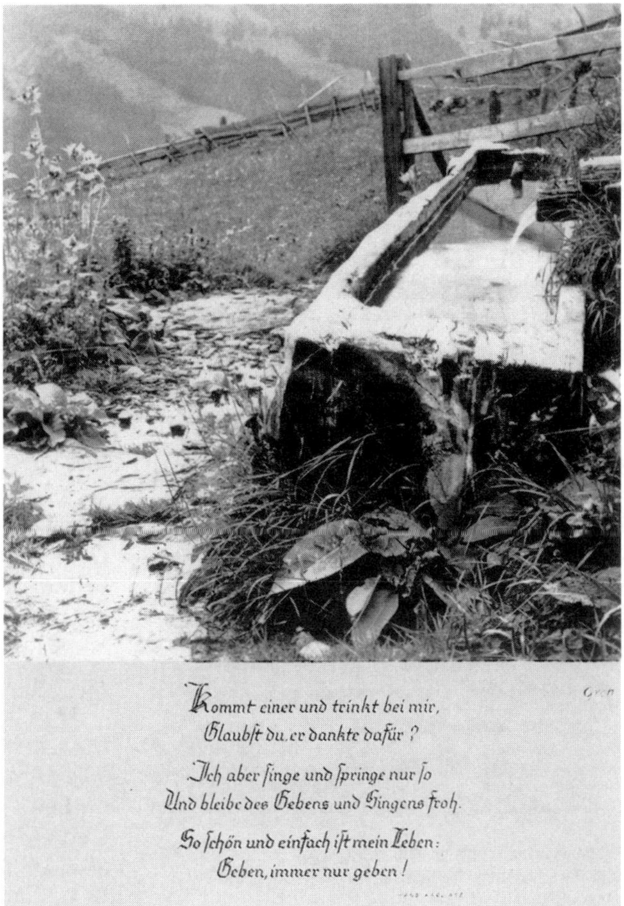

Badische Schwesternschaft vom Roten Kreuz (Luisenschwestern) e.V., Karlsruhe

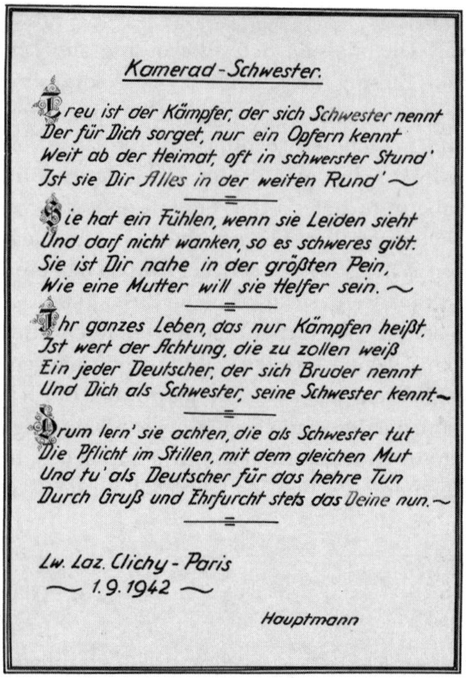

Kamerad-Schwester.

Treu ist der Kämpfer, der sich Schwester nennt
Der für Dich sorget, nur ein Opfern kennt
Weit ab der Heimat, oft in schwerster Stund'
Jst sie Dir Alles in der weiten Rund' ~

Sie hat ein Fühlen, wenn sie Leiden sieht
Und darf nicht wanken, so es schweres gibt.
Sie ist Dir nahe in der größten Pein,
Wie eine Mutter will sie Helfer sein. ~

Jhr ganzes Leben, das nur Kämpfen heißt,
Jst wert der Achtung, die zu zollen weiß
Ein jeder Deutscher, der sich Bruder nennt
Und Dich als Schwester, seine Schwester kennt ~

Drum lern' sie achten, die als Schwester tut
Die Pflicht im Stillen, mit dem gleichen Mut
Und tu' als Deutscher für das hehre Tun
Durch Gruß und Ehrfurcht stets das Deine nun. ~

Lw. Laz. Clichy - Paris
~ 1.9.1942 ~

Hauptmann

Badische Schwesternschaft vom Roten Kreuz (Luisenschwestern) e.V., Karlsruhe

mee-Vormarschstraßen, und jeder Fahrer strahlt, wenn er einmal einer Schwester helfen kann, indem er sie ein Stück Weges mitnimmt. Mit dem Armeearzt arbeite ich gut zusammen. Er weiß etwas mit einer Feldoberin anzufangen. Er kommt, fragt, wendet sich an mich, gibt mir auch seine Befehle weiter. So wird die Sache schon gehen. Ich kann anfangen aufzubauen ...

Von Land und Leuten könnte ich viel erzählen. Die Menschen wohnen in Erdhöhlen. Dromedare tragen die wenigen Dinge, die sie zum Leben brauchen, zu ihren Behausungen. Darum ist hier auch nichts. Was wir nicht in unseren Koffern haben, das gibt es eben nicht. [...]

Meine Fahrten durchs Land sind eindrucksvoll, wenn auch Stunden um Stunden nichts zu sehen ist als Distelfelder. Aber die Weite, der Himmel, die Urgestalt der Erde! – Tausende von Gefangenen sah ich durch die Glut laufen, nur von ein paar Ukrainern bewacht ...

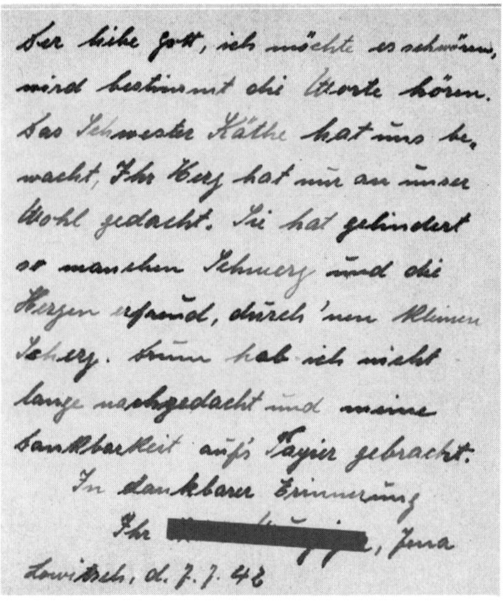

Der liebe Gott, ich möchte es schwören,
wird bestimmt die Worte hören.
Das Schwester Käthe hat uns be-
wacht, Ihr Herz hat nur an unser
Wohl gedacht. Sie hat gelindert
so manchen Schmerz und die
Herzen erfreut, durch 'nen kleinen
Scherz. Drum hab ich nicht
lange nachgedacht und meine
Dankbarkeit aufs Papier gebracht.
In dankbarer Erinnerung
Ihr [redacted], Jena
Lowitsch, d. 7.7.42

Poesiealbum von Soldaten für eine Schwester.
Badische Schwesternschaft vom Roten Kreuz (Luisenschwestern) e.V., Karlsruhe

■ Günther Petry, Schwester ... !
In: Das Deutsche Rote Kreuz, 6. Jg., Oktober 1942, S. 232

Ihm war als finge diese lange Nacht
von seiner Wunde plötzlich rote Flammen –
und einsam sänke vor der Übermacht
erglühter Trümmer seine Kraft zusammen.
Da tat sein Mund wie eine Tür vom Wind
Ganz ungestüm sich auf und aus gepreßter,
bedrängter Kehle tastet sich wie blind
ein Wort nach Hilfe durch die Stille:
„Schwester!" –
Wie nun die Schwester dem zerschossenen Bein
Die Liebe mütterlicher Hand gegeben,
da glänzte wundersam im Kerzenschein
ihr heil'ndes Wesen weit ihm übers Herz.
Und wie ein Rückweg in das junge Leben
erschien ihr Lächeln seinem bitt'ren Schmerz.

■ Helfende Hände, herausgegeben vom Deutschen Roten Kreuz Präsidium. Text- und Bildgestaltung: DRK-Wachtführerin Sagawe, Berlin 1943

Geleitwort

Mit dem Buch „Helfende Hände" will das Deutsche Rote Kreuz einen Einblick in die Vielseitigkeit der Aufgaben und Leistungen seiner Einsatzkräfte geben. [...]

Gütig und umsichtig zufassende Hände der im Sanitätsdienst der Wehrmacht eingesetzten Schwestern und Schwesternhelferinnen strecken sich den Verwundeten und hilfsbedürftigen Frontkameraden entgegen. Unter der mitwirkenden Betreuung der Schwestern gehen die Verwundeten in den Kriegs- und Reservelazaretten ihrer Genesung entgegen. Helfer und Helferinnen erfüllen in wacher und fröhlicher Bereitschaft ihre Pflicht.

Sie lassen die Soldatenheime, erfüllt von Wärme, Geborgenheit und Behaglichkeit, wirklich zu Inseln der Heimat werden, zu Stätten der Erholung und der inneren Einkehr.

In den Verpflegungseinheiten am Schienenstrang spenden sie vom hohen Norden bis zur Ägäis, vom Atlantik bis in die Steppen des Ostens Erquickung für Leib und Seele. Abertausende von volksdeutschen Heimkehrern und Umsiedlern, von Flüchtlingen und Vertriebenen haben „Erste Hilfe" erfahren und im Bereitschaftslazarett des DRK Krankheit und Seuche überwunden.

Die Hilfsbereitschaft des Roten Kreuzes erweist sich in besonderem Maße an den Kriegsgefangenen und Zivilinternierten in Feindesland. Ein Strom der Dankbarkeit wird ihm aus allen Schichten des Volkes entgegengetragen, wenn seine unablässigen Bemühungen und Nachforschungen nach Verschollenen und Vermißten von Erfolg gekrönt sind. Die Durchführung dieser Aufgabe neben wichtigen anderen in den besetzten Gebieten hat auch in den Herzen der betreuten Ausländer lebendigen Widerhall gefunden.

Im totalen Kriegseinsatz des deutschen Volkes sind die helfenden Hände gelebte Tat von Männern und Frauen unter dem Zeichen des Roten Kreuzes. In ihrem freiwilligen und unerschrockenen Einsatz für die große Idee des Roten Kreuzes geben sie allen denen ein Vorbild, die in diesem Kriegseinsatz selbstlos sich unserem Vaterland zur Verfügung stellen wollen.

Sie folgen der Parole des Führers: „Rotkreuzarbeit ist selbstloser Dienst an Volk und Vaterland in ständiger Hilfsbereitschaft. Ich rufe alle Deutschen auf, diese Arbeit zu fördern!"

Das Deutsche Rote Kreuz Präsidium

■ Bewähren wir uns? Ein Wort an unsern DRK-Nachwuchs von DRK-Schwester Margarete Pawelzig, in: Das Deutsche Rote Kreuz, Jg. 8, 1944

[...] Wenn irgendeine Zeit die Erfüllung des Schwesternberufes gewährleistet, dann ist es die heutige, in der sich zeigen soll, ob die

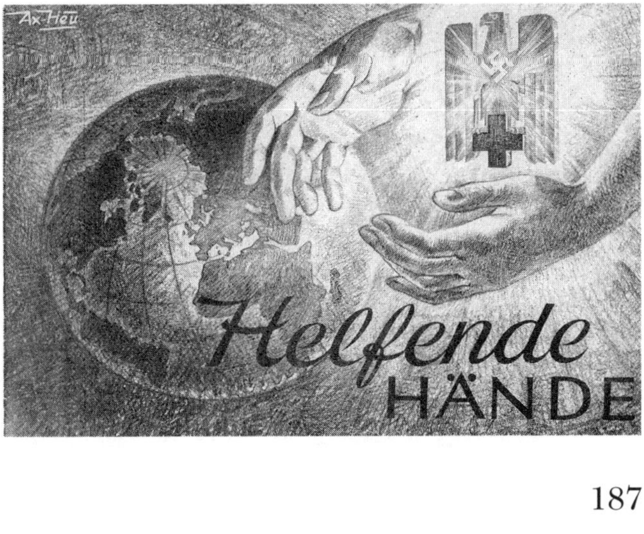

Helfende Hände, hg. vom Deutschen Roten Kreuz Präsidium. Berlin 1943, Titelblatt

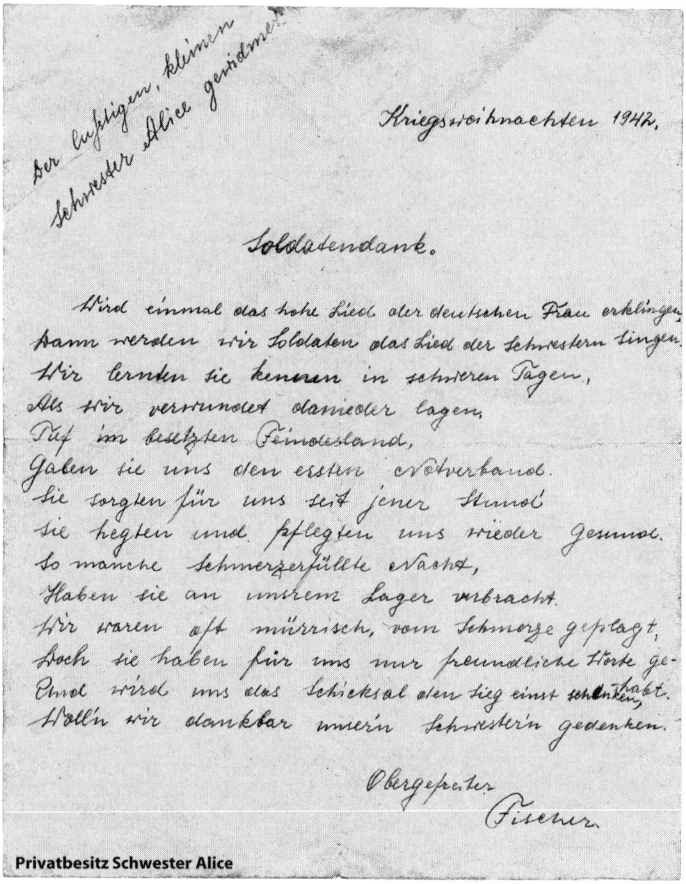

Der lustigen, kleinen Schwester Alice gewidmet.

Kriegsweihnachten 1942.

Soldatendank.

Wird einmal das hohe Lied der deutschen Frau erklingen,
dann werden wir Soldaten das Lied der Schwestern singen.
Wir lernten sie kennen in schweren Tagen,
Als wir verwundet danieder lagen,
Tief im besetzten Feindesland,
Gaben sie uns den ersten Notverband.
Sie sorgten für uns seit jener Stund
sie hegten und pflegten uns wieder gesund.
So manche schmerzerfüllte Nacht,
Haben sie an unserem Lager verbracht.
Wir waren oft mürrisch, vom Schmerze geplagt,
Doch sie haben für uns nur freundliche Worte gehabt.
Und wird uns das Schicksal den Sieg einst schenken,
Woll'n wir dankbar unsern Schwestern gedenken.

Obergefreiter
Fischer

Privatbesitz Schwester Alice

Schwester in Wahrheit Hüterin unserer Volksgemeinschaft oder nur ein Mietling ist. [...]

Vergessen wir doch nie, daß im deutschen Volk der Begriff „Schwester" untrennbar ist von den Begriffen ununterbrochener Einsatzbereitschaft, des Könnens und einer im umfassendsten Sinne des Wortes untadeligen Haltung und Sauberkeit. Je nachdem, ob sie diesem Bilde entspricht, wird sie anerkannt oder abgelehnt. Wenn sich einmal hier oder dort Niedergeschlagenheit oder Unmut in kritischen Worten der Schwester gegenüber Luft macht, so erwartet auch der Verzagteste im Inneren seines Herzens, daß die Schwester ihm dabei *nicht* zustimmt. Im Grunde will er doch von ihr hören, daß es nicht so schlimm sei, wie es durch seine Brille gesehen im Augenblick den Anschein hat. Er hofft auf ein aufrichtendes Wort, das er später weitergeben kann. „Die Schwester hat auch gesagt ..." [...] (S. 110)

■ Hertha Cabanis,
Das Licht in den Händen.
Die Geschichte der Schwester Bettina (Roman), Stuttgart 1951 (hier: 2. Auflage 1956)

Bettina hatte das Besondere ihrer Stellung unter den Menschen oft bedacht und fand, daß es gut war, dem Kampf der Rassen und Klassen enthoben zu sein. Sie war nicht reich, nicht arm, nicht Herrin, nicht Dienerin, sie war Schwester der Leidenden, stammten sie aus Hütten oder Palästen. Sie wünschte Gerechtigkeit für die Menschen, für alle Kreatur. [...] sie wußte, daß jeder im eigenen Gewissen den Austrag bringen müsse und daß es (S. 211) mit großen Reden nicht getan war. Sie liebte ihre Heimat, ihre Sprache, doch auch über einen Neger hätte sie sich helfend, pflegend gebeugt, wenn er litte, und ihre Sorgfalt wäre die gleiche gewesen wie allen anderen Geschöpfen gegenüber. Die Sprache des Herzens, stand sie nicht über denen der Nationen, unerlernbar, eingeboren! Und war dieses nicht so selbstverständlich, daß kein Zweifel sich deswegen zu erheben brauchte? (S. 212)

[...]

Da ist das Feldlazarett im Mittelabschnitt der Front im Osten. Neben vielen Sanitätern sind nur ganz wenige Schwestern dort im Einsatz. Bettina ist für eine Weile hinbeordert. Ach, die zerfetzten Leiber, die zertrümmerten Hirnschalen! Drei Tage und drei Nächte lang operierende Ärzte, ohne daß ihnen ein Augenblick des Schlafes vergönnt ist. Schließlich schwanken, taumeln sie vor Müdigkeit, und (S. 230) alle aufpeitschenden Mittel versagen. Blut fließt über Bettinas Hände. Die Verdurstenden rufen nach der Mutter. Aus dem Munde erwachsener bärtiger Männer dringt es stöhnend: „Mutter, Mutter ... hilf mir!" Laute sind es, die aus der Tiefe der Seele stammen, aus jenen Schichten, die ein Leben im Alltagsgetriebe, ein Leben in Kasernen, Baracken, Zelten und Schützengraben wohl zu verschütten, aber nicht auszutilgen vermag.

Bettina sieht sich vielem gegenüber, was unverhüllt aufsteigt aus dem Urgrund der Seele, und es ist ihr, als würde sie um Jahre älter im Taumel dieses Erlebens. (S. 231)

[...]

Eine Reihe von Kraftwagen, gezeichnet mit rotem Kreuz auf weißem Grund, biegt in den Hof, ein neuer Transport! Jeder Gedanke an Eigenes tritt zurück, weicht einer fieberhaften Geschäftigkeit, die erst enden kann, als Mann für Mann gesäubert, verbunden und gestärkt in den Betten liegen, als der Operationsraum gescheuert und der Wirrwarr von Blut und Fetzen, von Geräten und Mixturen einer sachlichen Ordnung Platz gemacht hat. Todmüde begibt sie sich nun selbst zur Ruhe, die zuweilen unterbrochen wird von gedehnten stöhnenden Lauten, die wie klagende Weisen dieses Landes an ihr Ohr dringen.

Aber es sind ja gar nicht die Männer, welche stöhnen, ist sie es etwa selber? Liegt sie auf Steinen des Südens, nicht auf dem schmalen harten Lager einer Feldschwester im Osten? Wer klopft und hämmert und reißt sie aus den Bildern ihres Lebens? (S. 240)

[...]

Grelles Licht der Scheinwerfer fällt auf den Operationstisch, es ist nach Mitternacht, doch Dr. Funke ist hellwach, die weißgekleideten Helfer, die um ihn herumstehen, wissen, worauf es ankommt – auch Bettina ist fern aller Müdigkeit. Sie ist ganz auf ihre Aufgabe (S. 246) gerichtet, und erst als Blutübertragung und Amputation beendet sind, schweift ihr Auge über die Hände des Arztes; sie sind anders als die Christiansens, es sind angenehme geschickte Hände, doch so verschieden von denen, die sie das letztemal am Werk sah, als sie beide wie Bruder und Schwester nebeneinander knieten auf der Landstraße, die sich in eine Hölle verwandelt hatte. Warum denkt sie das eigentlich? Ist nicht alles Persönliche fast ausgelöscht in dem großen, sich drehenden Kreis, der aus Morgen und Abend, aus Tag und Nacht besteht – und man weiß nicht, wie man ihn nennen soll. Pflicht? Leid? Er begreift das eine und andere in sich mit einer Ausschließlichkeit, die nichts sonst duldet. (S. 247)

In diesem Schwesternroman wird die Entwicklung einer Rotkreuzschwester vom Entschluss zu dieser Berufswahl und Lebensform über die Arbeit in Friedenszeiten bis zum Kriegseinsatz beschrieben, bei dem sie beinahe zu Tode kommt. Bettina wirkt, obwohl sie mit Themen konfrontiert wird, die die Schwestern im zivilen wie im Kriegseinsatz bewegt haben, weltentrückt und vermittelt ein stark überhöhtes Berufsethos. Sie ist ein – literarischer – Idealtyp der unpolitischen (Rotkreuz)Schwester.

→ (Siehe auch: Der Romanführer, hg. von Jonannes Beer, Teil III, Stuttgart 1952, S. 129 f.

→ Von Hertha Cabanis, geb. 1891 in Itzehoe, liegen außerdem vor: Die verborgene Kraft (Roman, 1954) und Lebendiges Handwerk (1964).

■ Lilly Krischjahn, Das große Vorbild, In: Der Ruf der Stunde. Schwestern unter dem Roten Kreuz. Hg. von der Oberinnen-Vereinigung im DRK, Stuttgart 1963, S. 104-105

[...] Den Namen Elsa Brändström hörte ich zum ersten Mal in meinem Elternhaus. Mit großer Verehrung erzählte meine Mutter von dem Leben und segensreichen Wirken dieser Krankenschwester und besonders von ihrem mutigen Einsatz bei den deutschen Kriegsgefangenen in Sibirien. Was ich da hörte, beeindruckte mich tief.

Über zwei Jahrzehnte waren indessen vergangen. Es war Winter 1941/42 in Gatschina vor Petersburg. Hier waren einst im Sommerschloß des Zaren rauschende Feste gefeiert worden. Jetzt hatte Gatschina ein ganz anderes Gesicht bekommen. Es lag unter schwerem Beschuß aus Kronstadt. Unser Einsatz war bedrückend. An eine geordnete Krankenpflege war unter den gegebenen Verhältnissen nicht zu denken. Was uns blieb, um Erste Hilfe zu leisten, war die Sprache des Herzens.

Und hier begann das Erlebnis.

Ein Verwundeter dankte mit der Frage: „Sind Sie eine Elsa Brändström, Schwester?“ – Plötzlich war der „Engel von Sibirien“ wieder unter den Soldaten und Schwestern. Der verwundete Major hatte im ersten Weltkrieg als junger Fähnrich zu Elsa Brändströms Schützlingen gehört. Nun stand ihr Bild leuchtend aus seiner Erinnerung auf. (S. 104)

[...] Am 4. März 1948 schloß Elsa Brändström die Augen. Sie wird für immer ein Vorbild für alle Schwestern vom Roten Kreuz bleiben. (S. 105)

3.3 Erlebnisse, Beschreibungen, Erfahrungen

Erinnerungen

Es handelt sich um schriftliche Erinnerungen, die zum Großteil in den vergangenen zehn Jahren entstanden sind. Viele beruhen nach Auskunft der Verfasserinnen auf Briefen und Tagebüchern oder anderen Materialien. Häufig sind es Mischformen. Die meisten sind nicht veröffentlicht oder allenfalls in geringer Auflage in kleinen Verlagen. (Das bedeutet i.d.R., dass dafür ein erheblicher finanzieller Beitrag zu leisten ist.) Die Motivation, Erinnerungen aufzuschreiben, kann sehr unterschiedlich sein. Manchmal ermuntern Kinder ihre Mütter, manchmal auch die Rotkreuzschwesternschaften eine ehemalige Kriegsschwester dazu. Es kann darum gehen, Erinnerungen aufzubewahren, oder um den Versuch, sich Gehör zu verschaffen, die damalige Haltung zu verteidigen, oder darum, sich einer anderen Generation verständlich zu machen, die mit Desinteresse oder mit wütender bzw. ängstlicher Abwehr reagiert.

Wichtig ist zu beachten, dass der Zeitpunkt der Abfassung der Erinnerungen und die möglichen Adressaten eine große Rolle spielen. Die Intention der Schreiberinnen, das Bild, das sie von sich selber entwerfen möchten, die Erwartungshaltung der möglichen LeserInnen, beider unterschiedliche Fähigkeit und Bereitschaft, sich mit ihrer Geschichte auseinanderzusetzen, inzwischen gewonnenes Wissen, veränderte Wertungen, eine Überformung der einstigen Erlebnisse durch spätere Erfahrungen, all dies spielt eine Rolle und ist bei der Lektüre zu berücksichtigen.

■ Elfriede Schade-Bartkowiak, Sag mir, wo die Blumen sind ... Unter der Schwesternhaube. Kriegserinnerungen einer DRK-Schwester im II. Weltkrieg an der Ostfront, Hamburg: Jahn & Ernst Verlag 1989

Die Ideologie der ‚Stolzen Trauer‘ ging um. [...] mich brachte sie dazu, auf Mittel und Wege zu sinnen, wie ich das Andenken an den Panzermann besser ehren könnte als hier an der Heimatfront.

So fand ich mich denn bald darauf in der Schwesternschule des Roten Kreuzes in Weimar wieder, wo man uns in der Hälfte der Zeit, die dafür normalerweise benötigt wurde, durch Theorie und Praxis paukte – ähnlich wie bei den Jungens mit ihrem Frontabitur. (S. 12)

Ein Dreivierteljahr später stand ich am Fenster eines Fronturlauberzuges und sah in die Dämmerung hinaus. [...]

Das Land draußen faszinierte mich, erregte mich bis in die Fingerspitzen. Die Fremde und das Abenteuer, denen ich jetzt entgegenfuhr.

Ich war jung und unerfahren damals und steckte bis zum Rand der Schwesternhaube voller Ideale und Erwartungen. Die Anrede „Schwester“ war mir ja inzwischen vertraut. Ebenso wie das Kleid, die Schürze und die Haube. Nur der harte Gummikragen war neu, der den Hals wundscheuerte, und das Kostüm mit den Kragenspiegeln und der Rot-Kreuz-Armbinde. Und dann die Feldausrüstung mit Brotbeutel, Feldflasche, Gasmaske und die Erkennungsmarke, die ich in einem Lederbeutelchen um den Hals trug.

Endlich hatte ich es geschafft! Ich war auf dem Weg an die Front. Der Krieg würde nicht zu Ende gehen, ohne dass ich dabei war, ohne dass auch ich meine Bestes gegeben hatte, um dem Vaterland zu dienen. (S. 13)

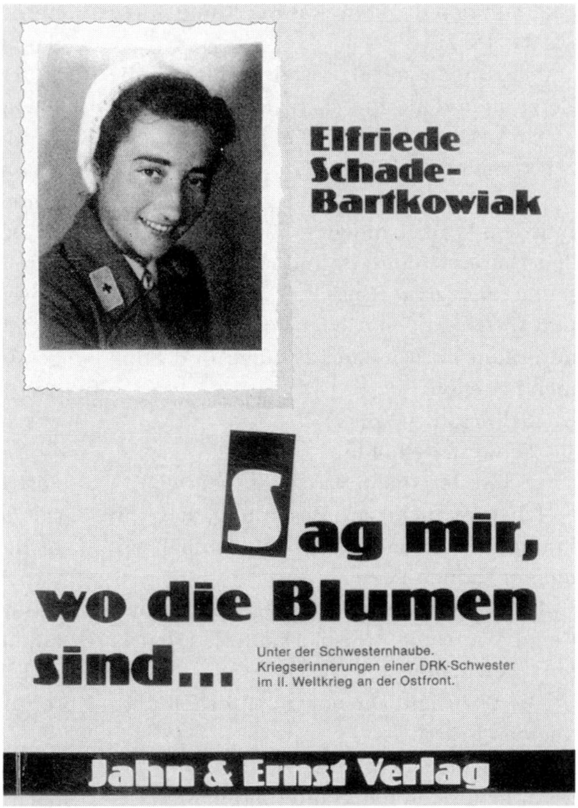

Elfriede Schade-Bartkowiak, Sag mir, wo die Blumen sind ... Unter der Schwesternhaube. Kriegserinnerungen einer DRK-Schwester im II. Weltkrieg an der Ostfront. Hamburg: Jahn & Ernst Verlag 1989

Jetzt war ich unterwegs in Rußland.

Und ich musste daran denken, während das Rollen und Stampfen der Räder schon kaum mehr in mein Bewußtsein drang, wie schon als kleines Kind der Name Rußland einen ungeheuren Zauber auf mich ausgeübt hatte. (S. 14)

Am Abend schon sollte mein Dienst als Nachtschwester auf der „Großen Chirurgie“ [in einem Kriegslazarett südlich von Dnjepropetrowsk, Sommer 1942] beginnen. (S. 21)

Ich zitterte vor Aufregung bei dem Gedanken, daß man mir meine geringe Erfahrung anmerken könnte. Geringe Erfahrung! Lachhaft! Überhaupt keine Erfahrung mit Frischverwundeten. Würde ich auch die Betten richtig machen können, ohne dem Patienten wehzutun? Würde ich die Verordnung richtig ausführen und nichts vergessen oder falschmachen? Sicherlich würde ich anfangs nur mit einer älteren, fronterfahrenen Schwester mitlaufen. Hoffentlich war sie nett und ließ mich einmal etwas anderes tun als nur Bettenbauen, Putzen und Schiebertragen! Sicherlich waren die Soldaten hier nicht so lustig wie im Heimatlazarett, sie mußten ja müde sein vom Kampf. [...]

„Ja – aber – Schwester Hedwig! Bin ich denn alleine?“

„Natürlich, hat man Ihnen das nicht gesagt? – Ach – keine Angst! Ich bin ja noch ein paar Stunden da, wenn was ist ..." und – weg war sie. (S. 22)

Ich zündete mit flatternden Händen die Kerze an und machte mich auf den Weg.

Und damit begann die grauenhafteste Nacht meines Lebens.

***

In jedem Winkel, in jedem Zimmer des großen Hauses stöhnte es und rief es. Bleiche, schmerzverzerrte Gesichter tauchten auf und verschwanden wieder im Dunkel. Hände griffen nach meiner Schürze und Stimmen bettelten:

„Schwester – Wasser!"

„Schwester – hilf mir!"

„Schwester – mein Bauch! Es tut so weh!"

Ich kam nicht zur Besinnung, lief von Zimmer zu Zimmer, treppauf, treppab mit meiner kleinen Kerze.

Eine Kerze. Kleines armseliges Licht einer Kerze. Wie wenig – wie viel kann sie erleuchten – beleuchten!

Die Wahrheit! Die nackte Wahrheit über ‚meinen Krieg'!

Der Schein der Kerze ist so klein, und wenn man sie in der Hand trägt beim hastigen Lauf durch Gänge, Treppenhäuser und Stuben, dann flackert das Licht, verzerrt und entzerrt, und man sieht nur das, was unmittelbar vor einem ist. (S. 23)

[...]

In jedem Winkel, in jeder Stube stöhnte es und rief es, tauchten bleiche, schmerzverzerrte Gesichter auf und verschwanden wieder im Dunkel, bettelten fiebrige Augen um Hilfe.

Das Haus war groß, und ich verirrte mich oft. 200 Verwundete sollten es sein, und jetzt kamen laufend neue hinzu. Im Treppenhaus und in den Gängen stauten sich die Tragen mit den verhüllten Gestalten.

Im Röntgenraum lagen drei Sterbende. Ihre provisorischen Lager hatte man neben dem ewig tropfenden Wasserhahn aufgestellt. Unheimliches Gerät stand herum und ließ mich in der Dunkelheit darüber stolpern. Die Finsternis war erfüllt von rasselnden Atemzügen.

Ich wollte nicht dorthin gehen müssen! Ich hatte doch noch nie im Leben einen Sterbenden gesehen. Wenigstens nicht heute schon, nicht in dieser Nacht, die sowieso schon so furchtbar war!

Doch ich musste. Schwester Hedwig schüttelte nur verständnislos den Kopf und hastete weiter zum OP.

Ich entfloh dem Ort, verkroch mich irgendwo in einen Winkel, hatte auch da Angst. Mir war schlecht. Draußen schrie etwas, und ich hörte das Stöhnen bis hierher.

Als der Morgen dann hinter den trüben Fenstern aufkam, hatte ich auch das überstanden. Die drei waren tot. Ich wußte dann nicht mehr, wie die Nacht zu Ende gegangen war. Ich wußte überhaupt nichts mehr, als nur das eine: Ich würde das nicht mehr tun können! Ich würde nicht noch ein einziges Mal eine Nacht in diesem grauenhaften Hause zubringen können!

***

Selbstverständlich tat Schwester Hedwig am nächsten Tag ihren Dienst, trotz der durchwachten Nacht. Und selbstverständlich betrat auch ich am nächsten Abend um sieben Uhr wieder das Haus, empfing eine Schürzentasche voller Morphiumampullen und Herzmittel, die Spritzengarnitur und den Abbindeschlauch (S. 24), den ich mir – wie alle anderen – der Einfachheit halber um den Hals hing, damit er sofort greifbar war. [...]

In dieser Nacht bewegte ich mich wie in Trance, wie unter einem hypnotischen Zwang. Ich hatte zwar immer noch die gleiche Angst und das gleiche Gefühl des Grauens, aber ich lief durch das Haus, tat meinen Dienst, als sei das nicht ich selber, als sei das eine völlig fremde Person, diese Schwester da. Ich lief auch nicht mehr davon, wie in der letzten Nacht, blieb von selbst bei den Sterbenden. [...]

In der Frühe war ich unter mein Moskitonetz gekrochen wie ein verwundeter Hund, hatte den Kopf auf die gekreuzten Arme gelegt und die Zähne in den Zeigefinger gebissen, wie ich es als Kind immer getan hatte, wenn etwas scheußlich wehtat. Ich hätte schreien mögen oder weinen. Ich sehnte mich nach jemandem, der mir versichern konnte, daß das alles nicht wirklich, sondern nur ein Alptraum war. Dann lag ich Stunde um Stunde auf dem Rücken, ohne etwas anderes zu denken als ‚Nein – nein!'

Bis die russische Dämmerung unvermittelt hereinbrach. Dann stand ich auf, stellte fest, daß ich den ganzen Tag mit der Haube auf dem Kopf gelegen hatte, holte mir eine andere aus dem Koffer, band sie um, strich die Schürze glatt und ging hinüber. (S. 25)

Mein Gott – sie starben so anders! Wie anders! Hatte ich denn gewußt, wie man starb im Krieg! Hatte uns daheim denn einer gesagt, wie das ist hier draußen? [...]

Nichts von der Armseligkeit und Trostlosigkeit auf den Strohsäcken hier in der Düsternis einer grauen russischen Kaserne. Unheroisch und jammervoll und ohne ‚Glanz und Gloria'.

Walter Flex! Ist es wirklich wahr, daß dies hier nicht mehr dazu gehört, weil es häßlich ist und so gar nicht heldenhaft – nicht ‚lichtdurchflutet und stolz'?

Und ich schämte mich. Ich schämte mich, weil ich Angst hatte. Ich hatte mich nie gefürchtet, auch als Kind nicht, im Keller oder in der Dunkelheit. Aber hier hatte ich Angst. Angst vor dem Haus und vor den Nächten. [...]

Und ich schämte mich, weil mir vom Geruch im Zimmer der Bauchschüsse immer noch schlecht wurde, weil ich nur mit größter Willensanstrengung einem Kieferschuß den blutigen Schleim aus dem Rachen wischen und einem Bauchschuß den vom Blut, Eiter und Kot besudelten Strohsack säubern konnte.

Und – ich schämte mich für meine stolze Kriegsbegeisterung und die Abenteuerlust und für den Stolz, mit dem ich verkündet hatte, daß ich jetzt endlich auch ‚rauskam'. Und für meine Leichtgläubigkeit und Kritiklosigkeit und die falschen Ideale und ... und ...

Jetzt war nichts mehr davon da. Jetzt war ich klein und erbärmlich. Und wenn ich mich Stunde um Stunde schlaflos auf meinem Strohsack wälzte, in denen ich die Bilder von der Station nicht loswurde, wenn die Angst vor dem Kommenden mich schüttelte, dann versuchte ich verzweifelt, mich daran zu erinnern, was man uns einmal beigebracht hatte: Pflichtgefühl, Tapferkeit, Härte, Verantwortung ...

Verantwortung auch für dieses hier? Ja, auch dafür. Ob ich (S. 26) wollte oder nicht, sie war da, die Verantwortung. Und sie trieb mich jeden Abend wieder in das große Haus, ließ mich Dinge tun, vor denen mir grauste, und die ich doch nicht tun wollte! (S. 27)

[...] Die eigenen Probleme – das erkannte ich plötzlich – meine Ängste, meine Scham darüber, mein Selbstmitleid und die Trauer um verlorene Ideale – das war ja alles so unwichtig, so klein, so nebensächlich. Diese Menschen hier brauchten nicht (S. 30) nur eine Fachkraft, die Anstrengungen der Nachtwache – sie brauchten mich mit Haut und Haaren. Vor allem aber brauchten sie mein Mit-Fühlen, Mit-Denken, Mit-Leiden. (S. 31)

■ Magdalena Wortmann, Was haben wir nicht alles mitgemacht. Kriegserinnerungen einer Rotkreuzkrankenschwester, Paderborn: Wim Snayder Verlag 1995

[...] So kam ich am späten Nachmittag [August 1942] in Wjasma an. Der Bahnhof lag weit von der Stadt ab. Und wieder wurde mir der Schrecken des Krieges bewußt, denn unmittelbar am Bahnhof war ein großes Gefangenenlager und mit hohem Stacheldraht eingezäunt. Am Draht entlang standen Hunderte von Gefangenen, ausgemergelt. Wie die Tiere hingen sie am Zaun, das Bild werde ich nie vergessen.

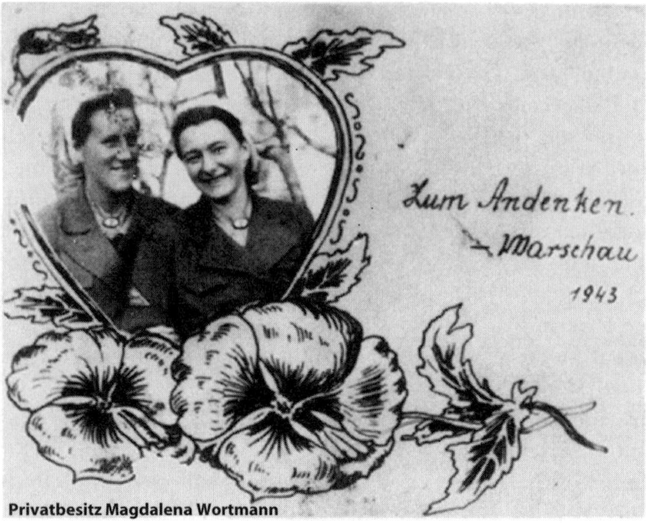

Privatbesitz Magdalena Wortmann

So nahm mich wieder ein Sankee mit und brachte mich zum Lazarett. Freundlich begrüßte mich die Oberschwester. Ich bekam zu essen, und dann brachte sie mich in mein Zimmer. Es war ein schönes, helles Zimmer, drei Betten, drei Hocker, ein wackeliger Tisch. Aber es war ja noch Sommer und ganz gemütlich, es war ein schönes Holzhaus; man kam von draußen in den Flur und gleich rechts war unser Zimmer. In der Ecke links war ein weiß gekachelter Kamin, der vom Flur aus zu beheizen war; große Fenster an der rechten Seite. Ein Kanonenofen mit einem langen Rohr stand in der Mitte des Raumes, aber heizen brauchten wir noch nicht. [...] (S. 13)

Ich kam mir so klein und erbärmlich vor. Was erwartete man von mir, kaum Ausbildung und schon in einem so verantwortungsvollen Posten.

Zunächst kam ich auf die Chirurgie. Unser Lazarett war eine russische Panzerschule gewesen und sehr massiv gebaut. Ich arbeitete in der 1. Etage; ein riesiger, großer Saal, an dem an der rechten Seite drei kleinere Zimmer lagen, in denen die Schwerverwundeten lagen. Bauchschüsse, Kopfschüsse, Lungenschüsse. Im großen Saal waren die Betten in langen Reihen geordnet, in der Mitte ein Gang, und schon kam die nächste Reihe. Drei Schwestern und ein Sanitäter betreuten diese Station.

Ich lebte mich ganz schnell ein, denn hier war jede Hand gefragt, und ohne viel Worte sah man, was zu tun war. Das Wort ‚steril' gab es nun nicht mehr. Und gewaschen wurde auch kein Patient mehr, denn Wasser war Mangelware. Es standen ein paar große Tonnen im Vorraum, aus denen wir das Wasser schöpften. Lange blieben die Patienten nie bei uns, dann ging es weiter mit dem Lazarettzug in hintere Gebiete. Nur die, die nicht transportfähig waren, blieben bei uns. Vor lauter Arbeit kam man gar nicht zum Denken. Warum? Wofür? Unsere Arbeit bestand darin, zu verbinden, Tabletten auszuteilen, Schmerzen zu lindern, mittags zu füttern, wer nicht allein essen konnte.

Im OP wurde nur amputiert und wieder zusammengeflickt. Es wurde nicht mehr gefragt: „Kannst du das?" Man mußte alles können. Und ich konnte es auch. War ich noch in Detmold bei einer Funktion, bei der ich nur die Nierenschale halten mußte, ohnmächtig geworden, so hatte man hier gar keine Zeit, an etwas anderes zu denken. Man wurde gebraucht, und man half. Ob der Tag zehn Stunden oder zwölf Stunden Arbeit hatte, das war egal. Unsere Oberschwester achtete aber sehr darauf, daß wir unsere Mahlzeiten einnahmen, das mußte einfach sein. (S. 14)

[...]

Nachts um zwölf Uhr machten wir unseren Volksempfänger an, dann sang Lale Andersen das Lied: „Vor der Kaserne, vor dem großen Tor." Ich bekam jedesmal eine Gänsehaut, und man kann die Stimmung nicht in Worten ausdrücken. Noch heute denke ich, wenn ich das Lied höre, gleich an Rußland. Vom Kriegsgeschehen hörten wir gar nichts, ob es vorwärts oder rückwärts ging. Wir taten unsere Pflicht. (S.47)

[...]

Wir in Niskarrischa waren sicher. Wir lagen einsam und hatten ein rotes Kreuz auf den Dächern. In einer dieser Nächte hatte ich einen Patienten, der nicht schlafen konnte. Wir unterhielten uns lange, und er erzählte mir sein Schicksal, was ihm besonders zu schaffen machte und ihn sehr belastete. Seine Kompanie mußte einmal Menschen erschießen; es war ein großes Loch ausgebuddelt worden, die Leute mußten sich an den Rand stellen, und mit einem Genickschuß wurden sie in die Grube geschubst. Er zeigte mir ein Bild von einer älteren Frau, die in ihrer Not und Angst zu ihm lief, ihm das Bild gab und sagte, wenn er ihren Mann sehen würde, solle er ihm das Bild geben. Er trug es bei sich in seinem Soldbuch. Und er war froh, sich einmal dieses Entsetzliche von der Seele geredet zu haben. Bis zu diesem Zeitpunkt hatte ich auch noch nichts von diesen schlimmen Dingen gehört. Aber bald hörten wir von Kathyn. Dort hatte man Hunderte von Gräbern ausgehoben, mit vielen Leichen. Wir waren dort einmal zu mehreren Schwestern eingeladen. Im Wald von Kathyn lag eine Einheit in kleinen, niedlichen Holzhäusern. Wieso und weshalb wir dort waren, ist mir entfallen. Jedenfalls lag der Geruch von Verfaultem in der Luft. Es mußten höhere Offiziere sein, denn es wurde viel Alkohol kredenzt, und nachdem das Glas geleert war, wurde es über die Schulter hinweg ins Feuer geworfen. Für uns unfaßbar, deshalb auch unvergeßlich. Jede von uns durfte sich etwas Selbstgebasteltes mitnehmen. Eine Schwester nahm ein Buddelschiff, eine ein selbstgemaltes Bild und ich einen gehämmerten Teller, aus einer Kartusche gefertigt. Er ist heute noch in meinem Besitz. Ich bekam dann noch eine Fotographie von dem entsetzlichen Leichenfund. (S. 48)

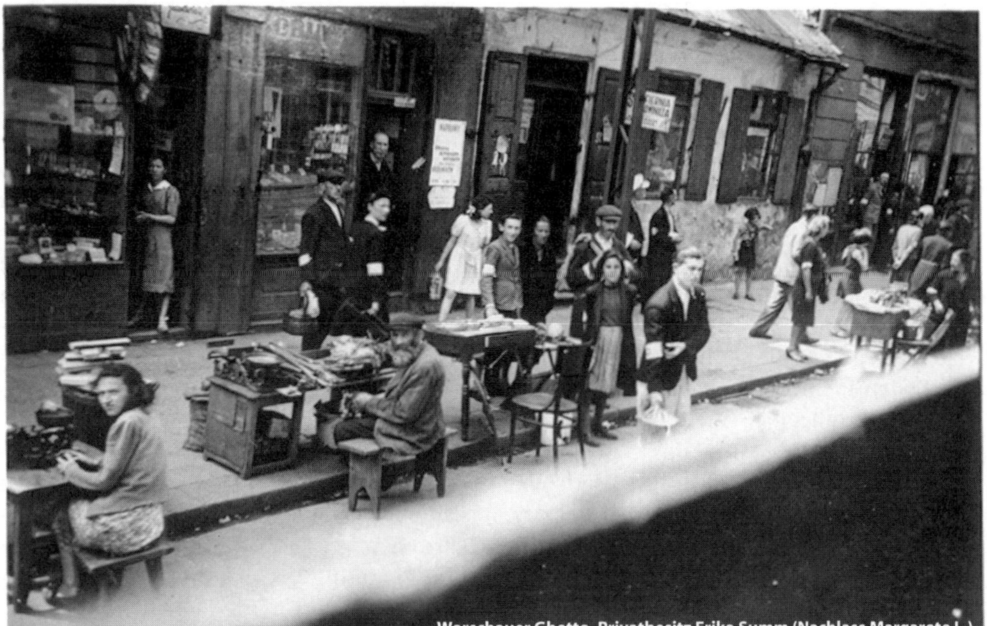
Warschauer Ghetto. Privatbesitz Erika Summ (Nachlass Margarete L.)

■ Susi Gerloff, Kriegsschwestern. Erlebnisberichte. Pfaffen-Schwabenheim: Fr. Fiedler-Verlag, 3. Auflage 1995, jetzt: Verlag Matthias Ess, Bad Kreuznach

[Warschau] Auch für den zweiten Schonungstag hält Grete wieder eine Überraschung bereit. „Wir gehen heute ins Ghetto“, sagt sie. Ghetto? Natürlich weiß ich, was ein Ghetto ist, aber was sollen wir da? Hier sind Menschen gleicher Interessen, gleicher Gesinnung, gleicher Religion untergebracht. In dem hiesigen Ghetto wohnen Juden, sagt Grete. Sie gehe immer hierhin zum Einkaufen von Seife, Zahnbürste, Kosmetika, Schnürsenkel und anderer Dinge. Also gibt es im Ghetto Geschäfte? so meine Frage. „Hier sind Handel und Wandel, Geschäfte gibt es nicht. Oft liegen die Dinge auf einem Tischchen oder einem Brett vor den Haustüren. Andere bieten sie auch in der Hand an“, erzählt mir Grete. Bis vor kurzem seien auch die deutschen Ärzte ins Ghetto gekommen, sie ließen sich von den jüdischen Ärzten hinsichtlich der Therapie gegen die gefürchtete Fleckfiebererkrankung beraten. [...]

Die Ghettomauer umschließt die Häuser und Unterkünfte der dort wohnenden Menschen. Ihre Kleidung ist schlechter, schmutziger als die der Polen. Ich bilde mir mit Sicherheit nicht ein, daß mich der Ghettogeruch noch lange verfolgte. (S. 52) [...]

Als wir zu ihr ins Zimmer treten, finden wir Mechthild blaß, mit glasigen Augen und zittrigen Händen in ihrem Bett vor. Zusammengeklappt (S. 85) sei sie, erzählt Mechthild weinend, einfach so. Sie habe plötzlich keinen Boden mehr unter den Füßen gespürt. Sie könne das alles nicht mehr ertragen, klagt sie. Dann erzählt sie von ihrem schweren Dienst, einem für ein 20jähriges Mädchen viel zu schweren Arbeitseinsatz, bei dem es nicht nur frische Wunden zu versorgen gäbe; es seien schwere seelische Probleme zu bewältigen! Was Grete nicht wußte und worüber Mechthild auch nie sprach: Sie arbeitet in einem Lazarett, in dem sich Patienten befinden, denen auf den Kriegsschauplätzen die Geschlechtsteile weggeschossen oder verstümmelt worden sind. Wir schweigen zusammen, bis Mechthild von dem schrecklichen Geschehen vom gestrigen Tag berichtet: Einer ihrer angenehmsten Patienten, ein jungverheirateter Unteroffizier, sei erhängt aufgefunden worden, in einer von innen verriegelten Toilette. In der Hand habe er einen Brief seiner Frau gehalten. Darin stand, daß sie sich nach reiflicher Überlegung entschlossen habe, ihren weiteren Lebensweg ohne ihn zu gehen. Sie fühle sich der seelischen Belastung einfach nicht gewachsen ... Die Oberschwester erscheint und teilt Mechthild mit, daß sie in wenigen Tagen mit einem Lazarettzug einen Genesungs- und anschließenden Heimaturlaub antreten dürfe. (S. 86) [...]

Wenn ich jetzt nicht alles Belastende einfach über Bord werfe, verdränge, nicht die herrliche Blütenpracht in Gärten und Parks wahrnehme, den unendlich wohltuenden Duft genüßlich einatme und die strahlende Sonne dankbar genieße, dann zieht auch mich das nicht endenwollende Leid um mich herum in ein tiefes, dunkles Loch. Also freue ich mich auf unser Sportfest am kommenden Sonntag; ja, ich freue mich darauf.

[...] Es ist Sonntag! Weil um zehn Uhr das Sportfest beginnt, trete ich schon um 5 Uhr 30 meinen Dienst an. Im Kirchensaal schläft noch alles. Ein paar Soldaten schauen verschlafen auf die Uhr und drehen sich dann wieder um. Die kranken Russen kriechen ängstlich unter der Decke hervor und schauen mich fragend an. Aber schon bald stehen meine Helfer geschniegelt und frisch gewaschen da, helfen betten, Brote schmieren, die Frühstückstabletts richten, so daß ich mich dem Austeilen der Medikamente widmen kann. Ich erzähle den Patienten von dem bevorstehenden Fest, und alle, die aufstehen und hinausdürfen, sieht man als animierendes (S. 87) und heftig klatschendes „Publikum“ am Gartenzaun des Parks entlangsit-

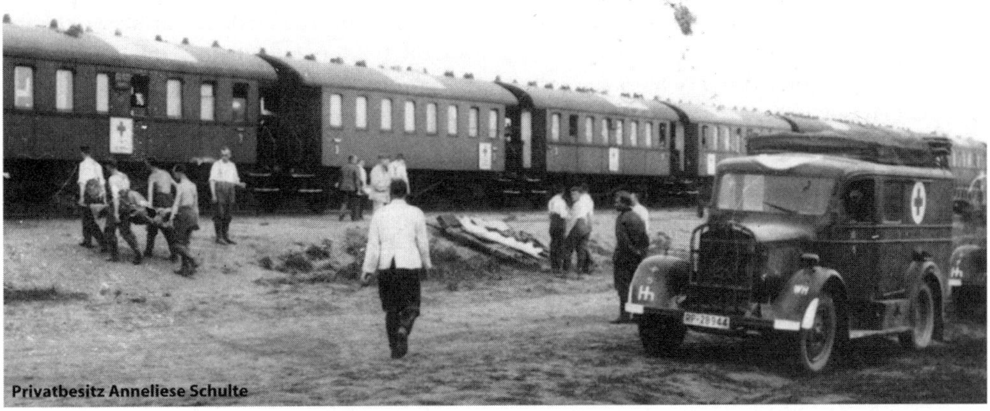

zen. Welch schöne und friedliche Abwechslung, so fern jeglichen Kriegsgeschehens.

Der Professor spricht ein paar ermunternde Worte und eröffnet somit den „sportlichen Wettkampf". Weitsprung steht als erstes auf dem Programm. Apotheker Schlindwein macht die von dem Professor angegebenen Eintragungen, die Sanis haben alle Hände voll zu tun mit dem Aufstellen der Hindernisse, dem Einsammeln der Bälle und dem Austeilen von Getränken. Die Blicke der zuschauenden Patienten und der Männerwelt bleiben zunächst bewundernd oder auch weniger an den im Sportdress dastehenden Schwestern haften! Es dauert schon eine kleine Weile, bis sie sich eingestehen, daß diese Wesen im langen Schwesternrock tatsächlich ganz normale junge Frauen und Mädchen sind! (S. 88)

■ Anneliese S., Erinnerungen an den Einsatz im Lazarettzug 671 (Brief 1991)

Der Brief wurde zur Verfügung gestellt von der Adressatin, Schwester Ursula Scheibe.

[...] Die Züge waren dem jeweiligen Wehrkreis unterstellt, also die Reichsbahn-Direktion Hannover hatte 1 Kontingent von Zügen (wieviel?) abzugeben, die der Wehrkreis 11 umrüstete, einige Leichtkr.Züge, sitzend, mehr, so wie wir liegend für Schwerkranke, Wehrkr. 11 stellte seine Züge in Hann.-Leinhausen zusammen. Ständig im Zug war 1 Wagenmeister + 1 Heizer (dienstverpflichtet), die Lok-Führer wurden nach vorgeschriebener Fahrt-Dauer jeweils örtlich abgelöst, auch sie unterstanden der Wehrmacht.

Verpflegung wurde vor 1 Fahrt am jeweiligen Standort für die gesamte Dauer der Fahrt gefaßt (Zahlmeister + Küchen-Uffz.) San.Material in gleicher Weise durch 1 Uffz. im WSP (Wehrkreis-San.-Park) aufgelistet von uns Schwestern, ab Januar 1942 nur noch im General-Gouvernement, weil wir nicht mehr zum Entladen ins Reich kamen.

Infektions-Kranke hatten wir nicht, merkwürdig, nie habe ich darüber nachgedacht, wie sie wohl nach Hause kamen, schlimm!!

Ab Januar 1942 wurden Bettzeug + Decken am jeweiligen Ausladeort zur Entseuchung abgegeben und getauscht.

Wie erwähnt, wurde bis Anfang Jan. 42 in Deutschland ausgeladen, 4-5 Orte, je nach Aufnahme-Kapazität der Res.-Laz. Dann endeten die Fahrten im G[eneral].G[ouvernement]., vorwiegend Warschau, Krakau, Lublin, hin + wieder auch kleinere Orte, Grund: Läuse/Fleckfieber.

Nach dem Entladen blieben 2-3 Tage Zeit bis zum neuen Start, jeder hatte seine Aufgabe, Sanis putzten, desgl. Schwestern, die hatten Etliches vorzubereiten, Uffze sorgten für Nachschub, holten Post usw., Ärzte, Zahlmeister + Spieß amüsierten sich, in Deutschland ließen sie teilweise ihre Angetrauten oder was sich dafür ausgab kommen.

Das PROBLEM während aller FAHRTEN war das Wasser, vor allem Trinkwasser für die Küche, doch auch zum Säubern wurde viel gebraucht, woher nehmen? Wie wir es immer wieder schafften, bleibt 1 Rätsel.

Der Zug gliederte sich in 3 Teile, 2 sog. Halbzüge, jeweils am Anfang bzw. Schluß des Zuges, betreut von je 1 Arzt + 1 Schwester. In der Mitte der Chef-Wagen, 1 Hälfte OP, davor 2 Schw.Kab., 1 Chef-Kab., Schreibst.-Wg., Schrbst. 1 Arzt-Kab. 1 Zahlm.-Kab., 1 Abt. als Messe, in der wir Schw. mitessen durften, häusl. Familienanschluß! Küchenwagen, Wagen für Uffz. + Rest-Mannsch., 1 Packwagen für Vorräte und Marketenderei.

1 Sani lebte in seinem Wagen, den er betreute. Jeder Halbzug hatte 8 Wagen, manchmal auch weniger, wenn Beschädigungen verschiedenster Art bestanden. In jedem Wagen 24 Betten, doppelstöckig, 1 Offz.-Wg. mit nur 12 Betten, von denen im März 42 4 durch eine Wand abgeteilt wurden, um evtl. Schwestern mitnehmen zu können.

November 1942 wurden teilw. 3-stöckige Betten eingebaut, teilw. wurden 450 Landser versorgt, behandelt wurde nicht, war nicht die Aufgabe, Verbandwechsel, Beobachtung, Betreuung, Beurteilung, Schmerzlinderung war das Wichtigste, die spektakulären Berichte von Operationen im fahrenden Zug gehören ins Reich der Phantasie, bei dem Gleisunterbau hätte man mehr geschadet als genutzt.

Schlimmstenfalls mußte 1 unterwegs ausgeladen werden, große arterielle Blutung, plötzlicher Verfall, Bewußtlosigkeit etc. Ab Januar 1942 große Anzahl der bösen Erfrierungen und bösen Nieren-Erkrankungen.

Durch die Kälte waren die Heizungs-Rohre immer öfter eingefroren, obwohl sie durchs heiße Wasser der Lok gespeist wurden, da wurde im Jan. 42 in jedem San.-Wg. 1 kleiner Kanonen-Ofen eingebaut, Heiz-Material zu besorgen war den findigen Sanis überlassen.

Zur Stimmungs-Mache wurde im Febr. 42 von der sog. Truppenbetreuung im G[eneral].G[Gouverne-ment]. in jedem San.-Wg. 1 Lautsprecher installiert, von der Schreibstube wurde Musik gesendet, mir oblag es, jeden Tag mehrmals den Wehrmachtsbericht zu verkünden, auch wenn ihn keiner hören wollte.

Die längste Fahrt betrug 5674 km (Kaukasus), sonst 2000-4500 km. Längste Fahrt-Dauer: 10 Tage, die Regel: 7-8 Tg.

Häufig gesprengte Schienen durch Partisanen oder Partisanengefahr durch Beschuß zwangen den Zug des öfteren aufs Abstellgleis, verlorene, kostbare Zeit, unsympathisch, neben 1 Muni-Zug zu stehen, wenn die Russen 1 Angriff flogen, da war die Nachbarschaft 1 Vieh-Transports (Kühe) angenehmer, unsere Küchenleute nutzten die Gelegenheit zur frischen Milch, auch die Kühe waren dankbar. Ahnung von Medizin hatten die Sanis nicht, einige hatten beim Roten Kreuz 1 Kurs absolviert, einige waren Frisör, die nahm man gern zur Sanität, warum? 1 Uffz. war Krankenpfleger, aber er hatte in der Prosektur gewirkt, nett waren sie alle. Küchen-Uffz. im Zivilleben Küchenmeister, exzellent, Diät-Koch Mitropa-Koch, ebenfalls 1. Sahne, bewundernswert, was er in seiner kleinen Küche zauberte.

Auf den Leerfahrten nach „vorn" wurden die San.-Wagen mit unterschiedlichsten Dingen beladen, Ausrüstungsgegenstände für die Truppe, auch Landser, die aus dem Urlaub kamen, das ging ans Herz, einige Male fuhren auch Prominente mit, dann bekamen wir Flak- und Geleitschutz!

[...]

Daß ich dem Barras nicht entschlüpft war, merkte ich nach dem Examen, Anfang Mai

41 kam die knappe Aufforderung, mich bei 1 Mutterhaus des Wehrkreises zu melden, also doch Clementinenhaus. Dort lag 1 Einsatzbefehl nach Italien vor, Frist war bereits verstrichen, also Arbeit auf Alt-Privat im G-Saal.

In Bälde neue Meldung beim Wehrkr. 11, Sachen-Empfang, Aufforderung am nächsten Tag Meldung beim Laz.-Zug 671 in Hannov.-Leinhausen. Abmarsch als Vogelscheuche, Südwester, Schnürstiefel, Brotbeutel rechts, Gasmaske links [...] Straßenbahn bringt mich nach Leinh.-Ausbesserungswerk, Zug steht auf 1 Abstellgleis oberhalb 1 Böschung, die ich auf allen Vieren erklomm, wo ließ ich den Koffer dabei? Vor den Augen der grinsenden Mannschaft und den Arzt-Gattinnen betrat ich zur zackigen Meldung die Schreibstube, der Empfang war herzlich, ob sie beruhigt waren, daß die neue Schw. ein bißchen weniger Museum war als M. M.? Die Arzt-Frauen sollen recht beruhigt gewesen sein, von diesem Wesen drohte ihren Lieben keine Gefahr. [...]

Schwester Ursula Scheibe, Frontschwester im Zweiten Weltkrieg (Typoskript, 1989)

[Anfang 1943] Quittegelb wurde ich mit Ikterus aus dem Güterwagen getragen und landete in einem Reservelazarett in Dnjepropetrowsk. Dieses Lazarett war dem Ansturm dieser Tage in keiner Weise gewachsen. Nach zwei Tagen sah ich zum ersten Mal einen Arzt und konnte ihm klarmachen, daß sich zu dem Ikterus wahrscheinlich noch Typhus dazu gesellt hatte. Panikartig ordnete er meinen Abtransport in das Armeeseuchenlazarett an, das ich nach einer belastenden Fahrt mit drei Schwerverwundeten im ‚Sankra' (Sanitätskraftwagen) erreichte.

Zwei junge russische Frauen nahmen mich fürsorglich auf, ich wurde ohnmächtig und kam erst drei Tage später wieder zu mir. [...] Meine beiden Krankenschwestern Fanja und Walja gehörten zu dem russischen Pflegepersonal des Armeeseuchenlazarettes, dem bis auf eine einzige deutsche Schwester und den deutschen Sanitätern die Betreuung der Patienten allein oblag. Ich lernte sie nun erst richtig kennen und erlebte eine fürsorgliche Pflege, die nicht zu übertreffen war. Mit Einfühlung in die Bedürfnisse des Patienten, mit Geschick und Phantasie und umfassenden Kenntnissen erleichterten sie meine Lage, soweit es unter den gegebenen Verhältnissen möglich war. Sie waren unermüdlich um mich bemüht und begriffen vor allem, daß der Wasserreis, den ich ohne Zusatz täglich als Schonkost vorgesetzt bekam, keine ausreichende Ernährung war. Sie ‚sapralisierten' also in Küche und Kasino vor allem Obst und fütterten mich heimlich mit diesen Kostbarkeiten.

Bei Fanja und Walja habe ich die beste Lehrzeit in pflegerischer Ausbildung erfahren, und ich fühle mich beiden noch heute schwesterlich verbunden. Was werden sie nach unserem Abzug erlitten haben? Rußland war nicht dem IRK (Internationales Rotes Kreuz) angeschlossen.

Nach drei oder vier Wochen entdeckte mich meine Oberin in dem Armeeseuchenlazarett, und ich war erleichtert, endlich wieder Anschluß an meine Einheit bekommen zu haben. [...] In der Nacht nach dem Besuch der Oberin kam der Räumungsbefehl für alle Schwerverwundeten und -kranken in Dnjepropetrowsk, der auch mich betraf. Ich fand mich im Morgengrauen in einem gepflegten Lazarettzug wieder, ohne von meinen Schwestern Abschied nehmen zu können.

[...] Der Lazarettzug landete in Krakau, wo für Patienten aus dem Gebiet um Stalingrad Endstation war. Es sollten keine Augenzeugenberichte über die Grenze gelangen. Leichtverwundete blieben also in diesem Raum, aber die Schwerverwundeten oder -kranken mußten schließlich doch ‚heim ins Reich'. Verwundungen oder Erkrankungen je nach Art wurden beziffert. Man bekam für den Transport einen ‚Paketanhänger' mit

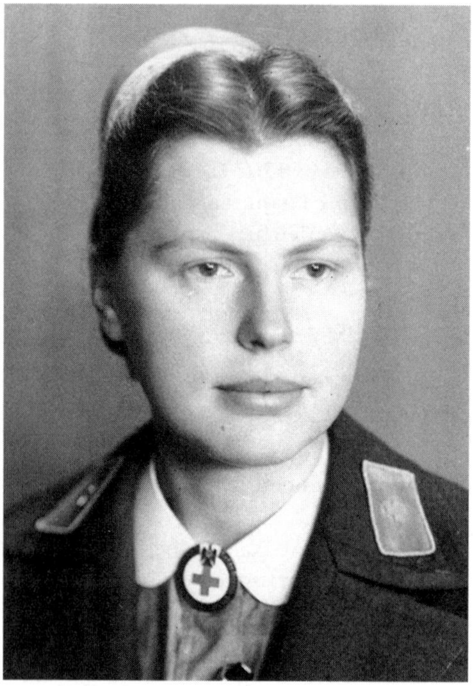

Schwester Ursula 1944. Privatbesitz Ursula Scheibe

der entsprechenden Zahl. Nach drei Wochen in Krakau befand ich mich erneut im Lazarettzug in Richtung Westen. Hinter der Reichsgrenze hielt der Zug von Station zu Station, von wo aus die Patienten, ihrem ‚Anhänger' entsprechend ausgeladen wurden. [...]

[...] die Ungeduld nagte an mir. Ich wollte zu meiner Einheit zurück.

Ich wußte, daß sie nach schwerem Einsatz in Antrazit inzwischen in Stalino (heute Donezk) gelandet war und dort fast friedensmäßig arbeiten konnte.

[...] Am 2. Juni 1943 begann mein zweiter Start an die Ostfront. [...] Ich erreichte Stalino [...] zur Mittagszeit und stellte schon bei der Einfahrt die Ausdehnung des Ortes fest. Der Bahnhof war vom Ortskern 10 km entfernt. Die Stadt war mit Lazaretten vollgestopft, und so konnte ich von Glück sagen, daß ein hilfsbereiter Offizier mich am richtigen absetzte. Es war das Gelände eines vormals russischen Krankenhauses, ein Komplex mit größeren und kleineren Gebäuden. Der Posten zeigte mir das Schwesternhaus, in dem auch die Oberin ihren Sitz hatte. Ich war diesmal vom Mutterhaus ‚avisiert', und es gab fast ein bewegtes Wiedersehen. Der äußere Anschein war friedensmäßig. Ich staunte über das einladende Schwesternkasino mit weißgedeckten Tischen und Blumenschmuck. Die Schlafräume waren entsprechend ‚zivilisiert' mit bezogenen Wolldecken. Die erste Nacht belehrte mich eines anderen. Von Wanzenstichen übersät erwachte ich am Morgen. Nun stimmte der Standort wieder, und ich fühlte mich in meiner alten Einheit ganz zu Hause. Mit vier Kameradinnen, die schon in Shirnoff dabei waren, bewohnte ich einen Raum, und die Vertrautheit stellte sich schnell wieder ein.

[...]

Ich mußte von Grund auf lernen und auf der anderen Seite eine Station leiten. Die Aufgabe reizte mich natürlich ungemein und füllte mich aus. In der OP-Schwester fand ich eine blendende Lehrmeisterin. Sie kam von der Uni-Augenklinik in Göttingen und verstand es, ihr Wissen weiterzugeben. Von allen Seiten bekam ich Unterstützung und Hilfe, ob von unseren beiden Stabsärzten, dem Stationsfeldwebel und den Sanis und von dem gut eingearbeiteten russischen Hilfspersonal.

Unter den russischen Frauen befanden sich wieder glänzend ausgebildete Schwestern, deren Allgemeinbildung mich verblüffte; z.B. hatten sie großes Interesse an deutscher Literatur, kannten Goethe, Schiller, Storm und andere Klassiker und wollten nun weiteres Wissen sammeln. Bei einigen von ihnen hatte ich allerdings das Gefühl, vorsichtig sein zu müssen. Sie waren erstaunlich gut über die militärische Lage informiert und sagten uns auch voraus, wann wir das Feld räumen müßten. Sie werden sich nach beiden Seiten orientiert und sich dadurch hoffentlich nach unserem Abzug vor ihren eigenen Landsleuten gerettet haben. Gewünscht habe ich es ihnen. Die russischen Frauen, die fest zu uns hielten, haben uns auf allen Wegen bis nach Wien treu begleitet. Dort mußten wir sie später einem ‚Dulag' (Durchgangslager) übergeben.

Ich kniete mich nun in die speziellen Anforderungen der Opthalmologie: übte die Handhabung mit Pipetten und Salbenstäbchen, säuberte Augen mit Borwasser, schnitt den notwendigen Verbandsstoff, drehte winzige Tupfer, lernte die Pflege der empfindlichen Instrumente und paukte die Nomenklatur. So arbeitete ich mich allmählich ein und bekam die Station in den Griff. Im OP übernahm ich ab und an Narkosen und spritzte Evipan und SEE (Scopolamin, Eudokal, Ephetonin) im erforderlichen Zeitlupentempo.

Voll integriert aber fühlte ich mich erst im OP, als sich mein Haarschopf als ausgezeichnetes Nähmaterial erwies. Nach dem Typhus gingen mir die Haare aus, und mein voller Knoten wurde immer dünner. Es half nichts, der Schopf mußte abgeschnitten werden, und mit dem Rest in der Hand kam ich auf Station. Unseren Stabsarzt ‚inspirierte' dieser sofort zur Nutzanwendung, und so wurde mit diesem Material, nachdem es einige Tage in Alkohol verbracht hatte, genäht.

Patienten mit Kopfverletzungen wurden nach Möglichkeit von der Front mit dem ‚Fieseler Storch' unmittelbar in die entsprechenden Lazarette geflogen. Unsere ‚3' in Stalino vereinte die Fachabteilungen für Augen, Ohren und Kiefer. Dadurch war die bestmögliche Versorgung gegeben. Ein Weitertransport in die Heimat war dann so schnell wie möglich vorgesehen. Damals konnten wir unsere Patienten noch mit festen Verbänden aus weißem Leinenstoff, sogenannten Cambricbinden, auf die Reise schicken. Dieses Material war im Reich längst verschwunden und war deshalb in den Heimatlazaretten willkommen. Später sah es bei uns nicht besser aus, und am Ende der Entwicklung bestanden Binden aus Krepp-Papier. [...]

So vergingen Juli und August. Die Tage waren sonnendurchflutet. Im OP stieg das Thermometer nahe an 40 Grad Celsius. Ab und an mußten wir uns unter eine ‚Dusche' retten. Sie bestand aus einem Krug mit kaltem Wasser und einer Blechschüssel, in die man sich stellte. Der Natur schien die Hitze nichts anzuhaben. Es blühte in unvorstellbarer Üppigkeit, und an meinem Geburtstag verwandelte sich unser Zimmer in ein Meer von Rosen.

Zum ersten Mal sah ich dort ein russisches Theater von innen; ‚nix kultura' galt in Stalino nicht. Ich war vom Temperament des Spiels und vor allem vom Ballett begeistert. Alles schien farbiger und weniger reglementiert als bei uns. Der ‚Verklungene Traum' von Puschkin ist mir besonders in Erinnerung geblieben.

Eine Frontbuchhandlung in der Stadt bot Bücher an, in denen ich meistens vergebens stöberte. Ich hatte glücklicherweise eine bessere Quelle. Meine Schwester war Buchhändlerin in Köln und versorgte mich mit ‚wahrer' Literatur. Sie schickte mir auch in jedem Jahr einen individuellen Wandkalender, der, wo wir auch unser Lager aufschlugen, mein ‚Revier' kennzeichnete.

Im Lazarett konnten wir Marketenderware kaufen, und ich schickte sie mit einigen Kostbarkeiten aus unserer Verpflegung so oft es ging nach Hause. Unser Stabsarzt hatte ‚erfunden', rohe Eier versandfertig zu präparieren. Auf Glasplatten wurden verquirlte Eier ausgegossen, in die heiße Sonne gestellt und getrocknet abgekratzt. Aufgelöst wurde wieder Rührei daraus. Apfelscheiben dörrten wir auf Mullbinden aufgezogen an der Luft. Wir wurden erfinderisch, um die mageren Lebensmittelrationen im Reich aufzubessern. Leider haben nur wenige Päckchen ihr Ziel erreicht.

Ende August spürte man, daß Bewegung in die Front kam. Als Charkow fiel, war für uns der Zeitpunkt zum Aufbruch gekommen. Ein Lazarettzug nach dem anderen verließ die Stadt. Wir waren am 2. September dabei. Am 8.9.1943 fiel Stalino. Der Abschied wurde uns schwer. Unsere Einheit versuchte in Nikopol Fuß zu fassen. Wir Schwestern blieben zunächst in Saporoschje, um in den dort stationierten Lazaretten mit einzuspringen.

[...]

[Nikopol, September 1943]
Über wildes, üppig wucherndes Brachland und durch tief eingeschnittene Hohlwege gelangten wir an den Fluß und kamen an den Dnjeprhafen. Mehrere große Fähren sorgten für einen lebhaften Verkehr, und das bunte Treiben am Wasser machte uns viel Spaß. Wir hörten, daß 8 km flußabwärts ein hübsches Dorf an einem Stausee liegen sollte, das ‚Obstparadies' Kamenka.

Ein kurzer Entschluß und wir bestiegen inmitten des Trubels die Fähre und erreichten nach hübscher Fahrt unser Ziel. Es machte einen südländischen Eindruck. Die Mittagshitze brütete über den Panjehütten, die von üppig blühenden Gärten umgeben waren. Auf den Strohdächern reiften grüne und gelbe Melonen. An den hellen Häuserwänden waren Tabakblätter in Ketten aufgereiht. In jedem Garten war der Sommerofen in Betrieb. Auf den Herdplatten wurde Obst gedörrt und Sonnenblumenkerne wurden geröstet. Der würzige Duft hing in der Luft. Überall Kinder in frischen, bunten Kleidern, die Frauen in strahlend weißen Kopftüchern zur Feier des Sonntags. [...]

[Galatz, Rumänien]
Ich erhielt eine Kommandierung an das KLZ 6/606, wo mir die Augenstation anvertraut wurde. Ärzte und Sanis wechselten, aber für mich ging die Arbeit nahtlos weiter. Ich hatte gutes rumänisches Personal. Sanis ‚rekrutierten' wir uns bei größerem Arbeitsanfall aus Patienten. OP, Ambulanz und Station liefen reibungslos, bis uns ein großer Schock traf.

Ein Hauptmann beschwerte sich bei der vorgesetzten Dienststelle darüber, daß ihm in der Ambulanz ein Rumäne vorgezogen worden wäre. Ein Vorgang, der uns nicht bewußt war. Einheimische durften ambulant die Lazarette aufsuchen. Unser Arzt wurde sofort abgelöst, an die Front geschickt und fiel kurz darauf. Dieser Wahnsinn hatte uns klar gemacht, daß wir uns dem ‚Reich' näherten.

Außerdem geisterte General Schörner durch die Gegend, gefürchtet von jedem, der Uniform trug. Sein Anblick fegte die Straßen frei von Soldaten. Erwischte er doch einen Unglücklichen, so ging das meistens nicht gut aus. Er degradierte oder schickte die Leute wahllos an die Front. Einen Betroffenen konnten wir wegen Nichtgrüßens vorm Bau bewahren, indem wir ihm hochgradige Kurzsichtigkeit bescheinigten, die natürlich nicht vorhanden war.

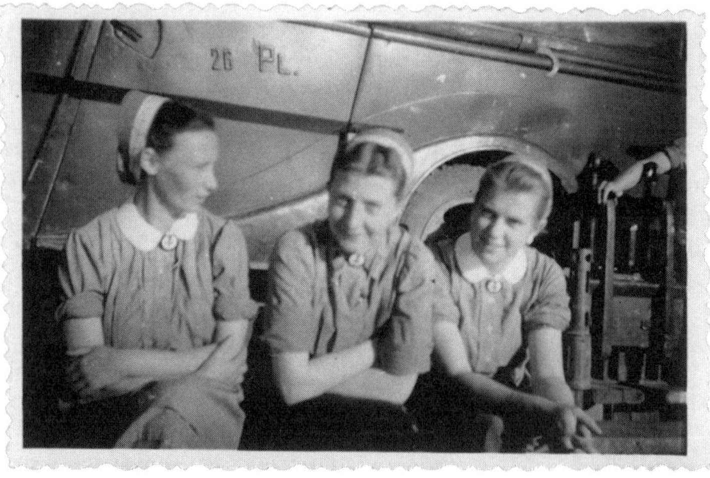

„Fähre zur Fahrt auf dem Dnjepr von Nikopol bis Kamenka."
Privatbesitz Ilse Peffer

[Marosvasarhely, d.i. Neumarkt in Ungarn] Mit dem 20. Juli 1944 veränderte sich auch bei uns die Atmosphäre. Unser Chefarzt entpuppte sich als Nazi und befahl unter Strafandrohung den ‚Deutschen Gruß'. Wir gingen ihm gern aus dem Weg und verließen seltener das Lazarett. Selbst der Sonnenschein schien zu verblassen und wurde von grauen Tagen abgelöst. Die Wolken fingen sich in den Bergen, und nach langer Zeit fiel der erste Regen. [...]

Ende November [1944] kam die Anordnung, uns Schwestern an die Reservelazarette in der Tschechei ‚auszuleihen'. [...]

Uns Augenschwestern traf die Kommandierung nach Theresienstadt, was uns mit Entsetzen erfüllte. Wir kannten die Bedeutung des Ortes, wenn auch das Lazarett in keiner Beziehung zu dem berüchtigten KZ stand. Seine Nähe wurde uns nur durch einen KZ-Häftling vor Augen geführt, der unsere Wohnbaracken heizen mußte. Er erklärte mir, daß er z. Zt. noch uns bediene, sich das Blatt aber bald wenden würde. Diese Zukunftsaussichten schienen mir nach Lage der Dinge nicht unrealistisch.

Das Lazarett war ein müder Haufen, bislang vom Krieg verschont und entsprechend träge und unbeweglich. Den jetzt frontnahen Anforderungen war es in keiner Weise gewachsen. Der Chefarzt, ein Oberfeldarzt, verschwand tageweise von der Bildfläche und kümmerte sich um nichts. Wir hatten den Eindruck, daß er für sich bereits den Rückzug probte. Wir beiden ‚Kommandierten' taten, was wir konnten, fühlten uns aber auf verlorenem Posten. Selbst Weihnachten zu feiern, wurde vom Chefarzt untersagt, was wir beide nicht zur Kenntnis nahmen. Auf unserer Station gab es Tannen und Lichter für die Soldaten, so daß sich die festliche Stimmung doch ein wenig vom Alltag abhob.

[...] Erleichtert verließen wir Theresienstadt, und noch befreiter fühlten wir uns, als wir am 10. Januar mit unserer Einheit in einem langen Güterzug aus der Tschechei herausrollten; Richtung: Westen, Ziel: die Niederlande. [...]

Der Weg führte von Köln nach Norden über Münster und Lingen an die holländische Grenze, die wir bei Nieuwe Schanse überquerten. Das Ziel für die 3/541 hieß Deerenord zwischen Assen und Zuidlaaren gelegen. Wir fanden ein großes parkähnliches Areal vor, auf dem eine Anzahl moderner hübscher Häuser in das Gelände eingepaßt waren. Es war eine Irrenanstalt, die noch besetzt war. Für uns ein Schock, denn nun kam der Befehl, die Häuser rigoros zu räumen. Was sich im einzelnen abgespielt hat, war für uns nicht zu überblicken.

Meine Oberschwester bat mich, mehrere Verhandlungen mit den holländischen Schwestern zu führen. Wir verstanden uns sehr gut und fanden Kompromisse, die uns gegenseitig die Lage erleichterten.

Trotz ihrer Aversion gegen die Deutschen haben zwei holländische Schwestern versucht, nach der Kapitulation, wo sie uns in Gefahr glaubten, zu helfen. In der Nacht klopften sie an mein Fenster und boten mir Unterschlupf an. Ich besitze noch das Foto von einer dieser beiden, auf dem sie mir ihre Adresse in irgendeinem kleinen Dorf vermerkt hatte. Sie steckte mir ihr Bild mit den Worten zu: ‚Wann du fluchten mußt!' Dieses Zeichen des Verständnisses war für mich später ein Trost, als wir im Juni 1945 bei unserem Abzug aus den Niederlanden mit Steinwürfen von der Bevölkerung verabschiedet wurden.

[...]

Nach 2½ Jahren Fronteinsatz und einer halbjährigen Internierungszeit hielt ich im November 1945 wieder Einzug in mein DRK-Mutterhaus in Hannover. Der alte Bau schien äußerlich unverändert. Die dunkelrote Backsteinfassade im Stil der Gründerjahre war trotz großer Bombenschäden erhalten geblieben. Die Zerstörung dahinter war umso mehr sichtbar. Durch Lücken und Löcher zog es an allen Ecken und Enden. Leider hatte der frische Durchzug nicht die innere Struktur des Clementinenhauses erreicht. Die alte Hierarchie schien gefestigter denn je.

Wir Heimkehrer wurden, mit Ausnahme der Oberin, keineswegs von den Schwestern freudig begrüßt. Sie hatten in der Zwischenzeit ihre Positionen in der Heimat ausgebaut und betrachteten uns als unwillkommene Eindringlinge. Uns wurde dies bei der ersten gemeinsamen Mahlzeit an langer Tafel deutlich vor Augen geführt. Man verwies uns an das untere Ende zu den Schwesternschülerinnen. Schwester A. und ich nahmen es gelassen hin. Wir hatten in den gemeinsam verbrachten Kriegsjahren gelernt, uns in ganz anderen Situationen zu behaupten [...] Das Mutterhaus bemühte sich zunächst um mein ‚Äußeres', um die Kriegsspuren zu verwischen. Mir wurde die in der Heimat übliche Tracht neu verpaßt, die alte ‚feldmäßige' mußte ich abgeben. Vor allem dauerte ich meinem alten DRK-Kostüm nach, das durch einen Schneider in Stalino zivilen Chic bekommen hatte. Nur Pelzweste und Knobelbecher blieben mir dank der Verbrauchsspuren erhalten. Sie haben mir noch viele Jahre gute Dienste geleistet. Nach acht Tagen erhielt ich meine Versetzung an die Unikliniken in Göttingen. Voller Freude und Hoffnung reiste ich meinem alten Arbeitsplatz und meinen Freunden in Göttingen entgegen [...] Anders als gedacht wurde ich nicht in der Chirurgie, sondern in der ‚Inneren' eingesetzt und zwar auf der Infektionsabteilung. Diese Entscheidung war für mich sehr einleuchtend, da vor allem Typhuspatienten zu betreuen waren. Ich fühlte mich durch meine eigene Erfahrung dafür zuständig. Deshalb verblüffte mich der eisige Empfang auf Station; geradezu fassungslos machte mich das unkameradschaftliche Verhalten meiner ehemaligen Mitschülerinnen. Sie empfanden mich als ‚Konkurrenz' und erklärten, daß wir ‚Frontschwestern' draußen die echte Arbeitsauffassung verlernt hätten. Also begann ich wieder von der Pike auf, bewaffnet mit Putzeimer, Schiebern, Sputumgläsern u.ä. Jetzt vermißte ich das erste Mal meine Gasmaske, die ich drei Jahre sinnlos durch den Krieg geschleppt hatte. Beim Säubern der mit Formalindämpfen ausgeräucherten Krankenzimmer tränten und schmerzten die Augen durch das scharfe, beißende Gas. Diese wochenlangen Schikanen hätte ich ohne meine Freunde [...] nicht durchgestanden. In meinen Briefen von damals findet sich der Satz: „Ich würde sofort in den Buchhandel zurückgehen, wenn ich etwas anzuziehen hätte." Das war wörtlich zu nehmen, denn ich besaß nicht den geringsten Stoffetzen, und es bestand keine Möglichkeit, einen zu ergattern.

Ursula Scheibe, geb. 1916 in Dresden, besuchte nach dem Abitur die Deutsche Buchhändlerlehranstalt in Leipzig. Sie arbeitete als Buchhändlerin in Leipzig, Tübingen, Köln und Göttingen. 1940 entschied sie sich zu einem Berufswechsel und machte eine Krankenschwesternausbildung an den Uni-Kliniken in Göttingen. Sie gehörte dem Rotkreuzmutterhaus Clementinenhaus in Hannover an. 1942 erhielt sie die Einberufung zur Wehrmacht und wurde am 1. Dezember an das Kriegslazarett 541 kommandiert, das sich im Raum Stalingrad befand. Nach dem Krieg arbeitete sie zunächst noch als Krankenschwester, bis sie 1946 heiratete.

■ Erika Summ, Stationen in meinem Leben (Manuskript, entstanden zwischen 1993 und 1999)

Am 6.11. [1942] sollte ich am Ziel in Shitomir sein, so war ich dort gemeldet zum Abholen am Bahnhof. Aber das dauerte noch Tage. [...]

Im Laufe des Vormittags brachte ein Panjewagen mich mit meinem Gepäck ins B Lazarett, das weiter entfernt lag. Dort war die Chirurgie untergebracht. Auf dieser Fahrt durch die Straßen sah ich dann zerschossene Häuser und Ruinen, breite, aber holprige

Straßen, hinter einer Mauer lag ein großes erhaltenes Gebäude, davor zwei Wachposten am Tor, hier bog unser Pferd rechts ein, bei einem kleinen Haus hielt der Fahrer und sagte: Da drinnen ist der Oberstabsarzt und Chefarzt Dr. D... Hier wurde ich schon von Oberschwester M. empfangen und vorgestellt. Nach kurzem Gespräch mit dem Chefarzt ging es in den großen Bau einer ehemaligen Schule. [...]

Nach einigen Wochen Einarbeitung in B kam ich mit Schw. L. in ein weiteres Lazarett C, ein ehemaliges Entbindungsheim mit etwa 80-90 Betten, dort hatten wir die Möglichkeit, aseptisch zu operieren. Dr. W. war unser Chef und ein Unterarzt Dr. T., ein kleiner blonder Lausbub. Zum Verbandwechsel hatten wir einen separaten Raum, der zugleich mein Stationszimmer war, denn jetzt hatte ich eine kleine Station mit etwa 25-30 Betten, dazu eine Hilfsschwester M... Denn ich mußte als 2. Schwester im Op. helfen und Narkose machen bei Operationen. Unsere Op.-Handschuhe mußten wir selber waschen, trocknen, einpudern und sterilisieren. Aber auch flicken, aus kaputten wurden kleine runde oder ovale Stücke geschnitten und aufgeklebt. Heute undenkbar. Es gab manch turbulenten Tag. Wo fang ich zuerst an, mit Verbinden oder Medikamente und Spritzen geben. Unser Sani war für beide Stationen zuständig, er mußte auch alle Botengänge ins B Lazarett machen. Im oberen Stockwerk waren zwei Schwestern, A. und G., die auch gut zusammen arbeiteten, so waren wir mit unserem kleinen Haus sehr zufrieden. Es hatte zwei kleine Seitenflügel, in einem lag die Küche am Ende meiner Station. Dort hatten wir eine hervorragende Köchin, Schwester E. Die zauberte für unsere Schwerkranken erfrischende Gerichte, machte aus Marketenderwaren einen köstlichen Eierwein oder aus Wodka Eierlikör. Die Eier brachten uns die ukrainischen Frauen und Mädchen, die bei uns beschäftigt waren, zum Putzen der Zimmer und als Küchenhilfen. Dafür gaben wir ihnen wieder Salz oder auch die Brotreste von den Zimmern. Salz ließen wir uns von zu Hause schicken, damit konnten wir tauschen. Es gab kein Salz für die Bevölkerung. Diese Sachen waren ja verboten, aber die Frauen hatten alle keine Männer mehr, bei Nacht und Nebel wurden sie von den Bolschewiken aus den Häusern geholt und nie wieder eine Nachricht, lange ehe der Krieg da unten losging. Es waren gute Kräfte darunter, aber auch welche, die stahlen. Das mußte scharf beobachtet werden, wenn eine neue kam, ob sie nicht als Partisanin eingeschleust war, um herauszufinden, von welchem Kampfabschnitt die Verwundeten kamen. Ein Friseur kam lange Zeit ins Haus, ein

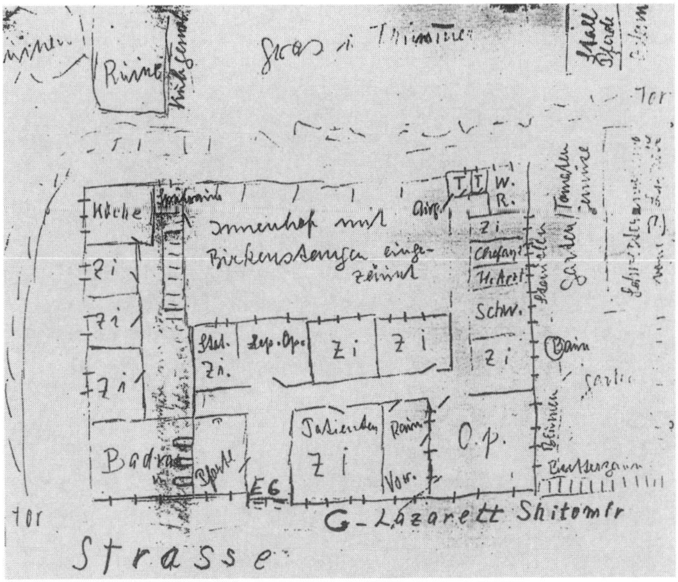

C-Lazarett. Skizze Erika Summ

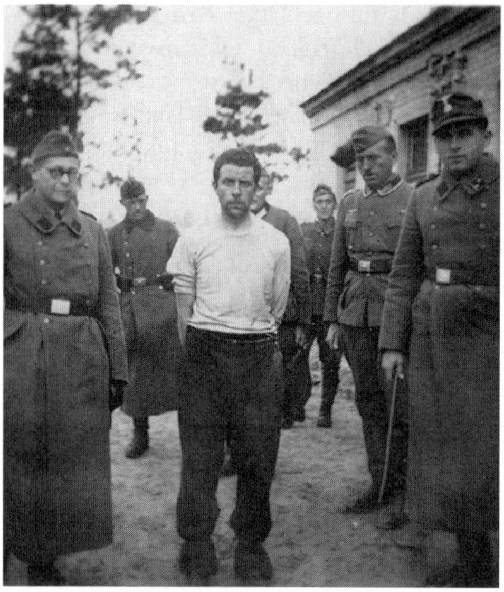

„Kiew, ein russ. Kommissar mit 2 Gestapo-Leuten!"
Privatbesitz Ilse Peffer

junger Mensch, wir wunderten uns alle, daß er nicht bei der Armee ist. Langsam kam der Verdacht auf (Spion), wenige Tage später fuhren die Feldjäger auf und holten ihn ab, ehe er flüchten konnte. Es gab immer wieder solche extra Erlebnisse. Ein andermal wurde eine Frau, die bei den Partisanen tätig war, schnell abgeführt. [...]

So kam die 1. Kriegsweihnacht auf mich zu, für unsere Soldaten hatten wir kleine bunte Teller gerichtet und Geschenke eingepackt. Einen ganzen Nachmittag war ich in einer ukrainischen Bäckerei und hab Ausstecherle gebacken. Schwester L. wollte mich ablösen oder noch mithelfen, aber ich blieb allein und hatte Angst mit diesen Leuten allein zu sein. Mir war so unsicher, auf einmal packte ich alles zusammen und lief weg. Den Restteig ließ ich zurück. Das A Lazarett war nur zwei Straßen weiter, dorthin rettete ich mich. Solche Unternehmungen sollten wir mindestens zu zweit machen, das war dann erlaubt. Alleingänge in der Stadt waren nicht ratsam, die Straßen waren meist leer. Wo die Leute wohnten, bekamen wir kaum mit. Ich kann mich an kein einziges Kind erinnern, das ich in Shitomir mal gesehen hätte. Schnee und Kälte gab es genug, aber auch ein volles Haus mit Verwundeten. Es war für uns alle schwer, Weihnachten weit von der Heimat entfernt zu feiern. Oben bei Schwester A. war ein großer Raum geschmückt mit Tannenbaum und Kerzen, lange Tischreihen mit Tannengrün. Gebäckteller, für jeden Patienten noch eine Flasche Rotwein dazu. Gemeinsam sangen wir Weihnachtslieder, wir waren eine große Familie, aber jeder war doch mit seinen Gedanken unterwegs nach Hause.

[...]

Stalingrad war gefallen, so kamen von dort keine Verwundeten mehr. Der Frühling zog ins Land trotz Krieg, die Obstbäume blühten, alles wurde grün, was an Sträuchern noch so stand. Das mach-

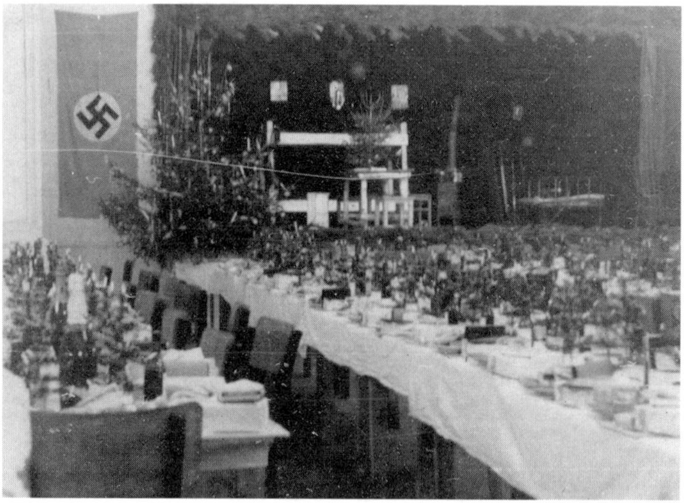

„Weihnachtstisch im A Lazarett für Patienten 1942"
Privatbesitz Erika Summ
(Nachlass Margarete L.)

te einen so friedlichen Eindruck, um unser Lazarett legten wir einen Blumen- und Gemüsegarten an. Die Patienten halfen mir, einen hellen Birkenzaun aufzustellen, oft nur mit einer Hand oder Gipsbein. Gras wurde eingesät, Tomaten, Gurken, Bohnen haben wir angepflanzt, dabei halfen Gärtner, Landwirte wie Schwestern, eben alle, die irgendeine Ahnung hatten. Den Samen ließen wir uns von daheim schicken. Irgendwo am Rande der Stadt gab es eine Gärtnerei, wo wir fürs Lazarett Salate und Gemüse bekamen. Oder unsere ukrainischen Frauen besorgten uns etwas. Es war ja fruchtbarer Boden und viel Sonne, so konnten wir unsere Tomaten und Bohnen für die eigene Küche als willkommene Abwechslung beisteuern. Sogar Dr. W. hat gern im Garten gehackt und gejätet, wenn im Haus etwas Ruhe herrschte. So genossen Verwundete und wir die ruhige Zeit in diesem Sommer. Das C Lazarett war ein Kleinod in diesem schrecklichen Krieg.

[...]

Lange nach Weihnachten bekam unser Lazarett Säcke mit Päckchen, die für Soldaten im Kessel [von Stalingrad] nicht mehr abgeworfen oder verteilt werden konnten. So sollten wir es an unsere Verwundeten verteilen. Das war eine schwierige Aufgabe, denn überall waren doch Briefe und Bilder von Angehörigen drin, mit persönlichen Wünschen und Sehnsucht nach baldigem Wiedersehen. Da gab es Tränen und viele Gespräche miteinander, ob das nicht Kameraden-Diebstahl ist. Von Freude konnte wirklich keine Rede sein, auch nicht, wenn warme Socken oder ein Schal mit Handschuhen rauskam. Die Gemälde von Kinderhand für den Vater an der Front! Traurig, aber auch das war Krieg. Unsere Gefangenenhelfer taten sich schwer, sich nicht selbst zu bedienen, es gab fast Gefängnis oder gar Todesstrafe dafür, wenn einer erwischt wird. Abends wurden alle überprüft, wenn sie ins Lager zurückdurften.

[...]

Seit August waren wir schon Kriegslazarett. Die Reihenfolge war Verbandsplatz, dann Feldlazarett, Verbandwechsel, weiter Kriegslazarett 2-3 Tage, weiter; manche Züge wurden gleich weiter geleitet oder nur einzelne herausgenommen, die schnell operiert oder auch amputiert werden mußten. Einige Lazarette waren schon zurückgezogen, Kiew eingenommen, das waren auf der Rollbahn nur einige Stunden bis zu uns. Wir hatten überbelegt. Die Meldungen überschlugen sich stündlich, Ein letzter Zug wird beladen, vom Bahnhof hört man schon Kanonendonner, der Transport kommt noch weg. Unsere Sankas sind wieder da, aber wir haben noch viele Schwerverwundete bei uns liegen, die müssen weg, aber wie? Der Chefarzt Dr. P. steht an der Hauptstraße und stoppt alle LKW, weist sie ins Lazarett ein, Verwundete samt Matratzen drauf und in Richtung Berditschev weg. Ob unser Lazarett vergessen wurde oder die Meldung zum Rückzug nicht durchkam, keiner weiß es.

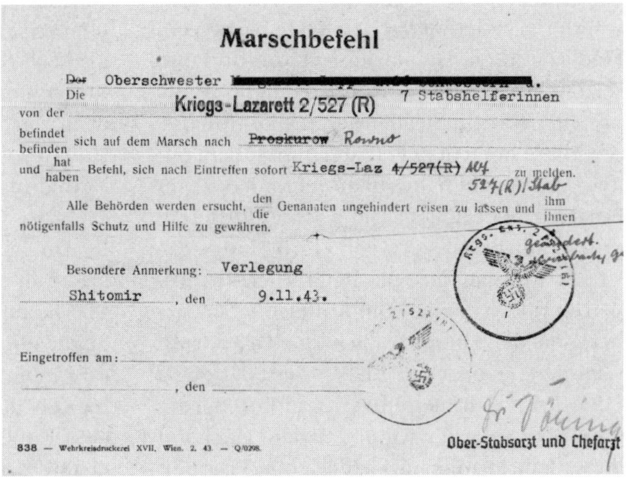
Marschbefehl

~~Der~~ Die Oberschwester [redacted] 7 Stabshelferinnen

von der Kriegs-Lazarett 2/527 (R)

befindet / befinden sich auf dem Marsch nach ~~Proskurow~~

und hat / haben Befehl, sich nach Eintreffen sofort Kriegs-Laz ~~4/527(R)~~ zu melden.

Alle Behörden werden ersucht, den / die Genannten ungehindert reisen zu lassen und ihm / ihnen nötigenfalls Schutz und Hilfe zu gewähren.

Besondere Anmerkung: Verlegung

Shitomir, den 9.11.43.

Eingetroffen am:

, den

838 — Wehrkreisdruckerei XVII, Wien. 2. 43. — Q/0298.

Ober-Stabsarzt und Chefarzt

Privatbesitz Erika Summ (Nachlaß Margarete L.)

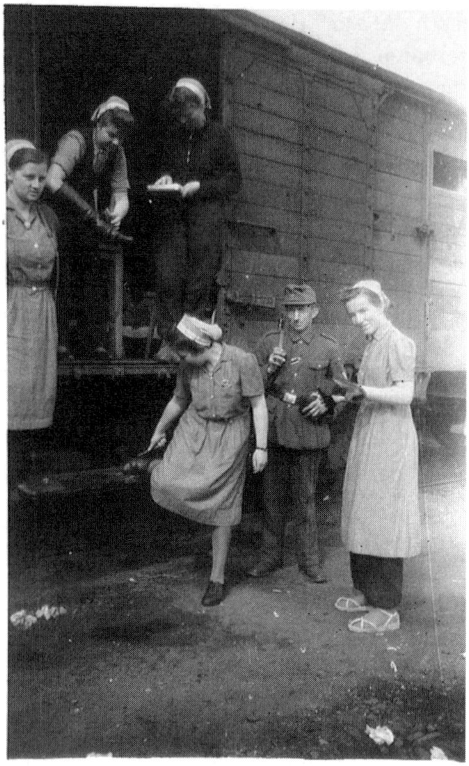

„Sauberkeit muß auch im engsten Raume herrschen! Fahrt nach Dombovar 1944". Privatbesitz Erika Summ

Von Berditschev her rückten unsere Panzer und Truppen in die Stadt, es war ein Chaos auf den Straßen. Als unsere letzten Verwundeten verladen waren, rückte bei uns ein Feldlazarett an. Die waren erstaunt und entsetzt, daß wir Schwestern noch da waren. Bei mir lag noch ein Sterbender, ich konnte diesen Mann noch dem Feldarzt übergeben, mit dem Versprechen ihn mitzunehmen oder im Garten zu beerdigen. Dann kam ein Befehl durch: alle Schwestern von C zur Hauptstraße mit Sturmgepäck, das heißt Rucksack, Papiere und Gasmaske. Die Koffer blieben stehen. An der Hauptstraße stand Dr. P. und verfrachtete uns auf LKW, meist zu zweit oder dritt. Sammelpunkt: Bahnhof Berditschev. Dort wurden wir abgeladen. Doch auf dieser Fahrt kamen uns kämpfende Truppen entgegen, Panzer und Geschütze, es gab fast kein Durchkommen. Daß wir aus Shitomir kommen, wollte keiner glauben, dort sei doch der Russe im Norden durchgebrochen.

[...]

Dombovar war unser neuer Standort, eine Kleinstadt im Süden nahe Pece (Fünfkirchen). Dort belegten wir ein Kloster und eine große Schule. Die Bevölkerung war anfangs nicht sehr wohlgesinnt zu uns, denn wenige Tage zuvor wurden alle Juden abtransportiert, das erfuhren wir erst nach und nach. In diesen Wohnungen wurden wir untergebracht. Das war für uns eine schwierige Situation. Meist war nur Platz für 8-9 Schwestern, so waren wir weit zerstreut. Durch unsern Hof liefen Arbeiter zur Schreinerei, deren Besitzer auch weg mußte. Hinterm Haus lag noch ein Getto mit Frauen und Kindern. Gleich am ersten Abend fehlten alle Zahnbürsten im Bad, weil das Fenster halb offen war. Auch in den Zimmern stellten wir fest, daß noch jemand ins Haus kam, wenn wir weg waren.

[...]

Große Staffeln von Flugzeugen überflogen uns täglich, es gab immer wieder Alarm. Bomben fielen außerhalb, doch eines Tages auch in der Stadtmitte, es gab Verletzte bei der Zivilbevölkerung. Sie wurden uns ins Lazarett gebracht und versorgt, aber wir durften die Leute ja nicht behalten. Das war eine prekäre Situation für unsere Ärzte. Einige mußten nach Pece geschickt werden, die andern wurden von uns (schwarz) verbunden. Dadurch verbesserte sich auch das gespannte Verhältnis etwa in der Bevölkerung.

[...]

Am 12.7.45 brachten die Amis uns nach Pilsen in die Nordkaserne. Jetzt waren auch wir Gefangene. Die Kaserne lag mitten in der Stadt, ein großes Tor ging auf, der Wagen fuhr in einen großen Hof, ringsumgeben von Bauten mit vielen Fenstern. Tor zu, es gab kein Entrinnen mehr. Die Ärzte wurden im ersten Bau eingewiesen, L. und ich einige

Türen weiter. Langer Flur, alles still. So, hier kommen Sie rein. Welch eine Überraschung, hier treffen wir noch einige unserer Schwestern wieder nach 14 Tagen. So lange sitzen sie schon hier und warten auf den Abtransport.

[...]

Täglich wurden welche raus aufs große Wiesenlager gebracht, von dort aus fuhren Lastwagen über Nürnberg in alle Himmelsrichtungen die Gefangenen weg. Es gab einen Entlassungsschein mit Stempel. Zuvor mußten wir mit nacktem Oberkörper am Ami vorbei gehen und sollten unsere Verwendungsbücher unter den Tisch werfen wie die Soldaten. Es war eine unwürdige Behandlung für uns alle. Arme hoch, sie suchten das Blutgruppenzeichen am linken Oberarm, das meist bei der SS-Truppe angebracht war.

■ DRK-Schwester Edith Gehlert: So war es! Eine Rotkreuzschwester erinnert sich. (Typoskript 1995)

Schwester Edith Gehlert verfasste den Bericht über ihren Kriegseinsatz auf Anregung ihrer Mitschwestern, nachdem sie 1995 mit der Florence-Nightingale-Medaille ausgezeichnet worden war.

[August 1941, Shitomir]
Erster Einsatz im Kriegslazarett 4/541
Frau Oberin Thiessen, welche wir im Laufe der Zeit über alles schätzen lernten, brachte vier der neu angekommenen Schwestern zum Chefarzt des Lazaretts.

In groben Zügen erklärte er uns die Aufgaben des Lazaretts in Shitomir und teilte uns zum jeweiligen Einsatzort ein.

Ich erhielt die Order – Operationssaal.

Ja, an der Tür des für mich respektablen Raumes – ich dachte an den gepflegten Op in Dresden – stand wohl ‚Operationsraum'. Ich kam in einen großen Raum, Ärzte und Sanitäter freuten sich, Hilfe zu bekommen.

Der Op.-Betrieb war voll im Gang. In der Mitte des Raumes befand sich ein Feld-Op-Tisch. Am Kopf- und Fußende stand je ein Faß als Abwurf für die alten Verbände, rechts im Raum die Materialkisten, einige Tische mit Instrumenten, Kocher und Verbandsstoffe. Darüber waren Binden als Leinen gezogen, die zum Trocknen der Gummihandschuhe dienten und an der hinteren Wand waren Waschschüsseln mit Wasser aufgestellt und das Aggregat für die Op-Lampen. Das war der Operationssaal!

[...]

Bis heute für mich unfaßbar ist das Regierungsprogramm zur Vernichtung der Juden. Eines Tages erfuhren wir, daß sich alle Juden zu einem vorgeschriebenen Zeitpunkt mit ihren Wertsachen und Verpflegung für drei Tage bei der Ortskommandantur – zwecks Übersiedlung – so wurde der Weg zur Erschießung tituliert, melden mußten. Auch in unserem Lazarett hatten wir russische Hilfskräfte, zum Teil Juden, auch diese wurden mit ihren Kindern auf LKWs geladen und zur Erschießung gebracht.

Die russische jüdische Hilfe unserer Augenstation wusch die Verwundeten, half beim Füttern, spülte Geschirr, putzte viele Male den grünen Topf, sorgte für Sauberkeit in der Baracke. An jenem Abholungstag brachte sie ihren sechsjährigen Buben mit. Ich kochte noch einen Kakao für das Kind, dann kam der LKW und ich wollte ihr zum Abschied die Hand geben. Sie hielt ihren Jungen fest und sagte: „Sie waren immer gut zu mir, aber die Hand kann ich Ihnen nicht geben, Sie sind auch eine Deutsche!" Ich schämte mich vor dieser Frau in Grund und Boden.

Die Vernichtung von Menschen hatte in meinen Augen nichts mit Kriegführung zu tun.

Es kam eine Verfügung, nie über diese Dinge zu sprechen, noch sie brieflich zu erwähnen.

Dies geschah im Sommer 1941. [...]

Charkow [Dezember 1941]
[...] Feldlazarett 654
Der Chefarzt des Lazaretts, Oberstabsarzt B., empfing uns mit den Worten: „Vier Sanitäter, tüchtig und zuverlässig, habe ich angefordert und nun kommen vier Schwestern ...“.

Meldung im Geschäftszimmer, sofortiger Einsatz Parterre, 1., 2. Etage und Op.

Wir dachten: „Grüß dich Gott schöne Gegend – dies ist auch ein Anfang.“

Das Gebäude war ein Krankenhaus an der östlichen Peripherie von Charkow. Die einstige Bettenkapazität war weit überschritten. Im Geländebereich lagen noch 5 frühere Infektionsbaracken, welche schnellstens instandgesetzt wurden.

[...]

Die Baracken waren je mit ca. 100 Feldbetten bestückt, kleine Öfen waren gemauert, deren Rohre durchs Fenster nach außen gingen. Neben den Leichtverwundeten kamen auch Schwerkranke, Soldaten mit Niereninsuffizienz, Ödemen, ja sogar in nicht seltenen Fällen einer Netzhautschädigung der Augen – eine Retinitis nephritica albuminuris. Mit großem Interesse lernte ich den Augenhintergrund spiegeln. Der Augenarzt war davon überzeugt, daß man diese Schädigung, weiße Flocken auf der Netzhaut, einfach gesehen haben mußte.

Mein Arbeitsbereich war inzwischen eine Baracke mit 98 Nierenkranken. Die salzfreie Kost war ein Problem. Mittags Buchweizen mit Hühnerfleisch oder Huhn mit Buchweizen, beides salzfrei, standen auf dem Plan. Abends gab es Pudding, Getränke stark reduziert.

Man hoffte auf baldige Verlegung.

Eines Abends rief mich der Stationsarzt ins Dienstzimmer. Er sagte, daß Charkow eingekesselt sei. Die Einheiten der deutschen Front versuchten, den Kessel zu sprengen und die russische Frontbewegung aufzurollen. Wir hier am östlichen Rand von Charkow wissen aber nicht, ob uns der Russe heute Nacht, morgen oder übermorgen vereinnahmt.

Der Chefarzt hat für eine Lazarettübergabe alles vorbereitet, das gesamte Personal informiert. Verwundete und Kranke hatten keine Kenntnis der ernsten Lage.

Nicht alle Ärzte gehen mit in die Gefangenschaft. Einige ziehen die Kugel vor. Die Stationsärzte waren vom Chefarzt beauftragt, uns vier Schwestern zu fragen, Gefangenschaft oder eine Kugel, bevor wir unser Leben abschließen.

Es war still in dem kleinen Dienstzimmer. Sehr lange sah ich den Assistenzarzt an.

Viele Verwundete, verstümmelt, sah ich unter großen Schmerzen und Schwerstkranke sah ich in den letzten Monaten sterben ... ein schneller Tod kann doch nicht schwer sein ... nun, in russische Gefangenschaft wollte ich nicht gehen. Und doch möchte man das eigene Leben mit beiden Händen ganz fest halten ...

In dieser Nacht war an schlafen nicht zu denken. Ich betete: „Lieber Gott, laß es bitte schneien, lieber Gott, laß es bitte schneien, damit der russische Vorstoß zum Stehen kommt. Lieber Gott, laß es bitte schneien!“

Und es schneite die ganze Nacht und die nächsten Tage ununterbrochen.

Massen von Schnee schickte uns der Himmel. Unsere Einheiten konnten durchbrechen und die russische Front zurückwerfen.

[...]

[Bokowskaja, Sommer 1942,
Feldlazarett 4/542]
[...] Da lagen sie, ein Bild des Jammers, eine graue Militärdecke zum Zudecken, über die Gesichter legten wir Mull, die Fliegenplage war entsetzlich und der üble Geruch des Mundes zog die Insekten in Massen an. Atemnot und ödematöse Schwellung war ein Zeichen des schlechten Befundes. Der Hals war so angeschwollen, daß er einen größeren Umfang hatte als der Kopf. Man nannte dies einen Froschhals. Eine hohe Serumtherapie hätte vielleicht noch Hilfe bringen können, doch der Vorrat an Diphtherieserum war er-

schöpft. Der Nachschub ließ auf sich warten, denn in erster Linie mußte die Front beliefert werden. Da lagen die schwerkranken jungen Menschen. Ich konnte nur reihenweise die stinkenden Mundhöhlen mit feuchten Teetupfern etwas säubern, manchmal war ein Mundspülen mit Tee noch möglich. Alle Handreichungen mußte ich kniend verrichten.

Es war heiß, der Durst quälte, doch fast alle hatten eine Gaumensegellähmung, gerne hätten sie getrunken, doch es ging nicht, die Flüssigkeit kam durch die Nase zurück. Einer dieser Jungen bat: „Nur ein kaltes Wässerli, ein ganz kaltes Wässerli, bitte, bitte." Wir hatten kein frisches Wasser, all diesen armen Buben konnte nicht geholfen werden, dies war so bitter.

Auch wir Schwestern hatten unseren Strohsack auf dem Fußboden des Panjehäuschens liegen. Es gab Flöhe und nochmals Flöhe!

Ein Offizier hatte seine Schlafstelle im zweiten Raum des Häuschens, er gehörte zum Dulag – Kriegsgefangenendurchgangslager, welches 1-2 km von uns entfernt lag. Zu dieser Zeit wurden noch Kriegsgefangene als Arbeitskräfte zu Fuß zurückgeführt mit Pausen in diesen Dulags.

Am Abend hörte man immer Schreie von dort, darauf folgten einige Maschinengewehrsalven, dann trat Ruhe ein. Wir Schwestern fragten den Offizier, warum diese Schreierei, warum diese Maschinengewehrsalven?

Die Antwort: „Nicht nur das Wasser ist knapp, Durst und Hunger sind groß, die Verpflegung minimal. Ein Ausbruch der russischen Gefangenen muß verhindert werden, nur mit diesen Maschinengewehrsalven und ihren Toten halten wir sie immer wieder in Schach."

[...]

April 1945 [Oberitalien]
Die Nachrichten aus der Heimat waren so schmerzlich und deprimierend, der Krieg muß nun doch zu Ende gehen. Wir hörten verbotenerweise die Nachrichten aus der Schweiz.

In den ersten Maitagen wurde das gesamte Lazarett noch nach Meran verlegt. Unsere verwundeten Amerikaner schüttelten den Kopf: „Warum? – Die Amerikaner nehmen ganz Oberitalien in militärische Verwaltung. Der Krieg ist in wenigen Tagen zu Ende!"

Wir verlegten und kamen im Kloster der Englischen Fräulein in der Klosterschule unter.

Am 8. Mai, dem Kapitulationstag, hörten wir aus der Klosterkirche den Gesang der Ordensfrauen, es waren Lob- und Dankeslieder.

Ab 8.5.45 standen amerikanische Posten vor dem Kloster.

Insgesamt 15 Lazarette lagen zu diesem Zeitpunkt in Meran. Eine Lazarettbelegschaft erhielt von den Amerikanern den Befehl, in das Kriegsgefangenenlager nach Ghedi zu gehen. Diese eine Lazarettbelegschaft waren wir.

Nur wenige Tage waren wir in Meran. In einem amerikanischen Bus fuhren wir nach Ghedi. Dort war bereits ein komplettes Zeltlazarett aufgebaut. In jedem Zelt waren 40 Betten. Für Ärzte und Schwestern gab es einen kleinen Kral mit Pyramidenzelten zu je vier Betten. Jeder Teil war separat mit Stacheldraht umgeben. Am Eingang standen amerikanische Doppelposten. Für die Schwestern war extra eine Latrine vorhanden. Insgesamt hatte das Lazarett eine Kapazität von 1000 Betten. Im Kriegsgefangenenlager Ghedi wurden 120.000 Kriegsgefangene registriert. Kranke und Verletzte kamen in das neue Lazarett.

Schwester H. ordnete die Einteilung der 4-Bett-Zelte an.

Wir waren der Meinung, verpflegungsmäßig einer bitteren Zeit entgegenzugehen. Aber es kam ganz anders! Der amerikanische Colonel, der Chefarzt dieses Kriegsgefangenenlazaretts, und unser Pathologe waren einstmals Studienfreunde und trafen sich nach vielen Jahren hier wieder. Der Colonel forderte aus alter Freundschaft für dieses Lazarett amerikanische Lazarettverpflegung an. Diese Verpflegung war sehr gut, es gab Konserven von einer Qualität, wie wir sie im ganzen Krieg nicht hatten. Unsere Patienten waren darüber hocherfreut, denn sie kannten nur Erbsen, Linsen und Trockengemüse.

Ein Lazarettbefehl war, daß es keine Essensreste gibt. Da täglich viele unserer Soldaten zur ambulanten Behandlung kamen, ob zum Zahnarzt oder zur Chirurgie, klappte die Mundpropaganda vorzüglich. Jeder, der zur Behandlung kam, brachte ein Kochgeschirr mit. Ob Corned beef, Weißbrot und Speck oder Kompott von erlesenen Früchten, jeder Einzelne war hocherfreut darüber. Unser Kriegsgefangenenlager hatte keine Essensreste!

Es wurde ein sehr heißer Sommer, doch Getränke, ob Kaffee, Tee oder Fruchtsäfte standen immer zur Verfügung. Und dann kam der Wasserwagen und brachte uns Wasser auf Vorrat. Mit Gießkannen wurde zwischen den Betten gegossen und der Kiesboden frisch geharkt. Die Sickerlöcher vor den Zelten wurden mit Desinfektionsmitteln bespritzt. Es gab keine Fliegenplage. Die Organisation war perfekt.

Unweit der Sickerlöcher waren Latrinen für Patienten mit einwandfreier hygienischer Wartung. Der Colonel wünschte, daß keine Schwester je eine Urinflasche oder Schüssel zur Latrine trage, dies sei Männersache. In unserem Zelt war ein Sanitäter mit diesen Wegen beschäftigt, er trug Urinflaschen oder Schüsseln mit einer eleganten graziösen und beschwingten Haltung. Ich frug ihn, welchen Beruf er vor dem Krieg ausübte. Er war Kapellmeister des Kurorchesters von Marienbad in der Tschechei.

Mein Einsatzort war ein Zelt mit Typhuskranken. Der Colonel des Lazaretts wünschte, daß alle Patienten bestens versorgt würden. Er hoffte, keine Meldung von Todesfällen zu erhalten.

Hier lernten Ärzte und wir Schwestern Penicillin kennen und waren begeistert von der Wirkung.

Sogar für eine kulturelle Betreuung sorgte der Colonel. Ein Klavier wurde beschafft, ein Pianist namens Czerny, ebenfalls ein Kriegsgefangener unseres Lagers

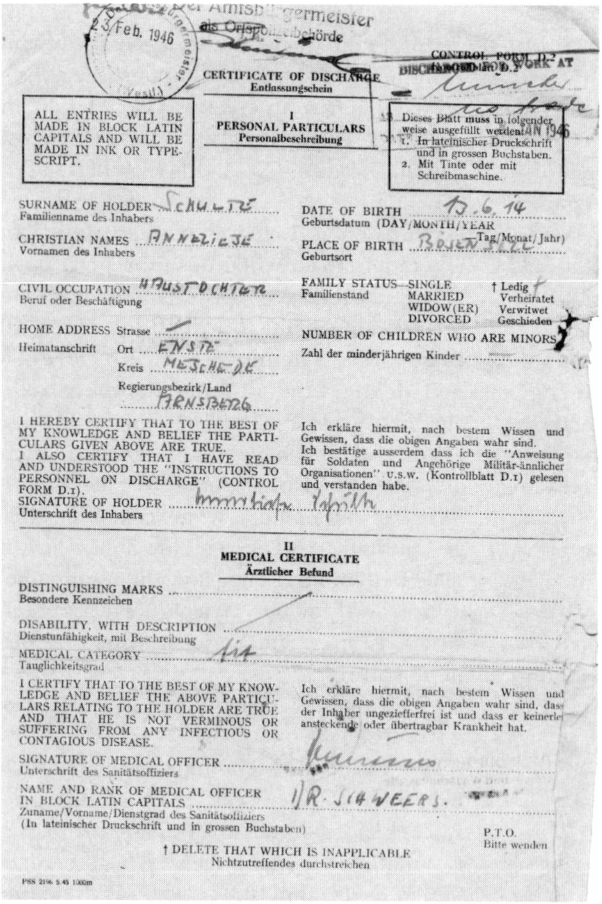
23. Feb. 1946
als Ortspolizeibehörde

CONTROL FORM D.2

CERTIFICATE OF DISCHARGE
Entlassungschein

ALL ENTRIES WILL BE MADE IN BLOCK LATIN CAPITALS AND WILL BE MADE IN INK OR TYPESCRIPT.

I
PERSONAL PARTICULARS
Personalbeschreibung

Dieses Blatt muss in folgender weise ausgefüllt werden:
1. In lateinischer Druckschrift und in grossen Buchstaben.
2. Mit Tinte oder mit Schreibmaschine.

SURNAME OF HOLDER / Familienname des Inhabers: SCHULTE
CHRISTIAN NAMES / Vornamen des Inhabers: ANNELIESE
CIVIL OCCUPATION / Beruf oder Beschäftigung: HAUSTOCHTER
HOME ADDRESS / Heimatanschrift: Strasse — / Ort ENSTE / Kreis MESCHEDE / Regierungsbezirk/Land ARNSBERG

DATE OF BIRTH / Geburtsdatum (DAY/MONTH/YEAR Tag/Monat/Jahr): 13.6.14
PLACE OF BIRTH / Geburtsort
FAMILY STATUS / Familienstand: SINGLE † Ledig / MARRIED Verheiratet / WIDOW(ER) Verwitwet / DIVORCED Geschieden
NUMBER OF CHILDREN WHO ARE MINORS / Zahl der minderjährigen Kinder: —

I HEREBY CERTIFY THAT TO THE BEST OF MY KNOWLEDGE AND BELIEF THE PARTICULARS GIVEN ABOVE ARE TRUE. I ALSO CERTIFY THAT I HAVE READ AND UNDERSTOOD THE "INSTRUCTIONS TO PERSONNEL ON DISCHARGE" (CONTROL FORM D.1).

Ich erkläre hiermit, nach bestem Wissen und Gewissen, dass die obigen Angaben wahr sind. Ich bestätige ausserdem dass ich die "Anweisung für Soldaten und Angehörige Militär-ännlicher Organisationen" u.s.w. (Kontrollblatt D.1) gelesen und verstanden habe.

SIGNATURE OF HOLDER / Unterschrift des Inhabers

II
MEDICAL CERTIFICATE
Ärztlicher Befund

DISTINGUISHING MARKS / Besondere Kennzeichen
DISABILITY, WITH DESCRIPTION / Dienstunfähigkeit, mit Beschreibung
MEDICAL CATEGORY / Tauglichkeitsgrad: fit

I CERTIFY THAT TO THE BEST OF MY KNOWLEDGE AND BELIEF THE ABOVE PARTICULARS RELATING TO THE HOLDER ARE TRUE AND THAT HE IS NOT VERMINOUS OR SUFFERING FROM ANY INFECTIOUS OR CONTAGIOUS DISEASE.

Ich erkläre hiermit, nach bestem Wissen und Gewissen, dass die obigen Angaben wahr sind, dass der Inhaber ungezieferfrei ist und dass er keinerlei ansteckende oder übertragbar Krankheit hat.

SIGNATURE OF MEDICAL OFFICER / Unterschrift des Sanitätsoffiziers
NAME AND RANK OF MEDICAL OFFICER IN BLOCK LATIN CAPITALS / Zuname/Vorname/Dienstgrad des Sanitätsoffiziers (In lateinischer Druckschrift und in grossen Buchstaben)

P.T.O.
Bitte wenden

† DELETE THAT WHICH IS INAPPLICABLE
Nichtzutreffendes durchstreichen

PSS 2196 5.45 1000m

Entlassungsschein.
Privatbesitz Anneliese Schulte

(er war ein Nachkomme des berühmten Czerny, „Schule der Geläufigkeiten"), spielte unter freiem Himmel Beethoven, Schubert und Schumann, und der damals bekannte Ballett-Choreograph Harald Kreuzberg tanzte auf einem kleinen Podium.

Der Herbst kam, mit ihm die Entlassung aller Schwestern, welche in der amerikanischen, englischen oder französischen Besatzungszone beheimatet waren. Nur kurze Zeit blieben wir restlichen Schwestern noch in Ghedi. [...]

■ Paula Schmitt, Fotoalbum 2001

Paula Schmitt stellte 2001 aus ihren Fotos ein 10-seitiges Album zusammen und schrieb dazu kurze Texte. Hier Auszüge.

10. März 1941: Ankunft in Constanza am schwarzen Meer. Für 10 Tage nach Carmen-Sylva.

Vor Ostern kamen wir nach Bukarest, wo wir in Teillazarette aufgeteilt wurden. In Pantelemon hatten wir serbische u. russische Kriegsgef., die wir mit versorgen mußten.

Das Haus hatte beim Erdbeben 1940 sehr gelitten und wurde von allen Seiten gestützt.

Zuerst hatten wir Malariapatienten, dann Ruhrpatienten, leicht Verwundete und zum Schluß Fleckfieberpatienten.

Ein Teil des Lazarettes war rumänisches Krankenhaus.

Die Einheit wurde nach Russland versetzt, ich mußte in Fleckfieberquarantäne in Bukarest bleiben. [...]

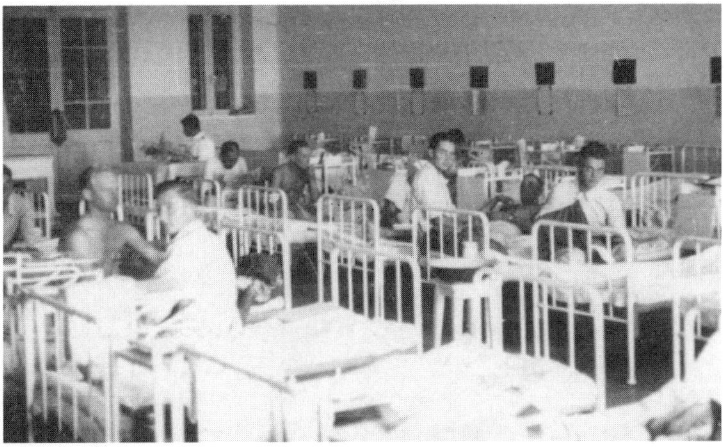
Die Säle boten 40 Patienten Platz.

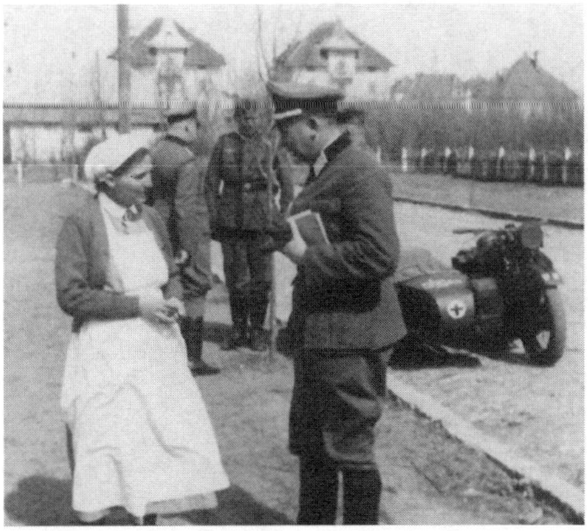
Oberschwester mit Kriegspfarrer

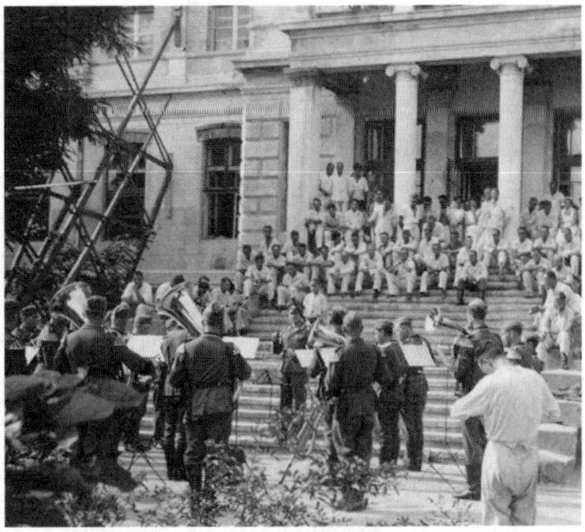
Die Militärkapelle brachte uns ein Ständchen.

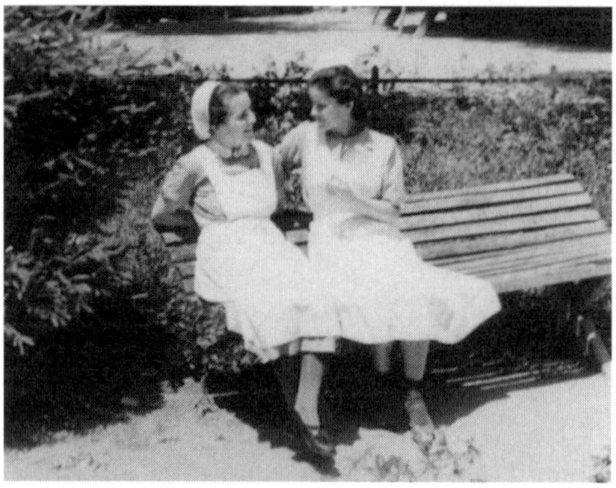

Foto mit der rumänischen Schwester Aurora

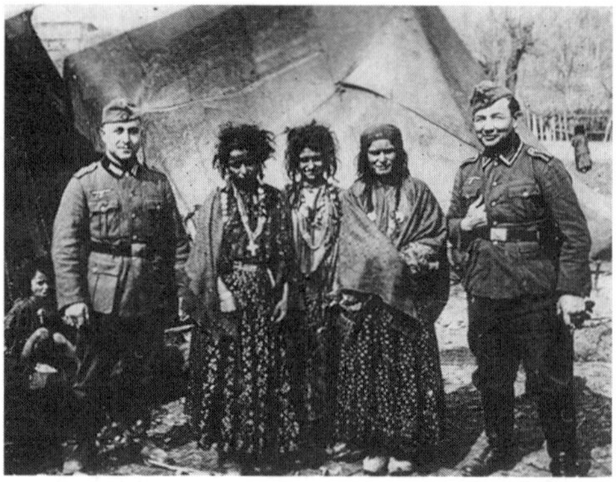

Zigeuner in Bukarest

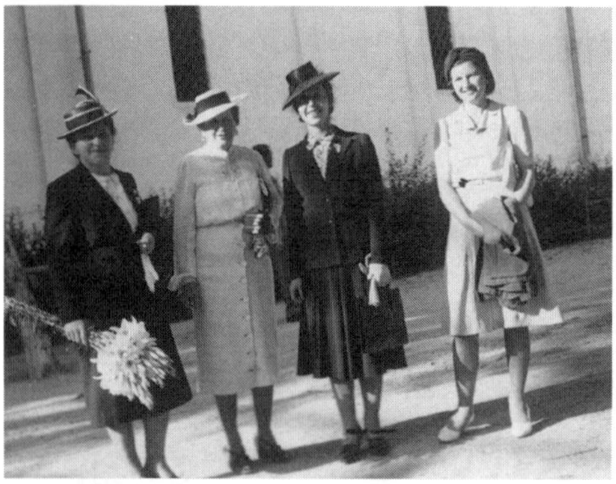

Besuch von der Deutschen Botschaft

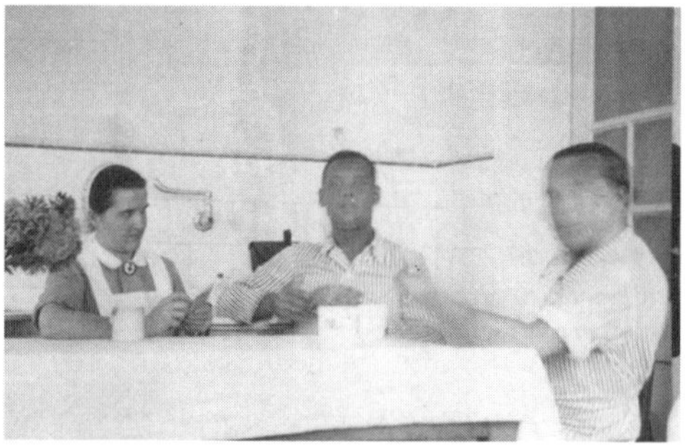

Der dritte „Mann" beim Skat.

Unten: Fest des heiligen Pantelemon, das mit Deutschen und Rumänen gefeiert wurde

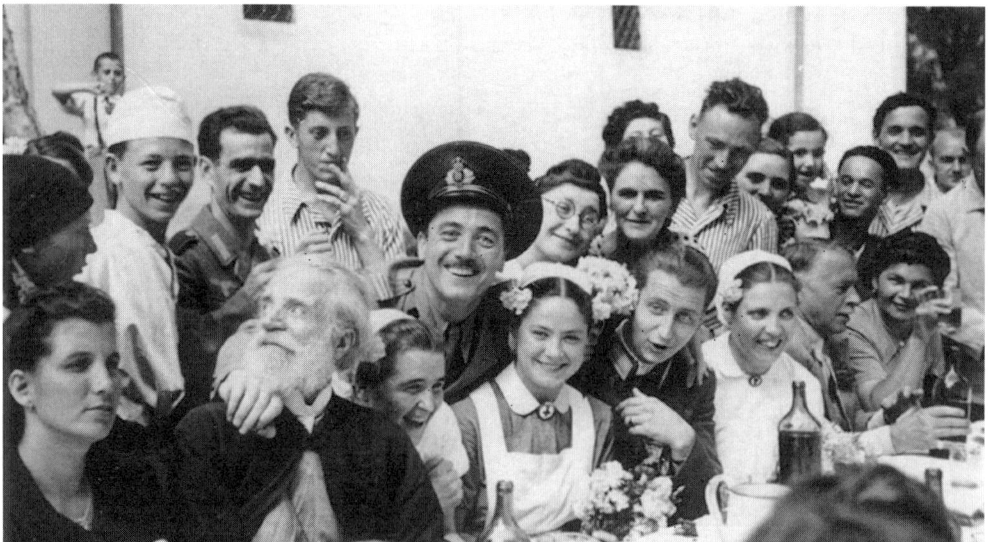

Im August 1942 mußte ich mit drei Männern auf einem offenen Wagen eines Güterzuges nach Russland reisen. Wir waren 14 Tage unterwegs.

Auf dem selben Güterzug waren russische Gefangene mit rumänischer Bewachung.

Nach 14 Tagen trafen wir in Rostov am Don ein. Rostov war schrecklich. Wir behandelten Schwerstverwundete, und vor Weihnachten trafen die ersten Verwundeten von Stalingrad ein. Dann begann der Rückzug. Ende Januar ging es mit dem Zug, ohne Heizung bei 30 Grad Kälte, in 4 Tagen nach Dnjepropetrowsk. Dort blieben wir nicht lange und kamen dann nach Schitomir.

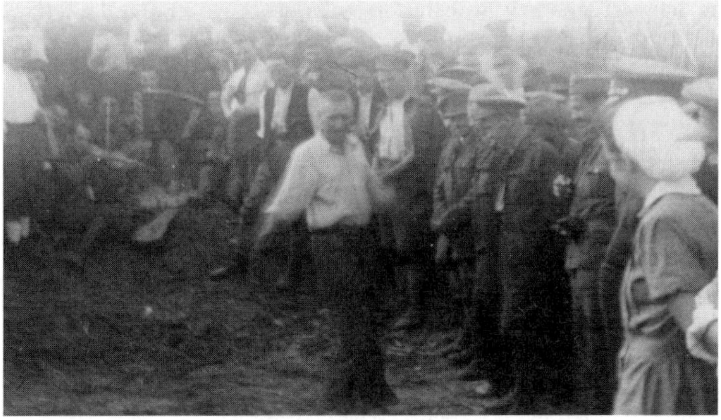

Die Rumänen musizierten und die Russen tanzten für sie.

Die Kathedrale von Schitomir wurde von den Russen als Getreidedepot genutzt.

In Schitomir waren wir 9 Monate, dann ging es weiter nach Proskurov. Ich betreute die Patienten in Baracke 3. Es waren sämtliche Infektionskrankheiten vertreten.

Von Proscurov ging es weiter zurück nach Lemberg, wo wir an der Universitätsklinik arbeiteten.

Nach 4 Wochen mussten wir weiter über Sandomir nach Tschenstochau, wo ich auch die Infektionsabteilung zu betreuen hatte.

Von Tschenstochau ging es weiter durch Schlesien an die Elbe.

In Oschatz hatten wir einen kurzen Einsatz, dann ging es weiter nach Prag, wo wir auf die Russen trafen. Von Prag ging es ohne Verpflegung und ohne Medikamente mit dem Zug nach Heidelberg. Die Fahrt dauerte 3 Wochen und wir lebten von dem, was am Wegesrande wuchs.

Nach 10 Tagen in Heidelberg kamen wir zum Einsatz nach Heilbronn. Dort mußten wir die sogenannten Verschleppten (DP) verpflegen. Das war im Juni 1945.

Der Amerikaner hat uns sehr gut behandelt.

Im Februar wurden wir aus der Kriegsgefangenschaft entlassen und wurden bei der UNRA verpflichtet.

Im Juni 1946 konnte ich nach Hause.

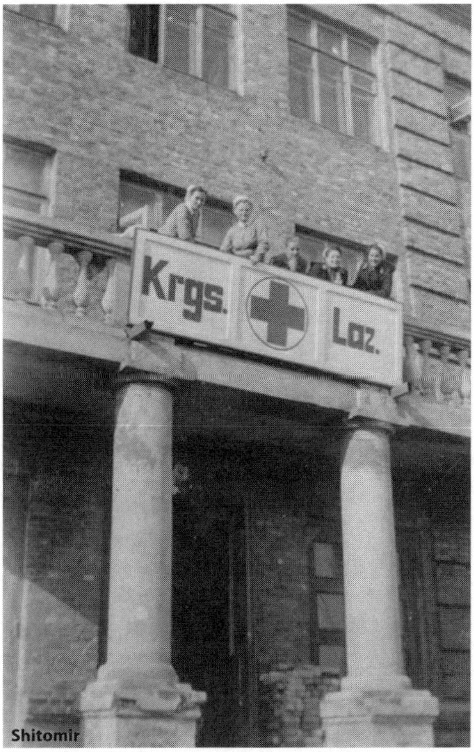

Shitomir

■ Schwester Karin v. Brockhusen Malapert, Lebenslauf (Typoskript, 1997)

Der Text entstand im Zusammenhang mit einer Jubiläumsschrift der ehemaligen Schule der Verfasserin: Stift Heiligengrabe. Ein Erinnerungsbuch Teil III, hg. v. alten Stiftskindern i.A. Nora Neese, geb. Wedel, Salzgitter 1997.

[...] In Modlin bei Warschau sammelte ich als Schwesternhelferin meine ersten Erfahrungen in der Krankenpflege. Da dies heute vielfach auf Unverständnis stößt, möchte ich betonen, daß ich mich damals freiwillig gemeldet habe. [...] Nach der ersten Laus bekam ich Fleckfieber. [...] Später in der Heimat, kam noch Wolhynisches Fieber dazu [...].

Die mütterliche Oberschwester hatte meiner Mutter versprochen, mich nicht wieder „heraus" zu lassen! Ich wollte aber wieder in den Osten, befreite mich aus dem Dunstkreis dieses Versprechens, machte Examen und befand mich nach 14-tägiger Fahrt im Januar 44 in Nikolajew (östlich von Odessa), bei einer Sanitätsbereitschaft der Luftwaffe. Diesen Einheiten wurden 5 bis 7 Schwestern zugeteilt, im Gegensatz zu den Heeresfeldlazaretten, in denen es keine deutschen Schwestern gab. Wir arbeiteten mit russischem Personal zusammen. Die Feldscherinnen waren freundliche, sehr gut ausgebildete Hilfen. Zu unserer Einheit gehörten ca. 100 Mann und eine Anzahl Russinnen. Sie waren überall eingesetzt, sorgten natürlich auch für das Wohl vieler einzelner, waren sich ihres Einflusses recht bewußt und wurden selbstverständlich auf dem Rückzug mitgenommen. Ihre Lage wurde später dramatisch, die Russen verlangten die Auslieferung und alles weitere ist ja heute Geschichte.

Dann mußte Nikolajew aufgegeben werden, nur Transportfähige kamen heraus, da gerade der Flugplatz noch frei war. Unsere Einheit kam mit ihren Fahrzeugen nach und wir richteten ein Lazarett ein, das aber nie belegt wurde.

[...]

In Rumänien (Tecucci) befand sich unser Lazarett in einem Barackenlager. Das Arbeitsklima war gut, der Sommer heiß. Jeden Morgen gab es eine Tablette Atebrin (gegen Malaria) und gelegentlich, wenn sehr viel zu tun war, zum durchhalten: Pervitin, das ich aber nie nahm. Die Verwundeten wurden, sobald sie transportfähig waren, weiter in Kriegslazarette Richtung Heimat verlegt. Dieses dauernde Abschiednehmen fiel mir oft sehr schwer, auch wären manche gerne (!) länger geblieben. Mein Stationsarzt fragte mich dann: „Wen sollen wir denn diesmal für Schwester Karin hierbehalten? Ich weiß

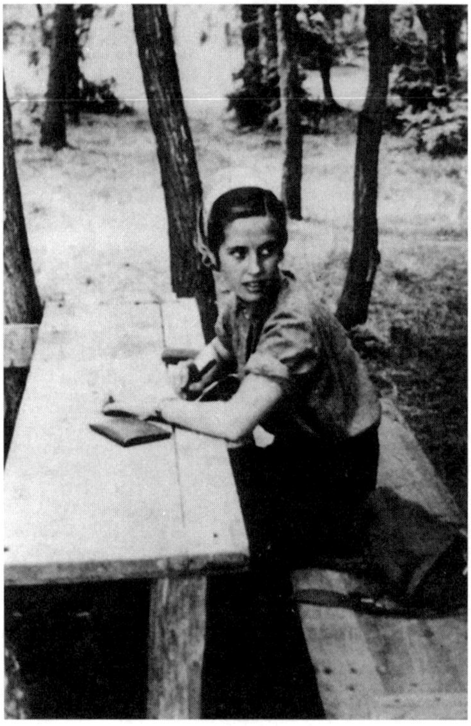

„Ende Juni, Anfang Juli 44 auf dem Flugplatz in Foscani (Rumänien) – ich flog – per Anhalter ! – mit Urlaubsschein nach Hause. Eine Ju 87 (Stuka) wollte mich dann doch nicht mitnehmen, so wurde es eine He 111, Cockpit ganz aus Plexiglas; ich dachte an Lagerlöfs Wildgans! Ein Schutzengel, der mich durch das Leben begleitete, flog mit."
Privatbesitz Schwester Karin v. Brockhusen Malapert

doch, daß sie sonst nicht recht zu gebrauchen ist." Er war ein richtiger Bayer, Vater von vier Kindern. „Kruzi, Sie haben doch recht behalten!" – welche Worte, wenn man gemeinsam um ein Leben gekämpft hatte. Leider war es oft eine Frage der eigenen Kräfte, man mußte jung genug sein, um alles physisch und psychisch durchstehen zu können; keine von uns war über fünfundzwanzig. Älter waren manchmal die Sanitäter, die sich oft mit väterlicher Fürsorge um die Verwundeten kümmerten. Ebenso die jüngeren ‚Sanis', die auch mit viel Einfühlungsvermögen dabei waren. Fachlich waren beide mir zum Teil überlegen – und trotzdem, auf 60 Schwerverwundete nur eine Schwester war zu wenig, das bedrückte mich oft sehr. [...]

■ Lisbeth Ascher, Pflege als Begegnung. Eine Krankenschwester erzählt aus ihrem Leben. Wien, Facultas 1999

[...] Sehr rasch wurde mir bewußt, daß ich in einer extremen Männerwelt gelandet war. Kaum angekommen, waren die ersten Einladungen für den Abend da, von Ärzten, Zahlmeistern und sonstigen Chargenträgern. Ich wußte auch, daß dabei mit Alkohol nicht gespart wurde. [...] (S. 43) Ich vertrug eine Menge und blieb immer noch frei und bewußt in meinem Tun. Manches habe ich durch ein freundliches Wort und einen gemeinsamen Trunk an Ausnahmen für meine Patienten erreicht. Ich lernte auch, aufgezwungene Mengen in Blumentöpfe, unter den Tisch oder am Kopf vorbei hinter mich zu bringen. Ich hatte das große Glück, gegen Alkohol nicht suchtanfällig zu sein. Dieses Taxieren beim Herumgereichtwerden in der gehobenen hierarchischen Ebene fand ich aber so entwürdigend, daß sich meine innere Abwehr dieser Männerwelt gegenüber sehr entschieden bildete.

Die Arbeit auf der Station verlief aber korrekt und mit größter Sorgfalt den Verwundeten gegenüber. Gemeinsam kämpften wir um jeden einzelnen unserer Patienten. Die Einheit setzte sich hauptsächlich aus Preußen, Berlinern und einigen Sachsen zusammen, ich war die einzige Österreicherin darunter.

Die Behandlung bot damals noch nicht die Möglichkeiten von heute. Die chirurgischen Eingriffe waren oft groß, die Wunden meistens verschmutzt, infiziert. Antibiotika gab es immer noch keine, Prontosil-Tropfspülungen bei zerfetzten, eiternden Wunden waren oft die einzige Möglichkeit.

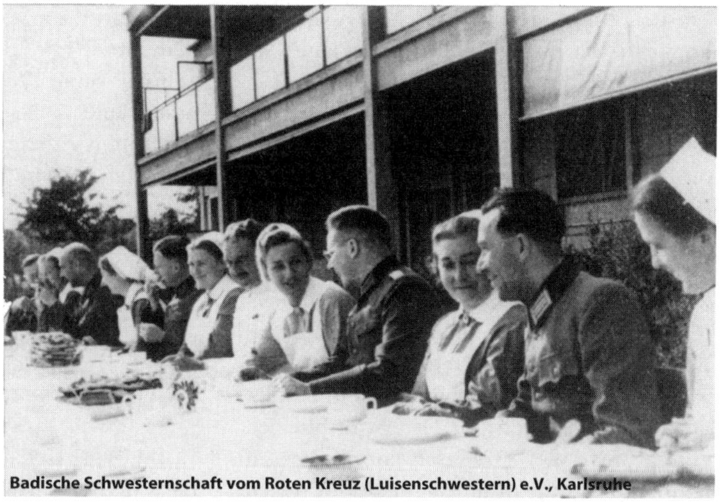
Badische Schwesternschaft vom Roten Kreuz (Luisenschwestern) e.V., Karlsruhe

Betten, Lagern, Hauptpflege und, so gut wie möglich, sorgfältige Ernährung waren ein wichtiger Anteil der Pflege, oft durch die Mehrfachverletzungen sehr schwierig. Die andere große Chance und Aufgabe war, den Lebenswillen bei Schwerverletzten wieder wachzurufen. Wir setzten alles ein, was wir konnten: Herausfinden, ob daheim jemand wartet, Frau, Kinder, Eltern, Geschwister oder Freunde, ein Hof, der zu bestellen ist, ins Gespräch kommen darüber, es emotional wieder ins Gedächtnis bringen. Es war ja kaum Zeit für das Gespräch, aber die Zeit beim Betten, Essen-Eingeben, bei den Nachtdienst-Runden – ein wenig ging immer wieder. Wir sahen täglich bei den Neuzugängen die Geburtstage durch und überraschten mit einem Lied und, wenn wir nichts anderes hatten, mit zwei zusammengelegten Keksen mit Butter, wenn möglich, war eine (oft gestohlene) Blume dabei oder ein buntes Herbstblatt. Wir nützten die Zeit, (S. 44) wenn Depressive zum Röntgen oder in den Operationssaal gebracht wurden, um mit den Zimmerkollegen darüber zu sprechen, sie sollten die Betreffenden stärker in das Gespräch mit einbeziehen. Notfalls wäre der Versuch zu machen, sie durch Ärgern emotional in Bewegung zu bringen, damit sie durch die Selbstverteidigung die eigenen Gefühle wieder erlebten und so aktiv in die Gemeinschaft mit den anderen eintreten könnten. Darauf konnte weiter aufgebaut werden. In dieser Extremsituation, sehr behutsam eingesetzt, half diese Methode fast immer. Die Mithilfe aller Patienten war immer ganz wunderbar. Wir besorgten lange Weidenruten, mit denen es möglich war, von Bett zu Bett Karten zu spielen. Den Sonntag feierten wir mit einem Lied, das wir zu zweit, bestenfalls zu viert sangen. Zu Ostern hüpfte ich einmal mit einer Hasenschwanzquaste auf meiner Diensttracht auf allen vieren durch die Patientenzimmer. Wir waren bereit, Betten umzuschieben, um aufkommende Freundschaften zu unterstützen. Oft gelangen diese kleinen Dienste erst am Abend, wenn die Station dem Nachtdienst übergeben war. Wir versuchten, den Zivilberuf des Soldaten zu erfahren, um uns irgendeinen persönlichen Rat von ihm zu erbitten. Allein, daß wir Frauen waren, so weit vorne an der Front, war für manche eine innere Aufforderung, wieder aktiv am Leben teilzunehmen. [...] (S. 45)

Wenn die Front näher kam (ich erlebte im Herbst 1942 gerade den Beginn des unaufhaltsamen Rückzuges), war wohl die Freude der Verwundeten groß, deutsche Frauen zu sehen. Mit wieviel Zartheit ließen sie uns das spüren, aber gleichzeitig konnten sie die Angst um uns nicht verhehlen: ihr müßt weg, ganz schnell, die Russen kommen! Was bedeutete das in der Wirklichkeit? Wir mußten abziehen und den Rest der Patienten, die nicht verlegungsfähig waren, an ein kleines Feldlazarett übergeben. Nicht verlegungsfähig war, wer so schwer verletzt und gesundheitlich so schlecht dran war, daß er den Transport allein schon nicht überstehen würde. Es waren genau die Patienten, um die wir uns am meisten bemühten. Die Front rückte so schnell zurück, daß die Schwerversehrten auch in kurzer Zeit vom fliehenden Feldlazarett zurückgelassen würden. Was das bedeutete, war allen klar. Das hieß ohne Schutz, ohne Versorgung, kurz, im Niemandsland zu sein, bis sich der Russe dies Stückchen eigener Erde zurückerobert hatte. Gefangenschaft ohne Chance. (S. 47)

■ A.S.: Vom Anfang bis zum Ende.
Meine Zeit als Diakonisse (1991)
Kaiserswerther Diakonie/Fachbibliothek
für Frauendiakonie und Fliednerarchiv
FB LbD 246

[...]. [1944] Es kam ein Befehl aus Münster, nach dem unsere Einheit G. verlassen sollte, um noch ein Reservelazarett in S. in Belgien einzurichten und zu versorgen. [...] Der Marschbefehl, in dem ich zur Hauptverantwortlichen benannt wurde, wir reisten ja ohne Männer, schrieb vor, daß alle examinierten Schwestern ausnahmslos auszurücken hätten, während die Helferinnen, also die Jugend selber entscheiden konnte, ob sie mitziehen oder sich in ihren Heimatorten zu neuem Einsatz melden wollten. Das einmütige Ja zu diesem gemeinsamen Auszug nach

Belgien war die schönste Bestätigung der festgefügten Gemeinschaft, die uns verband. (S. 34) [...] Am späten Dienstagabend rollte der Verwundetentransport an. Rund um die Uhr hatten die Schwestern, Ärzte und Helfer gearbeitet und sich beeilt, damit das Notdürftigste bereit war. Auch ein Operationssaal und ein Verbandsraum waren hergerichtet. Ärzte und Schwestern arbeiteten weitere zwei Tage und eine Nacht, bis die erbärmlich zugerichteten Soldaten versorgt waren. (S. 37) [...] In den nächsten zweieinhalb Wochen bis zur Flucht überstürzten sich die Geschehnisse und die unfaßbaren Eindrücke. Die Front rückte immer näher. Das wußten wir von den Schwerverwundeten, die eingeliefert wurden. Zu merken war es außerdem an der nervösen Aufbruchsstimmung bei der deutschen Besatzung. Wir spürten es schließlich auch an dem Grollen der Geschütze von Brüssel herüber, das täglich hörbarer wurde.

Es hatte, wie erwartet, gar nicht lange gedauert, bis das Reservelazarett einem Hauptverbandsplatz glich. Die Tage wurden immer angstvoller. (S. 38) [...] Kaum hatte ich mich telefonisch beim Oberfeldarzt zurückgemeldet, da raste die Ordonnanz herbei und überbrachte den Befehl, sofort mit der Pflegegruppe aufzubrechen und zu versuchen, Aachen zu erreichen. Ich war davon überzeugt, im Sinne aller Betroffenen zu antworten: „Wir können das Lazarett nicht eher verlassen, bis wir unsere Verwundeten in Sicherheit wissen." Eine gewagte Befehlsverweigerung, die mich vors Kriegsgericht hätte bringen können. Das sagte mir am anderen Tag ein katholischer Kaplan, der auf dem Fluchtweg am Lazarett vorbeikam und nicht fassen konnte, daß wir noch da waren, denn Rückzug und Flucht waren in vollem Gange. Die Straße nach Deutschland führte direkt am Lazarett vorbei.

Nirgends war ein Transportmittel für die Verwundeten (S. 39) in Sicht. Viele der gehfähigen Verwundeten hatten sich zu Fuß auf den Weg gemacht, um die Grenze zu erreichen.

Alleingelassen und völlig ratlos konnten wir nichts anderes tun, als Gott um Hilfe anzurufen. Und Hilfe kam. Ein Auto hielt plötzlich vor dem Haus. Am Steuer saß unsere älteste, tüchtige Schwesternhelferin, A., die irgendwo den Wagen requiriert hatte. In unvorstellbar schwierigen Touren wurden alle übriggebliebenen gehfähigen Verwundeten zur Grenze gebracht, in der Hoffnung, daß dort weitergeholfen würde. Es war eine traumhafte Blitzaktion. Tapfere mutige A. Indessen wurde das Stöhnen und Jammern der zurückgebliebenen Schwerverwundeten, etwa 10 bis 12, immer lauter: „Lassen Sie uns nicht allein ..." Dieser jämmerliche Ruf der Männer hat mich noch lange Zeit bis in den Traum verfolgt.

Stunde um Stunde verging. Die Not stieg aufs höchste. Doch Gott hatte unsere Rettung beschlossen. Wie sonst wäre da plötzlich ein völlig leerer Lastwagen mit Anhänger aufgetaucht. Im Nu war eine lebendige Kette von Schwestern über die Straße gespannt, die das Fahrzeug stoppte. Ein einzelner Fahrer stieg aus, sichtlich unwillig. Ich schilderte kurz unsere Situation, und die Schwestern bestürmten ihn mit Bitten, uns mitzunehmen. Er aber blieb bei seiner Weigerung und berief sich auf den Befehl, daß er zu einer bestimmten Nachmittagsstunde in Arnheim sein müsse.

Doch die bittende Schwesternschar, das laute Stöhnen der elenden Verwundeten und gewiß auch die feindseligen, haßerfüllten Blicke der Belgier, die inzwischen das Fahrzeug umringten, brachen das Eis.

„Bringen Sie die Verwundeten, ich will versuchen, durchzukommen." Der Satz war kaum ausgesprochen, da standen schon die ersten Helfer und Helferinnen mit Matratzen und Decken bereit. In kürzester Zeit war alles verladen. Die Verwundeten wurden mit Hilfe von reichlichem Bettzeug einigermaßen pflegegerecht auf die (S. 40) offenen

Wagen gebettet. Die gesamte Pflegegruppe stand auf engstem Raum um die Leidenden herum – geradezu wie ein Schutzwall. Ich mußte als Beifahrerin fungieren, weil wir in A. ein Lazarett ausfindig machen mußten. Gerade stand ich auf dem Trittbrett, als tatsächlich noch einmal die Ordonnanz auftauchte, um mich zum Oberfeldarzt zu zitieren. „Sie sehen, wir befinden uns bereits auf der Flucht." Mit dieser Antwort stieg ich in den Wagen, der Fahrer schlug die Tür zu und fuhr los. Noch einmal eine Befehlsverweigerung, aber wen kümmerte das? (S.41) [...]

■ Festungszeit in Breslau. Erlebnisbericht der Diakonisse K. H. vom Januar 1945 bis zur Ausweisung aus Breslau am 27. Juli (Typoskript)
Evangelisch Lutherische Diakonissenanstalt Bethanien, Magdeburg

Der Bericht ist vermutlich kurz nach dem Krieg entstanden.

[...] So kam das Wochenende des 16./17.2. heran. Wir hatten abends noch gerade gehört, daß ein Ritterkreuzträger unser Lazarett aufgesucht habe und sehr erstaunt gewesen sei, daß wir noch in der Schußlinie der Russen lagen. Wir seien schon seit Tagen für das Festungslazarett I (Bunker Striegauer Platz) gemeldet! Ihm hatten wir es wohl zu verdanken, daß noch in der gleichen Nacht der Räumungsbefehl kam. Wir wurden früh gegen 3 Uhr geweckt und ein pausenloser Abtransport setzte ein. Bis früh 7 Uhr sollte das Lazarett geräumt sein, es war ein 3-stündiger Waffenstillstand mit den Russen vereinbart worden. Herr Dr. L. leitete die große Aktion und ihm ist zu danken, daß nicht die Frauen mit den Lebensmittelvorräten sich zuerst in Sicherheit brachten. Sie wurden abgewiesen: Erst die Verwundeten und Schwestern, dann das Personal! – Nachdem etwa die Hälfte geräumt war, ordnete Dr. L. an, daß die 3 jüngeren Schwestern mitfahren sollten, während Schw. M., Schw. P. und ich bis zuletzt blieben. Längst wurde wieder geschossen, sogar Gewehrsalven erreichten uns schon. Etwa gegen 10 Uhr kamen wir heraus, nachdem wir noch einmal wegen Stalinorgelbeschuß in große Gefahr gerieten und in Deckung gehen mußten. Zuvor aber hieß es, einem sehr schweren Auftrag Folge zu leisten. Damit die nicht transportfähigen Schwerverwundeten [nicht] lebend in die Hand des Feindes fallen sollten mußte ich die fünffache Dosis Morphium vorbereiten, die Stabsarzt T. verabreichte. Ich konnte nur noch weinen! –

Unsere Fahrt ging quer durch Breslau, nach dem Elbing-Bunker, da der Striegauer Bunker als überfüllt gemeldet war. Wir meldeten uns dort bei dem Chefarzt, der uns sehr unfreundlich empfing, ja beinahe anbrüllte: „Wo kommen Sie her?" Wir sagten: „Aus dem Standort-Lazarett, es ist geräumt worden!" „Ach, da sind sie wohl fahnenflüchtig geworden? Ich brauche keine Schwestern", obwohl ein Arzt dringend nach einer Op.-Schwester verlangte. Wir waren von dieser Abfuhr eines Arztes erschlagen! Seit Tagen kaum etwas gegessen, kaum geschlafen und unter so schweren Bedingungen die Räumung des Lazaretts hinter uns gebracht, war das die Krönung von Infamie. Er selbst läutete den Festungsarzt an und wir bekamen die Weisung, den Fritz-Geisler-Bunker zum Lazarett einzurichten. [...]

Die Wochen, die dann folgten, können nur von einem tausendfachen Elend berichten! Kriegschirurgie unter primitivsten Verhältnissen! Dadurch, daß das Wasserhebewerk und das Elektrizitätswerk zerstört war, hatten wir 6 mal am Tag 1 Stunde Wasser, 6 mal 1 Stunde elektr. Licht, in der übrigen Zeit arbeiteten wir mit einer Stallaterne bei Temperaturen von über 30 Grad und höher, sonderlich in den Kabinen des Innenganges. Es gab ja keine Entlüftung, kein

Fenster, und der Bunker voll mit Verwundeten, die aus den Kesselschlachten und dem Häusergemetzel kamen. Mehr als einmal sagten die Verwundeten zu mir: „Schwester, wir haben viele Kesselschlachten und auf dem ‚planmäßigen Rückzug' viel Schweres erlebt, aber was sich hier tut, ist unbeschreiblich!" – Den ganzen Tag über war man am Verbinden, gab Spritzen und Tabletten. In den untersten Betten lagen die Beinverletzten, in der Mitte die Schwerverwundeten, oben die mit Arm-, Kopf- und Leichtverletzungen. Um diese versorgen zu können, mußte man wahre Turnkünste beherrschen. Mit einer Waschschüssel wurden 10-20 Verwundete oder noch mehr notdürftig gewaschen, bezw. nur das Gesicht ein wenig frisch gemacht. – Zu trinken gab es kaum etwas, nur ein Faß saurer Rotwein stand zur Verfügung, wovon es aber schwere Durchfälle gab, die bei den erschreckenden Toilettenverhältnissen zur zusätzlichen Belastung wurden. – Da der Bunker auch keine eigene Küche hatte und wir das Warmessen vom Neumarkt-Bunker bekamen, fiel dieses meistens aus, da die Wagen, unter Beschuß gekommen, das Ziel, den Geisler-Bunker, nicht erreichten. So kam gegen 14 Uhr, bis dahin hatten wir noch gehofft, die Nachricht, Kaltverpflegung zu empfangen, die aus Dauerbrot, Fett und Dauerwurst bestand; damit waren wir reichlich versorgt. Wie aber sollten wir damit die Verwundeten verpflegen? Wir selbst konnten auch nicht mehr ran und es war kein Wunder, daß wir zu der seelischen Belastung auch körperlich elender wurden. Noch heute fragt man sich: wie konnte man das ertragen und verkraften?! Gewiß nicht aus eigener Kraft, aber Gott wird ja gerade in unserer Schwachheit mächtig. Als ich dieses Wort in meinem Rückblick schrieb und es mir auch als Einsegnungswort zugesprochen wurde, hätte ich nicht geahnt, daß es mir in den schwersten Stunden meiner Heimatstadt und im Dienst als Diakonisse so zur Gewißheit werden würde, daß Gott es ist, der die Kraft in aller Schwachheit für uns ist. [...]

Tagebücher und Feldpostbriefe

Diese Textsorten gelten gemeinhin als besonders authentisch, und tatsächlich sind sie, da in zeitlicher Nähe zu den Ereignissen entstanden, von großer Bedeutung. Dennoch ist auch hier zu berücksichtigen, dass sie, genau wie jede andere schriftliche oder mündliche Äußerung, spezifischen Bedingungen unterworfen sind. Als Besonderheit kommt bei diesen Texten hinzu, dass Briefe der Zensur unterlagen und auch Tagebücher unter den erschwerten Bedingungen des Krieges nicht ohne Weiteres geheim gehalten werden konnten. Manche Schwestern machten sich, z.T. verschlüsselt, Notizen, die sie entweder nach Hause schickten oder in den Urlauben zu Hause deponierten und daraus nach dem Krieg einen fortlaufenden Text anfertigten. Wenn die vorhandenen Texte nicht mit den Vorlagen verglichen werden können, ist das Maß der Bearbeitung nicht mehr festzustellen. Auch Briefe können Botschaften enthalten, deren Code nur dem Empfänger bekannt war und für Außenstehende gar nicht erkennbar ist. Ein Vergleich mit dem Kapitel 3.2. gibt darüber Aufschluss, inwieweit die zeitgenössischen Sprachmuster den Alltagswortschatz durchdrungen haben, welche Denkmuster verbreitet und handlungsrelevant waren und wo Brüche festzustellen sind.

■ Ilse Behrens, Wer aus Rußland kommt, ist müde, Pähl: Verlag Hohe Warte 1952

25. August [1942] im Zuge.
Glühender Mittag über Rußland. Wir fahren und fahren. Längst liegt Charkow hinter uns. Weiter nach Osten – der Wolga zu – liegt unser Ziel. Müde sitzen Mannschaften und Offiziere in allen Stellungen auf den kurzen Holzbänken. Müde vom Fahren, von Rußland, vom Krieg.

Als ich in Charkow auf der Frontleitstelle nach meiner Einheit fragte, hielt ein älterer Feldwebel mich auf dem Gang an. „Kehren

Sie um, Schwester", sagte er, „Ihr Lazarett liegt fast 500 km östlich von hier. Dort gehören keine deutschen Mädchen mehr hin." Ich blickte den Mann verständnislos an. Er gab den Blick fest und mit einem fast düsteren Ernst zurück. „Aber ich (S. 24) komme aus dem Urlaub, das ist meine alte Einheit dort", versuchte ich zu erklären. „Ja, ja", plötzlich sah er alt und müde aus und ging grußlos davon. Mehr bestürzt als empört verließ ich die Dienststelle. Was sollte das? Ich begriff es nicht. – Es ist mir dieses Mal so schwer geworden, von Hamburg wegzufahren. [...] Und nun fahren, fahren, fahren wir nach Osten: 500 km noch einmal tiefer in das Land hinein. Zum Rande Europas! Gibt es von da noch einen Weg zurück?

27. August.
[...] Unsere Lazarettabteilung liegt in B. im (S. 25) Raum von Stalingrad. Man hofft, daß diese große Industriestadt in den nächsten Tagen fällt. [...]

P., 6. September
Wir kommen in Millerowo an. Es ist eine Ortschaft, die aus drei Panje-Hütten, einer deutschen Dienststelle und jenem Endstation-Bahnhof besteht, der gerade nur angedeutet ist. [...] Wir sehen keinen Baum, keinen Strauch. Wir sehen ein bißchen verdorrtes Steppengras und Sand, Sand, nochmals Sand. – Ich gehe zur Dienststelle, zeige meinen Marschbefehl und frage, wie ich nach B. kommen soll. Ich habe eine Vorstellung von einem sauberen, vertrauten, zuverlässigen Sankra. Der junge Uffz. gibt mir den Schein zurück: „Sie müssen sich von einem Fahrzeug mitnehmen lassen, das zum Einsatz fährt, – dort hinten läuft die Vormarschstraße." (S. 26) [...] Ich bedanke mich und gehe nur den Soldaten nach, die sich in Abständen an der Vormarschstraße postieren und auf Fahrzeuge warten. Als eine Zugmaschine, die nicht voll besetzt zu sein scheint, schwerfällig heranrollt, trete ich ihr entgegen und der Fahrer hält. Zwei Offiziere legen die Hand an die Mütze: „Wohin?" „Nach Ostrogosgek." „Steigen Sie bitte ein, aber vorsichtig, die Handgranaten sind geschärft." Ich falle auf einen weichgepolsterten, mit Leder bezogenen Sitz. Das Ungetüm zieht an und die Ketten graben sich in den Sand, daß der Staub aufwirbelt. Lange fahren wir schweigend durch diese trostlose Wüste. [...] „Es ist nun nicht mehr weit", der Major wendet sich mir zu, „aber sagen Sie, was wollen Sie eigentlich hier?" Diese Frage hat ihm wohl schon lange auf der Zunge gelegen. Während der ganzen schweigsamen Fahrt habe ich seinen seitlich forschenden Blick gespürt. Was ich hier will? Ich bin nun zehn Tage unterwegs, habe mehr als wenig geschlafen und meine Augen brennen vor Müdigkeit und Sand. Und nun noch diese Frage! „Glauben Sie, Herr Major, daß ich zu meinem Vergnügen, aus Sensationslust oder zum Heiraten hierher gekommen bin? Alle drei wenden sich jetzt mir zu und für einen Augenblick ist die Starrheit ihrer apathischen Gesichter gelöst. Und auf dem Gesicht des Majors steht es beinahe wie ein Lächeln. „Nein", sagt er und sieht mich ruhig an, „aber" – er zögert etwas und macht dann eine beinahe unwillige Kopfbewegung, „Sie sollten nicht hier vorne sein. (S. 27) Hier gehören keine Schwestern mehr hin. Sie können hier auch nicht helfen", setzt er noch leise hinzu. [...] Lieber Himmel, denke ich, was ist das nur. Sagte nicht schon einmal jemand unterwegs etwas ähnliches? Immer sind wir mit Jubel begrüßt wurden, wo wir auch auftauchten, und immer haben sie uns als eine der ihrigen betrachtet. Nie hat bisher einer zu mir gesagt: „Was wollen Sie eigentlich hier!" Mich fröstelt. Ich weiß nicht, was das bedeutet. Aber ist es nicht wie eine Abwehr, wie eine erhobene Hand: zurück – hiermit müssen wir Männer allein fertig werden! [...]

Todmüde mache ich endlich im Schein der vielen kleinen Häuser Frau Oberin ausfindig. Bei dem Licht einer einzigen Kerze

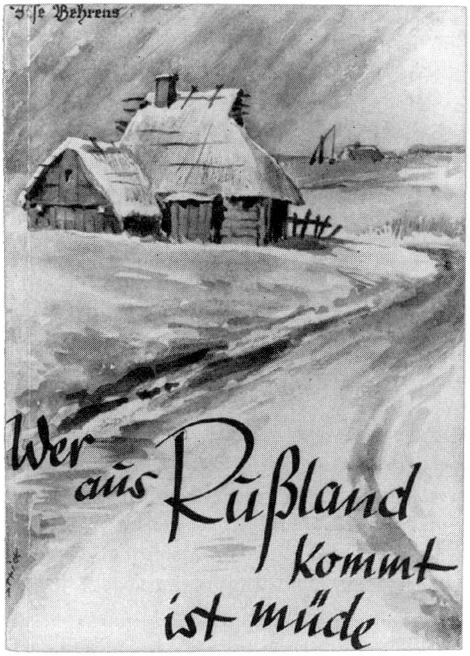

Ilse Behrens, Wer aus Russland kommt, ist müde.
Pähl: Verlag Hohe Warte 1952

hockt sie schreibend auf einer Kiste in einem Raum, der scheinbar Schwestern-Eßzimmer ist. Denn auf dem Tisch stehen ein paar Teller, richtige Teller! „Guten Abend, Frau Oberin!“ Sie blickt langsam auf, und ich kann den Ausdruck ihres Gesichtes in dem unbestimmten Kerzenlicht nicht erkennen. „Ach, Schwester Ilse!“ Sie erhebt sich und reicht mir die Hand. „Endlich! Wie lange waren Sie unterwegs?“ „Vierzehn Tage.“ „Vierzehn Tage“, wiederholt sie. „Sie müssen noch weiter. Nach P.. Etwa 88 km von hier!“ „Heute abend noch?“ „Ja, ja – man wartet auf Sie, die Schwestern kommen nicht mehr durch, da vorne.“ „Und wie komme ich nach P.?“ „Mit einem Sankra!“ Ich trete ans Fenster und sehe auf die vielen Zelte hinaus, die Wand an Wand gespannt sind. „Liegt dort alles voll?“ Ich deute auf die Zelte. „Alles!“ „Aber es kommen doch laufend ...“, ich stocke. – Lazarettzüge habe ich sagen wollen, und das gibt es ja hier nicht mehr, – „Maschinen – Jus, die sie mitnehmen?“ Eine kleine Pause entsteht. Ich blicke Frau Oberin an, der Raum ist voller Schatten, wie kann man hier nur schreiben? „Die Ju nimmt die mit, die transportfähig und voraussichtlich zu heilen sind.“ „Also ist alles voll dort?“ „Also ist alles voll dort!“ sagt sie hart. „Und der Nachschub, Verbandszeug, Medikamente, Instrumente, Kerzen?“ Die kleine zuckende Flamme macht mich ganz nervös, wenn wenigstens zwei Kerzen brennen würden. „Wir bekommen keinen Nachschub, es ist alles knapp.“ Ihr Mund ist bitter. „Post?“ „Selten!“ Nein, ich will jetzt nichts mehr fragen, ich will heute nichts mehr wissen, ich habe nur noch einen Wunsch. Ruhe! Schlaf, Schlaf. „Übrigens“, Frau Oberin sagt es ganz obenhin, „werden Sie sich daran gewöhnen müssen, in ihren Kleidern zu schlafen. Da vorn ist immer Alarmbereitschaft. Der Russe...“ wieder krümmt sich ihr Mund, „macht fast jede Nacht Durchbruchsversuche! – Wollen Sie etwas trinken?“ Sie geht zu einem Kanister und füllt einen Becher (S. 28) mit heißem deutschen Tee, der aber einen kräftigen Schuß Alkohol enthält. „Danke“, sie fragt mich nicht, ob ich etwas essen will. Hier scheint kein Mensch mehr Hunger zu haben! „Ich sehe jetzt nach dem Sankra!“ Sie wendet sich um und ich mache eine Bewegung, als wollte ich ihr folgen. „Frau Oberin ...“, sie blickt sich fast ungeduldig um, „und wie steht es mit Stalingrad?“ Sie sieht mich für Sekunden starr und kalt an, dann wendet sie sich brüsk ab: „Ich weiß es nicht.“ Ich bleibe allein zurück. Ich starre auf die unruhigen Schatten, ich zähle die Teller, ich trete ans Fenster, ich gehe auf und ab und blicke wieder in die Nacht und zu den hohen Sternen empor. – Man muß abwarten, denke ich, man muß alles mit eigenen Augen sehen. Morgen, wenn es wieder hell ist. Ich setze mich auf die Kiste und sinne dieser Frau nach, Oberin eines ganzen Armeebereiches, die eine Verantwortung trägt, die ihre Kräfte übersteigt, und jetzt nur noch Bitterkeit und Kälte hat, um sich zu wehren. Ich kenne sie von Charkow. Sie besuchte uns manchmal, eine sehr gepflegte, gewandte und geistreiche Frau, von der aber nicht die geringste Wärme ausging. [...] Frau Oberin kommt zurück, der Sankra ist da. „Bleiben Sie gesund!" Ihr Händedruck ist fest. – Ich fahre durch die nächtliche Steppe nach P.. (S. 29)

■ Eva von Gadow, Kriegstagebuch 1941-1945 (Typoskript)

Das Typoskript wurde von der Verfasserin nach Kriegsende anhand von Aufzeichnungen während des Lazaretteinsatzes in der Sowjetunion und Belgien erstellt.

7. Juli [1941] 1 Uhr Abmarsch vom Reservelazarett XI in Hamburg, in dem wir zehn Wochen gearbeitet haben. Um 2 Uhr Verladung auf dem Güterbahnhof in Barmbeck, Abfahrt Richtung Osten, Reiseziel unbekannt. Hauptstationen in der Nacht: Rostock und Stralsund.

[...] 18. Juli. Der Morgen vergeht in gewohnter Weise: Waschen unter der Pumpe, Lesen, Schlafen, Stiefel putzen. Ich beschäftige mich mit dem russischen Alphabet. Gegen Mittag fährt ein Zug mit 4000 gefangenen Russen ein. Wir sehen von Wagen zu Wagen ausgemergelte, zerlumpte, trostlose Gestalten. „Vier Tage haben sie nichts zu essen bekommen", bemerkt einer unserer Sanitätssoldaten, der mit ihnen russisch spricht. „Was sagt er?" frage ich, auf einen schwarzen, wild aussehenden Burschen deutend. „Er beklagt sich", antwortet der Soldat, „dass er so grausam behandelt würde. Er habe uns nichts getan." Ein brennendes Verlangen steigt in mir hoch, diesen Leuten alles zu essen zu bringen, was ich habe, und fühle plötzlich Wut in mir, Wut über meine satte, selbstzufriedene, Zigaretten rauchende Umgebung, Wut gegen mich selbst, die ich zu feige bin, angesichts dieses Elends etwas Verbotenes zu tun. [...] Ein Haufe Russen ist jetzt vom Wagen herabgeklettert, damit einer unserer Ärzte sie fotografieren kann. Der Zug rückt an, zwei Posten treiben die Gefangenen mit Gewehrkolben zurück. „Seid's nit so roh", sagt ein bayrischer Arzt. „Pah", gibt der Posten zurück, „wie werden denn unsere Gefangenen behandelt?"

Einige Schwestern stimmen ihm bei: „Ja, was wird aus unseren Gefangenen? Man darf kein Mitleid haben mit diesen Bestien!" Der Arzt sieht häßlich und unbedeutend aus, niemand hat ihn bisher beachtet. Jetzt aber funkeln seine Augen durch die Brillengläser. „Wie unsere Gefangenen auch behandelt werden mögen", sagt er laut, „das ist kein Beweggrund für unser Verhalten. Man übt keine Rache an wehrlosen Menschen." Und wendet sich und geht mit harten Schritten.

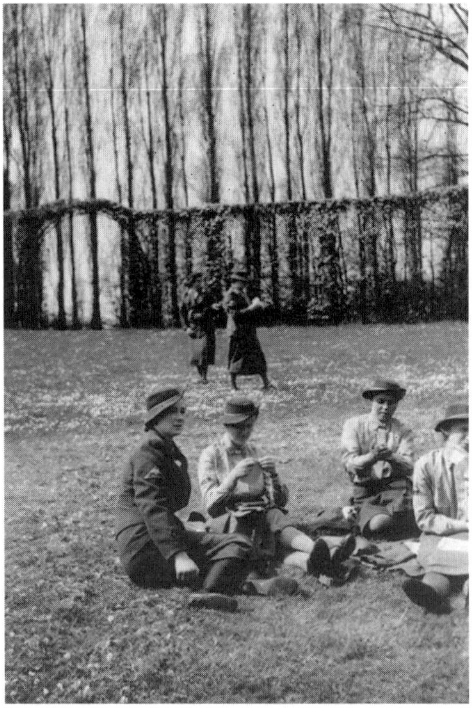

Im Wehrmachtslazarett Hamburg-Wandsbek:
Warten auf den Abtransport. Privatbesitz Eva von Gadow

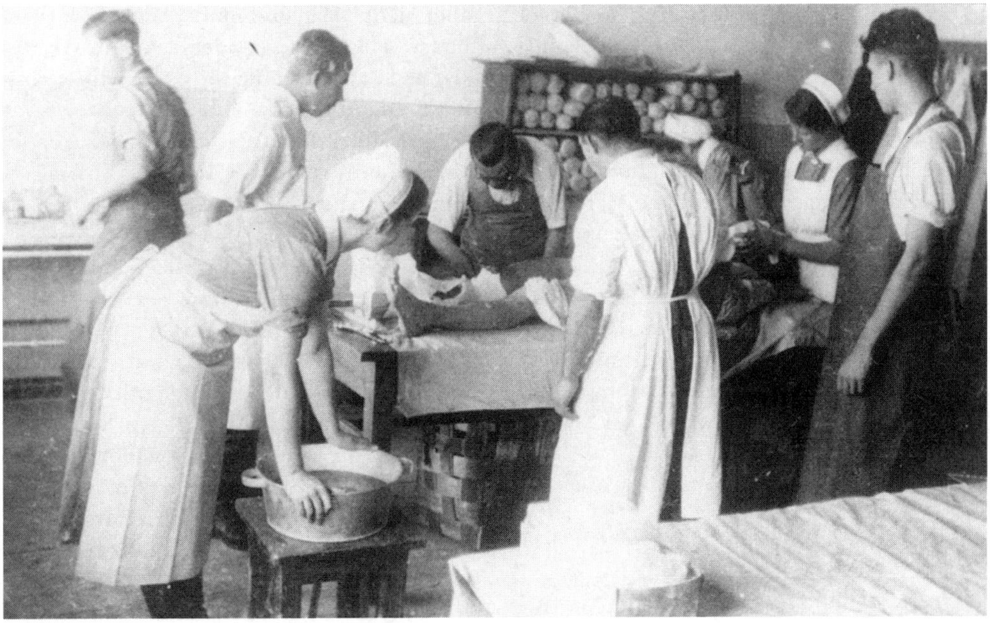

Borissow 1941, Verbandszimmer. Privatbesitz Eva von Gadow

[...]

1. August. [Borissow] Zwei Tage richten wir uns schon ein, und es ist eine unendliche Mühe, sich Tische, Stühle, und Schränke aus Büschen und Gruben zusammenzusuchen. Jetzt ist fast alles fertig, morgen kommen vielleicht die Verwundeten für unsere 122 Betten. In der Nähe soll ein umkämpfter Platz liegen. Wir hören es Tag und Nacht schiessen und liegen in Alarmbereitschaft. Für den Fall der Gefangennahme werde ich versuchen, mir Gift zu verschaffen. Vor dem Sterben habe ich keine Angst. Ich bin ganz ruhig bei diesem Gedanken, denn ich habe das sichere Gefühl, dass mir nichts geschehen wird.

3. August. Unsere Station ist voll belegt, und wir arbeiten von früh um 6 bis abends 11 Uhr. Tag und Nacht gehen die An- und Abtransporte. Noch nie sah ich so furchtbare Wunden. Tiefe Löcher, verstümmelte Gliedmassen, Eiter und Blut. Schwester A. und ich kommen kaum aus dem Verbandzimmer heraus. Unsere zwei Ärzte sind sehr nett, und die Arbeit geht flott. Heute haben wir 200 Soldaten verbunden.

6. August. Mit ist, als sei ich schon lange, lange hier und kennte nichts anderes als schreiende stöhnende, todkranke Menschen. Kaum weiß ich, wer die einzelnen sind und wie sie heissen, denn ich sehe ja nur im Verbandsraum die jungen Gesichter und spüre den Druck ihrer krampfhaften ängstlichen Hände. Kindergebete aus der Weltkriegszeit fallen mir ein: „Lieber Gott, hilf den armen Verwundeten." [...]

Im August. Tage und Nächte vergehen, ohne daß ich es spüre. Nie weiß ich, welchen Monats- oder Wochentag wir haben. Komme ich nachts von Station, so denke ich nur noch an Schlaf. Von persönlicher Krankenpflege, wie man es von früher gewohnt war, ist nicht mehr die Rede. Nur ab und zu fallen einem zwischen den vielen leidenden Gesichtern ein paar besonders fragende Augen auf, so dass man hingehen muss, obwohl es vor, hinter, über und unter einem ruft: „Schwester, Schwester, Schwester!"

Im August. Ich habe das Gefühl, die Menschen hier plötzlich kennenzulernen bis aufs Blut, denn Krieg und Notverhältnisse bringen auch die verstecktesten Wesensseiten ans Licht. Vornehme Haltung, Kameradschaft und Hilfsbereitschaft, Jammer und Todesgrauen, nackte Brutalität, Materialismus, Gemeinheit, alles tritt nebeneinander zutage. [...]

Im September. Heute kamen drei Soldaten von der Front in irgendeinem Dienstauftrag hierher. Morgen in der Früh müssen sie wieder nach vorn. Am Abend sitzen wir mit ihnen im Vorzimmer der Station bei Kognac und Sekt.

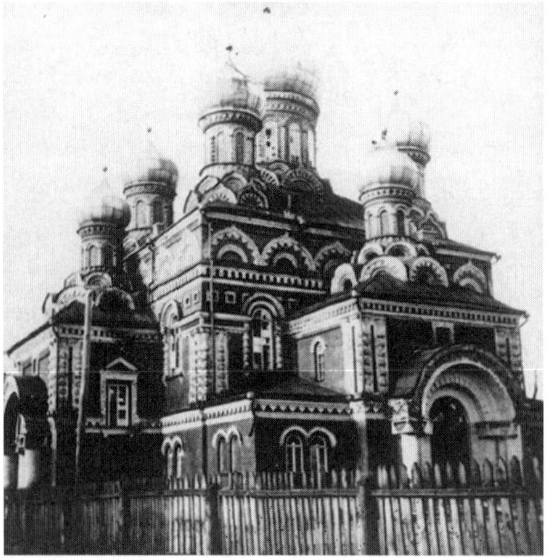

Borissow, Hauptkirche. Privatbesitz Eva von Gadow

„Wir gehören zur Gespensterdivision", sagt der eine, ein junger Wachtmeister, „der Division, die überall und nirgends ist, die plötzlich auftaucht, im Nebel verschwindet und die Russen um die Ecke bringt. Ich habe einen besonderen Spitznamen, denn ich tue das, was nicht jeder kann: ich lasse die Gefangenen ihr eigenes Grab schaufeln und befördere sie dann ins Jenseits."

„Das darfst Du den Schwestern nicht erzählen", bemerkt G., unser langer Sanitätsgefreiter, „da findest Du kein Verständnis." Er aber lacht: „Wir sind immer vorn, immer im Feuer, da lernt man anders denken! Wir wissen es ja auch, wofür wir es tun: für Grossdeutschland." [...]

Im September. Wir sind umgezogen in ein früheres russisches Lazarett, einen großen Steinbau mit fliessendem Wasser und Zentralheizung. Die Einheit, die vor uns da war, ist schon vor zwei Tagen abgerückt, und die Kranken haben in dieser Zeit ohne Pflege gelegen, nur von Russenfrauen betreut. In unseren alten Holzbaracken, nur zehn Minuten von hier durch den Wald entfernt, war es gemütlicher und wärmer. Auch hatten wir dort weniger Ungeziefer, von dem es hier wimmelt. Aber es ist keine Zeit da, darüber nachzudenken. Ich habe die Schwerstkrankenabteilung mit über siebzig Betten bekommen, als Mitarbeiter eine junge Hilfsschwester, drei Sanitätsgrade, vier Russinnen und drei russische Gefangene. Die letzteren drei, Michaél, André und Jascha mit Namen, sind meine beste Hilfe. Mit großem Geschick betten sie die Kranken und führen sorgsam alle Aufträge aus. Ich selbst habe das Gefühl, nur noch zu fliegen. [...]

Mit langen Schritten geht der Arzt über die Station. „Furchtbar!" sagt er für sich im Flüsterton und dann laut zu mir gewendet: „Ist alles nur Nervensache, verstehen Sie? Das ganze Leben ist weiter nichts als Nervensache." [...]

13. Oktober. Es schneit. A. und ich rudern mit drei Soldaten über die Beresina nach Alt-Borissow. [...] Auf dem Rückweg suchen wir die Hauptkirche auf. Bunt wie ein Märchenschloss ragt sie aus den halbverfallenen schmutzigen Straßen. Neun schieferbedeckte Zwiebeltürme schmücken Dach und Portale. Die roten Backsteinwände sind durch zahllose Stern- und Zickzackmuster aus weißem Sandstein unterbrochen. Innen in der Basilika sind Juden daran, die zerschundenen Wände zu tünchen. Die Kirche hat den Bolschewiken als Autogarage gedient und soll jetzt wieder hergerichtet werden. [...]

Im Dezember. In diesen Tagen sind alle Juden aus Borrissow auf dem Flugplatz erschossen worden. Der Wiener „Franzl", der wieder genesen [ist] und mir beim Brotschneiden in der Küche hilft, hat sich das grausige Schauspiel angesehen. „Kleine Kinder", sagt er, „mit flehend erhobenen Händen haben sie zu den Toten in die Grube geworfen und dann auf sie geschossen. Und zum Schluss sind sie durch das verlassene Ghetto gegangen und haben die Typhuskranken in den Betten umgebracht."

„Wer sind diese sie, Franzl?" fragte ich.

„I woass net", gibt er mir lakonisch zur Antwort. [...]

Im Dezember. Neue Verwundete strömen ins Haus und mit ihnen die Läuse. Systematisch wird jeder Einzelne gesäubert, aber wie schwer ist es, diese todkranken Menschen zu entlausen. Einer, dem das erfrorene Bein wie ein stinkender schwarzer Klumpen am Körper hängt, wird in der Badewanne amputiert. Den Nächsten lassen wir auf der Trage liegen. Er hat eine Spritze bekommen, denn er schrie vor Schmerzen. Gierig schlürft er den Saft, den ich ihm reiche. „Jawohl, Herr Leutnant, alles fertig", murmelt er. „Sperrfeuer", schreit er dann plötzlich, reisst die Augen auf und erschlafft. Ein-, zweimal noch geht sein kurzer Atem, – und alles ist still. Teilnahmslos betrachten ihn die Kameraden, die neben ihm liegen. „Geschafft", sagt einer stumpf, „hat uns auch genug gestört mit seinem ekelhaften Geschrei." [...]

Dezember. Es ist Abend und die Arbeit getan. Ein erstes und letztes Mal werden die Lichtreste des Weihnachtsbaumes im großen Operationssaal angezündet und Ärzte, Schwestern und Stationsunteroffiziere feierlich zur „Beresina-Bar" gebeten. Um den Op.-Tisch sitzen wir auf hohen Drehstühlen, trinken Punsch und essen die Kuchen aus unseren Weihnachtspaketen. Aber keine rechte Stimmung will aufkommen. Dr. R., der große schwarze Chirurg, starrt schweigend und blass vor sich hin, die Unteroffiziere unterhalten sich flüsternd, und die Schwestern sehen gedankenlos dem Flackern der Kerzen zu. W. ist nicht da, über dessen herabfallendes Gebiss man lachen konnte. Irgendetwas fehlt oder irgendetwas ist zuviel. Vielleicht erinnert man sich auch, dass auf dem Tisch, an dem wir jetzt essen, noch vor kurzem ein blutiger, zerfetzter Körper lag. Oder man denkt daran, dass heute ein Hund mit einem unförmigen Gegenstand durch den Schnee gezogen kam, an dem zuvor Krähen gepickt hatten, und dass der Chef bei diesem Anblick laut ausrief: „Fortan werden alle amputierten Glieder mit in die Särge gelegt." Dass es dann Tote geben wird mit drei Armen oder vier Beinen, macht weiter nichts.

Allmählich aber löst der Punsch die Zungen und irgendeiner beginnt zu reden. „Wisst ihr noch," sagt er, „im Sommer in den Baracken? Wie Dr. L. sich nachts um 2 mitten auf den gipsbeschmierten Hocker setzte? Und wie er dann mit der Oberschwester bis um 3 Uhr Walzer tanzte?" [...]

Januar. Dreizehn Tage nach unserem Fest feiern die orthodoxen Russen Weihnachten. Dunja und Lilja, Studentinnen der Minsker Universität und Kommissarinnen, lächeln über dergleichen altmodische Dinge. Ihre Elternhäuser in Minsk sind verbrannt, ihre Männer im Krieg. Ärmlich leben sie mit ihren Kindern in Borissow und arbeiten tagsüber bei mir auf Station. Rührend sorgen sie für ihre Kranken, die sie „Anni" und „Lilli" rufen. Über ihre politischen Ansichten sprechen sie nie. Einmal nur sagte mir Anja, sie sei aus Überzeugung Bolschewikin, und als die Weihnachtsbäume in den Zimmern geschmückt wurden, verzog sie spöttisch den hübschen Mund. Nastja aber, die mit Marusja als Kriegsschwester vor Petersburg gefangen wurde, erzählt mir von ihren heimatlichen Gebräuchen zu Weihnachten. Ich gebe ihr und den gefangenen Männern eine Kerze und Backwerk. Auch etwas Wodka findet sich und für Marusja eine Zigarette. Sie ist leidenschaftliche Raucherin und war entsetzt, als ich ihr am Tag nach ihrer Ankunft die dicke Zigarre, die sie auf dem Korridor ungeniert rauchte, fortnahm.

[...]

Februar. [...] In unseren alten Holzbaracken liegt jetzt eine neue Sanitätseinheit, die noch nicht arbeitet und bei uns aushelfen soll. So arbeiten jetzt sechs Schwestern auf meiner Station, die ich wochenlang allein hatte. Sie richten sich freie Nachmittage und Freistunden ein, mokieren sich über die primitiven Strohsäcke und darüber, dass es so wenig Wäsche gibt. [...]

Nach einem Erholungsurlaub in Deutschland im Anschluß an eine Diphtherie kehrt Schwester Eva wieder nach Borissow zurück.

Im April 42. [...] „Gut hast du es", wird mir gesagt, „denn du gehst unter im Schwung des Erlebens. Was aber bleibt uns? Nur der Druck des unerbittlichen Alltags und nächtliche Angst." Danach sitze ich wieder in der Bahn und fahre Tage und Nächte. „Nach Borissow", lautet mein Marschbefehl, und mir ist, als führe ich nach Hause. Tausend Fragen drängen sich mir auf. Ob ich meine alte Station bekommen werde? Ob die Ärzte und Schwestern noch dieselben geblieben sind? Ob Jascha und Mischa, Marusja und Tonja sich freuen werden? [...]

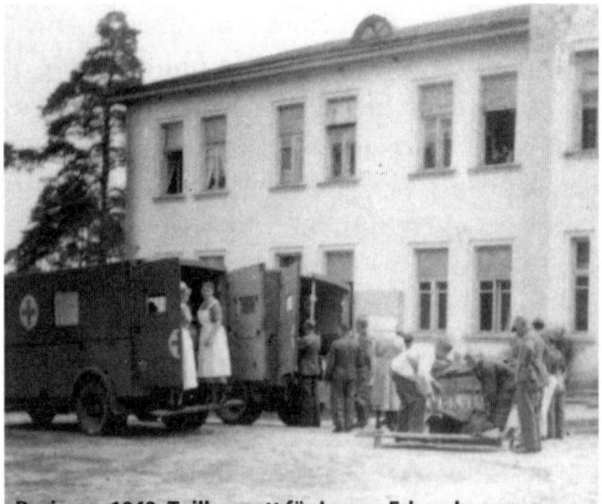

Borissow 1942, Teillazarett für Innere Erkrankungen. Privatbesitz Eva von Gadow

B., die Oberschwester, empfängt mich im chirurgischen Hause. „Waren Sie nicht abgelöst, Sie und E.?" sagt sie unwillig. „Und jetzt kommen sie einfach wieder zur Nachtschlafenszeit? Die arme Oberin wird entsetzt sein." Wortlos zeige ich meinen Marschbefehl und lege mich hungrig, schmutzig und müde in die mir angewiesene, noch schmutzigere Bettstelle eines Krankenzimmers.

Jetzt arbeite ich auf A.s und H.s altbekannter Station der Inneren Abteilung. [...]

Abends ruft mich Schwester B. „Sie waren heute im Hauptlazarett?" „Ja." „Ich bitte Sie ein für alle mal, das mit den Russen zu unterlassen." „Was denn, Schwester B.?" „Nun, Sie haben Sie besucht. Und ausserdem hat der Chef der Armeeoberin gesagt, er wünschte nicht wieder die Lotterwirtschaft, dass Sie den Russen zu essen gäben." Plötzliche Wut packte mich. „Also Sie stellen sich auch auf den Standpunkt, dass man ordentliche Menschen bis aufs Blut ausnutzen und sie dafür hungern lassen soll? Obwohl genügend Essen von den Kranken übrig bleibt?" B. streckt wichtig ihre kleine rundliche Gestalt. „Die Russen sind unsere Feinde. Das übrige Essen gibt man lieber den Schweinen. Außerdem sind die Rationen jetzt auch viel knapper geworden. Überhaupt ist auch dieses Freundlichtun mit den Gefangenen unangebracht. Wenn Sie das so weiter machen, wird es nach Berlin gemeldet werden. Und was Ihnen dann passiert, können Sie sich ja denken." Meine Wut ist verschwunden. Fast hochmütig betrachte ich meine Vorgesetzte. Wer ist sie denn eigentlich, die so mit mir zu reden wagt? [...]

Merkwürdig kommt mir in dieser Zeit das Leben vor, und es ist mir oft, als wäre ich es nicht, die mit H. und dem Doktor ausgelassen lacht und bei guten Mahlzeiten in der Küche sitzt.

Eva von Gadow war Rotkreuz-Bereitschaftsschwester. Vor und nach ihrem Kriegseinsatz arbeitete sie in der Psychiatrie.

■ Martha Lohmann: Briefe an ihre Familie
Privatbesitz Arnd Lohmann

Ein Teil des 60 Briefe umfassenden Konvoluts ist abgedruckt in: Neue Nettelstedter Blätter für Dorfgeschichte Nr. 31, Dezember 1997 und Nr. 32, Mai 1998. Mit einem Vorwort und Erläuterungen von Dr. Fritz Korte. (Die Briefe werden zur Zeit bearbeitet von Dr. Susan C. Benedict, College of Nursing, Medical University of South Carolina. Eine Veröffentlichung ist geplant.)

26. Mai 1941
Liebe Gertrud und liebe Hedwig!
[...] Du lieber Gott, das hätte ich mir in kühnsten Träumen nicht gedacht, so weit und auf solche Art in der Welt herumzukommen. Es will doch wirklich schon was heißen: Jugoslawien, Griechenland, Bulgarien und nun Rumänien bereist zu haben. Und ich glaube bestimmt, daß das noch nicht das letzte ist [...]

Doch nun will ich euch mal wieder von meinen Fahrterlebnissen erzählen. Ich fürchte, später, wenn ich nach Hause komme, kann ich Euch nichts mehr erzählen, weil alles schon bekannt ist. Aber bitte, bewahrt mir alles gut auf und – zeigt diese Blätter niemandem!

Am ersten Tage nach unserer Abfahrt nach Üsküp [=Skopje] ging es auf die bulgarische Grenze zu. Zunächst ein persönliches Erlebnis: Der Sanitätskraftwagen, in dem ich saß, kippte mitsamt dem Fahrer und mir um in den Straßengraben. Unversehrt und lachend bin ich oben hinausgestiegen genau wie bei W. Busch die Gratulanten aus der Kutsche. Die anderen sagten nachher: „Na, Martha will ja gern was erleben."

Auf Bulgarien, von dem wir viel Gutes gehört hatten, waren wir sehr gespannt. Und wir wurden nicht enttäuscht. Das Bild änderte sich sofort hinter der Grenze. Gut bebautes und bestelltes, fruchtbares Land, gute Viehherden, Schafe, Pferde, weiße Kühe und schwarze zottige Wasserbüffel. Und was wir am schönsten fanden – wir sahen wieder Baumwuchs. Bäume an Straßen, Gehölze und bewaldete Höhen. Wie schön empfanden wir das im Gegensatz zum fast baumlosen, kahlen Jugoslawien. Seit dem Umkippen fuhr ich mit Ass.Arzt F. und Purzel im offenen PKW und konnte mir die Welt herrlich ansehen. Durchweg waren die Straßen gut, und überall wurde daran gearbeitet, sie in Stand zu halten. Wir sahen Wassertümpel, in denen Reis angebaut wurde, Köhler bei ihrer Arbeit, Weinfelder, Tabakplantagen, Sonnenblumenfelder und Zwiebeln in ungeheuren Mengen, da sie zum täglichen Brot der südlichen Völker gehören. [...]

Eure Martha

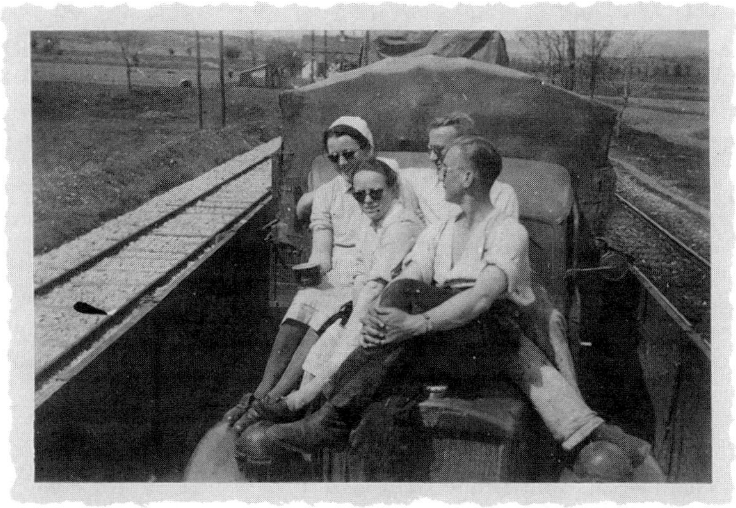
„Auf der Fahrt von Belgrad bis Saloniki Mai 1941". Privatbesitz Arnd Lohmann

[Cherson] 16.3.1942
Meine Lieben,
[...] Der Krieg in Rußland ist hart, und unsere Soldaten werden furchtbar stur und hart. Ehe sie bei uns auftauen, dauert es schon ein paar Tage. Jetzt bin ich richtig froh, daß wir ein paar dabei haben, die sich so nett zu beschäftigen wissen. Das steckt die anderen denn auch an, und nun malen alle mit ein paar bunten Stiften Osterkarten. Einer malt uns immer neue Bilder und heute zeigte mir einer, wie er das Bild von seinem zukünftigen Haus und der Umgebung gezeichnet hatte. Aus allem spricht die Liebe und Sehnsucht zur Heimat, und es ist doch arg zu denken, daß so mancher davon für uns sein Leben geben muß.

Ihr könnt Euch gar nicht vorstellen, wie gern ich trotz allem so meine Arbeit hier tue, je mehr, je lieber. Es hapert an vielem hier im Kriegslazarett, und so verwöhnen und bedienen wie in Gütersloh können wir unsere Soldaten ja nicht, trotzdem ist der Kriegseinsatz gerade hier im Osten schön. Man muß aus nichts was schaffen, und alles findet viel mehr Anerkennung [...]

Eure Martha

Ostern 1942 5.IV.
Meine Lieben, Gertrud und Hedwig!
Ob es heute bei Euch auch noch wieder Eis und Schneeverwehungen gibt wie bei uns?

Es ist doch ein tolles Wetter in diesem Jahr. Hoffentlich habt Ihr es recht schön und warm zu Hause.

Wir haben den 1. Ostertag schön und gut verbracht. Unsere Soldaten und wir auch bekamen so viel schöne Sachen. Jeder eine Flasche Cognac, ½ Kuchen, 2 Tafel Schokol., 3 Eier und die Soldaten noch Zigaretten und Bier. Da sind nun alle befriedigt und festtagsmäßig satt. Eine ganze Reihe wird in den nächsten Tagen auch wieder als gesund an die Front entlassen und da haben sie es auch recht nötig ausgefüttert und bei frischen Kräften zu sein.

Satt bekommen wir unsere Soldaten ja, aber Unterhaltung fehlt. Wir haben nur wenig Bücher und Spiele fast überhaupt nicht. Da werden einige ja erfinderisch. Ein Patient hat mir zu Ostern ein Schachbrett geschnitzt und es mir mit ein paar netten Worten geschenkt. Ein anderer malt hübsche Türschilder. Die meisten machen aber dummes Zeug, wenn wir sie nicht an die Arbeit kriegen.

Heute Dienstag schreibe ich weiter.

Am Sonntag hat ein furchtbarer Schneesturm unser Haus fast eingeschneit. Es war ein unheimliches Getöse, dazu ging der Strom weg, daß wir im Dunkeln saßen.

Gestern war dann schönster Sonnenschein über der Schneelandschaft und ich machte mit meinen Patienten einen schönen Spaziergang und abends haben wir von zweien Geburtstag gefeiert in meinem Zimmer und gelacht, gelacht wie noch nie. Ein kleiner Wicht, 21 J., 1.50 groß, dem hatte man eine Schüssel Wasser ins Bett gesetzt, alles war pitschnaß und dann rief man uns und der Kleine verteidigte sich nun gegen die Anschuldigungen und das Spiel nahm kein Ende, bis wir tränenlachend abgingen und heute war ich elend krank, ob vom Lachen oder vom Cognac, ich weiß es nicht. Das sind so unsere Freuden im sturen Rußland.

Und vorige Woche gastierte die Odessaer Oper, Rigoletto, La Traviata und Madame Butterfly, und das hab ich gehört, natürlich in Ukrainisch. Schön war es, aber noch schöner war es, als ein paar von den Künstlern uns [ein] Solokonzert gaben. Klavier, Geige und Cello. Das war ganz wundervoll.

[...]

Es grüßt Euch recht herzlich
Eure Martha

19.7.42
Liebe Gertrud und liebe Hedwig.
Bewegte Tage des Aufbruchs liegen hinter uns und kommen noch. So wie sich die Front verschiebt, müssen sich auch die Kriegslazarette in Bewegung setzen. Nun, nachdem

in Cherson ein Res.-Kriegslaz. eingetroffen ist, werden wir den anderen Laz.Einheiten in einigen Tagen folgen. Wohin? Das wissen wir noch nicht. Unser riesiges Haus ist von Patienten geräumt. Mit Lazarettzügen in die Heimat kamen die meisten weg, und wir sahen etwas wehmütig hinterdrein, als einer nach dem anderen verschwand. [...]

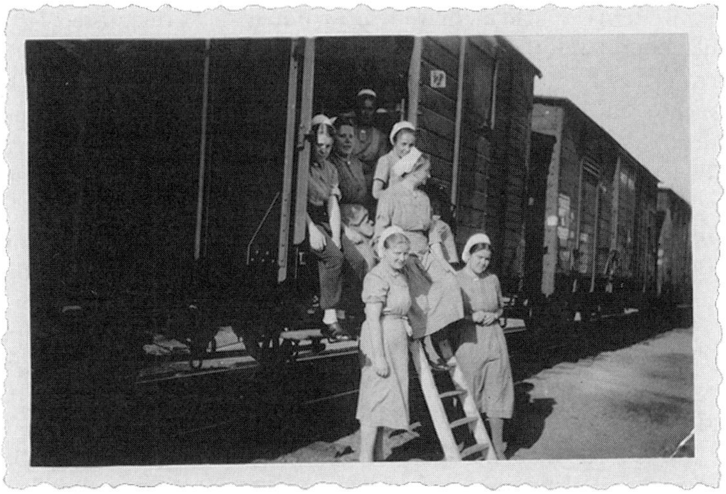

„Verlegung von Cherson nach Taganrog". Privatbesitz Arnd Lohmann

Es ist für alle nun ein großes Ereignis, nach vorn zu kommen. Mich als weitgereiste läßt es kalt. Nur insofern, als man den Kriegsereignissen wieder näher rückt, ist es schön. Wenn es nur erst zu Ende wäre! [...]

Nun grüßt Euch recht herzlich
Eure Martha

18.8.1942
Liebe Gertrud und liebe Hedwig.
[...] Die Fahrt war schön und wir haben einen Teil von Rußland mehr gesehen. Riesige Felder, deren Ende nicht abzusehen war, mit Sonnenblumen, Mais und Getreide. Bei Dnjepropetrowsk und Stalino kamen wir in eine Industriegegend, und wir waren froh, daß wir da nicht bleiben mußten. Die Armut ist groß. Immer betteln uns die Leute an um Brot, aber wir konnten ihnen nichts geben. Was wir über hatten, gaben wir unseren Soldaten, die auch oft zu kurz kamen. Mit allem kommen sie ja zu uns. Eine Zeitung, ein Licht, etwas Zucker, eine Auskunft, eine Tablette, oder nur mal ein Wort mit uns reden. Schlimm waren die Fliegen im Wagen und die Hitze, wenn der Zug stand. Und so waren wir doch froh, als die Fahrt vorbei war.

Nun sind wir in Taganrog. Ihr werdet es leicht auf der Karte finden können. In Taganrog ist großer Betrieb von Truppen und Fahrzeugen, wenn es auch schon wieder zur Etappe gehört. Die Stadt ist für russische Verhältnisse direkt schön, und das schönste ist, daß wir wieder mal am Meer sind. Zu dritt haben wir gleich was ausgefressen: ohne Erlaubnis sind wir ins Meer zum Baden. Diese Entrüstung bei unseren Herren hättet Ihr sehen sollen! Eingesperrt hat man uns deswegen aber nicht. [...]

Eure Martha

7.9.1942
Ihr Lieben.
Nach drei Wochen harter Arbeit will ich Euch schnell und kurz schreiben, daß es mir gut geht. Abends bin ich immer todmüde ins Bett gefallen. Nun komme ich etwas mehr zu einer ruhigen Abendstunde, und da will ich Euch einen herzlichen Gruß schicken.

Wir sind nun in Taganrog am Asowschen Meer, für Rußland eine schöne Stadt. Seit 8 Tagen haben wir unser Lazarett eröffnet, das Einrichten mit dem Kampf untereinander um jeden Stuhl und jeden Tisch war anstrengend genug. Dann kamen die Patienten, nun geht die Arbeit von morgens früh bis abends spät. In den ersten 14 Tagen haben wir in einem anderen Lazarett geholfen, wo die

Schwestern gar nicht mehr wußten, wo ihnen der Kopf stand. Da lag ein Walter R. aus F., ein armer Kerl, 20 Jahre alt. Ihm war der rechte Arm amputiert, und eine große Wunde am Gesäß hat er auch noch. Es gibt bös Verletzte, und man kann den Armen gar nicht genug zu Liebe tun. Man braucht auch alle Kraft dafür. Nun bin ich zu müde, weiter zu schreiben.

Viele, liebe Grüße
Eure Martha

18.1.44
Meine liebe Gertrud und liebe Hedwig.
[...] Also, ich muß schon sagen, die Reise [aus dem Urlaub zurück nach Tarnopol] ging für die jetzigen Verhältnisse glänzend. Ich fand im Abteil für weibliches Wehrmachtsgefolge einen guten Platz und gute Gesellschaft. Wißt Ihr, die deutsche Frau ist doch wirklich auf dem Posten und hat jetzt zumal im Krieg manchen wichtigen und interessanten Auftrag. Das sieht man in solchem Abteil für weibliche Wehrmacht. Erfreulich ist es, wie schnell man untereinander warm wird, es ist eine so selbstverständliche Kameradschaft, die gar keiner Fremdheit Platz läßt, abgesehen von dummen Gänsen, die natürlich auch darunter zu finden sind. Dann wird vom Einsatz erzählt, und das ist sehr interessant. [...]

Gott sei Dank hört man heute, daß die Front sich wieder auf Schitomir und Kiew zu bewegt. Mit den Tagesnachrichten sind wir sehr schlecht versorgt, da wir noch keinen Radioapparat hier haben, und Post gibt es auch noch nicht. Aber man erlebt dafür so manches Ursprüngliche vom wahren Gesicht des Krieges, was man durch keine Zeitung erfahren könnte.

So grüße ich Euch alle herzlich als
Eure Martha

4.8.44.
Meine liebe Gertrud und Hedwig!
Heute schreibe ich unter ganz veränderten Verhältnissen. Ich habe viel in den letzten Tagen erlebt und eine große Umstellung hinter mir. Aber ich will Euch der Reihe nach erzählen. Am Montagmorgen kommt unsere Oberschwester und sagt, ich sollte zum Chef kommen. Ich war erstaunt, denn mit dem zum Chef kommen habe ich in der letzten Zeit allerhand Schlechtes erlebt. Unsere Oberschwester wollte nicht wissen, warum; aber sie war nur zu feige. Der Chef sagte mir dann ziemlich kurz u. bündig, ich wäre zur Personalreserve versetzt und von da gleicherzeit zum Kriegslaz. 591 in Krakau kommandiert.

Bums! Das war für mich das Ende bei 927, und ich war ob dieser Art, mich nach 2½ jg. Wirkungszeit rauszusetzen, empört. Beim Chef habe ich dann zuerst nichts gesagt, sondern bin ebenso kurz um raus; aber der Oberschwester habe ich die Meinung gesagt, als sie sich später bei mir sehen ließ. Dass sie mir vorher kein Wort darüber gesagt hat und dass sie es so geschoben haben. Eine Schwester mußten wir zur Pers.Res. abgeben, weil wir eine Röntgenschwester bekommen hatten. Aber es sollte von uns eine Schw. weg, die ein unerlaubtes Verhältnis mit einem Uffz. hat. Weil die aber befreundet ist mit der Obschw. haben sie mich dem Chef gemeldet u. vorher wohlweislich nichts gesagt. Ich war ehrlich empört und abends, als ich mich beim Chef verabschiedete und er dann anfing Senf zu reden, hab ich ihm vielleicht Bescheid gesagt. Alles was ich auf dem Herzen hatte. [...]

Ich ging ja gar nicht ungern, nur dass es so plötzlich kam, aber wer direkt geschlagen war, war meine Freundin A.. Die hat bis mittags fassungslos geweint. Doch dann stand ihr Entschluss fest. Am Nachmittag ist sie zum Chef gegangen, und hat gleichfalls um ihre Entlassung gebeten und darum, mich nach Krakau begleiten zu dürfen, damit sie dort mit der Feldoberin sprechen könnte. Das ist nun gelungen. A. hat mich begleitet, es fuhr zufällig ein LKWagen, die Oberin hatte Verständnis für uns und wir beide waren überglücklich. [...]

Schreibt mir doch recht schnell und seid viel und herzlich gegrüßt von

Eurer Martha

Martha Lohmann. 1905-1993, gehörte von 1924 bis 1929 der Schwesternschaft des Evangelischen Diakonievereins, Berlin Zehlendorf an und legte 1926 das Krankenpflegeexamen ab. Danach führte sie den Geschäftshaushalt ihrer Familie in Nettelstedt. Im Januar 1941 erhielt sie ihre Einberufung im Wehrkreis VI (Münster) und wurde zunächst als Schwesternhelferin am Fliegerhorst Düsseldorf-Gerresheim eingesetzt. Nach drei Monaten wurde sie der Rotkreuz-Schwesternschaft Rheinland (Köln-Lindenthal) zugewiesen und in einer mobilen Sanitätsbereitschaft der Luftwaffe eingesetzt. Mit dieser kam sie ab April 1941 nach Jugoslawien, Griechenland, Rumänien und Bulgarien, anschließend in die Ukraine und nach Russland. Nach ihrer Entlassung am Kriegsende lebte sie in ihrem Heimatort Nettelstedt.

→ Vgl. die Erläuterungen von Dr. Fritz Korte in den Nettelstedter Blättern, s.o.

■ Paula Stallmann: Briefe an eine Freundin
Privatbesitz Barbara Althans

Ein Teil des aus 54 Briefen bestehenden Konvoluts ist veröffentlicht in: Neue Nettelstedter Blätter für Dorfgeschichte Nr. 32, Mai 1998. Mit Erläuterungen von Dr. Fritz Korte.

12.8.42
Meine gute Grete!
Du hast wohl schon von Annemarie gehört, wie's mir geht. Ich geniere mich, immer wieder das gleiche zu schreiben, zumal Ihr alle die Vorstellung von vieler Arbeit habt, die wir hier zu leisten haben. Gewiß fehlt's weiter vorn nicht an Arbeit, aber was sollen wir machen, wenn man uns nicht läßt! Ich glaube allerdings, daß unsere Verluste nicht so sehr groß sind, weil der Russe wenig Widerstand leistet. Beim Kommiß geht's eben oft sehr komisch zu! Da gibt's Befehle, die zu halten sind, nach denen man sich zu richten hat. Glücklicherweise gewöhnt man sich an vieles, so auch an das Nichtstun, selbst bei dem immer wiederkommenden Gedanken, daß man an anderer Stelle gut gebraucht werden könnte. So schlafen wir bis morgens um ½ 8 unter unseren selbst gemachten Fliegennetzen, gut geschützt vor diesen hier entsetzlich viel vorkommenden lästigen Haustieren. Flöhe, Läuse und Wanzen haben uns in den ersten Tagen lebhaft beschäftigt, sind aber wohl dank unserer Gegenwehr erledigt. Um ½ 9 etwa trinken wir Kaffee. Wir werden ja immer von einer anderen Bereitschaft versorgt. Nachher schreibt man, liest man, sofern man überhaupt was hat, geht auf den Markt (sehr wichtig) und kauft Tee, Tomaten, Gurken und vielleicht auch schon Melonen. Hier ist's noch nicht verboten, den Bazar zu betreten. Sonst war's überall nicht erlaubt. Das wird schon noch kommen. Man handelt dann mit den Weibern oder Männern, als wenn's so

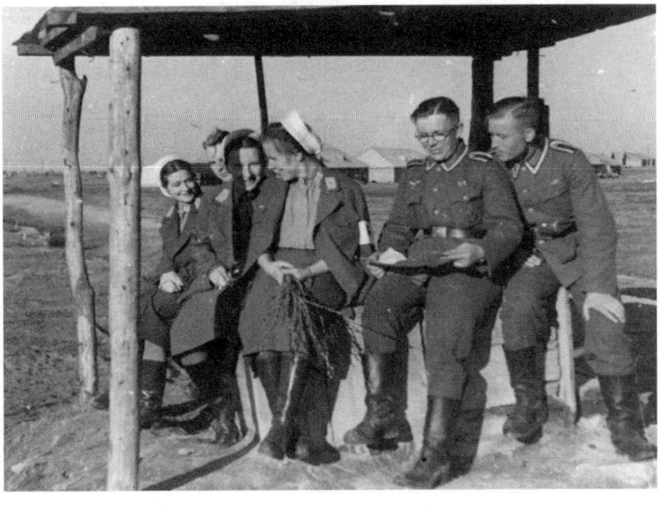

Privatbesitz Erika Summ
(Nachlass Margarete L.)

sein müßte! Gleich ist immer ein Schwarm von Neugierigen da. Auf so einem Bazar verkauft und tauscht jeder um, was er gerade hat. So ganz südländisch oder asiatisch ist's hier schon! Rassemäßig hält man die meisten für Juden, aber dem soll nicht so sein; es sind alles Armenier! Pechschwarzes Haar, ganz dunkle Augen mit so eigenartig schwermütigem Ausdruck. Langschädelig sind sie meist und haben ziemlich große, lange Nasen. An sich kein häßlicher Typ! Die Stadt ist wie alle Städte, die ich bisher sah. Richtige massive Steinbauten, natürlich alle sehr ungepflegt, neben ganz elenden Hütten, die aus Kuhmist gebaut sind. Es gibt hier ein ganz im amerikanischen Stil gebautes, großes Theater, das aber teilweise zerstört ist. Betreten darf man's noch nicht wegen der Gefahr von Zeitzündern! Ich war ja bei meinem Tagesablauf! Um 12 bzw. 12 ½ Uhr wird gegessen. Dann kommt der Mittagsschlaf, soweit man schon wieder schlafen kann. Ansonsten beschäftigt man sich anderweitig. So gegen 4 h gibt's Kaffee, mal Bohnen, mal elendes Zeug. Das Wasser ist so salzig und schlecht, daß alles immer danach wenig gut schmeckt. Nach dem Kaffee gehen wir oft in die Stadt oder sonst aus. Vorgestern waren wir am Don und wurden von OT-Leuten, die einen Äppelkahn mit Außenbordmotor hatten, auf dem spazieren gefahren. Das war gar nicht schlecht. Wenn wir in der Stadt sind, haben wir meist das Glück, nach Hause gefahren zu werden. Entweder halten wir einen Wagen an, oder der Wagen hält von selbst an. Man hat sich so selbstverständlich angewöhnt, Landser zu grüßen, ihnen zuzuwinken, mit ihnen zu reden, daß man wahrscheinlich in der Heimat noch manchen fauxpas begehen wird. Ja, liebe Grete, unsere Sitten sind anders wie in der Heimat! Das Leben hier ist ja für die meisten vollkommen ungeordnet und willkürlich, daß der Mensch da langsam auch anders wird, ist fast kein Wunder! Viele, viele werden sich mühsam wieder an geordnete Tätigkeit in engem Rahmen gewöhnen müssen. – Abends sitzen wir, seitdem wir hier sind, jeden Abend auf der Umrandung eines nicht springenden Springbrunnens und singen. Das hat sich so ganz von selbst ergeben. Seitdem wir wissen, daß die Patienten Freude daran haben, tun wir's besonders gern. Wir singen absolut alles, Volkslieder, Soldatenlieder, Schlager, Wiener Lieder usw. Die Abende sind ja so lang hier. Um 2 ½ Uhr ist's dunkel. Dann gibt's kein Licht. Kerzen nur wenig und keine Verdunklung, die an sich nötig ist.

Tschüs, Du, herzliche Grüße Dir von Deiner Paula

Grüße Deine Familie! Hast du wieder Schule? Hast Du einige Ferientage gehabt?

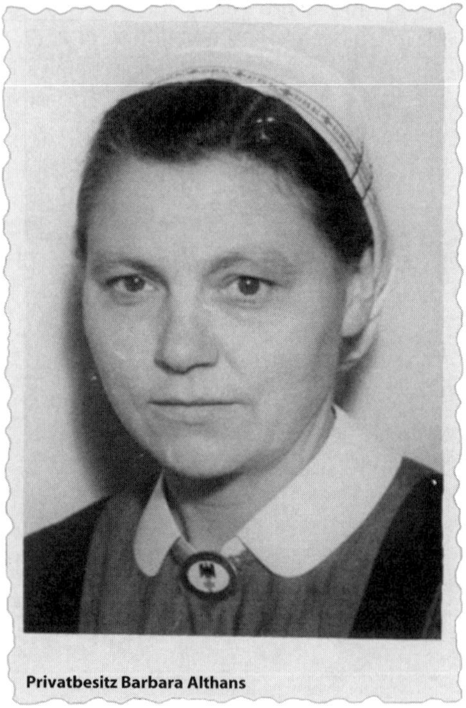

Privatbesitz Barbara Althans

den 2.2.43
Meine liebe Grete!
[...] Wir hören eben sehr nette Kammermusik im Radio: Berliner Hitler-Jugend musiziert, aber wirklich sehr schön. Jetzt kommt von Bach „Willst du dein Herz mir schen-

ken". Ob du diese Sendung auch hörst? Ansonsten hört man durch's Radio ja nur von Krieg und Kriegsgeschrei. Ich finde diese Kämpfe da in Rußland ganz furchtbar, Stalingrad ist das Schlimmste! Die armen Kerle! Wenn man den Leuten doch helfen könnte! Ich bin z. Zt. ziemlich deprimiert durch dies alles und werde den Gedanken daran gar nicht los. Manchmal kann ich gar nicht richtig schlafen. Hoffentlich wird das alles bald wieder anders. Mein Bruder M. ist da auch in Südrußland. Ich nehme an, er steckt östlich von Krasnodar, irgendwo in der Steppe. Seine letzte Nachricht stammt von Anfang Januar. Wir sind in Sorge um ihn! Mein Schwager ist im Mittelabschnitt in einer Gegend, die von Partisanen sehr durchsetzt ist. – Der Telemann jetzt ist so schön! Oboen-Solo! – Weißt Du von irgendwelchen Bekannten, die in Stalingrad dabei sind? [...]

26.5.44
Meine liebe Grete!
[...] Wir haben wunderschönes Pfingstwetter. Die Sonne ist strahlend und das Laub ist überall noch schön grün. Es wäre alles wunderschön, wenn es keinen Krieg gäbe! Gestern abend saßen wir zu etwa 6 Leuten draußen auf der Terrasse und tranken unseren Pfingstsekt. In Decken eingewickelt, in Liegestühlen liegend, den herrlichen Sternenhimmel über uns betrachtend, Erinnerungen aus russischen Zeiten auffrischend kamen wir uns wie Kurgäste vor. Als es aber dann um 23 h dann doch zu frisch wurde, zog jeder sich in sein Bett zurück. Ja, wir haben es hier nicht schlecht! Außerdem hatten wir in der letzten Woche 2 nette Abende. Einmal feierten wir als Abteilung I den Abschied unseres Stabsarztes vom Junggesellenleben. Das war ein wirklich netter Abend mit allen möglichen problematischen Gesprächen. Mich beschäftigt z.Zt. sehr die Frage: Die deutsche Frau im Ausland. Ich bin immer wieder schwer erschüttert, wie schlecht die Meinung über die Frauen ist. Ich kann dir jetzt die ganze Fülle von Gedanken und Betrachtungen nicht schriftlich wiedergeben. Das müssen wir mal beklönen. Jedenfalls habe ich für mich die Konsequenz gezogen, daß ich sehr reserviert, noch mehr als bisher, mich verhalten werde. – Am 2. Abend waren wir Schwestern zum Kameradschaftsabend bei einer Einheit eingeladen und saßen nachher gemütlich mit den Offizieren zusammen. Wir hatten erst alle keine Lust, waren aber von dem ganzen Abend durchaus angenehm überrascht. Ein sehr vergnügter, kameradschaftlicher Ton herrschte den ganzen Abend. Nett getanzt haben wir auch [...]

Karlsbad, den 16.3.45 LW.Laz. 9/XVII
Meine liebe Grete!
[...] Unser Arbeitsplatz sollte die OKK werden, sagte uns der Chef, das beruhigte uns etwas, da hier alles ordentlicher aussah als in dem entsetzlichen ‚Regina'! Es waren auch schon einige Patienten da. Wir hatten ja gar keine Lust, schon wiedermal einzurichten! Rosl legte sich mit einer gründlichen Erkältung erstmal ins Bett. Hanna und ich, wir beide übernahmen die ‚viele' Arbeit bei den 12 Patienten. Die Patientenzimmer mit höchstens 4 Betten sind ja nett, aber es fehlt noch an vielem. Wir haben keinen Eimer, keinen Besen, keinen Feudel. Diese Sachen bringt die Reinemachefrau von zu Hause mit. Wir haben keine Schale zum Geschirr abwaschen. Gott sei Dank haben wir in jedem Zimmer ein Waschbecken mit kaltem und warmem Wasser. Hemden haben wir auch noch keine. An Medikamenten fehlt auch noch manches. Sonst ist aber schon allerhand da. Aber im Ganzen empfinde ich diesen Betrieb als Luxus. Es liegt m.E. keine Notwendigkeit vor, hier im 6. Kriegsjahr ein Lazarett der Luftwaffe einzurichten, wenn's bisher ohne so eins gegangen ist. Das Heer hat das bisher sicher ordentlich gemacht. Aber wahrscheinlich mußte man so einige Herren unterbringen, so ging man eben daran, ein neues Laz. einzurichten. Ob das Einrichten nun 1 oder

3 oder 6 Wochen dauert, spielt ja heute keine Rolle. Seit Anfang Februar ist man doch schon dabei. Uns fehlt jedenfalls jedes Verständnis hier für den Aufbau dieses Lazaretts, den man mit einer Gründlichkeit betreibt, daß man meint, wir stünden noch in unsern besten Zeiten. Überflüssige Nägel werden aus den Wänden entfernt, und die Löcher werden mit Gips verschmiert usw. Natürlich soll man's den Landsern schön machen; aber es gibt auch da zumal in heutiger Zeit Grenzen. Wenn wir wenigstens die 100 Betten im Haus voll hätten! Keine 30 ganze Patienten sind erst da! Man möchte möglichst vielen Landsern den Genuß unserer Zimmer, unserer Baderäume usw. gönnen. Leider kriegen wir hier gar nicht so richtig kümmerliche, wie wir sie in Lübeck hatten. Karlsbad mit seinen Kurmöglichkeiten ist wohl der Grund dafür. Allerhand Krach mit so verschiedenen Leuten hatten wir auch schon. Ach, es ist eben wenig Erfreuliches hier. So richtig nette Patienten haben wir auch noch nicht. Ich habe so unter dem Eindruck der ganzen Verhältnisse gern mein Versetzungsgesuch geschrieben. Hoffentlich habe ich Glück und bin bald wieder in L.

[...]

Herzlichste Grüße Deine Paula

Paula Stallmann, 1906-1994, stammte aus einem evangelischen Pfarrhaus in Börninghausen. Von 1926-1928 machte sie eine Ausbildung als Krankenschwester beim Evangelischen Diakonieverein in Magdeburg, anschließend absolvierte sie die Soziale Frauenschule der Inneren Mission in Berlin und ließ sich zur Fürsorgerin ausbilden. Da sie nach dem Examen 1930 in diesem Beruf keine Arbeit fand, folgten verschiedene Tätigkeiten in kirchlichen Einrichtungen, u.a. in der Tschechoslowakei, bei der Nationalsozialistischen Volkswohlfahrt und im Reichsmütterdienst. 1935 bekam sie schließlich eine Anstellung als Familienfürsorgerin in Lübeck. Im Sommer 1941 meldete sich die 35-jährige freiwillig zum Dienst als Rotkreuzschwester und wurde dafür von ihrer Dienststelle beurlaubt. Sie arbeitete zunächst in einem Reservelazarett. Das DRK-Mutterhaus in Lübeck, dem sie zugeordnet war, teilte sie Ende 1941 einer Luftwaffensanitätseinheit zu. Sie wurde in Russland im Südabschnitt der Front eingesetzt, war außerdem in Rumänien, Albanien, Serbien, Dänemark und gegen Kriegsende in Prag. Nach dem Krieg war sie wieder als Fürsorgerin, später Oberfürsorgerin tätig.

→ Vgl. die Erläuterungen von Dr. Fritz Korte in den Nettelstetter Blättern, s.o.

■ Ilse Peffer, Unsere Pfarrer haben alle gespurt, in: Katholisches Militärbischofsamt (Hg.), Christen im Krieg. Katholische Soldaten, Ärzte und Krankenschwestern im Zweiten Weltkrieg. München: Pattloch Verlag GmbH & Co. KG. 2001, S. 317-319

Der Text ist bereits in den 1990er Jahren speziell für diese Veröffentlichung verfasst worden.

Von 1934 bis 1937 machte ich meine Ausbildung als Rotkreuzschwester. Die Oberin war evangelisch. Wir waren ein gemischtes Haus. Sonntags um sechs besuchte ich den katholischen Gottesdienst in der Kapelle. Zu manchen Schwestern hatte ich gar kein Verhältnis. Die waren innerlich Nazis. Da hat man sich einfach ein bißchen zurückgehalten. [...]

Ich wurde Rotkreuzschwester, weil mir das lag. In keiner Weise hatte ich mit einem Krieg gerechnet. Doch war mir bewußt, daß ich im Kriegsfall als Rotkreuzschwester eingezogen werden würde. In unserer Ausbildung machten wir alle möglichen Sparten der Medizin durch: Innere, Chirurgie usw.. Eine spezielle Ausbildung für den Kriegseinsatz gab es nicht. (S. 317)

[...] Manchmal rief ich den Pfarrer, wenn etwas Überraschendes kam. So hatten wir in Jemappes einen Pfarrer Wolf. Da ich Angst um einen Soldaten hatte, der aufgrund einer Verwundung innere Blutungen bekam, bat ich ihn um einen Krankenbesuch. Als der Pfarrer wieder aus dem Saal kam, fragte ich ihn, ob alles in Ordnung sei. „Nein, er hat

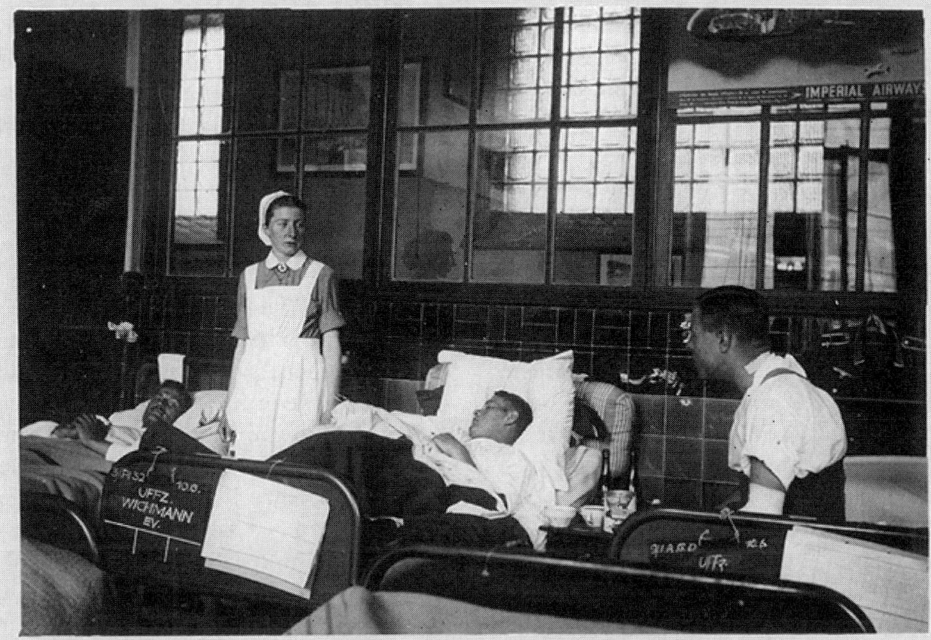

Privatbesitz Ilse Peffer

gar nichts gesagt.“ Ich sagte ihm: „Sie sind vielleicht gut. Wie soll der denn was sagen? Sie müssen mit ihm reden!“ Pfarrer Wolf ging daraufhin noch einmal hinein. Danach sagte er zu mir: „Was ein Segen, daß ich Ihnen begegnete. Ich habe etwas von Ihnen gelernt.“ Er hatte offenbar noch nicht die Erfahrung und die Courage, Soldaten von sich aus anzusprechen. Genau das war aber dringend nötig. [...] Unter unseren Patienten waren auch abgeschossene englische Flieger, vom Feldwebel bis zum Major. Einmal hatten wir einen naziangehauchten Apotheker. Der meinte, ich sei viel zu gut mit den englischen Patienten. Ich sagte: „Meine drei Brüder sind im Krieg. Wenn die in Gefangenschaft kommen, möchte ich auch, daß sie ordentlich behandelt werden. Muß ich dann nicht auch die Engländer gut behandeln?“ Darauf sagte er nichts mehr. (S. 318)

[...] Die Qualifikation der Ärzte war sehr unterschiedlich. Im Sonderlazarett in Brüssel hatten wir erstklassige Leute. Aber in Rußland waren auch andere. Wenn einer von den Ärzten dort eine Galauniform bei sich hatte, wußte ich schon, daß mit dem nichts los war. Dafür konnte der dann unhöflich und schäbig werden. Unter den Priestern habe ich dagegen keinen erlebt, der sich nicht voll und ganz einsetzte. Jeder von ihnen hat – wie man damals sagte – „gespurt“.

Gelegentlich schickte mir die Direktorin meiner ehemaligen Schule Gedichte von Bergengruen. Auch Briefe von Kardinal von Galen hatte sie abgetippt. Ich wunderte mich immer, daß sie durchkamen. Manchmal ist ja auch ein bißchen Fügung dabei. Von der Caritas in Freiburg kamen auch verschiedene religiöse Schriften an. In Brüssel standen uns zudem Büchereien zur Verfügung. Man las, so oft man konnte. Es blieb aber nicht viel Zeit dazu.

Als ich nach Kiew kam, erzählte mir eine Schwester von einem jüdischen Krankenhaus. Das befinde sich auf einem weiten Gelände mit tiefen Einschnitten. Dort seien Juden erschossen worden. Die Schwester war noch ganz aufgebracht, als sie mir das sagte. Von einem Landser bekam ich ein Foto, da war eine ganze Grube angefüllt mit Leichen zu sehen, ausgemergelte Menschen. Das sei ein russisches Altenheim gewesen, hatte er mir gesagt. Ich habe das Foto bald zerrissen. Ich konnte so etwas gar nicht glauben. Erst als ich später hörte, was in den Lagern geschah, erschien es einem doch möglich.

Zur Oberin unseres Mutterhauses hatten wir immer guten Kontakt. Wie sie es fertigbrachte, uns persönliche Briefe zu schreiben, weiß ich nicht. Wir hatten über 600 Schwestern im Einsatz. Auf diese Weise waren wir untereinander gut unterrichtet.

In Rußland gehörte ich zur Sechsten Armee. Teilweise waren wir selbst im Kessel. An Weihnachten mußten wir zurück. „Es wird nicht gefeiert", hatte unser Chirurg verordnet. Er war wütend, daß auch er zurück mußte. Er hatte eine dicke Diphtherie, wollte jedoch nicht von seiner Truppe weg. Ich hatte eine Typhusstation zu betreuen. Sogar im Küchenwagen waren noch Typhuspatienten untergebracht. Ich besorgte Kerzenstumpen und verteilte Kleinigkeiten, die man uns ins Feld geschickt hatte. So machten wir jedem einen „Weihnachtsteller". Der Doktor war dann der erste, der seine Mundharmonika herauszog und anfing „Stille Nacht" zu spielen. Die Verletzten mit Kieferdurchschüssen konnten ja nicht viel mitsingen, aber Schwester Otti hatte einen wunderschönen Sopran. Sie lag mit Diphtherie auf ein bißchen Stroh. Mir gegenüber saß ein rumänischer Hauptmann. Den ganzen Abend hörte er nur zu, sagte nichts und aß nichts. Auf einmal zog er seine Brieftasche heraus und zeigte uns Fotos von seiner Familie, von den Kindern, und sagte immer nur: „Danke, danke." Die Tränen kullerten ihm die Backen hinunter. So war es eine richtige Weihnacht. Ein Pfarrer war nicht dabei. Je weiter wir zurück kamen, um so weniger fanden wir bei den Mitschwestern Verständnis für das, was wir hinter uns hatten. (S. 319)

■ Ilse Peffer, Briefe an Mater Maria Victoria

Die Adressatin war Direktorin der ehemaligen katholischen Schule von Ilse Peffer. Sie sammelte die Briefe und übergab sie nach dem Krieg der Verfasserin.

23. August 42

Meine liebe, sehr verehrte M. Maria Victoria!

[...] Ich weiß, Sie verstehen, wenn ich jetzt nicht viel schreibe. Wir sind nun seit dem letzten Brief 1100 km „gewandert", teils mit deutsch. u. russ. Zügen, teils mit Bus, Krankenwagen u. Lastkraftwagen. Oft war's wenig schön. Und wenn man sich dann vorstellt, daß unsre Verwundeten diese ersten Strecken auch so zurücklegen müssen! Wir sind in einem der vielen Dörfer hier – 2 Lazarette sind jetzt das ganze Dorf, alles kleine Panjehäuser – im „Großen Bogen", wo man auf der Karte nichts eingedruckt findet. Hoffen wir nur, daß wir für den Winter noch in eine Stadt kommen! Ich habe ein großes Zelt zu betreuen – u. das ist im Winter ja unmöglich. Alles noch auf Strohschütte. Meine erste Arbeit morgens u. die letzte abends ist das Lausen bei mir selbst, weil ich ja den ganzen Tag im Stroh herumbuddele, „bette", wie es da eben geht. Die Verbände sitzen oft voll davon. Die Flöhe lieben mich scheint's nicht so sehr und die Wanzen. Dafür aber Fliegen und Mücken umso mehr. Fliegen gibt's zu Billionen. Man muß erst sehr lernen sich zu überwinden, wenn sie überall dran sitzen.

Wenn ich zu meinem Zelt gehe, muß ich auf der Straße durch 20-25 cm hohen Staub waten. Wir wohnen zu 3 Schw. in einem Raum in einer Panjehütte, man gewöhnt sich auch an die Strohsäcke zum Schlafen. Vorn wohnt die Mutter mit 2 Töchtern im anderen Raum, jeder etwa 3 ½ m × 3 ½ m groß. Es ist hier wirklich trostlose Steppe, alles dick verstaubt. Sogar die Luft schmeckt danach. Alle Verhältnisse sind höchst primitiv. Wenn man dann an die Heimat denkt! So bei 40° im Schatten bei diesen Fliegen. Was gäb man nicht oft für ein Glas frisches Wasser für die

Leute! Aber sie bleiben ja nicht lange bei uns, u. man weiß, daß es für sie nur besser werden kann. Für mich ist es schwer, daß es immer so herein u. heraus geht, daß man die Leute nicht so in die Hand bekommt. Und doch sind sie schon dankbar, wenn sie uns haben und für alles, was man ihnen tut. [...]

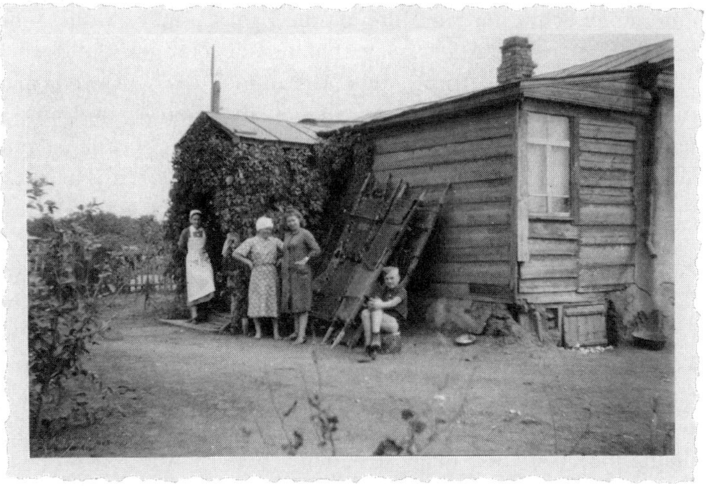

OP in Perelasowsky, Sommer 1942. Privatbesitz Ilse Peffer

[Stalino]
31. Januar 1943
Meine liebe, sehr verehrte Mater Maria Victoria!
[...] Aber am 22. wurden unsre Pläne für das Weihnachtsfest selbst durchkreuzt. Seitdem wandern wir, erlebten viel u. diese Zeit wird in allem immer unvergessen bleiben. Aber davon kann man nur miteinander sprechen von Herz zu Herzen. Da muß es bis zu einer günstigen Stunde aufbewahrt bleiben. Aber es soll ein stetes Bitten sein, daß alle diese Zeit als ein Plus auszuwerten lernen, daß jeder von uns dran wachsen möge. Wir dürfen in aller Schwere nie vergessen, daß es eine große Zeit für uns ist u. es an uns liegt, daß sie es für uns persönlich wird. – So, wie ich diesen Hl. Abend feierte, wird es wohl nie wieder einen geben. Wir waren im rollenden Güterwagen, auf der einen Seite verwundete Offiziere u. Soldaten, auf der andern ein Doktor u. Schwestern mit Diphtherie u. Typhus. Ich durfte sie mit wegbringen – die andern Schwestern stiegen unterwegs aus. – Wir hatten die Krone einer Kiefer geschenkt bekommen. In einer großen Kartuschenhülse wurde sie aufgebaut, ich hatte etwas Lametta noch aus Br[üssel] u. das haben wir wie auch unsre Kerzen mit unsern Jungen in den andern Wagen geteilt, so daß die meisten im Kreis um ein Bäumchen sitzen konnten. Ich habe mit meiner guten Ottilie – von der ich Ihnen noch die gemeinsame Deutschl.-Fahrt beschrieb – noch so viele kleine Päckchen gemacht mit all unsern „Schätzen“ u. wenn es nur ein gutes Heftchen, ein paar bunte Karten waren – daß mancher über den guten Willen strahlte. „Daß wir mit deutschen Frauen Weihnachten feiern dürfen!“ klang es uns immer wieder entgegen. [...]

Eine Beschreibung der Zugfahrt aus dem Kessel von Stalingrad aus der Sicht der im Text genannten Schwester Ottilie Arpke (Feldoberin) findet sich in:

→ Der Ruf der Stunde. Schwestern unter dem Roten Kreuz. Herausgegeben von der Oberinnen-Vereinigung im Deutschen Roten Kreuz, Stuttgart 1963, S.121-126.

[Stalino] 12. April 1943
Meine liebe, sehr verehrte Mater Maria Victoria!

[...] Seit Sie nun zuletzt von mir hörten, sind schon wieder Wochen vergangen. Der Brief kam von Stalino aus. Dann ging's nach Dnjeprop[etrowsk] u. nun sind wir eben doch wieder zurück nach St... Hier kamen wir erst 14 Tg. in die Arbeit wieder u. nach 2 Wochen Ruhe kamen wir dort in ziemlichen Betrieb. Ich hatte Nachtwache u. von der 2. Nacht an mehr als 200 Patienten, Schwerverwundete. Nur die letzten 2 Nächte hatte ich eine junge Schwester zur Hilfe, da die Zahl auf 250-70 gestiegen war. Sonst hätte ich auch keine Verantwortung mehr übernommen. Aber davon kann man nur mal erzählen. Sehr freuten wir uns, als wir zu unsern eigenen Lazaretten dann zurückgerufen wurden nach hier – u. ich schied doch richtig schweren Herzens von all den Schwerkranken, da auch kein genügender Ersatz gleich da war. Hier bin ich nun in einem Feldlazarett u. meine Station hat 90-100 Pat., alles Verwundete. Die Arbeit ist für mich hier eine ganz andre als in unsern Kriegslaz... Aber ich bin froh u. zufrieden. Denn alles schreit ja doch immer wieder nach der deutschen Schwester, wenn es Schmerzen, Sorgen u. besondre Wünsche hat. Dazu brötschele ich immer wieder herum, um Diät u. Extradinge für die Schwerkranken zu machen, u. freue mich, wenn sie dann strahlend futtern, dann nehme ich sogar diese Kocherei gern in Kauf. So sind wir also wieder seßhafter geworden u. bleiben es hoffentlich auch. Im Sommer war dies schon Etappe für uns! Aber das sagen Sie doch bitte jedem, der davon falsches Gerede macht, von unsern Schwestern, u. wir sind rund 100, die direkt zur 6. Armee gehörten, ist keine in Stalingrad geblieben! Es ist uns selbst passiert, daß man uns von diesen armen Schwestern was erzählen wollte. Aber ich kenne jede einzelne, u. jede habe ich hier schon wiedergesehen. Manche sind zwar nur mit Flugzeug fortgekommen u. haben all ihre Habe verloren, aber gesund blieben wir alle, Gott sei Dank. Aber was wir in diesen Monaten alles miterlebt haben, wird uns unvergessen bleiben. Es war nicht leicht. Aber wir sind dankbar, daß wir so dabei sein durften. Doch von all dem müssen wir einmal miteinander reden. [...]

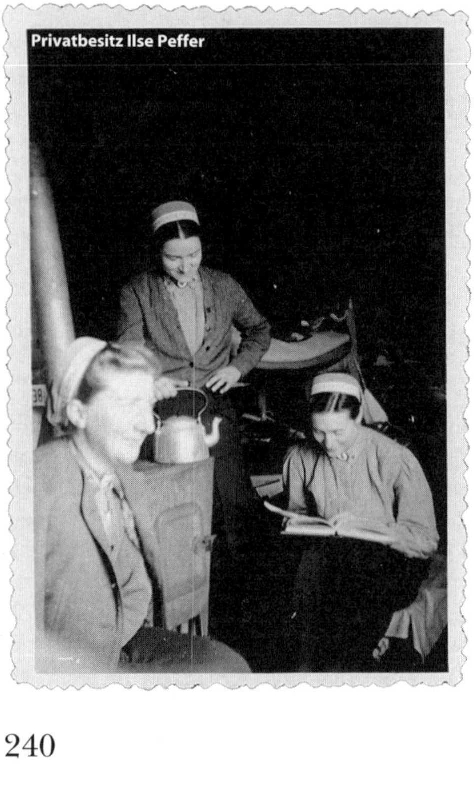
Privatbesitz Ilse Peffer

Ilse Peffer, geb. 1910, Abitur, danach Englandaufenthalt bei Verwandten, 1934-1937 Ausbildung zur DRK-Schwester in Essen, 1939 ins Standortlazarett eingezogen, dann ab 1940 im mobilen Einsatz in Belgien und von Januar 1942 bis März 1944 in Russland; nach dem Krieg Hausdame im Pfarrhaus Mayen-Kürrenberg.

■ Schwester Angela Bußmann, verh. Lanver, Tagebuch-Aufzeichnungen vom Tage meiner weiteren Einberufung ins Feld am 29.5.1942 (Manuskript)

[Warschau] 12. 10. 42 / Schw. L. hat Geburtstag. Patienten wünschen, dieser Tag soll gefeiert werden. Na, wieder mal ein Tag zum Feiern u. frischem Humor. Zu diesem Zweck hat sich die Intelligenz des Scharlachturmes zusammengefunden, um ein Zimmer für diese Feier herzurichten. Da soll einer sagen, es wäre ein Krankenzimmer. Ganz vorzüglich haben es die Halbkranken mit den ihnen zur Verfügung stehenden primitiven Mitteln hergerichtet. Und die angelegte Bar ist blendend gelungen. Mit der Dekoration haben sich die Patienten selbst übertroffen. Zu der Feier waren der Oberarzt, Ass.Arzt, alle Aufstehpatienten, verschiedene Schwestern u. auch ich eingeladen. Bis ½1 Uhr haben wir mit Erlaubnis der Ärzte gefeiert. Einige Patienten sorgten in feinem, drolligen, aber intelligentem Humor für die Unterhaltung. Der Bar-Mixer, an dem Abend als Obermixer ernannt, hatte dafür gesorgt, daß alle so die Steifheit, die ja vornehmlich in solchen Kreisen herrscht, durchs fröhliche Ausgelassensein ablegen. Um ½1 Uhr wurde der Abend in einer urgemütlichen Laune aufgelöst. – So muß es auch mal sein. Ich habe wirklich gestaunt, was für genievolle Köpfe in Soldatenröcken stecken. [..].

10.11.42 / Da bin ich heute morgen von der Oberschwester erwischt worden, weil ich noch an meinem freien Tag um ½ 9 Uhr zu Bett lag u. mich ausschlief. Es ist ja im anstrengenden Dienst eine Freude, mal einmal in der Woche – wenn es sich einrichten läßt – solange zu schlafen, bis man im eigenen Traum erwacht. Aber unsere neue Oberschwester ist ein Mensch ohne Herz und Seele. Wie kann es Frauen geben, die ohne Empfindungsvermögen sind. Sie sind losgelöst von allem Innenleben des Menschen. Und doch sucht jeder draußenstehende Deutsche Fühlung zu suchen mit Kameradinnen u. Kameraden, da sie doch gleiches Blut in ihren Adern rollen haben. Aber leider versteht unsere Oberschwester mit ihren 40 Jahren durchaus nicht, die Schwestern an sich zu ziehen. Zwischen den Schwestern und ihr steht eine Kluft, gleichsam wie ein Strom eiskalten Wassers. Aber nun, laut ihres Befehles gehe ich auf Station B 4, um den Kirchensaal zu übernehmen. Kirchensaal daher, weil er zum polnischen Gymnasium gehörte u. für Gottesdienst u. religiöse Vorlesungen benutzt wurde. In meinem Saal habe ich 35 Patienten, die am Tage vorher aus dem mittleren Frontabschnitt gekommen sind. Es sind feine Kerle, man sieht es ihren Gesichtern an, daß sie sich auch mit einem ganz primitiven Stroh-Doppelbett übereinander zufrieden stellen u. mal für eine Zeit losgelöst sind von dem Frontleben. Der Saal mit 50 Betten ist unfreundlich u. kalt. Die Eisblumen an den großen 4 m hohen u. 2 ½ m breiten Fenstern lösen sich bei der geringen Wärme den ganzen Tag nicht auf. Der Karl auf seinem Strohsack muß ganz besondere Wärme haben, denn er hat 39° Temperatur. An eine Verlegung auf eine Station ist nicht zu denken, weil kein

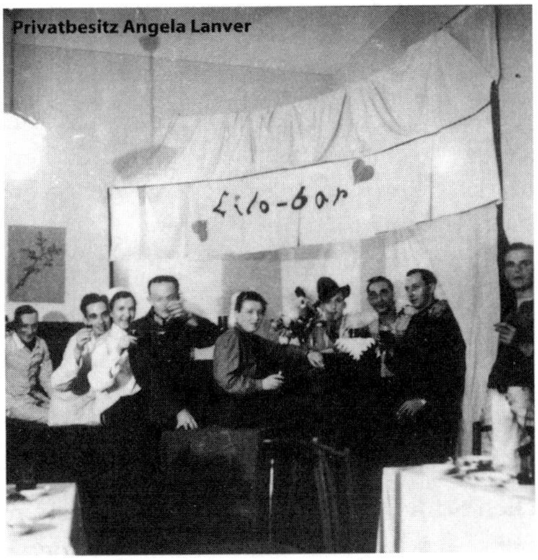

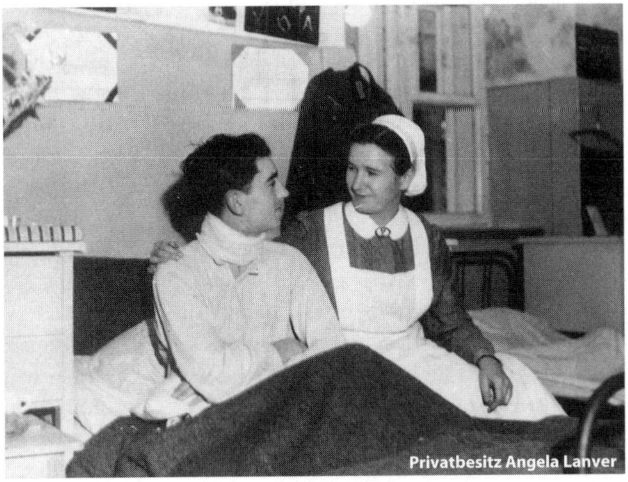

Platz vorhanden ist. Die Wolldecken müssen ihn eben vor Kälte schützen. [...]

31.I.43 / [...] Als ich nun in meinem Zimmer das Licht andrehe, sehe ich einen großen Zettel auf meinem Tisch liegen mit dem Vermerk: „Schwester Angela! Sofort zur Oberschw. kommen!" Mit ruhigem Gewissen, nichts verbrochen zu haben, gehe ich zu ihr. Sie sitzt in ihrem Wohnzimmer – nun, ältere ledige Tanten haben ja weiter keine Freuden mehr als ein gemütliches Heim – und scheint auf mich zu warten. „Ja, ich habe für Sie eine Überraschung." Mit diesen Worten empfing sie mich. „Wir müssen nämlich für 4–6 Wochen Schwestern nach Krakau abgeben, um Hilfe zu schaffen bei den vielen Verwundeten des Südabschnittes der Front. Aus unserm Lazarett schicke ich Schw. A. u. Sie. Packen Sie noch heute abend Ihre Sachen, denn morgen früh um 11 Uhr müssen Sie reisefertig auf der Gruppe B bei der Armeeoberin sein." Nun, wie jeder Soldat jeden Befehl hinnehmen muß, so muß auch eine Schwester gehorchen. Aber, es heißt dann aber auch Abschied nehmen von meinem lieben Max. [...]

[Lemberg] 3.II.43 / Um 9 Uhr suchen wir uns den Weg zur Oberschwester A... Wir Warschauer Schwestern trinken mit aller Ruhe Kaffee. Dann erfolgt unsere Eintragung für die Kartei. Während meine drei Kameradinnen beauftragt werden, das Priesterseminar als Lazarett einzurichten, komme ich auf die Station II D, Block D. Von der Stationsschwester bekomme ich zwei Zimmer zugewiesen, das eine Zimmer mit 17 u. das andere Zimmer mit 10 Patienten belegt. Als ich zu diesen fast alle schwerkranken Soldaten ins Zimmer trat, bemerkte ich ein Lächeln auf den Gesichtszügen. Im Stillen denke ich: nanu, die kennen mich doch nicht? Aber dann hörte ich schon aus verschiedenen Mündern: „Gott sei Dank, endlich eine deutsche Schwester."

Zuvor war nämlich eine poln. Schwester für die Betreuung eingesetzt gewesen. Ich begrüße alle mit Handschlag u. wünsche ein gutes Vertragen. Zu gut weiß ich ja, aus all den Erfahrungen u. Umgang als Schwester mit verwundeten und kranken Soldaten, daß ein gutes Vertragen mit kranken Männern – bei gesunden spielen die betreffenden Umstände eine Rolle mit – immer sein kann. Eine Schwester, überhaupt eine Frau, hat es in der Hand, den ganzen Seelenvorgang zu formen. Und wenn schon mal einer unter den vielen dabei ist, der störrisch u. unzufrieden ist, so läßt er sich mit nur ein paar lieben Worten leicht in eine andere Verfassung bringen. Körperliche u. seelische Leiden eines Mannes finden wohltuende Beruhigungen in dem freundlichen, verständigen Entgegenkommen einer Frau.

4.II.43 / Fortwährend rollen die Transporte von den geretteten Stalingradkämpfern an. Ach, wie sehen die armen Kerle aus. Schmutzig vom Kopf bis zur Fußsohle, Bärte, die ein Entsetzen hervorbringen, abgemagert wie Höhlenmenschen. Ich frage mich, wie ist es nur möglich, daß ein Mensch, nur noch aus Haut und Knochen bestehend, die Fähigkeit hat zum Leben. Mit Stolz kann man sagen, daß der deutsche Soldat leicht alles Schwere, welches er überstanden hat, vergißt.

5.II.43 Furchtbare Armut im Lazarett schreit mich an. Da liegen die armen Kerle mit ihren durchbluteten u. -eiterten Verbänden ohne Bettwäsche in ihren Decken eingehüllt. Ja, nicht einmal Hemden sind da, die ich ihnen anziehen kann. Als ich die Stationsschwester fragte, ob denn nichts da sei, um unsere armen Kerle ordentlich ins Bett legen zu können, sagte sie mir in einem abweisenden Ton: „Nein, sehen Sie zu, daß Sie fertig werden." Da stehe ich vollkommen vor einem Nichts. Und wieviele Schwerkranke liegen bei mir in den Zimmern, die eiternde Wunden haben, gleichsam, als ob man einen Wasserhahn langsam aufdrehen würde. Wo bleibt da die gute Organisation der Lazarettverwaltung? Sind wir es unsern Soldaten nicht schuldig, ihnen während ihrer Lazarettzeit eine ordentliche Pflege mit guten Mitteln in allem zukommen zu lassen? [...]

■ Schwester Liesel Eberhardt, Bremische Schwesternschaft vom Roten Kreuz e.V., Kriegstagebuch (Manuskript)
Bibliothek für Zeitgeschichte Stuttgart, Sammlung Eberhardt

Das Manuskript ist eine Abschrift der Originalaufzeichnungen. Es wurde von der Verfasserin nach ihrer Pensionierung 1976 angefertigt.

Charkow/Ukraine
[...]
21.X.[1942] Gestern haben wir unsere Winterausrüstung gekriegt: Skihose, Fellweste u. lange, pelzgefütterte Stiefel, die Sachen werden wir im Winter gut gebrauchen können. Auf der Stat. meint man auf einer Verpflegungsstelle zu sein. Essen verteilen, gipsen, verbinden u. weiter. Von Pflege kann gar keine Rede sein! Morgens liegen andere Soldaten in den Betten als abends. Es ist schade, daß alles so rasch gehen muß, aber wo sollten sonst die Verwundeten von der Front bleiben, wenn wir Dauerpatienten hätten? – Die Gelbsucht hat so rapide zugenommen, ganze Epidemien! Dies Rußland ist furchtbar! Es frißt uns noch mit Haut und Haar! Ich hatte auch 10 Tg. Gelbsucht, aber nun bin ich wieder gesund und freu mich auf den Urlaub!

27.XI. Winter ist's geworden mit viel Schnee und Eis. Wir haben das ganze Haus räumen müssen, alle deutschen Soldaten wurden in die Stadt verlegt u. Rumänen zogen ein, sie führen sich nicht nett auf, von Ordnung und Sauberkeit hat man in ihrem Land wohl nichts gehört! Wenn man durch die Stadt geht, sieht man nur vermummte Gestalten, hohe Stiefel, Pelzmäntel. Uns kommen unsere Wintersachen auch gut aus, sie sind so schön warm bei der Kälte!

29.XI. 1. Advent um 5.30 haben wir unsere deutschen Soldaten schon mit Adventsliedern geweckt. Es klang gut u. alle haben sich gefreut. Hinterher tranken wir am festlich gedeckten Tisch gemeinsam im Schwesterneßzimmer Kaffee. Der Adventskranz leuchtete mit seinen Kerzen, wir fühlten uns wie in Deutschland. Wir haben viele Schwerverwundete, bis 20 Uhr haben wir verbunden, es sind alles Rumänen, die Verständigung schlecht, zum Glück sind einige Volksdeutsche unter ihnen, die vermitteln. Nächste Wochen kriegen wir Schweizer Ärzte, die bei uns Kriegschirurgie lernen sollen. Unsere Ärzte sollen danach an die Front. Das mag ein Stimmengewirr auf der Stat. werden: deutsche Schwestern, schweizer Ärzte, rumänische Patienten u. russisches Personal!! Aber auch damit werden wir fertig!

4.XII. Unsere Ärzte sind von uns gegangen. Sonnabend hatten [wir] noch eine Abschiedsfeier zusammen. Es ist schade, daß wir so kurz vor Weihnachten auseinander kommen! Die Schweizer machen einen netten Eindruck, vor allem sprechen sie deutsch,

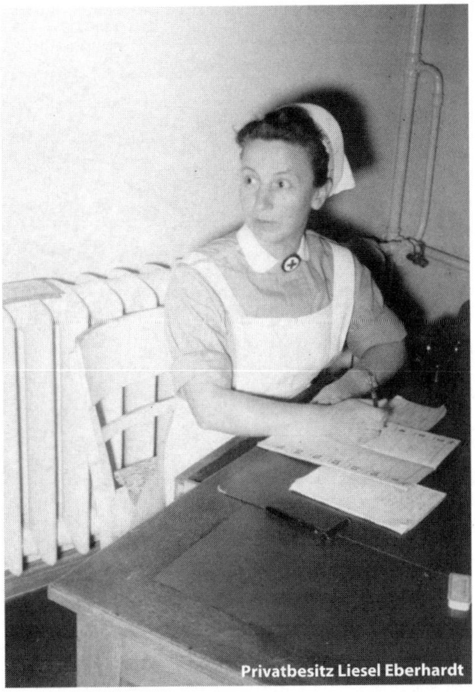
Privatbesitz Liesel Eberhardt

wir werden schon gut mir ihnen arbeiten. Jede Stat. hat nun eine Schwester zur Hilfe gekriegt. 7 Schwestern aus der Schweiz haben 7 verschiedene Trachten an. Sie wundern sich sehr, daß das gr. Deutschland mit 52 DRK Mutterhäusern für alle Schwestern die gleiche Tracht hat.

22.I.43 Weihnachten liegt hinter uns und auch der schöne Urlaub in Norderney. Heut morgen um 3 Uhr morgens kamen wir in Charkow an. Kein Auto, kein Wagen weit und breit, nur ein paar russische Jungen mit Schlitten. Wir haben kurzerhand die Koffer aufgeladen, dann ging's 2. Std. lang durch die mondhelle Nacht dem Lazarett zu, für 1 Brot Bezahlung! Brot kostete 15 Mark, für Essen taten die Russen alles, sie wurden sonst schlecht bezahlt. Alle russischen Angestellten auf Stat. brachten 1 Gefäß mit u. wenn unsere Verwundeten gegessen hatten, kriegte jeder ein Schlag Essen in seinen Topf. – Es war eigentlich gr. Leichtsinn, daß wir 2 deutschen Schwestern mitten in der Nacht durch Charkow gingen, man hätte uns umbringen können und wäre mit den Koffern verschwunden! Aber der Gedanke kam uns gar nicht! Gott sei Dank ging alles gut!! Die Nachtwache empfing uns im Lazarett. Viel Arbeit Tag u. Nacht, Hochbetrieb auf allen Stationen. Da sind wir ja zur rechten Zeit wiedergekommen! Erst wird nun aber geschlafen, alles andere findet sich! – Nachmittags hören wir, die Front steht 180 km vor Charkow, die Soldaten sind auf dem Rückzug! Wir sind ganz geschlagen, in der Heimat hat man keine Ahnung vom Ernst der Lage!

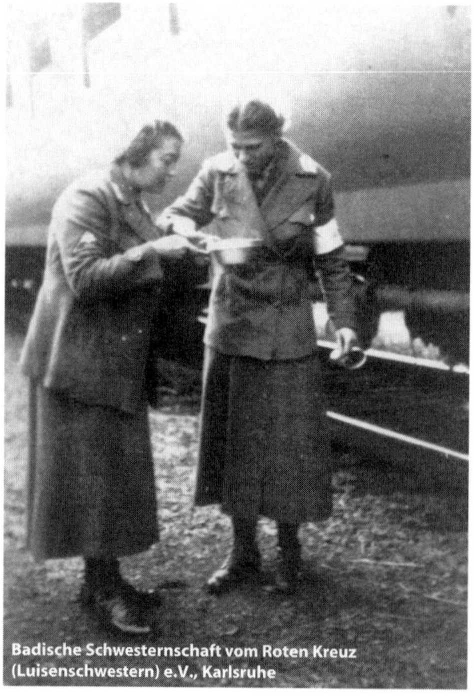
Badische Schwesternschaft vom Roten Kreuz (Luisenschwestern) e.V., Karlsruhe

23.I. 43 Heut war mein 1. und letzter Arbeitstag im neuen Jahr in Charkow. Man kann es einfach nicht fassen! Die Schweizer packen und fahren in ihr Land zurück. Bis abends muß das Laz. geräumt sein. Alle Streckverbände müssen zum Transport eingegipst werden, wichtige Verbände erneuert, bis abends ist die Stat. leer. Nun wird im Op. weiter geholfen.

24.I. Das Inventar wird eingepackt, wir Schwestern unsere Koffer. Immer noch glauben wir, bleiben zu können, doch die Front kommt immer näher an die Stadt. Die Russen auf der Stat. freuen sich über unsere Niederlage, andrerseits haben sie Angst, was aus ihnen wird, da sie bei Deutschen gearbeitet haben!! Wir können es immer noch nicht fassen, daß wir die Segel streichen müssen. Wohin führt unser Weg?

27.I. Um 3 Uhr waren wir Schwestern alle marschbereit, die Autos vor der Tür, um Koffer, Rucksäcke, Decken, Strohsäcke, Kohlen und Holz aufzunehmen. Auf dem Bahnhof Fliegeralarm, Feuerwerk auf dem Nebengleis, eine Brandbombe! 23 Schwestern wurden in 2 Güterwagen mit Sack und Pack verstaut, ein kleiner Ofen sorgte für die nötige Wärme. Ein rechtes Zigeunerlager, das gesamte Dasein spielte sich nun auf der Erde auf Strohsäcken ab! Wir tragen's mit Humor! Die erste Nacht bleiben wir auf dem Bahnhof stehen, morgens wird noch einmal Kaffee gefaßt, dann geht's los!

Auf der Fahrt.

30.I.43 3 Tg. u. Nächte geht die Reise durch Rußlands Weite! Da wird geschlafen, gesungen und auf dem kleinen Kocher gebrotzelt. Da uns so leicht nichts erschüttern kann und wir jung und gesund sind, haben wir die Fahrt gut überstanden! Endlich ist ‚Lubny', unser 1. Ziel erreicht, außer uns sind noch 50 andere Schwestern da. Ob wir hier alle Arbeit finden? Zunächst sind 23 mal wieder in einem gr. Saal untergebracht. Nach gründlichem Waschen, wir sehen aus wie die Neger, passen so auch besser in die Landschaft, wird erst mal tüchtig auf dem Strohsack geschlafen.

2.II. Die Oberschwestern haben sich die zu besetzenden Gebäude angesehen, z. Teil ganz gut, aber die Küchen- und Kloverhältnisse sind mies! Wenn man auf russischen Klos fertig werden will, bedarf es einiger Übung, oder man muß Akrobat sein!! Lubny ist ein kleiner Ort, Schwestern waren noch nicht hier. Es besteht keine Aussicht, daß wir arbeiten können. – Es heißt, ganz Charkow mußte von Schwestern geräumt werden. Die Front ist 40 km von der Stadt. ‚Stalingrad' ist gefallen!!! Das ist ein harter Schlag! Soll denn alles vergebens gewesen sein? All die vielen jungen Menschen haben umsonst ihr Leben gegeben. Das ist ein Jammer! Wie soll's nun weitergehen? Ob die Schwestern alle heil aus Charkow rausgekommen sind? [...]

■ Schwester Magda G., Kriegstagebuch 1940/41
(Manuskript)
Badische Schwesternschaft vom Roten Kreuz (Luisenschwestern) e.V., Karlsruhe

Eine vollständige Transkription des mit zahlreichen Fotos versehenen Originaltagebuchs wurde von Dr. Horst-Peter Wolff, Institut für Pflegegeschichte, Qualzow, erstellt.

Prag, am 6. Juli 1940
Sage und schreibe: Juli! Und noch keine Aussicht zum Fortkommen! Daß man zum arbeiten abkommandiert wird, ist eine gesunde Sache – aber zum „faulenzen"? Alle guten Geister, die Andern dürfen sich die Beine dafür doppelt ausrennen. [...]

Am 17. Juli 1940
Noch in Prag – aber wengistens jetzt als arbeitendes Volk. Seit 13. Juli sind wir in die drei Reservelazarette verteilt worden, die 15 Pforzheimer Schwestern nach Res.Laz. I.; 10 Karlsruher nach II. und wir weiteren Zehn nach Res.Laz. IV. „SANOPS" „Sahnops" deutsch geschrieben war ein jüdisches Sanatorium und liegt sehr hübsch. Es sind Dresdner Diakonissen dort, die vor uns dort eingesetzt wurden und bis Kriegsende dort bleiben. [...]

Prag, den 28./7.40
Sonntag war es – eben komme ich vom Dienst-L.lein ist nicht mit heimgefahren – sie hat einige Tage Nachtwache. „Nimm ein paar Augen voll Schlaf noch für mich mit, heute Nacht", meinte sie. Sie hängt sehr an mir, wenn sie auch manchmal eine kleine, widerspenstige launische Kröte ist – Skorpion-Typ – aber sonst ein patenter Kerl.

Abends auf unsrer Bude setzt sie sich mit R. zu gern auf meinen Schoß und [sie] meinen spitzbübisch: Wie bei Mutter! Bis sie sich dann wie zwei kleine Katzen wieder balgen und in den unmöglichsten Stellungen am Boden herumkugeln. Herrliche Filme könnte man da drehen. [...]

Mit Schw. P. hatte ich heute Dienst – das ist mir sehr lieb, sie passt mir besser als die Li... Ich habe mir gestern Nachmittag gedacht, als ich mit ihr Betten machte: wie viel mehr zurückhaltender stellte ich mir eine Diakonissin vor im Umgang mit diesen Soldaten! Den Einen klopft sie auf die Brust, den Andern nimmt sie beim Haar und reden, endlos reden und nichts dabei tun vor lauter

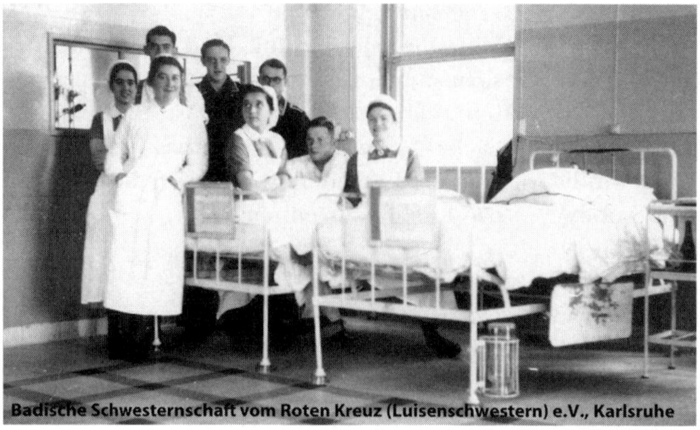
Badische Schwesternschaft vom Roten Kreuz (Luisenschwestern) e.V., Karlsruhe

– na – schließlich ist sie 30 Jahre und ein bißchen liebebedürftig – ich kann das schon verstehen – aber die Männer spüren das doch doppelt und machen sich sicher lustig. Danke dafür!

Ich bin auch vergnügt und guter Dinge, mache meinen Spaß mit ihnen und wenn sie mir schön reden, denke ich: Ihr könnt mir allesamt im Mondschein begegnen! So gibts eine nette Kameradschaft und keine seelischen Kompromisse. Wie es wohl nun wird? Am 1. Aug. entscheidet sich sicher unsre weitere Verwendung – denn für England wird sicher kein neues Kriegslazarett mehr gebraucht – wir können uns in dieser Beziehung einsalzen lassen. [...] Aber das Eine hab' ich mir fest vorgenommen – ich nehme jeden neuen Platz nur aus meines Herrgotts Hand, dann wird es der Richtige und Beste sein, ohne Besonderheit der äußeren Umstände. Ich bin schon so gnädig und gütig geführt worden, daß Zweifel und mangelndes Vertrauen bestimmt nicht hoch kommen dürfen. [...]

Prag, am 2./8. 40
Am Sonntag heißt's nun: „Mädel wink, es geht der Heimat zu." –

Morgen, Samstag um 5 h, ist Abschiedsappell des Kriegslazarettes – eine heitere Geschichte – nun „war" man halt mal mobil! Na, die Soldaten werden schön miese Gesichter machen, denen hat es auch die Petersilie verhagelt. Macht nischt, warum sollen wir allein die Deppen sein! [...]

Nach der Rückkehr folgt sofort ein Einsatz in Colmar, aber schon sechs Wochen später erhalten die Schwestern einen Marschbefehl, der sie wochenlang zuerst weiter nach Frankreich hinein, dann wieder zurück, durch Deutschland und über Krakau nach Rabka führt. Nach einem kurzen Aufenthalt ohne Arbeitseinsatz geht es mit Zwischenstops und der Besichtigung von Krakau und Berlin wieder nach Karlsruhe, ohne dass sie je wissen, wo sie eingesetzt werden sollen.

Paris, Clichy am 10. Nov. 1940
[...] Genau 6 Wochen später geht es nun weiter – wieviel liegt dazwischen! Ein Stoß Briefe liegt vor mir, die alle von netten Erinnerungen sprechen – manche noch von mehr ...

Bis man sich immer zum Aufholen des Eintragens aufschwingt, wenn soviel Erleben dazwischen liegt – das kostet am meisten. [...]

Man ließ uns nicht gerne ziehen, Ch. und M., die Stammschwestern, die [in Rabka] bleiben mußten, hätten uns zu gerne behalten; wir waren noch so fröhlich zusammen in den letzten Tagen! So fuhr uns der Autobus wieder zurück durchs schöne galizische Bergland, der uns vor zehn Tagen hingebracht hatte. Wir hatten 2 lustige Fahrer und die ganze Fahrt sangen wir Soldatenlieder; nicht auch zuletzt „Maruschka, das schöne Polenkind!"

In Krakau hatten wir fast 4 Stunden Zeit bis zur Zugabfahrt und das war sehr fein. Nun sahen wir auch das Schöne von Krakau, nicht nur das abscheuliche Judenviertel. Also, da hindurch kann einem wirklich das Grausen kommen; soviel Abschaum von Menschheit sah ich selten beisammen. [...]

Immer das gleiche, herzlicher Empfang in unserm Mutterhaus, ich verehre und gewinne unsere Oberin stets lieber.

Was hat diese Frau für Arbeit und wieviel Gutsein bleibt für Jede trotzdem übrig. – Was nun mit uns werden sollte, darüber wollte sie entscheiden, wenn sie am andern Abend von Heidelberg zurückkam. Ein Teil fuhr wieder auf Abruf in Urlaub – bereits zum dritten Mal. [...] als ich fröhlich ins Mutterhaus kam, empfing mich Schw. Elisabeth v. Holleuffer: „Magda, haben Sie alles gerichtet – Sie und R. kommen morgen nach Paris!“

Na, ich meinte nicht recht zu hören! Die Andern wurden teils vom Urlaub zurück gerufen und fuhren einen Tag später. Mit uns fuhren noch 12 andere Schwestern, die zum erstenmal mit ausrückten. [...]

Hätte ich nicht in Paris sein können, als mein Bruderherz auch dort war! Im Triumph des Wiedersehens wären wir durch den Arc de Triomphe gezogen und hätten uns beinahe so glücklich wie Hitler gefühlt. [...] wir hatten anfangs gleich Gelegenheit, mit einem offenen Wagen durch Paris zu fahren – ein Offizier stellte uns Auto samt Fahrer zur Verfügung. Da fuhren wir denn auch bis zur Sacre-Coeur und sie grüßte uns wie ein Wunderwerk des Ostens von ihrer Höhe unter tiefblauem Himmel. Fast möchte ich sagen: sie ist die schönste Kirche, die ich bis jetzt sah – [...] Auch in der Opéra sind wir schon gewesen – anläßlich eines Ballett-Abends.

Sie ist außen, wie innen zum bestaunen schön. [...] Es war doch ein Spaß, als wir in der Pause durch diese Pracht ab und auf promenierten und in den Spiegeln unser Schwesternbild sahen. Wer hätte vor einem Jahr noch gedacht, daß deutsche Schwestern-Uniformen im glanzvollen Pariser Opernhaus Sensation werden? [...]

Das war im November 1940

und heute am 28. Juli 1941 sitze ich daheim im Urlaub und suche mühsam all die Bildchen zusammen, daß ich wenigstens diese einklebe und später einmal wenigstens dadurch an die Lazarett-Zeit erinnert werde. [...] Das war noch in der ersten Zeit, eine Patienten Schar, die einem stets lebendig

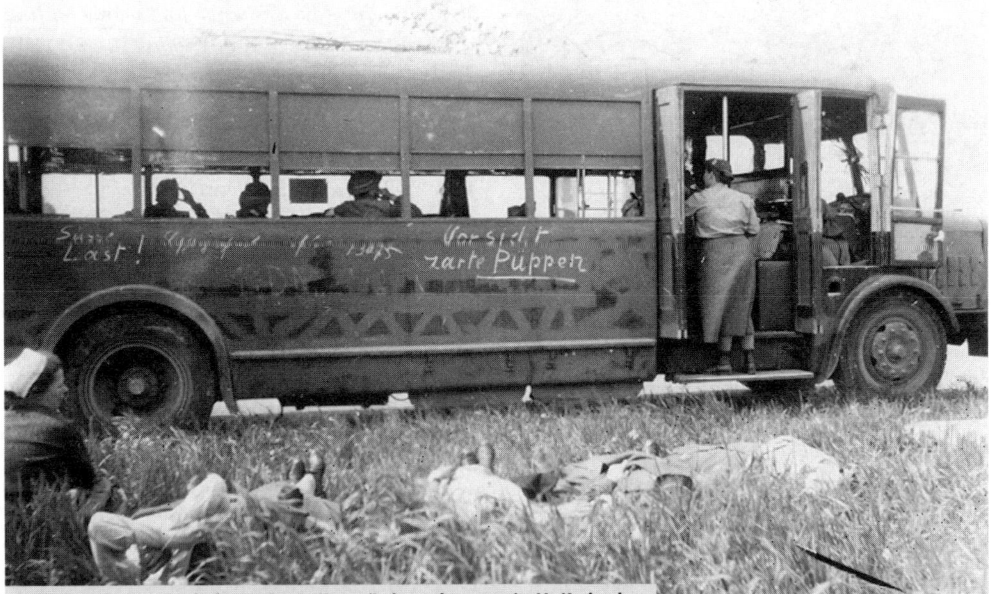

Badische Schwesternschaft vom Roten Kreuz (Luisenschwestern) e.V., Karlsruhe

bleibt, sobald man die Gesichter wieder sieht. [...]

Es ist ein reizendes Verhältnis mit R. und L., Schw. H. wurde im Juni nach Posen ins Luftwaffenlazarett versetzt. Leider auch meine gute R., die mir ein so treuer Kriegskamerad die ganze Zeit von Prag an war. [...]

Wir sind Kieferchirurgische Station – und unsere armen Teufel, die entweder geschnitten, oder gleich ganz geschient sind, können nur flüssig, oder ganz breiig vertragen. Man begreife dieses Richten und Sorgen! In der Hauptsache habe ich diese Futterschlacht übernommen; und es macht mir schon große Freude, wenn die armen Kerle wieder kräftig ausfliegen können. [...]

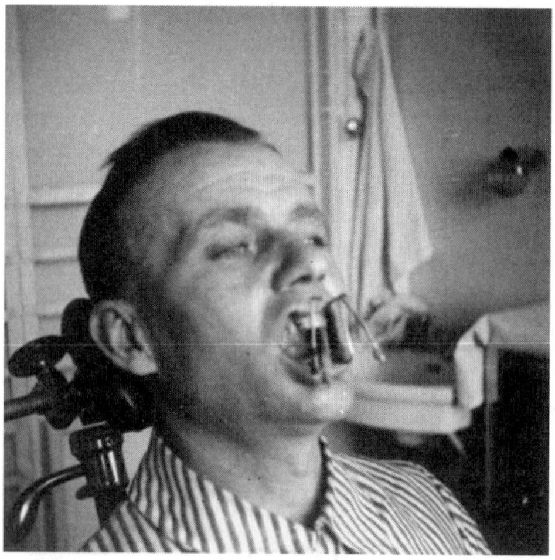

Badische Schwesternschaft vom Roten Kreuz (Luisenschwester) e.V., Karlsruhe

Das Lazarett, früher Hopital Beaujon, war 1939 von den Franzosen erbaut worden – nach außen hin der gewohnte amerikanische Schmiß, innen so oberflächlich wie nur irgend etwas in Wasser, Licht, Tünchung, Möbeln u.s.w... Wie es jetzt aussieht, ist Märchen, gegen früher. [...]

Nun habe ich etwas vergessen, das hätte so um Weihnachten geschrieben sein müssen – bestimmt nicht so uninteressant, wenn man jetzt auch mit allertiefstem Schweigen Rudolf Heß tot spricht.

Und wie voll Freude waren wir am 23. Dez. 1940, als er uns als Besuch in unserm Lazarett angekündigt wurde!

Und stolz war ich immer auf das Bildchen, das gefilmt wurde, als er mir die Hand gab mit seinem gewinnenden Lächeln, das so selten auf seinem Gesicht steht. Als ich später von der England-Fahrt erfuhr, dachte ich, es trifft mich der Schlag – [...]

Mit Mühe und Not hatte man das Lazarett soweit eingerichtet, daß es zum Teil besichtigungsreif war; in erster Linie unsere Kieferchirurgische Station.

Ich sehe mich heute noch mit Armen voll Fußteppichen, die mir ½ Stunde, ehe Heß kam, noch so ein Kamel auf den Gang warf: frisch angekommen! Und ich hatte kaum noch Platz und Zeit den Krempel zu verstauen. Aber Heß überwog alles! Und jetzt sagt der Volkswitz, der wie immer den Nagel auf den Kopf trifft: „Es braust ein Ruf durchs ganze Land – Wir fahren gegen Engeland! Und wenn mal Einer rüberfährt, dann wird er für verrückt erklärt!“ Ewig schade! [...]

Magda G., 1906-1993, begann 1937 ihre Schwesternausbildung in Karlsruhe und wurde im Juni 1940 zur Freiwilligen Krankenpflege in einer mobilen Einheit eingezogen. Sie arbeitete auch nach dem Krieg als Krankenschwester.

■ Anneliese Kaut, Eine von vielen. Kriegstagebuch 1939-1943
Berlin: Frieling 1994

29.11.1942 Krasnodar

[...] Was mache ich falsch? Ich werde angewiesen, mich in den Krankenzimmern nicht länger als nötig aufzuhalten und nicht mehr in der Freizeit. Es wird mir vorgeworfen, daß ich damit den Betrieb störe, nur dummes Zeug mache. Ich darf nicht mehr flachsen und fröhliches Gelächter verursachen. Warum nur? Die Patienten sind immer sehr glücklich, wenn ich mit ihnen schwatze, und meine Arbeit schaffe ich immer.

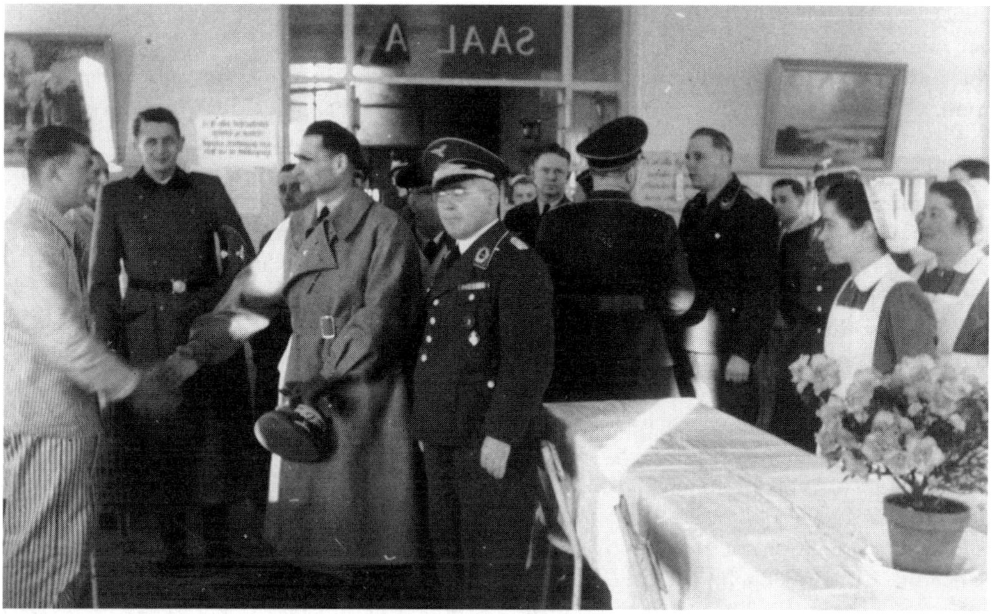

Rudolf Heß zu Besuch im Luftwaffenlazarett in Clichy, Paris. Badische Schwesternschaft vom Roten Kreuz (Luisenschwester) e.V., Karlsruhe

Ist wohl besser, wenn ich hier bleibe oder ins Schwesternspeisezimmer gehe und sehe, ob ich bei den Vorbereitungen zur Adventsfeier helfen kann. Ich muß zu tun haben, sonst löse ich mich in Tränen auf. Ob man glaubt, daß ich die Soldaten kriegsmüde mache? Oder mehr vom Kampf mitkriege als notwendig, auch ihre Berichte von der Front? Wen ärgert nur, daß ich jung und meist lustig bin? (S. 115)

[...]

5.1.1943 Krasnodar

Ich stelle das Radio an. Sie spielen gerade: „Dein ist mein ganzes Herz“ ... Ich besitze ein Grammophon und bringe meine schönen Platten oft zu Gehör – bis auf wenige, die ich schonen möchte. Schade, daß ich nicht mehr davon habe. Langsam kenne ich meinen Vorrat zu gut. (S.129)

Um mich herum ist Musik, ich möchte auch nicht mehr ohne sie leben. Ich gehe mit den besten Vorsätzen in das neue Jahr hinein, aber mir sitzen noch die Verbote in den Knochen. Nur bei unserer Oberschwester Hanna finde ich Verständnis und Ermutigung. Sie ist immer sehr lieb zu mir. In der Mittagspause spiele ich Klavier, die andere Schwester ist im Dienst, als es plötzlich klopft und Cornet vor mir steht. Was nun? Ich hole Hanna und frage, was ich denn nun tun soll?

„Na Mädel, willst du ihn denn wieder wegschicken? Du hast ihn doch nicht hergebeten, er hat einen Tag wegen Tapferkeit vor dem Feind freibekommen! Das darfst du gern mit ihm feiern. Du bleibst auf deinem Zimmer, ich gebe dir frei. Zur Zeit ist auch kaum etwas zu tun.

Du machst dir einen schönen Tag und widmest dich deinem Gast. Ich übernehme die Verantwortung, kann mich ja auf dich verlassen, ich kenne dich doch!“

Ich habe sie für ihre Worte umarmt. Sie ist hier meine Vice-Mama, paßt auf mich auf. Manchmal schimpft sie auch ganz fürchterlich mit mir, wenn ich etwas verbocke. Meine sämtlichen Streiche beichte ich ihr zuerst. Man braucht sich um mich keine Sorgen zu machen, seit meine herzensgute Oberschwester Hanna mir zur Seite steht, die mir mehr vertraut als mein mißtrauischer Chef, der mich andauernd bewachen und beschützen muß. Der wunderbare Tag versöhnt mich mit der Welt. Cornet und ich kommen aus dem Lachen nicht heraus. Ich, auf meinem roten Plüschsessel, sticke Namen in meine Garderobe und stopfe Strümpfe. Während dieser profanen Arbeit sitzt Cornet neben mir und zitiert Gedichte, eigene und solche, die ihm besonders gefallen, und erzählt vom Soldatenleben. Jetzt geht er ans Klavier und spielt ohne Noten, was ihm gerade einfällt. Die Melodien veranlassen die Schwestern aus den anderen Stuben, die Türen zu öffnen, um keinen Ton zu versäumen. Es wird dunkel. Ich zünde ein kleines Hindenburglicht an als einzige Beleuchtung. Ein romantisches Bild! Unvergeßlich. Wir futtern noch mein Weihnachtsgebäck und meine köstliche Sandtorte. Er berichtet, daß (S. 130) er knapp dem Tode entronnen sei, von seinem Kommandanten dafür einen Tag Urlaub in Krasnodar erhalten habe. Er sieht mal wieder phantastisch aus, mit einem schmalen Oberlippenbart und den Koteletten. Völlig unmilitärisch, aber fesch.

Cornet braust dankbar und zufrieden wieder an die Front. Hoffentlich passiert ihm nichts! Auf der Stirn fühle ich noch seinen Abschieds-Segenskuß. (S. 131)

Anneliese Kaut, geb. 1919, machte eine Ausbildung als medizinisch-technische Assistentin in der Lette-Schule in Berlin und meldete sich danach freiwillig zur Arbeit in einem Kriegslazarett.

Mit der Veröffentlichung ihres Kriegstagebuchs wollte Anneliese Kaut das Bild des Kriegsalltags, wie es i.d.R. in den Schulen und Medien verbreitet wird, korrigieren. Der Text ist laut ihren Angaben die genaue Übertragung ihrer Tagebuchaufzeichnungen; allerdings werden Klarnamen weitgehend vermieden. Die Fortsetzung des Tagebuchs ist erschienen unter dem Titel:

→ Die Letzte von wenigen. Kriegstagebuch 1943-1945, Berlin: Frieling 1995.

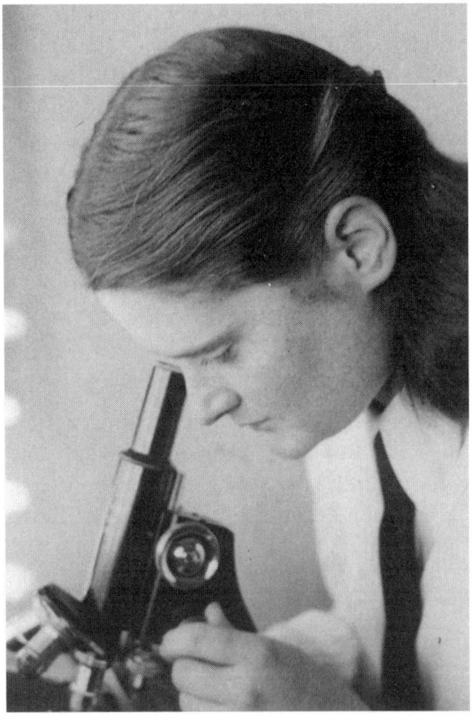

„Krasnodar 30.10.1942". Privateigentum Anneliese Kaut

■ DRK-Schwester Ernestine Thren, Übersicht über die Kriegseinsätze

Badische Schwesternschaft vom Roten Kreuz (Luisenschwestern) e.V., Karlsruhe

Von Ernestine Thren ist ein Tagebuch überliefert, an dessen Ende sich eine nachträgliche Auflistung ihrer Einsätze befindet. Die folgende Übersicht ist bearbeitet; sie enthält lediglich Daten, Lazarette und Orte; die Namen der Ärzte sind weggelassen.

Diensteintritt 26.8.39 Wehrkreis XII, dann V

3. 9.40 – 22. 9.40	Feldlaz. 2/542	Rennes
22. 9.40 – 5.11.40	Kriegslaz. 4/541	
7.11.40 – 28.11.40	Heimaturlaub	
29.11.40 – 18. 3.41	Kriegslaz. 4/541	
19. 3.41 – 5. 4.41	Heimaturlaub	

Einsätze Russland

24. 6.41 – 3. 7.41 Krankens[ammel]Stelle Chelm
4. 7.41 – 7. 7.41 Krankens.Stelle Sokal
8. 7.41 – 10. 7.41 Kriegslaz. 4/541 in Luzk
11. 7.41 – 17. 7.41 Kriegslaz. 1/541 Kaminz
19. 7.41 – 14. 8.41 Feldlaz. 2/542 Staro Konstantino
29. 8.41 – 22. 9.41 Feldlaz. 642 Shitomir
28. 9.41 – 26. 4.42 Feldlaz. 642 Kiew
27. 4.42 – 18. 5.42 Heimaturlaub
20. 5.42 – 19. 6.42 Armee San.Komp 2/542 Ortslaz. Nord Charkow
6. 8.42 – 21. 9.42 Feldlaz. 654 Perelasowsky
22. 9.42 – 27. 9.42 Feldlaz. 642 Mukownin
29. 9.42 – 21.11.42 San.Komp.1376 Mukownin (Kessel von Stalingrad)
18. 1.43 – 7. 2.43 Heimaturlaub
11. 2.43 – 13. 2.43 Res.Laz. V Teillaz. Krakau
Nachurlaub 24.2.43 – 16.3.43
30. 3.43 – 28. 4.43 Feldlaz. 666 Stalino
29. 4.43 – 3. 9.43 Kriegslaz. 3/541 Stalino
6. 9.43 – 9. 9.43 Kriegslaz. 904 Saporoshje
12. 9.43 – 17. 9.43 Feldlaz. 777 Saporoshje
30. 9.43 – 20.10. 43 Kriegslaz. 3/541 Nikopol
18.12.43 – 6. 1.44 Feldlaz. 101 Jäger Division Nikolajew
7. 1.44 – 8.3.44 Armee Feldlaz. 6/532 Nikolajew
16. 4.44 – 7. 5.44 Genesungsurlaub
11. 5.44 – 3. 6.44 Armee Feldlaz. 614 Bistriz
3. 6.44 – 22. 6.44 Kriegslaz. 3/541 Neumarkt
26. 6.44 – 26. 8.44 Feldlaz. 15 Buzau, Rumänien
14. 9.44 – 29. 9.44 Feldlaz. 5/572 Kisnyschalas Ung.
29. 9.44 – 27.10.44 Kriegslaz. 4/601 Kisnyschalas – Deutsch Altenburg
28.10.44 – 5.11.44 Kriegslaz. 4/605 Komarom Ungarn
6.11.44 – 26.12.44 Feldlaz. 634 Komarom
30.12.44 Kriegslaz. 3/606 Grötzendorf b. Wien
April – Mai, Juni Feldlazarett Linz Urfahr
Kriegsgefangenschaft Lager Wegscheidt
Verladebf. Klein München

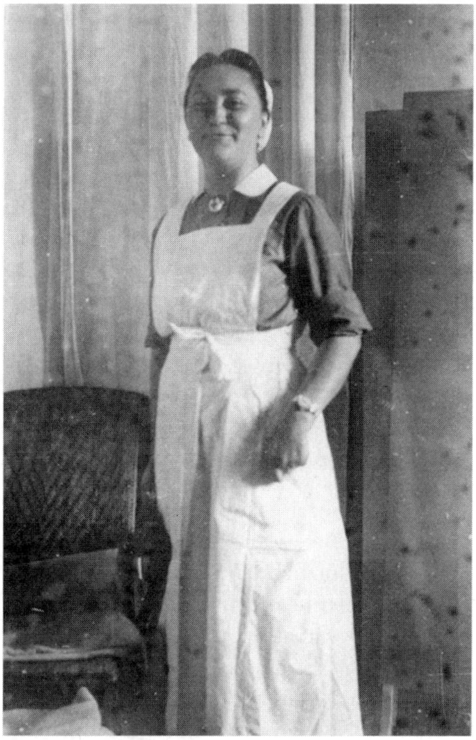

DRK-Schwester Ernestine Thren
Privatbesitz Dr. Richard Thren und Walter Thren

■ DRK-Schwester Ernestine Thren, Briefwechsel und Tagebuch
Badische Schwesternschaft vom Roten Kreuz (Luisenschwestern) e.V., Karlsruhe
Privatbesitz Verwandte (Dr. Richard Thren und Walter Thren)

Überliefert sind ein Briefwechsel zwischen Ernestine Thren und dem Mutterhaus (v.a. Oberin Odenwald) und einige Briefe der zuständigen Feldoberin an Oberin Odenwald. Außerdem liegt ein Tagebuch vor, dessen Entstehungszeit unbekannt ist. Vermutlich wurde es erst nach dem Krieg zusammengestellt.

Ernestine Thren an Oberin Odenwald
[Frankreich] Den 27.8.40
Sehr verehrte Frau Oberin
Sie werden wohl sehr überrascht sein, wenn

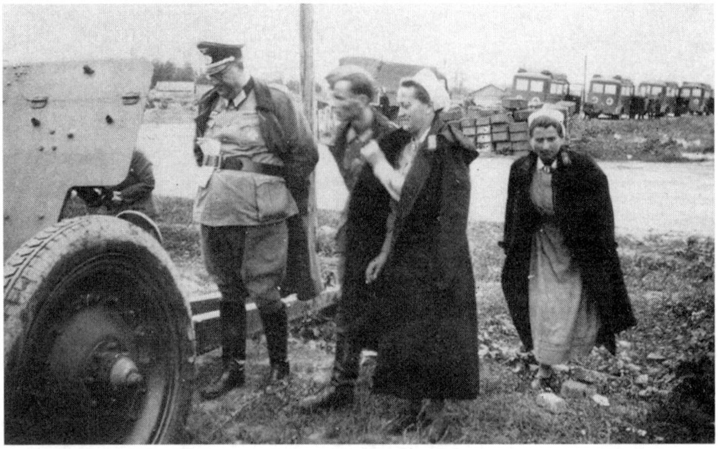

„Zum Einsatz nach Staro Konstantino, 1941". Privatbesitz Dr. Richard Thren und Walter Thren

ich Ihnen mitteile, dass mich in A. keine Menschenseele erwartete, dass alles erstaunt war, als da plötzlich eine neue Schw. am Horizont auftauchte, die anscheinend gar nicht angefordert war, also kurz und gut, hier weiß niemand was von einer Schw., die kommen soll. So bin ich nun daran, nachdem man mich eine Nacht hat schlafen lassen, mein Bündel abermals zu schnüren und abzuhauen. Heute mittag 14 Uhr bringt mich der Meldegänger mit einem Wagen fort, wohin, weiß ich noch nicht. Ich werde Ihnen Nachricht geben, sobald ich Gelegenheit habe. [...]
Ihnen besonders liebe Grüße
Schw. Ernestine

Armeeoberin Thiessen an Oberin Odenwald
19.10.41
[...] Schwester Ernestine arbeitet augenblicklich in einem Lazarett, was ganz in der Nähe meiner Wohnung liegt und ich sehe sie darum fast täglich. Es scheint ihr gesundheitlich recht gut zu gehen. Jedenfalls sieht sie wieder besser aus. Allerdings gefällt sie mir zeitweise nicht so gut. Bei ihrer Energie und Schaffensfreudigkeit kommt man auch schlecht an, wenn man sagt, dass sie schlecht aussehen würde. Natürlich kann ich verstehen, dass Frau Oberin K. sie recht gern für das neue Arbeitsfeld hätte. Ehrlich gesagt gebe ich sie sehr ungern ab. Ihre schwierigen Seiten kennen Sie ja, aber die guten überwiegen bei weitem. Sollte nach diesem heftigen und langen Einsatz eine geordnete und ruhige Zeit kommen, würde ich trotzdem für den Austausch sein. Nur muss ich Sie herzlich bitten, sie mir jetzt noch ein bisschen zu lassen. In dem Feldlazarett, in dem sie z. Zt. arbeitet, ist sie die älteste und dienstälteste Schwester. Sie hat also neben ihren pflegerischen Aufgaben noch die der Oberschwester. Gerade dieses Lazarett hat mir schon wegen der neuen Hilfsschwestern viel Kummer gemacht. In der letzten Zeit hat es sich etwas ausgeglichen. Leider ist es bei diesen Verbindungen nicht immer möglich, dass man alle Dinge selbst in die Hand nehmen kann. Ob Schwester Ernestine gern zurückgeht, weiß ich allerdings nicht. [...]

Ernestine Thren an Oberin Odenwald
[Kiew] 24.11.41
Sehr verehrte Frau Oberin!
[...] Am. 29.8., also nach meinem kurzen Kranksein, kam ich zu einem Feldlazarett, bei dem ich heute noch bin. Bis 22.9. waren wir auf einem Platz, was sehr angenehm war. Das Gebäude, das uns beherbergte, war ein ehemaliges Krankenhaus. Wir Schwestern wohnten gegenüber in 2 kleinen Häuschen, hatten hier auch unser kleines Esszimmer. Ich fand dies besonders angenehm. Man kam doch einige Male an die frische Luft. Wieder hatte ich eine chirurgische Abteilung und zwar nur Kopfverletzte. Diese Pflege ist was ganz anderes und meine Köpfe haben mir viel Freude gemacht. [...]

Endlich am 30.9. war es soweit, dass wir unsere Arbeit aufnehmen konnten. Ich habe hier wieder eine chirurgische Station von 40 Betten, dabei den Lungenschusssaal, sowie das Bauchschusszimmer, in dem nur Schwer- und Schwerstverwundete untergebracht werden (beide Oberschenkel amput., u.s.w.). Ich finde, dass man als med. Schwester sich leichter auf Chirurgie umstellt wie umgekehrt. Jedenfalls ist es mir noch nie schwer gefallen. Man lernt wenigstens noch was dazu.

Eine Zeitlang hatte ich die interne Station dabei, die, ich habe es mal abgezählt, genau 215 Schritt von meiner Station entfernt lag. Ich gab sie aber dann ab, da ich ja mehr unterwegs war als bei meinen Kranken, und gerade die med. Fälle muss man mehr im Auge behalten.

Seit einigen Tagen ist es ruhiger. Wir hatten hintereinander Heimattransporte, auch mit dem Flugzeug wurden welche weggeschickt. In der vergangenen Woche war ich das erste Mal in der Stadt, die so ungefähr ½ Stunde von uns entfernt ist. Man kehrt gerne wieder um. Eine Armut herrscht hier, wie wir es uns nicht vorstellen können. Wir drei Schwestern gingen über den Markt, um mal zu sehen, was da feil geboten wird. Da hat z.B. eine Frau 2 Äpfel auf ihrem Tisch, die kosten 4 Mk... Eine andere hat 8 Birnen pro Stück 1,25 Mk., wieder eine andere ein paar Kartoffeln, die einzeln verkauft werden, Stück 20 Pfennig, ferner gibt es alte Kleider, alte Schuhe, altes Geschirr u.s.w... Was es in rauhen Mengen gibt, das sind Zwiebeln.

Der Markt wimmelt von Menschen. Man kann nicht stehen bleiben, sofort ist man umringt. [...]

Heute war Frau Oberin Thiessen bei uns. Wir haben Aussicht, weiter nach vorn zu kommen. Man freut sich, wenn es heisst, es geht nach vorn, wenngleich man weiss, dass mehr Unannehmlichkeiten einen erwarten. Dass wir dieses Jahr Weihnachten in R. feiern, hätten wir uns ja nicht träumen lassen. Ich frage mich jetzt schon, wo werden wir das nächste Weihnachten feiern, in welchem Land? Meine nächste Sorge ist ja der Adventskranz, der unbedingt da sein muss. Ich habe noch zwei Kerzen, die geteilt werden, dann reicht es. Wie es mit unserm Weihnachtsbaum wird, ist ja eine andere Frage. Ich habe ja schon im Oktober wegen Weihnachtsschmuck und Kerzen nach Hause geschrieben, aber ob alles rechtzeitig eintrifft, bleibt abzuwarten. Jedenfalls üben wir paar Schwestern schon Lieder und werden alles daransetzen, unseren Verwundeten ‚Weihnachten' zu gestalten. [...]

Beste Grüße
Heil Hitler!
Schw. Ernestine

Ernestine Thren an Oberin Odenwald
10.4.42
Sehr verehrte Frau Oberin!
[...] Nun will ich ein wenig von unserem Leben hier berichten. Hier fängt es jetzt auch an, warm zu werden. Der Schnee verwandelt alles in Seen und wer in den Matsch nicht hinaus muss, bleibt zu Hause. Wir sind noch in der Zitadelle. Den Winter habe ich gut überstanden, mir hat die Kälte nichts ausgemacht. Arbeit hatten wir ja reichlich. Wir sind das 2te Lazarett in der Armee, das den meisten Durchgang hatte. Es ist doch schön und befriedigend, wenn man alles bewältigen kann. Gesundheitlich geht es mir gut, ich fühle mich frisch und bin trotz allem Rennen dicker geworden. Der Winter hatte mir ja allerhand gebracht. 4 Schwestern lagen krank an Diphtherie und kein Ersatz kam. Dazu das Haus voll belegt. Aber Gottlob, wir habens geschafft und durchgehalten. Nun geht eine um die andere in Urlaub, und wir müssen die Arbeit so einteilen, dass die zurückbleibenden nicht so sehr überlastet sind. Großes Interesse am Urlaub habe ich eigentlich nicht, denn bis man die Fahrt abzieht, wird wohl nicht viel überbleiben.

Ausgetauscht [werden] und in die Heimat möchte ich nicht. Ich fühle mich hier in meiner Arbeit glücklich und zufrieden, wie ich es wohl in der Heimat nicht wäre. Schwester A. ist 8 km von mir weg. Ich habe gerade vor einigen Tagen erfahren, daß sie der Chefarzt nicht zum Austausch abgeben will. Ich freue mich für sie. Frau Oberin Thiessen hatte mich auch vorgeschlagen. Ich habe aber darum gebeten, mich an der Front zu lassen. Für mich wäre es der größte Schlag, hier herausgerissen zu werden. Wir hoffen ja, dass die kommende Offensive uns ein Stück weiter, wenn nicht zum Ende mit Russland bringen wird. Schwer wird es werden, aber es muss gelingen.

Seien Sie versichert, dass Ihre bad. Schwestern sich voll und ganz einsetzen.

Herzliche Grüße

Ihre Schw. Ernestine

Oberin Odenwald an Ernestine Thren
Karlsruhe, den 27. April 1942
Liebe Schwester Ernestine!
[...] Frau Oberin Thiessen hat mir bereits mitgeteilt, dass Sie, liebe Schwester Ernestine, den grossen Wunsch haben, draussen zu bleiben und nicht in die Heimat ausgetauscht zu werden. Wir leiden in der Heimat ausserordentlich unter dem Mangel an geschulten Stationsschwestern, die in der Lage sind, unseren Nachwuchs einigermaßen ordentlich auszubilden. Trotzdem habe ich volles Verständnis dafür, dass Sie draussen bleiben wollen, zumal es Ihnen augenblicklich gesundheitlich sehr gut zu gehen scheint. Wir wollen dies nun ausschlaggebend sein lassen, weil ja auch unsere Verwundeten einen Anspruch darauf haben, bestens verpflegt und versorgt zu sein. Sie sollen also Ihre Sorge los und ledig sein, und ich hoffe, dass ich auch einmal mündlich mit Ihnen über all dies sprechen kann, wenn Sie einmal in Urlaub kommen. So nach und nach finden sich ja unsere Schwestern auch aus dem fernsten Osten hier ein und wir freuen uns, dass sie zum grössten Teil gut aussehen, trotz allen Strapazen, die sie im Winter durchzumachen hatten.

[...] Ihnen selbst wünsche ich alles Gute und recht viel Kraft für Ihre Arbeit. Mit herzlichen Grüßen und Heil Hitler!

Ihre Oberin

Flucht aus dem Kessel von Stalingrad (Tagebuch)
[Mukownin] Am 21.11.42 Einbruch der Russen und Flucht um 8.30 mit Obfw. P. der 14. Panzer Div. Nach Werchnjaja Golubaja. Schw. G. an Di[phtherie] erkrankt. Schw. M. [in] Ordnung. In W. richtete sich bei unserer Ankunft der Ort auf Selbstverteidigung ein.

Wir kamen zum Ortslazarett der 44. Div., Stabsarzt Dr. Sch.

Am 22.11.42 kein Durchgang nach Kalatsch möglich.

Am 23.11.42 mit 2 Schwerverwundeten, von denen einer auf der Fahrt starb, nach Kissljakoff zur 384. Division. Hier war Oberstarzt S., der uns Quartier besorgte. Russische Flieger im Tiefflug über den Ort. 1200 Verwundete und Kranke, teils in Zelten bei großer Kälte.

Wir konnten nicht bleiben.

Ein Koffer von unsrem Gepäck wurde verbrannt. Nun hieß es marschieren bis zur Donbrücke, aber noch einmal war uns das Schicksal günstig. Wir konnten auf einem LKW, der mit Schwerverwundeten beladen war, mitgenommen werden. Tolles Feuer ringsum, war es ja der kleine Kessel, in dem wir uns befanden In Abständen von 500 m kam unsere Kolonne zur Donbrücke bei Peripolni. Brücke unter Ari-Beschuss. Volltreffer!! Übergang erfolgte auf eigene Gefahr. In rasendem Tempo erreichten wir das andere Ufer. Hier war nur ein H.V.P., der uns nicht aufnehmen konnte. Es hieß, 8 km weiter sei ein Feldlaz... Die Nacht brach an, sehr kalt, wir hatten nichts zu essen und nichts zu trinken. In dieser Einöde hat sich der Fahrer 2 x verfahren. Einmal hielt uns noch die Sicherung auf, ein ander Mal waren wir wieder auf der Straße zum Don und wurden durch eine bespannte Kolonne aufgehalten. Um 23 Uhr

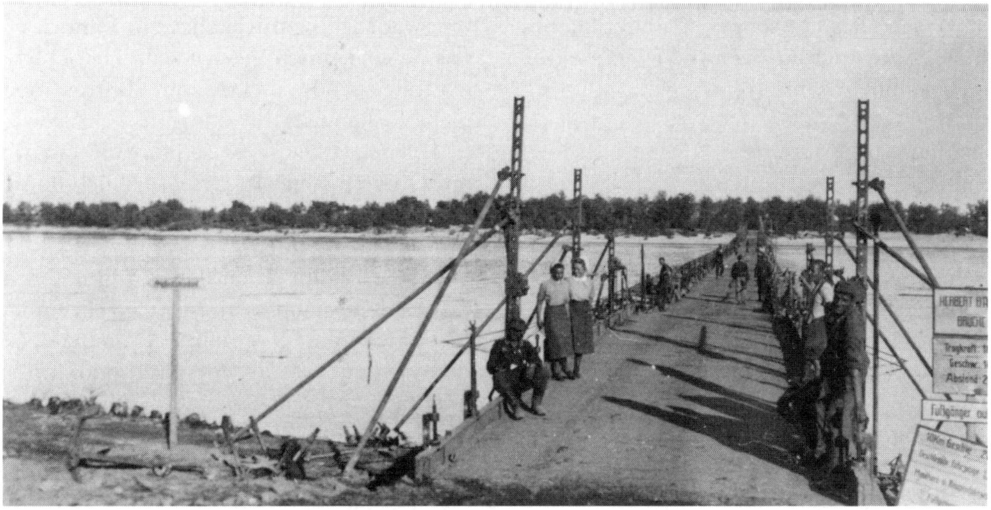

Brücke in Nikopol. Privatbesitz Dr. Richard Thren und Walter Thren

kamen wir endlich ans Ziel. Eine ausgebaute Feldstellung der Pioniere nahm uns auf. Sie befand sich in einer Schlucht, war daher in der Nacht schwer auffindbar.

Hier war das Feldlaz. der 113. Division unter Oberarzt Dr. G. untergebracht. Andern Tags, am 24.11.42 versuchten wir mit einem Transport Verwundeter zum Flughafen Gumrack durchzukommen. Umkehr auf halber Strecke. Nochmals übernachten im Feldlaz... Am 25.11.42 mit Kopfverletzten zum Flughafen nach Paskowatka. Hier half mir ein ehemaliger Patient aus Perelasowsky, Feldwebel P., in eine Ju 52. Den Koffer mussten wir zurücklassen. Die Ju brachte uns nach Morosowskaja. Hier fanden wir Fw. Sch. u. Schw. A... Eine Transportmaschine nahm uns mit nach Tatzinskaja.

Übernachten beim Kriegslazarett 2.

Am 26.11.42 gingen wir dann mit einem L.K.W. nach Shirnoff zum Stab.

Hier wurden wir bei russ. Civilisten untergebracht.

Am 20.12.42 haben wir den Weihnachtsmann, Feldw. H., beerdigt, der durch Bombensplitter in Morosowskaja ums Leben kam.

Am 22.12. mussten wir abermals weg, der Russe stand 25 km vor Shirnoff.

Abfahrt um 13 Uhr mit einem Transport, der Altmaterial zurückbrachte.

Heilig Abend standen wir auf einem toten Gleis in Konstantinowka.

Um 24 Uhr sollten wir den Wagen räumen, behielten ihn dann aber doch. Weiterfahrt nach Jassi Nowotaja. Hier erhielten wir Weihnachtskonfekt und Cigaretten.

Ernestine Thren an Oberin Odenwald
[Nikopol] 21.10.43
Sehr verehrte Frau Oberin!
Um allen etwaigen Schauermärchen vorzubeugen, will ich Ihnen mitteilen, dass ich eine leichte Kopfverletzung habe und damit beim Stab liege. Machen Sie sich ja keine Sorgen. Es geht mir gut und ich hoffe, in ein paar Tagen wieder eingesetzt zu werden. Der 19.10. war für unsere Abteilung der schwarze Tag. Was mühsam aufgebaut war, ist ein Trümmerhaufen.

Trotz meines Unfalls konnte ich mir mein Gepäck unter den Trümmern hervorräumen, und habe daher nur einige Sachen eingebüßt. Es fehlt mir vor allem meine Taschenlampe, die ich sehr benötige, 2 Paar Strümpfe, die ich zum Trocknen am Bett hängen hatte, 2 bunte Schürzen und meine Hausschuhe.

Da ich alles nur sehr beschränkt bei mir habe, möchte ich anfragen, ob ich diese Dinge bekommen kann. [...]

Herzliche Grüße

Schwester Ernestine

Ernestine Thren an Oberin Odenwald

30.8.44

Sehr verehrte Frau Oberin!

Ihnen ganz kurz die Mitteilung, dass ich am Leben bin und in Sicherheit. Die letzten 5 Tage waren reich an Schrecken. Nähere Erläuterung will ich hier unterlassen.

Ich bin gesund und das ist die Hauptsache.

Herzl. Gruß

Schw. Ernestine Thren

Ernestine Thren, 1899-1981, Lehre als Weißnäherin, während des Ersten Weltkrieges im Stationsdienst der Bahn, danach Bürotätigkeit. 1926 Eintritt in die Badische Schwesternschaft vom Roten Kreuz in Karlsruhe, Krankenpflegeexamen 1927, anschließend Pflegetätigkeit an der Universitätsklinik Heidelberg. 1939 Einberufung zunächst in ein Reservelazarett, 1940 Frankreich, 1941 Ostfront, Rückzug über Rumänien und Flucht aus einem Gefangenenlager in Österreich. Nach dem Krieg wieder Stationsschwester in Heidelberg, freiwillige Übernahme der Pflege von Pockenkranken 1958, Verleihung der Florence-Nightingale-Medaille 1963, Pensionierung 1964.

→ Vgl. Horst-Peter Wolff (Hg.), Biographisches Lexikon zur Pflegegeschichte Bd. 2, München 2001,

→ Vgl. Dr. med. Richard Thren, DRK- Schwester Ernestine Thren 1899-1981 Ein Schwesternleben. Privatdruck o.O., o.J.

■ Briefe von Feldoberinnen an Oberin Odenwald, Karlsruhe
Badische Schwesternschaft vom Roten Kreuz (Luisenschwestern) e.V., Karlsruhe

P., den 27.1.43

Liebe Frau Oberin!

[...] Von Hilfsschwester H., die ich übrigens bei meiner letzten Dienstreise, von der ich vor zwei Tagen zurückkehrte, in K. noch etwas näher kennen gelernt habe, berichtete ich Ihnen schon, daß sie zum Staatsexamen nicht geeignet sei.

Hilfsschwester L., ist 30 Jahre alt und wie mir Oberschwester B. sagte, reichlich tranig und langsam. Haltungsmäßig ist nichts gegen sie einzuwenden.

Hilfsschwester G. hat allerlei Eignung sich einer Arbeit anzupassen. Sie ist jetzt in einem neu errichteten Lazarett in K. [...] eingesetzt und wird auch da als energisch und anpassungsfähig beurteilt. Sonst aber meint Schwester B., sei sie nicht geeignet und man hat ja bei den verheirateten oder verheiratet gewesenen Frauen nie eine richtige Gewähr, daß sie auch späterhin uns irgendwie nützen.

Hilfsschwester M. bekam für ihr über die Zeit langes Fernbleiben aus dem Urlaub einen Verweis, der ihr aber so milde gesagt wurde, daß sie nicht so sehr gekränkt sein braucht. Es war deutlich, daß sie durch den Einfluß ihres Mannes und ihrer Angehörigen gehandelt hat, und sie selbst garnicht die Absicht hatte, fern zu bleiben. Grade durch ihre besondere Einsatzfreudigkeit und ihr nettes liebes Wesen genießt sie hier viele Sympathien, und man wollte sie darum nicht quälen.

Mit Hilfsschwester R. und deren Erkrankung ist mir ein Irrtum unterlaufen, liebe Frau Oberin, und ich bitte das zu entschuldigen, Schwester R. geht es gut, ist munter und fidel.

Dafür höre ich heute, daß Schwester S. in K. an ganz scheußlichen Schleimhautblutungen erkrankt sei. Man könnte an Vitaminmangel denken. Was Näheres weiß ich noch nicht.

Über Hilfsschwester P. mit der chronischen Arthritis, und G. mit den Nierensteinen hat Ihnen Schwester B. ja schon geschrieben. Dieser damals unvorbereitete Junieinsatz rächt sich doch durch die vielen Ablösungen, die wir schon durchgeführt haben. Die Ablösungsanträge schicke ich Ihnen, sobald ich sie habe.

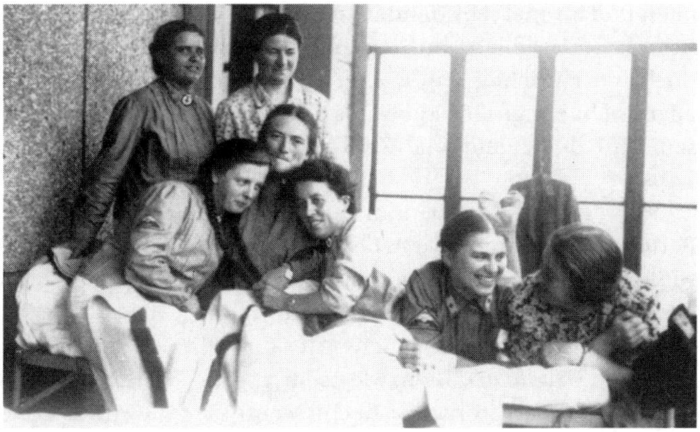

Badische Schwesternschaft vom Roten Kreuz (Luisenschwestern) e.V., Karlsruhe

Um die Wintersachen für Hilfsschwester E., A., H., M. und A. machen Sie sich bitte, liebe Frau Oberin, keine Sorgen. Wir hatten alles rechtzeitig angefordert, aber es kam schon mal vor, daß das DRK nicht die passenden Größen hier hatte und folglich wurde es dadurch etwas verzögert. Die Kälte hat auch jetzt im Januar erst angefangen, und es kann wohl keine Schwester sagen, daß sie nicht gut ausgerüstet sei. Wir haben es darin viel, viel besser als im vorigen Winter, der bekannterweise länger dauerte und kälter war.

Über Schwester C. hörte ich jetzt durch deren Oberschwester U., sowie auch von Schwester C. selbst. Wie sie beurteilt wird, berichtete ich bereits schon. Nun setzt sie sich selbst aufs hohe Roß und schreibt mir, daß sie durch diese Umstände (ich weiß zwar nicht welche) auf keinen Fall im DRK bleiben möchte, außerdem beabsichtige sie im Frühjahr zu heiraten. Haben Sie schon etwas über das Präsidium gehört, und wie wir sie los werden können. Sie ist in keiner Weise ein Verlust.

Leider hat Hilfsschwester E. eine Disziplinarstrafe (strenger Verweis) bekommen müssen darum, daß sie den Zapfenstreich um eine Stunde überschritt, trotzdem sie der Oberschwester versicherte, ins Bett zu gehen. Sie hatte sich noch mit einer anderen Schwester in der Unterkunft einer KFZ.-Staffel in der Nachbarschaft aufgehalten. Auch das ist ja ohne Erlaubnis verboten.

Hilfsschwester E. wird nun bald im Mutterhaus eintreffen. Hoffentlich kann sie aus den zerrütteten Familienverhältnissen wieder eine gute Ehe aufbauen.

Der Gesundheitszustand der Schwestern bei den fast überall auftretenden schweren Typhuserkrankungen trotz Impfung macht mir Sorge. Die Schwestern sind über das Maß hinaus beansprucht. Die Chefärzte geben den Schwestern in ihren Leistungen ein gutes Lob. Solche Bewährungszeiten, in denen doch das Positive stark heraustritt, geben einem dann immer wieder Kraft und neuen Mut für unsere Arbeit.

Mit sehr herzlichen Grüßen und Heil Hitler! [...]

R., den 31. Mai 43
Liebe Frau Oberin!
Vielen Dank für ihren Brief vom 21.5.43, der trotz Luftpost erst am 28.5.43 mich erreichte.

[...] Schwester Ä. hat sich nicht etwas zu Schulden kommen lassen, die Oberschwester klagt darüber, daß sie gegen sie intrigiere. Sie versucht auf alle mögliche Art die Anweisungen der Oberschwester zu durchkreuzen und immer einen Kreis um sich zu sammeln, der so im stillen opponiert. Solches Verhalten liegt ja hauptsächlich an der Charakterveranlagung. Wenn es nicht ein solches Risiko wäre, sollte man tatsächlich solchen Menschen eine große Verantwortung und Leitung in die Hand geben, um zu erkennen, wie schwierig und störend eine solche Mitschwester wirkt. Leider habe ich keinen Oberschwesternposten für solche, die sich nicht andern unterordnen können. Vielleicht ist es möglich, daß sie mal mit Schwester Ä. sprechen und ihr mal sehr deutlich sagen, daß so kein Weiterarbeiten möglich ist. Wenn sie doch nur einsichtig sein wollte, aber hinter allem steht ein großer Egoismus und vergessen wird der eigentliche Zweck des Hierseins.

Schwester E. hat es ja nun durch ihr Äußerliches und durch ihre Art etwas schwerer wie viele andere, aber das darf ja nun kein Grund sein, um auch nur an allem und mit allem unzufrieden zu sein. Schwester E. wird Ihnen im Urlaub erzählen, wie es ihr gegangen ist. Ganz gewiß hat sie Recht, wenn sie angibt, daß sie Anstoß daran nähme, wenn einheimische Hilfskräfte, russische Schwestern, von den Ärzten bevorzugt werden, aber verkehrt ist es in jedem Fall, wenn man Oppositionen gegen den Arzt macht und alles gegen sich verbiestert. Wir haben in vielen Lazaretten eine Menge von einheimischen Hilfskräften und müssen eben mit ihnen auskommen. Sie sind ja vorwiegend auf den H.- und G.-Abteilungen oder sonst in untergeordneten Stellungen. Wenn eine deutsche Schwester sich genügend Autorität verschafft, so wird es nach meinem Dafürhalten gar keine Schwierigkeiten dienstlicher Art geben; das außerdienstliche Verhalten der Herren geht uns nichts an. Leider wird das immer vergessen und nur zu gerne sehen die Schwestern alles so von der persönlichsten Seite an. Da steht mal wieder das liebe Ich im Vordergrund.

Dann habe ich noch eine Frage und Bitte, liebe Frau Oberin. Es handelt sich um den Umtausch eines Kostüms für Hilfsschwester H., [...] Schwester H.s Kostüm ist aus diesem häßlichen imprägnierten Stoff, der sich wirklich ganz miserabel trägt, schon beim Naßwerden fleckig wird und nicht gut aussieht. Vielleicht ist es möglich, dieses Kostüm zu tauschen, sie würde dann das alte ins Mutterhaus zurückschicken, Größe 44. Evtl. könnte es eine Urlaubsschwester mitnehmen.

Nun hoffe ich sehr, daß ich Ihnen keinen Kummer weiter machen brauche und grüße Sie sehr herzlich.

Heil Hitler! [...]

W., den 10.3.44
Liebe Frau Oberin!
Für Ihre Briefe vom 16.2. und 18.2.44 danke ich Ihnen sehr. Schwester M. hat sich nun entschlossen, sich in die Heimat zurückversetzen zu lassen. Es war ihr sehr schwer, aber sie sieht es nun wohl ein. Schwester M. war gleich nach ihrem Urlaub bei mir und ich bin dann hinausgefahren nach O... Der Chefarzt lehnt sie völlig ab, sie sei nicht elastisch genug, anstatt zu schlichten entständen immer größere Schwierigkeiten. Schwester M. hätte kein Einfühlungsvermögen und dergleichen mehr. Ich halte Schwester M. für einen geraden ehrlichen Menschen, sie ist auch mit sich selber unerbittlich hart und verlangt das auch von anderen Men-

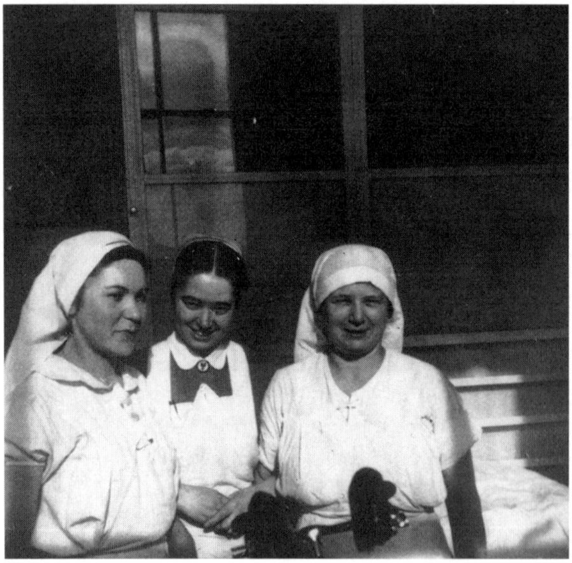

Deutsche und französische Schwestern.
Badische Schwesternschaft vom Roten Kreuz (Luisenschwestern) e.V., Karlsruhe

schen, Arbeit und Pflicht. Sie hat kein Verständnis für die Forderungen der Jugend und durch ihre dauernde Ablehnung lastet es auf ihrer Umgebung, es kommt kein froher Ton in die Schwesterngemeinschaft. Schwester M. mußte immer wieder Schwestern abgelöst haben, sucht aber nie den Grund bei sich. Allerdings waren schon störende Elemente darunter, sie wurden aber noch durch Schwester C. versetzt, sodass der Kreis nun ganz harmonisch sein müsste.

Es ist mir wohl schwer geworden, Schwester M. zuzureden, sie solle um ihre Ablösung bitten. Sie hängt so an ihrer Arbeit und war, als sie mich noch durch die verschiedenen Häuser führte, ganz in ihrem Element. Und trotzdem ist es besser so.

Eine schwere Gesichtsrose hatte Schwester M., Schwester R. ist nun wohl zurückgekommen. Ich hätte sie so gerne noch einmal in B. besucht, aber ich komme einfach noch nicht durch.

Schwester M. wird wegen Depressionszuständen in die Heimat rückversetzt. Tageweise ist es wieder besser aber man kann die Verantwortung nicht übernehmen.

Krank melde ich Ihnen: [...] Es sind eine ganze Reihe, ernstlich ist aber niemand krank, wenn auch die Diagnosen sehr schwer klingen. [...]

Mit sehr herzlichen Grüssen für Sie liebe Frau Oberin

Heil Hitler! [...]

O.U. 15.11.43

Liebe Frau Oberin!

[...] Ich sprach ihres Verhaltens wegen eingehend mit Schwester F., von der ich verlangte, daß sie sich als zum Schwesternkreis gehörig betrachten müsse und das auch nach außen dokumentieren solle, zu den gemeinsamen Mahlzeiten erscheinen müsse und Schwesternangelegenheiten nur vor ein Schwesternforum gehörten. Schw. F. war eigentlich ganz zugänglich und nach dem ersten Bericht hatte ich Hoffnung, daß sie verstanden habe, worum es ging und sich entsprechend verhalte. Inzwischen erhielt ich aber im Auftrag des Chefarztes bereits ein Schreiben von der Oberschwester, ein zweites vor einigen Tagen von der Oberschwester und dem Chefarzt selbst. Die Oberschwester ist ein aufrichtiger Mensch, nimmt ihre Sache sehr ernst und gibt sich eine ungeheure Mühe. Sie faßt vielleicht gelegentlich etwas scharf zu, was natürlich von den Schwestern übel vermerkt wird. Man hat ihr das Leben so schwer gemacht, daß sie leider von sich aus um Versetzung gebeten hat.

Im Brief des Chefarztes heißt es wörtlich: Der Fall Schwester F. drängt zur Entscheidung. Ihr ungehöriges, manchmal geradezu ungezogenes Betragen kann ich unmöglich weiter dulden. Die Freundschaft mit dem Küchenfeldwebel ist soweit gediehen, daß die Schwester auch in den dienstfreien Stunden bis zum späten Abend kaum von seiner Seite weicht. Unter dem Einfluß der Schwester F. hat sich die Küche mit ihrem Personal zu einem Ort übler Intrigen ausgewachsen. Ich habe den Eindruck, daß gerade der Umstand, daß ich ihren Verkehr mit dem Feldwebel zu stören versuche, ihren Oppositionsgeist anstachelt und sie zu allerhand Missetaten treibt, die ich eigentlich nicht ungestraft hingehen lassen sollte. Ich habe zwar nicht den bündigen Beweis führen können ein Operationstuch entwendet zu haben, um sich daraus eine Küchenschürze anzufertigen, und zur Wurstbereitung aufbewahrte Därme an Schweine verfüttert zu haben. Aber ihre plumpen, völlig unglaubhaften Ausreden, die Verstrickung in Widersprüche und ihr sonstiges Benehmen lassen mir kaum noch einen Zweifel an meinem Verdacht. Kann man glauben, daß ich gezwungen war, Schw. F. darüber zu belehren, daß ein Hund nicht in eine Lazarettküche gehört, daß man sich in der Diätküche nicht die Haare wäscht und die Unterwäsche (Schlüpfer) vor den Soldaten im Küchenkochtopf kocht?

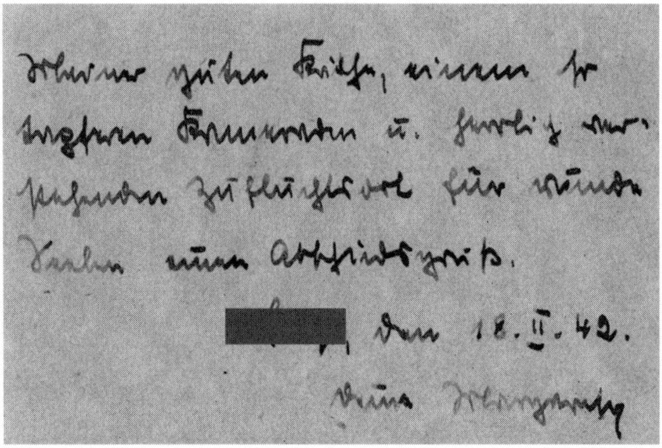
[redacted], den 18. II. 42.

Widmung einer Schwester für ihre Kollegin und Freundin
Badische Schwesternschaft vom Roten Kreuz (Luisenschwestern) e.V., Karlsruhe

Der Chefarzt bittet um die beschleunigte Ablösung. Ich muß gestehen daß ich seiner Meinung bin. Ich bin mir durchaus bewußt, liebe Frau Oberin, daß ich Ihnen damit etwas Unerfreuliches antun muß. Ich finde soweit es irgend möglich ist, müssen wir uns mit unerfreulichen Erscheinungen hier draußen abfinden, da die Heimat ohnehin daran Überfluß hat. Aber es gibt eben doch untragbare Einstellungen, dazu gehört auch die der Schwester F., die unser Ansehen schmälert [...] Das Mißgeschick will, daß die dortige Oberschwester zwar über das Maß tüchtig ist in der Wirtschaft, aber sonst ein Kapitel für sich ist. Ich habe vergebens versucht ihr auseinanderzusetzen, daß jegliche Meldung für Kurzkurse durch mich an das zuständige Mutterhaus und das Präsidium zu geschehen habe, konnte sie aber leider nicht überzeugen von der Notwendigkeit der Durchführung. [...] Wenn Schwestern gebraucht werden, können ja 2 andere von Ihnen für richtig befundene geschickt werden. Ich hoffe, es wird klappen. Die beiden Schwestern H. und C. geben sich große Mühe und man war allseitig mit ihnen zufrieden. Ich freute mich an ihrer schwesterlichen Einstellung.

Ich hoffe, liebe Frau Oberin, daß ich das nächste Mal erfreulichere Post schicken kann. Sie müssen bitte verstehen, daß ich nicht schon mit Ihnen Fühlung nahm, aber der Bezirk ist recht weitverzweigt und das Durchfinden nicht so einfach.

Mit herzlichem Gruß und Heil Hitler! [...]

25. II. 43
Liebe Oberin Odenwald!
Mit dem heutigen Tage werden die H.Schwestern E. u. A. in die Richtung Heimat, Mutterhaus Karlsruhe in Marsch gesetzt. Es war leider nicht möglich sie früher abzuschicken, da es ja allerhand Sperren gibt. Schw. G. ist glücklich wieder hier eingetroffen, auf Schw. E. warten wir noch, sie soll ja vor der Abreise krank geworden sein, aber nur eine leichte Sache. Schw. E. soll in der Frontleitstelle Lemberg erst anfragen wie ihre Einheit jetzt liegt, da wir morgen verlegt werden; da gibt es wieder allerhand Transportschwierigkeiten, hoffentlich bleiben nun alle gesund. H.Schw. A. war wirklich sehr, sehr brav und fleißig, sie ist ja doch noch ganz jung, feierte neulich ihren 20. Geburtstag, es ist mir u. auch den Ärzten ihrer Station so richtig leid, sie hergeben zu müssen, auch war sie zu ihren Mitschwestern immer eine richtige Kameradin.

H.Schw. E. war auch immer sehr brav u. ordentlich u. sehen wir es alle ungern daß sie von uns weg muß; sie fand unter den Schw. eine gr. Freundin die auch sehr ordentlich ist, die zwei steckten immer zusammen u. machten sich durch ihr etwas auffallendes Benehmen lächerlich, es war sicher nichts Schlechtes dahinter, nur gab es den Anschein einer ungesunden Freundschaft; ich machte sie in aller Güte darauf aufmerksam, worüber sie sehr empört waren, aber dies mußte eben sein.

Recht herzliche Grüße u. vielen Dank für die zwei geliehenen, so braven Schwestern, die ich gern behalten hätte. Heil Hitler! [...]

■ Briefe von Oberschwestern und Schwestern an Oberin Odenwald, Karlsruhe
Badische Schwesternschaft vom Roten Kreuz (Luisenschwestern) e.V., Karlsruhe

B., den 3.2.1943
Sehr verehrte, liebe Frau Oberin!
Haben Sie von Herzen vielen Dank für das Weihnachtsgeschenk, das mit soviel Liebe ausgesucht und eingepackt war, und viele nützliche und praktische Dinge enthielt. Ich habe allen Schwestern unseres Mutterhauses die Geschenke überreicht, es hat allgemein große Freude bereitet. Ein langgedehntes a oder o wie schön war zu hören, als sie die hübsch verpackten Geschenke sahen und aufmachten. Im großen Schwesternkreis feierten wir gemeinsam Weihnachten in unserm schönen, festlich geschmückten Schwesternkasino.

Schw. H. sorgt rührend für das leibliche Wohl der Schwestern. Es ist nicht immer leicht, soviele Schwestern unter einen Hut zu bringen. Aber es macht auch wieder Freude, für andere da zu sein und sorgen zu dürfen. Es erfordert eine gewisse Zeit, bis man in eine solche Aufgabe hineinwächst und man festen Fuss gefasst hat.

Schwester E. war heute bei mir mit einem Brief von Ihnen, liebe Frau Oberin. Es handelte sich um einen kleinen Unfall im Dienst, (Fussgelenksverrenkung li.) ich wundere mich, dass Sie davon nicht unterrichtet wurden, denn ich melde jede Schwester, die erkrankt oder sonst etwas vorliegt, Frau Armeeoberin. Bei Schwester E. wurde sofort eine Unfallanzeige erstattet und eine W. D. B. Liste angelegt. Schw. E macht schon über vier Wochen wieder Dienst, es geht ihr ausgezeichnet.

Über Schwester A. bin ich sehr enttäuscht, eine Beurteilung lege ich bei. Da ich in einem Punkt persönlich keinen Beweis dafür habe, möchte ich Sie, liebe Frau Oberin bitten, die Sache privat und ganz vertraulich zu behandeln. Es entspricht aber nach Aussagen der Schwestern der Wahrheit, leider erfuhr ich es erst, nachdem Schw. A. versetzt war. Von Schw. wurde beobachtet und gesehen, dass sie Lebensmittel (Zulagen von Schwerverwundeten) verschwinden ließ und wegschickte. Aus dieser ungeraden Haltung heraus, halte ich sie nicht für geeignet.

Haben Sie nochmals herzlichen Dank für Ihre Liebe und Güte. Es grüßt Sie sehr herzlich und Heil Hitler! [...]

Inliegend ein Gutschein mit der Bitte um Überweisung auf mein Sparkonto [...]

W., 13.7.41
Sehr geehrte Frau Oberin!
Endlich komme ich dazu, den Empfang meines grauen Jäckchens zu bestätigen und Ihnen zu danken.

Ich werde Ihnen nicht zu schreiben brauchen, dass es bei uns jetzt viel zu tun gibt, doch wir haben ja lange genug auf diese Arbeit gewartet, unsere Hilfsschwestern wurden schon sehr ungeduldig und meinten, zum Kartoffelschälen und Fensterputzen seien sie nicht nach W. gekommen.

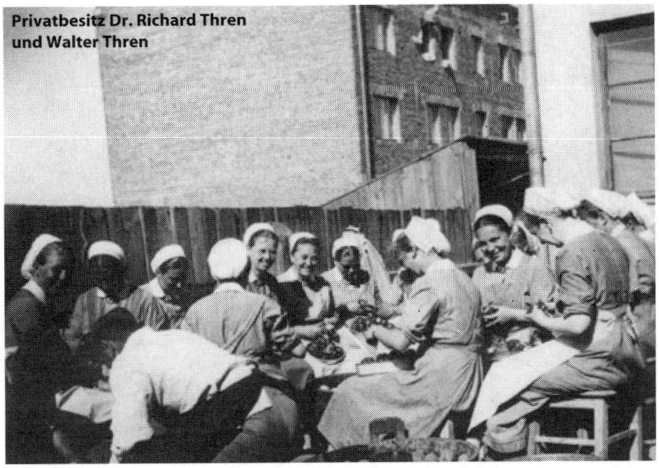
Privatbesitz Dr. Richard Thren und Walter Thren

Wir haben eine Abteilung von 120 Betten, die fast immer belegt sind.

Stationsschwester ist Schw. O., dann sind wir außerdem noch 2 Vollschwestern u. 6 Hilfsschwestern. Es ist Innere Abteilung und zwar zum größten Teil Tbc. Das passt nun auch mancher wieder nicht, denn ihr Ideal war Verwundete zu pflegen und nun kommen sie ausgerechnet auf Tbc-Station.

Aber ich glaube, daß sie sich schon dareinfinden u. die Angst vor den Bazillen verlieren. Zudem kann ja in kurzer Zeit wieder alles umgestellt werden, es ist nicht mal ausgeschlossen, daß wir eines schönen Tages wegkommen. Man erlebt so vieles und ist auf alles gefaßt. Mir selbst macht die Arbeit Freude hier, ich war ja auch in W. auf der Inneren tätig u. so fühlte ich mich gleich heimisch, ich will aber nicht behaupten, daß ich nicht auch lieber auf Chirurgie wäre, aber es ist ja gleich, wo man seine Pflicht tut, die Hauptsache ist, daß man den Soldaten helfen kann, u. ich muß sagen, ich bin glücklich und stolz, daß ich mich so aktiv am Einsatz beteiligen darf. Wenn auch die Verhältnisse hier sehr primitiv sind u. die Arbeit dadurch oft sehr erschwert, ich möchte nicht zurück. Über die sonstigen Zustände hier in W. werden Sie im Bilde sein. Es gäbe da viel Interessantes zu erzählen.

Augenblicklich ist es hier furchtbar heiß. 48 – 50°, wir hier im Burggericht, diesem Riesengebäude, mitten im Häusermeer, empfinden diese Hitze doppelt.

Es hat einige sehr schöne Anlagen hier, wo ich immer gern meine freien Nachmittage verbringe.

Die Verpflegung hat anfangs zu wünschen übrig gelassen, seit jedoch das Lazarett in Betrieb ist, können wir uns nicht mehr beklagen. Sehr gefreut hat uns die Teurungszulage, u. daraufhin erlauben wir uns als mal ein Pfd. Erdbeeren oder Kirschen für 4 – 6 Mark.

Nun lb. Frau Oberin, hätte ich wieder mal eine Bitte. Wäre es nicht möglich, daß wir recht bald weiße Blusen bekommen? Wie wir hören, sollen welche in Babelsberg vorrätig sein. Was wir aber noch nötiger brauchen, sind graue Strümpfe, die hier auch um teures Geld kaum zu bekommen sind. Schwestern aus dem Mutterhaus Goddelau bekamen neulich 2 Paar nachgeschickt. Ich will sie gerne bezahlen, wenn es sich nicht anders machen läßt.

Am liebsten würde man bei diesem Wetter barfuß gehen.

Hier laufen übrigens die elegantesten geschminkten Damen ohne Strümpfe herum.

Ich schicke wunschgemäß die schadhaften Spiegel an das Mutterhaus zurück.

Ich vergaß oben den Empfang von 3 Paar neuen Spiegeln zu erwähnen.

Nun lb. Frau Oberin grüße ich Sie und das Mutterhaus recht herzlich. [...]

Schw. O. schreibt ebenfalls viele Grüße. [...]

[...] B., den 4.4.44
Sehr geehrte Frau Oberin!
Die Hilfschwester H. [...] hat sich zum kurzfristigen Examenskurs angemeldet. Nun habe ich bei den Akten Ihr Schreiben [...] gefunden, ein derartiges Gesuch nicht weiterzuleiten. Dazu möchte ich nun sagen, dass Schwester H. sich in der Zeit, die ich bei der Abteilung bin, durchaus ordentlich verhalten hat und zu keinen Klagen Anlass gegeben hat. Ich bitte um Mitteilung, ob ich das Gesuch weiterleiten darf.

Die Hilfsschwester E. hat wohl ihre schwersten Tage überstanden. Die Temperaturen bewegen sich abends um 38,0, der Allgemeinzustand ist befriedigend. Leider haben wir, da es sich um einen kriminellen Abort handelt, einen Tatbericht einreichen müssen.

Die andern Schwestern sind gesund und fest an der Arbeit.

Mit freundlichen Grüßen und Heil Hitler! [...]

P., 18.7.41
Sehr verehrte Frau Oberin!
Fast drei Wochen ist es her daß wir das schöne Rabka mit einer viel weniger schönen Gegend vertauschten.

Doch kommt es ja nicht darauf an, wo man ist, sondern was für ein Arbeitsfeld man antrifft.

Für uns alle war es bis jetzt ein sehr reichhaltiges.

Als wir ankamen hatten kurz vorher erst die Russen das Feld geräumt. Dementsprechend sah es dann auch aus. Soviel Schmutz findet man in ganz Deutschland nirgends. Wir machten uns gleich dran mit deutscher Gründlichkeit den Dreck rauszufegen. Über 200 Juden wurden zu unserer Hilfe in die einzelnen Häuser verteilt.

Noch war erst das Gröbste getan, da kamen auch schon die ersten Verwundeten. Unter sehr primitiven Verhältnissen arbeiteten wir, so daß man sich wunderte, was im Krieg alles möglich ist. Das Haus in dem wir z. Zt. arbeiten war ein Krankenhaus. Doch herrschten hier Zustände, die in Deutschland einfach nicht denkbar sind. Langsam kommt immer wieder was dazu und mit der Zeit wird es ein bißchen schöner bei uns.

Wir sind ein richtiges Durchgangslazarett. Immer großer Umtrieb. Die Verwundeten sind nur wenige Tage bei uns. Sie werden gewaschen, frisch verbunden, rausgefüttert u. dann wieder weitergeschickt. Für uns ist das nicht sehr schön. Doch die Soldaten freuen sich u. fast alle sagen: „Heim ins Reich".

Nur Schwerverwundete, die wirklich sehr schlecht zu transportieren sind dürfen wir behalten. Trotz vieler Arbeit sind alle Schwestern vergnügt und wohlauf. Sie lassen Sie alle herzlich grüßen.

Besonders grüßt sie vielmals [...]

P., 18.8.41
Sehr verehrte Frau Oberin!
[...] Wir gestehen es uns immer ein, die Schwestern in der Heimat haben es entschieden schwerer als wir. Wenn wir auch viel Arbeit haben, so können wir sie doch in Ruhe tun u. sind nicht solchen Gefahren ausgesetzt.

[...] Gebe Gott, dass der Krieg im Osten bald fertig ist, u. dann unser Hauptfeind erst richtig vernichtet werden kann.

Uns geht es hier noch allen gut. Wir sind alle gesund und wohlauf. Arbeit haben wir in Mengen. Doch wir freuen uns darüber. Geschieht doch alles was wir tun für unsere tapferen Soldaten. Wir geben uns die größte Mühe ihnen den kurzen Aufenthalt bei uns so schön als möglich zu gestalten.

Frau Oberin, heute komme ich mit einer großen Bitte. Alle sechs Schwestern hätten wir Gummikragen nötig, ebenso Schuhsohlen und Absätze. Auch eine 2. blaue Schürze könnten wir gut gebrauchen. Im Namen aller Schwestern möchte ich fragen, ob wir wohl die Windjacke zum grauen Kleid u. die weißen Blusen zum Kostüm bekommen könnten.

Im Namen aller Schwestern danke ich Ihnen im Voraus u. darf Sie von allen herzlich grüßen.

Besonders grüßt Sie vielmals [...]

P.-R., 14.11.44
Verehrte Frau Oberin!
[...] Heute möchte ich Ihnen ein wenig von meiner jetzigen Tätigkeit erzählen. Eigentlich stellte ich mir, damals als ich mich meldete, meine Arbeit ganz anders vor. Meine einzige Fühlung mit den Patienten besteht darin, daß sie mit allen möglichen Sorgen und Nöten zu mir kommen, die ich natürlich so weit es sich machen läßt, zu beseitigen helfe. Oft sind die Wünsche auch so ausgefallen, wie sie nur die veränderte psychische Verfassung dieser Menschen zustande bringen kann. Ich bin froh auf diese Weise auch teilhaben zu dürfen, da ich mich der Pflege, oder besser Betreuung, im einzelnen doch nicht so widmen kann. Den Schwestern u. Patienten gegenüber fühle ich mich wie die Hausfrau u. Mut-

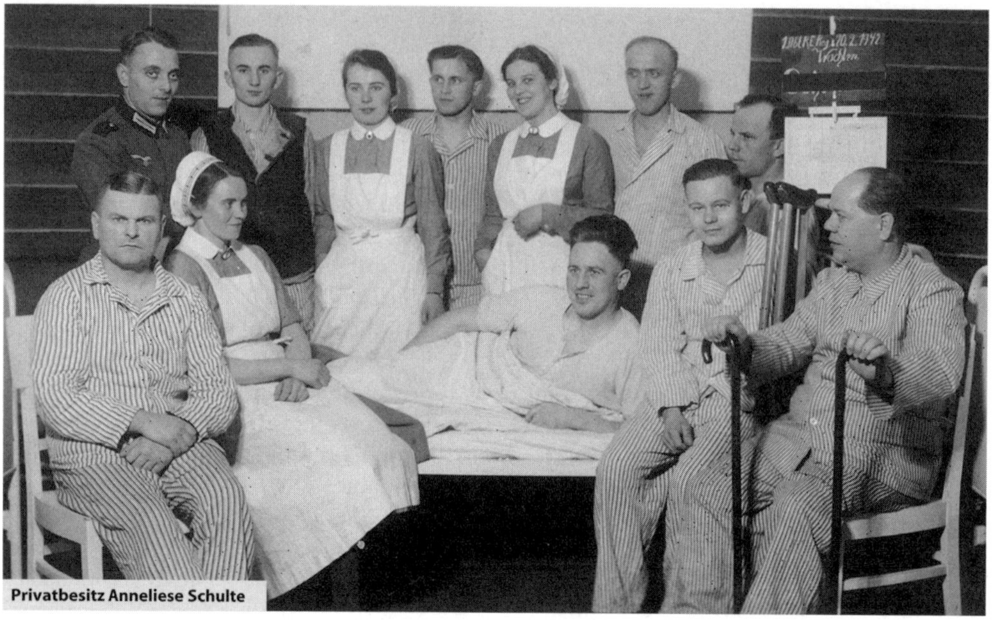
Privatbesitz Anneliese Schulte

ter einer großen Familie, dem Chefarzt und den Lehrern gegenüber als Repräsentantin des Hauses. Ich gebe mir Mühe u. habe auch das Empfinden, daß man mit mir zufrieden ist. Leider habe ich, im Vergleich zu früher, bei meiner jetzigen Arbeit so wenig Befriedigung. Man erwartet ja nicht all zuviel, aber zufrieden müßte man doch sein. Ich glaube, Frau Oberin, eine Zeitlang kann ich das wohl machen. Doch eines Tages muß ich wieder zur Medizin u. zur Pflege zurück. Nur dabei finde ich richtige Zufriedenheit.

Was die Schwestern betrifft, so hatte ich in der kurzen Zeit schon allerlei durchzukämpfen. Die Motive, die bei den Einzelnen zu dem Entschlusse führten, zur Blindenbetreuung zu gehen, sind oft recht sonderbar. So kam es, daß in 6 Wochen, die das Lazarett besteht, bereits 6 Schwestern versetzt werden mußten weil sie sich nicht eignen, u. auch charakterlich nicht genügend Garantie bieten. Dazu kommt nun, u. das ist meine größte Sorge, die Heiratsfreudigkeit unserer Patienten. Was liegt näher als daß der Blinde seine Pflegerin heiratet. So haben wir nach 6 Wochen das erste Brautpaar. Es wird nicht das Einzige bleiben. Wie soll man da einen Schwesternbestand zusammen bringen? Auch ältere Schwestern bieten dafür keine Gewähr. Heiratete doch vor kurzem eine 41jährige DRK.Schw. einen 23jährigen Kriegsblinden. Am besten man läßt den Dingen ihren Lauf, u. bemüht sich, jeweils der Situation entsprechend das Richtige zu tun.

Das Tagewerk der Schwestern ist reichlich ausgefüllt. Sie müssen ja bei den Mahlzeiten, Unterrichts- und Übungsstunden, auch in der Freizeit bei Spaziergängen immer um ihre Pfleglinge sein. [...]

Ich grüße Sie und alle Schwestern des Mutterhauses herzlich mit Heil Hitler! [...]

Smolensk, 10. Febr. 1942
Liebe Frau Oberin Odenwald!
[...]
Der versprochene Bericht:
Kriegslazarett in Smolensk!
Im fernen Smolensk, im fremden Land
Das Schicksal mit Menschen zusammen mich band

Die nie vergessen ich werd.
Die Arbeit so ernst, bedrückend und schwer
Das Land zerschossen, freudlos und leer –
u. doch war sie schön, diese Zeit.

Nachdem Polen weit hinter uns liegt, u. wir tief hinein gefahren sind in russisches Land, bin ich nun seit dem 12. Juli in dauerndem Einsatz. Minsk – Borissow – Smolensk. Es war eine schwere – u. doch schöne Zeit.

Bitter – herb haben wir den Krieg erlebt, mit allem Weh und Leid – furchtbar.

Doch was konnten wir Gutes tun und segensreich wirken, u. das war das Schöne.

[...] ich habe eine große chirurgische Station mit 78 Betten.

Anfangs waren wir nur 2 Schwestern. Um die Weihnachtszeit bekam ich noch eine 2. Hilfsschwester u. somit sind wir ein Kreis von guten Kameraden. Es freut Sie vielleicht zu hören, daß eine Schwester aus dem Karlsruher Mutterhaus meine beste Stütze ist. Schw. A aus der Heidelberger Augenklinik. Wir haben Freud u. Leid miteinander geteilt, gearbeitet oft über Menschenkräfte – aber wir wußten ja, für was wir's taten.

Das Sanitätspersonal ließ und läßt wie überall zu wünschen übrig. Es gibt auch Ausnahmen. Doch über allem an Kameradschaft und eisernem Zusammenhalten stehen meine beiden Stationsärzte.

[...] Schwaben. Nie konnte ich die [...] leiden, doch diese beiden haben mir den Glauben an die Württenberger wiedergegeben.

Man muß hier draußen genug überstehn, um sich dann wenigstens Kleinigkeiten aus dem Wege zu räumen.

Wir haben mit den Verwundeten schön Advent und Weihnacht gefeiert, was uns unvergessen bleiben wird.

Die Arbeit häufte sich mehr und mehr – was kann ich Ihnen davon erzählen? Allmählich kommen ja unsere Patienten in die Heimat, u. auch Sie erleben die Wunden, die der Krieg geschlagen. Wir haben dauernd 2 – 3 Zimmer mit Offizieren u. erleben so in der Arbeit immer die meisten Erfolge. Wenn sie zu uns kommen, verlaust, verdreckt, blutig und erschöpft, ist es ein anderes Bild – wie wenn sie ausgeheilt und [aufge]päppelt dann weiter zur Heimat [fahren] oder fliegen.

Wie es in den letzten kalten Wochen und Monaten bei uns zuging, kann Ihnen vielleicht Schw. K. erzählen. Die Russen waren frecher wie frech.

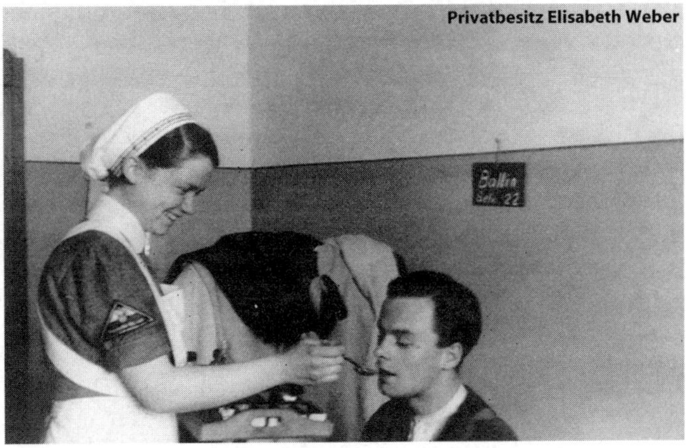
Privatbesitz Elisabeth Weber

Für mich steht eines fest, entweder man hat Glück u. kommt wieder nach Hause, oder das Schicksal will es anders, u. man sieht die Heimat nicht mehr.

Erzählen könnte man soviel, was man nicht schreiben kann.

Man lernt vieles, wie man's machen, u. wie man's nicht machen soll. Und muß aber an allem das Rechte suchen und nur das Beste glauben.

So will ich meinen langen Brief beenden, im Bett machts Schreiben müde.

„Heil Hitler" u. herzlichen Gruß! [...]

O.U. 17.VIII.41
Sehr geehrte, liebe Frau Oberin!
[...] Den Einsatz in P. werde ich nie vergessen, ich glaube, daß es auch der Schwerste

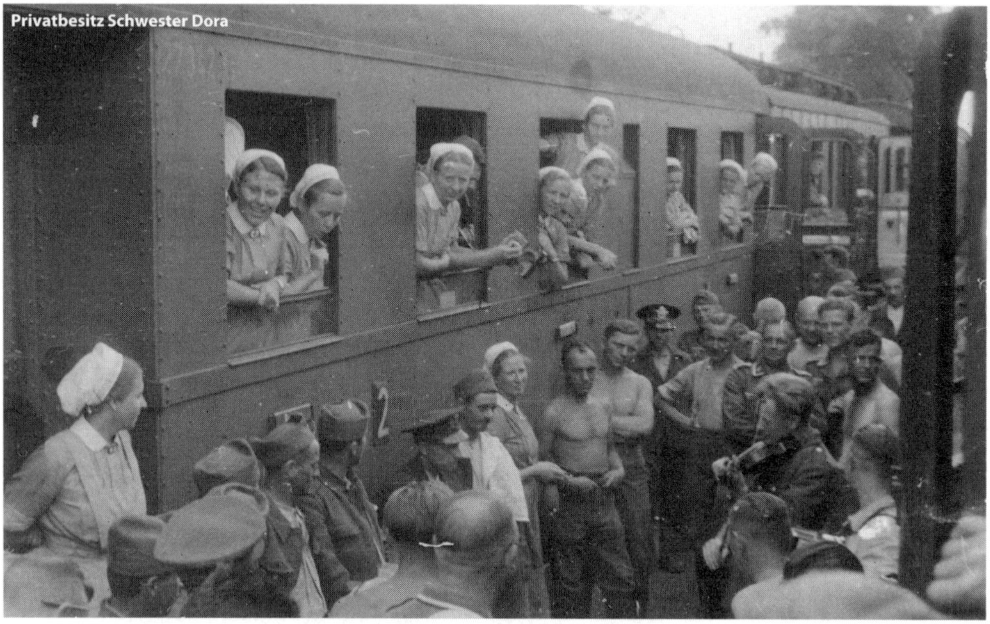

bleiben wird, den wir erleben. Dort war es in der ersten Zeit ganz entsetzlich. Die Minenverletzten wollten garnicht aufhören und was für Verwundungen darunter, da macht man sich keine Vorstellung davon. Dazu kein Wasser, kein Licht, kein Abfluß für die Abwasser. Die Bettschüsseln machte man notdürftig mit Zellstoff draußen im Freien sauber. Die Verwundeten mußten über ⅓ auf dem Boden liegen u. ihre blutigen Kleider als Kopfpolster nehmen. [...] Zum Anfang in L. mußte ich mich ja überhaupt mächtig umstellen. Ich hatte eine Station mit 3 Sälen und 2 Zimmern mit insgesamt 59 Betten, darunter ein Zimmer mit 10 Offizieren, das ich garnicht mochte u. jetzt in W. bin ich schon drei Wochen dazu verurteilt eine ganze Offizierstation zu haben. Ich werde aber prima mit ihnen fertig, die Hauptleute, Major u. aufwärts sind alles ganz liebe bescheidene Menschen, ganz bes. der Herr General. Aber die Herren Leutnants und Oberleutnants, mit ihnen hatte ich meine liebe Not. Da wurde mir Ihr Hilferuf um ältere Schwestern in Ihrem Brief von damals klar und deutlich. O weh, o weh, die arme junge Schwester, die hier die Station hätte! Alle meine Sorgen sagte ich bald beim Herrn Oberstabsarzt und Herrn Oberzahlmeister. Jetzt ist alles prima in Ordnung, ich glaube aber kaum, daß eine Station für junge Offiziere nochmal extra gehalten wird. In Proskurow hatte ich Unglücksrabe auch 2 Zimmer mit Offizieren, aber zur Hauptsache die Kiefernstation, wo ich meine Hauptsorgenkinder hatte u. die beiden Zimmer dadurch sehr stiefmütterlich behandelte. Die Kiefernkranken sind ja mit die Ärmsten der Armen u. ich behandelte sie wie meine großen Säuglinge, das tat ihnen gut und sie waren alle so rührend dankbar. Als sich der Laden in Pr. etwas eingeränkt hatte ging es wieder ab nach hierher. Hier ging es wieder neu los. Den Anblick werde ich nie vergessen, als wir in dieses Haus kamen. Alle Flure lagen voll mit Schwerkranken sogar. Viele lagen noch auf Bahren u. die meisten zu zweien auf einem Strohsack. Um ihnen was zu reichen stieg man über sie hinweg, ich mußte unwillkürlich an einen Stall denken. In allen Ecken schrie es „Schwester hilf!" u. man konnte ja kaum was helfen. Mit der Kerze in der Hand spritzte man einen um den andern, bis [es] so einigermaßen um Mitternacht Ruhe gab. Das war nicht mehr menschlich, aber es wurde alles nach und nach besser. Die Schwerstkranken [...] kamen mit der Ju 52 nach Krakau, Lemberg oder gar Wien u. Magdeburg. Es wurde nach und nach auf den Gängen frei, doch dafür kamen immer mehr Durchfälle. Hier ist ein ganz ungesundes Klima, tagsüber knallheiß u. nachts kalt. Auch Schwestern erkrankten, deshalb wurden wir diese Woche z. erstenmal auf Typhus geimpft. Das Brot ist auch sicher an vielem schuld, es wird zu frisch gegessen. Es geht eben alles Hals über Kopf, die Strecken sind zu weit, die Zufahrtsstraßen zu schlecht, die Lebensmittel kommen nicht nach wie es sein sollte u. vor allem andern kommt eben der Munitionstransport dran. Doch wir tun ja alles gern und mit Freuden, da muß es ja klappen. Nachdem nun 14 Tage lang wegen der Verpflegung nur Klagen an meinen Ohren vorüberzogen vonseiten meiner Offiziere, höre ich seit vorgestern nur noch Lob. Leider ist es natürlich nun so, daß gestern bereits das Vorkommando kam u. heute die neue Einheit, die das Lazarett als Reserve-Kriegslazarett übernehmen wird. Also morgen oder übermorgen wird unser Stündchen hier geschlagen haben u. wir werden wieder die Vordersten werden.

In der Zeit, in der wir hier arbeiteten kam uns die Einheit 1/561 und 2/561 voraus u. nun kommen wir wieder dran. In Lemberg u. Proskurow waren wir nur 8 Tage. Hier in W. sind's nun schon 3 Wochen heute. Von der Stadt haben wir noch nichts gesehen, auch von Lemberg nichts, die Arbeit ließ es nicht zu, dafür sahen wir unterwegs genug. Mehr als wie im Kino u. auch schlimmer. So hatte ich mir das alles nicht vorgestellt, aber ich bin Ihnen, liebe Frau Oberin, so sehr dankbar, daß Sie mich ziehen ließen. Ich will mich bemühen mein Äußerstes zu leisten u. tue es bis heute mit Freuden. Die Mückenplage ist ja hier ganz unbeschreiblich groß. Das gehört auch mit zu den gräßlichsten Anblicken, wenn ein so wehrloser Soldat mit seinen Eiterwunden, wohl verbunden, aber durchnässend da liegt u. man kann unübertrieben sagen, daß hunderte von Mücken auf ihm sitzen. Der [...] Fußboden u. die Decke ist oft ganz schwarz u. wenn man nicht drin herumläuft kommen sie alle u. setzen sich auf ihre Opfer. Sie sind so frech wie die Russen selbst. Ach, wenn die Patienten erzählen von ihren Erlebnissen u. ihren Verwundungen durch die Russen, da sperrt man Mund u. Nase auf, wie sie die Unsrigen rücklings in Scharen überfallen. Was so die älteren Herrn sind bei mir augenblicklich auf Station, die tuen mir dann so richtig leid, die jüngeren haben alles schneller vergessen u. bringen gottlob immer wieder ihren trockenen Humor hinein u. wenn sie noch so übel für späterhin dran sind. Der eine Oberleutnant sagte kurz, bevor er starb: „H., ich glaub', ich muß doch noch abkratzen, ich hab' aber eine junge Frau u. zwei im Krieg geborene Kinder daheim. Das eine kommt in diesen Tagen." Ja, man erlebt viel Schweres u. doch möchte ich keinen Tag zurück, ehe nicht Schluß ist. Die Russen haben sich während unseres Hiersein's auch sehen lassen, bei Tag aber. Nachts hört man immer wieder mal schießen, aber nicht von der Front her, dafür sind wir doch zu weit hinten.

Jetzt habe ich aber im Durcheinander erzählt. Der nächste Brief muß besser werden. Ich wurde x mal gestört gestern. Heute ist wieder ein fürchterlich heißer Tag, 50°. Schon früh morgens ist kein trockener Faden mehr auf einem. So praktisch die Gummischürzen sind, denn wo sollte man sich die Wäsche waschen, aber unten drunter ist alles patschnaß. In K.he dachte ich so bei mir, daß ich Gummikragen u. -schürze nie anziehen werde u. jetzt hatte ich seither noch nie etwas anderes an. Einmal hatten wir Gelegenheit unsere Wäsche waschen zu lassen, das war in Lemberg, seither wäscht man's abds. raus und hängt sie unten an das Bett so man eines hat. Mein graues Kleid, das steht vor Dreck, ich bekam nämlich mein zweites in den ersten Tagen hier gestohlen mitsamt Kopfkissen, Spiegel und Dreieck von meiner Bluse. Letzteres ist nicht so tragisch, aber das Kleid hat mir schon Kummer gemacht. Man gewöhnt sich an alles. Ich hätte doch daheim kein Kleid über 8 Tage angezogen u. jetzt hab' ich meines schon über drei Wochen an. Augenblicklich ist ja nichts zu machen, weil ja die Päckchensperre ist. Sollte die aufgehoben sein, würden Sie dann, liebe Frau Oberin, so freundlich sein u. es vielleicht veranlassen, daß ich ein neues Kleid bekäme. Ich wäre Ihnen sehr dankbar. Nun habe ich ja viel zu viel persönliches geschrieben, das wollte ich eigentlich garnicht. Also als Küchenschwester haben sie mich nicht gebraucht u. ein richtiges Waschhaus gibt es in Rußland nicht. Die Wäsche sieht verboten aus, echt russisch meist keine. Es grüßt Sie u. wünscht Ihnen, liebe Frau Oberin alles Gute Ihre dankbare [...]

Es wird gemunkelt, daß unser Abmarschbefehl für morgen bestimmt sei, wohin weiß keiner, aber ahnt jeder, mein Stationsarzt kam gestern weg nach Kirowo, also immer weiter süd-östlich, weit weit weg vom Heimatland. Heute sind 4 Soldaten im Bug ertrunken. [...]

O.U. 11. XII.41
Liebe, gute Frau Oberin!
[...] Also totkrank bin ich noch nicht. An Selbstschutz war gar nicht zu denken. Wollte ich einen Kittel in der Kammer holen, waren entweder keine da, oder sie waren von vornherein schon verlaust. So waschen die Russen! Für meine Kranken, die ständig platschnaß geschwitzt waren, hatte ich kaum Hemden zum Wechseln gehabt. Das Stroh war stets naß von Urin und Schweiß. Das schüttelte ich ein paarmal (ich muß sagen mit großer Überwindung) im Tag auf u. bat ich um frisches Stroh, war angeblich keins da. Eines Tages kam ich auf den Gedanken, den Sanitäter zum Strohsack aufschütteln zu rufen, weil mir mein Patient nicht mehr allein auf dem Stuhl sitzen blieb, er war noch nicht am Bett u. hörte meine Bitte, er roch bloß, da verschwand er wieder. Innerhalb ½ Stde. waren 3 neue Strohsäcke gefüllt. Das sind Sanitäter! Sonst aber habe ich mich nicht geniert, Herrn Oberarzt zu sagen, daß mein Typhus nicht nötig gewesen wäre, wenn er mir nicht dieses Haus als Infektionshaus zugemutet hätte. Ein Haus ohne jegliches Closett oder Abfluß oder Latrine irgendwo, also nichts! Wasser 1 Treppe tiefer, wenn es laufen tat, dann mit sanftem Druck. Irgend eine Möglichkeit, den Kranken etwas heiß zu machen, war auch rein nichts da. Es war kurz: katastrophal. Mein Jammern und Klagen erreichte die Herzen der Oberzahlmeister. Einige Russen mußten gegenüber des Hauses eine Latrine bauen, einem russischen Arbeiter wurde das Erschießen angedroht, wenn er nicht gleich für Wasser sorgt, ein andrer mußte einen Ofen beschaffen. Nach 8 Tagen war die Station für russische Verhältnisse so einigermaßen für Infektionsstation zu gebrauchen. [...]

Immer noch und muß sie auch bleiben bis ans Kriegsende, die Feldpostnummer: [...]

O.U. 26.7.42
Liebe Frau Oberin!
[...] Heute nachmittag erlebten wie nochmal eine Überraschung, aber andersartig. Frau Generaloberin v. Oertzen kam zu uns auf Besuch! Sie erzählte uns sehr interessant von all ihren Reisen u. den verschiedensten Einsätzen ihrer Schwestern an allen Fronten, in Frankreich, Belgien, Norwegen, Griechenland u. Afrika. Von keinem Platz könne sie sagen, dort ist der schwerste Einsatz, alle haben sie ihre Päckchen zu tragen. Sie hat uns im gewissen Sinn Mut gemacht z. neuen Einsatz u. uns auf ganz vornehme Art die rechte Haltung der deutschen Schwester u. oft unter vielen Männern einzige Frau vor Augen ge-

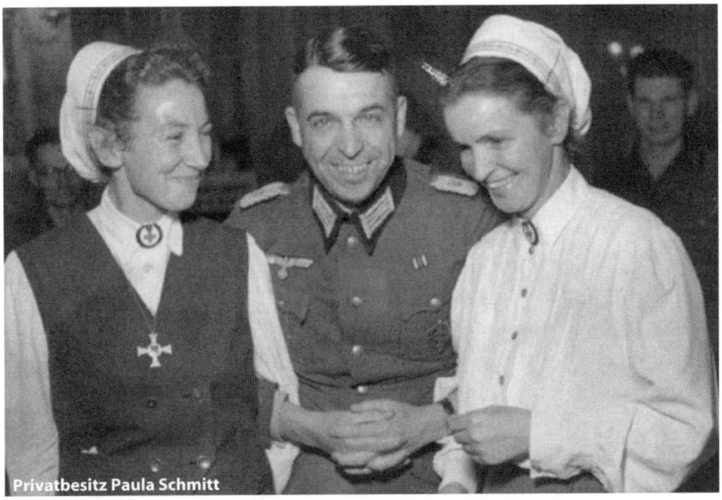

stellt. Sie hat uns von den Erlebnissen u. Gefahren der andern viel erzählt, man hätte ihr stundenlang zuhören können. Ganz rührend war, wie sie sich freute, als sie uns gefunden hatte, es wurde ihr hier gesagt, wir seien schon über Berg und Tal. Die Freude, daß sie uns alle sah, u. man über den Winter so sehr gebangt hätte um uns in der Heimat, hat sie zu Tränen überwältigt, so daß sie zuerst garnicht reden konnte. Zuletzt hat sie noch mit jeder einzelnen von uns gesprochen. Es waren richtig schöne Stunden, mitten im Feindesland ein lebendiger warmer Gruß unter uns. Ich war ganz begeistert von ihr. [...]

O.U. am Sonntag, 4. X. 42
Liebe Frau Oberin!
[...] Nun aber noch ein bissel von hier und von der Arbeit: daß es möglich ist, Schwestern, die sich in Frontlazaretten u. mit der Einheit überhaupt zusammengeschlossen hatten, wieder auseinanderzureißen, hätte ich auch nicht für möglich gehalten, zumal man nichts davon ahnt u. sich wie ich doch wirklich nichts zu Schulden kommen ließ. Den Grund meiner Versetzung, [zu einer anderen Einheit, wo sie den Oberschwesternposten übernehmen sollte] werden Sie inzwischen erfahren haben, aber ich verzichte gern darauf; denn ich habe mich nicht um Schwesternspieß zu sein ins Feld gemeldet, sondern um meinen Soldaten was sein zu können u. wie oft müssen sie darunter leiden, wenn eine blöde Bagatelle unter Schwestern auszufechten ist u. mir die kostbare Zeit raubt. Ich habe meiner Unzufriedenheit darüber bei Frau Armeeoberin u. bei meinem Herrn Chefarzt bereits Ausdruck gegeben, aber es hat noch nicht gewirkt. Mein alter Chef will's beim Stab auch probieren, mich wieder zurückzufordern, ob es ihm glückt, ist eine andere Frage. Die ganze Einheit hat mit Gänsebraten, Krebsen, „Bratkartoffeln", Rotwein und Sekt meine Rückkehr gefeiert u. so Hals über Kopf, innerhalb ¼ Stde., mitten im großen Einsatz in Rostow, hat man mich ohne zu fackeln und zu fragen von der guten alten Einheit weggeholt. Befehl ist Befehl, es war im Moment nichts zu machen. Wer ja auf diesen unglückseligen Einfall gekommen ist, kann ich mir nicht denken. Wie glücklich war ich doch, über die Kriegszeit mal die Schülerinnenwirtschaft los zu sein! Nun hab ich ohne zu wollen, dasselbe in grün hier draußen. Unwillkürlich sieht man jetzt Dinge, um die man sich sonst nicht kümmert. Ach u. wie gerne war ich doch auf meiner Isolier-Station so ganz für mich! Die ersten Tage so Knall auf Fall unter all den fremden Menschen fielen mir offen gestanden sehr schwer. Heute aber bin ich in der neuen Einheit ebenfalls daheim. Wie überall hat auch hier jeder Platz u. hiermit jede Einheit seine Licht- u. Schattenseiten. Hier z.B. ist der Chef schwer dahinterher, daß die Clo-

Angelegenheiten einigermaßen anständig u. auf deutsche Art benutzbar sind. Das trägt bei mir schon sehr viel zur besseren Gemütsstimmung bei. Ich weiß nicht, wie das kommt, aber es ist so. Bei der alten Einheit konnte ich selbst dabei zugreifen u. immer wieder u. wieder predigen, bitten u. donnern, es half nichts, es war einfach keine Ordnung, überhaupt keine Sauberkeit hineinzubringen. Und diese Fliegenplage dadurch für die armen Kranken war unbeschreiblich. Das ist hier entschieden besser. Dagegen fehlt es hier an der Kameradschaft unter den Schwestern und in der ganzen Einheit. Schade, aber nicht schlimm. Eigentlich müßte ich das nun ändern können, aber es scheint hoffnungslos zu sein. Selbst der Chef hat sich schon Mühe gegeben, mehr Kameradschaft unter den Schwestern hinzubringen, aber es sind schon zu alte einzelne Cliquen. [...]
Es grüßt sie nun auf's allerherzlichste [...]

Im Osten, 3. XII. 42
[...] Nun zu Ihnen persönlich, liebe Frau Oberin! Noch nie habe ich so oft an Ihren Ausspruch, u. Sie schrieben es auch mal, gedacht, wie grade jetzt u. zwar, ich soll mit meinen Kräften haushalten, es gibt auch Arbeit nach dem Krieg! So lange ich Oberschwester spielen muß, werde ich das nie können u. ich glaube, ich werde es auch nicht bis Kriegsende schaffen. Es handelt sich nicht um meine Körperkräfte, sondern um die seelischen Kräfte u. vor allen Dingen meine Nerven. Ich gebrauche dieses letzte Wort nicht gern, höre es auch sehr ungern, aber die Tatsache, daß ich oft nimmer kann, zwingt mich dazu. Es ist so: ich habe eine Station mit 3 Mannschaftssälen u. 4 Zimmer mit meist Offizieren u. 1 Saal mit meist jüngeren Offizieren, im Ganzen ungefähr 80-90 Betten. Das ist im Vergleich zum Rostower Einsatz mit 327 Betten in 82 Zi. zu 2 Schwestern nicht viel. Es ist sogar manche Tage, wenn nicht gerade wie heute 45 Zugänge kommen, ein Kinderspiel. Der O.-Schw.Posten zwingt mich aber nicht selten 4 Treppen runter, durch Mords Babbel über den Hof hintenraus zum Schwesternhaus u. zwar um eine Zeit, wo ich auf Station sein sollte. Sie wissen selbst wie es ist, daß man unterwegs nie ungeschoren bleibt, noch dazu wenn der Chef in die Quere läuft. Dann ist's aus! Folgen sind: kaltes Essen für die Schwestern, kein rechtes Feuer in den Zimmern, auf Station fehlt die Mutter, die für die, die sich nicht wehren kön-

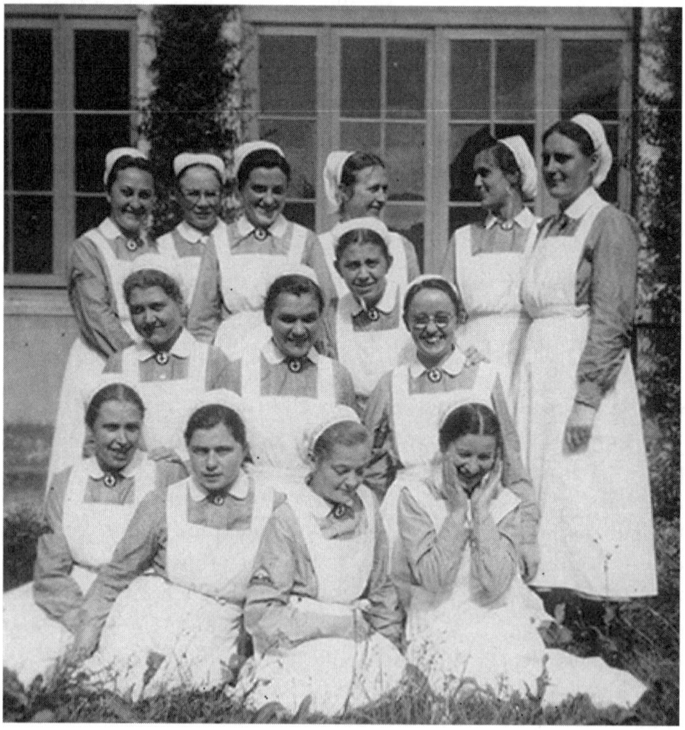

Schwester Ernestine Thren und junge Schwestern. Privatbesitz Dr. Richard Thren und Walter Thren

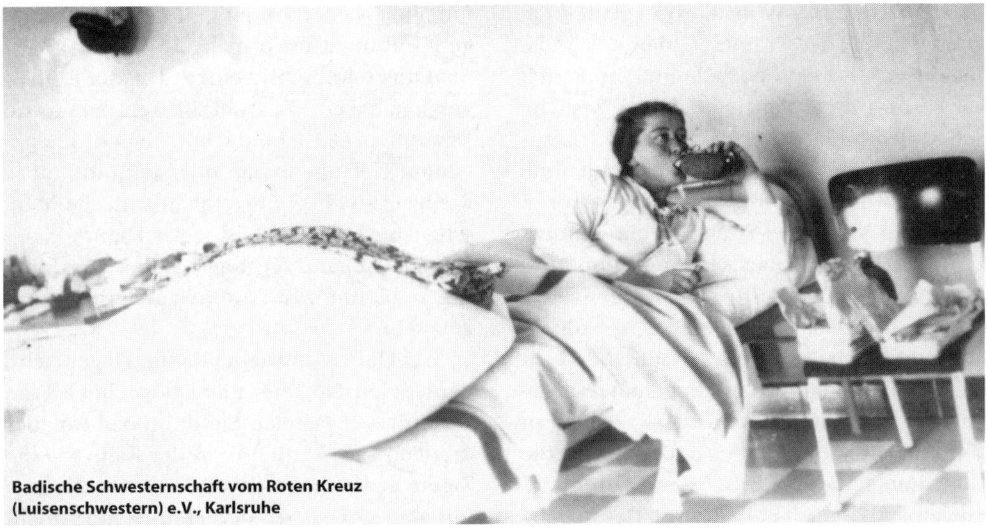

Badische Schwesternschaft vom Roten Kreuz (Luisenschwestern) e.V., Karlsruhe

nen, sorgt, sie sind nicht satt geworden; denn die Landser sind ein gar verfressenes Volk. Das sind dann Dinge, die tagelang mich nicht mehr vom Weinen abbringen. Frau Oberin P. läßt das alles kalt, ich habe aber ernstlich Sorge um meinen Zustand für später. Jedes Wörtlein treibt mir die Tränen hoch, das irgendjemand an mich richtet, wenn er nur frägt: ja warum heut' so ein bös' Gesicht? Jeder Druck regt mich wahnsinnig auf, wie mag das auf meinem verantwortungsvollen Posten [...] gehen nach dem Krieg? Ich halte es z. Zt. für unmöglich ihn wieder ausführen zu können. Was hatte ich doch ohne O.Schw.- Posten (es ist ja nie alles gesund u. der Tod von Schw. A. hat mir ja auch schwer zugesetzt) für eine sorglose wohl oft schwere Tätigkeit unter meinen Soldaten. Sie schreiben nun, das müßte ich in Kauf nehmen hier draußen. Muß das wirklich sein, liebe Frau Oberin? Eine andre macht sich vielleicht nicht so viel Sorgen. Könnten Sie mal mit Frau Oberin P. darüber verhandeln? Ihnen glaubt sie sicher schneller als mir. Mein Oberarzt meint ja das seien eben Erscheinungen, wie man sie nach Typhus nicht selten erleben würde. Ich bin ja auch so wahnsinnig vergeßlich. Merke z.B. nicht, wenn ein neues Gesicht im Saal liegt, oder den Soldaten erkenne ich angezogen nimmer welcher es ist. Das wär ja alles nicht so schlimm. Bei der Einheit I/561 habe ich mich nun gut eingelebt. Die aushelfenden und gestern durchfahrenden IIIer Schwestern haben zwar alles wieder aufgerüttelt u. mir's schwer gemacht, aber ich ließ es nicht zu. Werde ich nun abgesetzt, dann komme ich hier weg, drum ging ich zum Herrn Oberstabsarzt u. trug ihm alles vor u. machte ihm den Vorschlag mir eine Hilfsschwester auf Station zu geben, wo er sofort einverstanden war. H. ist nun bei mir, vorm Mittag u. Abendessen schicke ich sie die Russenweiber beaufsichtigen, die machen doch nichts ohne Druck dahinter. Die Schwestern verbrannten sich bald alle den Mund heute, aber der größte Teil freute sich über das heiße Essen. Nun ist es aber so, daß z. Zt. nur eine krank ist u. die chirurg. Schwestern von III/561 noch bei uns eingesetzt sind. Diese Herrlichkeit wird bald ein Ende haben. Dann geht der Tanz bei mir auf's Neue los. Ich wohne bald auch nimmer im Juchhe, sondern drunten im Schwesternhaus. Der Chef meint, es sei zu laut auf Station, ich hätte nie Ruhe u. ließ im Schwesternkasino eigens für mich eine Wand bauen, ein Zimmerchen für mich alleine, ein Ofen z.

Kochen drin u.s.w. Wohl alles gut gemeint u. richtig nett, aber er meint, damit ich die Schwestern besser beobachten könne. Ich war so froh die vielen männlichen Besuche dort unten nicht zu sehen. So lange ich was nicht sehe, geht's mich nichts an. Schon ohne unten zu wohnen muß ich, um ungeschoren zu bleiben, viel Vogel-Strauß-Politik treiben. Trotzdem hatte ich aber schon mit „ihm" und „ihr" so manchen Auftritt, von denen der Chef nichts weiß, aber er erfährt es früh genug u. regt sich ja über alles so sehr auf, doch wieder ganz anders wie ich. Er glaubt feste daran, die Schwestern militärisch erziehen zu können. Auf's Neue ist er entsetzt über die Unordnung, die eine Schwester in ihrem Privatzimmer u. –reich haben kann. Daran habe ich mich nun gewöhnt. Da ist nichts zu wollen, ich sage mir, sie tun ja ihre Arbeit gewissenhaft u. das ist die Hauptsache. In Bezug auf Arbeit auf Station kann ich über keine klagen. Nun habe ich Ihnen, liebe Frau Oberin aber den Kopf vollgejammert u. meine Hand ist steif, aber mein Herz etwas leichter. Ich weiß, es ist nicht richtig, ich hätte das alles Frau Oberin P. schreiben sollen, aber sie weiß es mündlich, glaubt es bloß nicht recht. Bis dieser Jammerbrief nun zu Ihnen kommt hat sich vielleicht manches geändert u. Sie können ja immer noch auch drüber weggehen, wenn Sie es ebenfalls nicht für richtig halten, mich meines Postens zu entlasten. Ich hoffe aber, Sie denken an „Ihre" Schwestern, die im Frieden auch noch was leisten wollen. Wer glaubt mir das Wörtlein Nerven nach dem Krieg? Ein kaputtes Herz kann nachgewiesen werden, aber alles andere kann ja als hy. betrachtet werden. Davor möchte ich mich selbst bewahren. [...]

Dnjepropetrowsk, 18.II.43
Liebe Frau Oberin!
Damit Sie nicht in unnötiger Sorge sind, will ich trotz großer Unlust dazu, mal wieder schreiben. Wir sind immer noch unterwegs. Sammelpunkt unsrer Einheiten ist hier. Wir haben mit allen wieder Fühlung, nur mit unsrer eigenen Einheit noch nicht. In Taganrog will man unsre Koffer mit einem Teil der Einheit gesehen haben. Ob's wahr ist, weiß man nicht. Es waren in Gerüchten schon manche ertrunken, in Gefangenschaft oder tot und immer wieder ist nichts wahr u. man trifft die Menschen unverhofft. Es ist vieles kaputt, vieles verloren u. untergegangen, aber die Menschen, bis auf unsre Einheit, alle wieder aufgetaucht.

[...] Haben wir wieder was falsch gemacht, dann seien Sie bitte nicht böse, liebe Frau Oberin. [...] Denken Sie dran, daß wir hier draußen stur werden u. in der Kälte wie die Zigeuner herumgeschockelt werden. Es geht uns aber gut, haben den Humor noch nicht verloren, verlieren ihn auch nicht. Was wir rückwärts gehen, geht's bald wieder vorwärts, aber dann! Dann sind wir erfahren u. wissen uns immer besser zu helfen. Alles nicht so schlimm, wie man sich's vorstellt, aber manchmal ist's auch schlimmer, wie man sich's vorstellen kann, doch es geht alles vorüber, es geht alles vorbei ... Es grüßt Sie recht herzlich, immer noch dankbar, daß ich bei dem allem dabei sein darf [...].

Z. Zt. wäre es ja angebracht, man könne denen daheim vorübergehend helfen, denn Erholung ist das ja nie, im Gegenteil, man wird immer müder u. mürber, statt ausgeruhter. [...]

Interviews

Es handelt sich um Auszüge aus narrativen Interviews, d.h. die Interviewpartnerinnen wurden gebeten, ihre Erinnerungen an den Kriegseinsatz zu erzählen, ohne dass von den beiden Interviewerinnen zunächst Fragen gestellt wurden. Für den Abdruck in diesem Kontext wurden Ausschnitte ausgewählt, in denen keine Unterbrechungen oder längeren Pausen vorkamen. Die Transkription ist sprachlich nicht geglättet, auf gängige Transkriptionskonventionen wurde aber zugunsten der Lesbarkeit verzichtet.

■ Frau P: (2001)

[...] Da war ich auch die ganze Zeit während des Krieges: motorisierte Kriegslazarettabteilung. Das heißt also, dass wir immer unmittelbar hinter der kämpfenden Truppe her waren, denn wir waren ja voll motorisiert. Es kommt ja zuerst der Hauptverbandsplatz, dann kommt das Feldlazarett und dann kommt das motorisierte Kriegslazarett. Und dann kommen nachher die Kriegslazarette, die Reservekriegslazarette usw... So geht es dann rückwärts: die Krankentransporte, Lazarettzüge und so weiter. Aber gerade im Russlandfeldzug war es ja so, dass der Vormarsch so unheimlich schnell ging, dass sich die Dinge manchmal auch überschnitten. Dann war eben noch die Front hier, dann waren die deutschen Truppen schon so viel weiter, die einen mussten einpacken, die anderen mussten aber hinterher, so dass sich manchmal der Aufbau, wie er gedacht war, gar nicht realisieren ließ. Dazu kamen natürlich auch die Transport- und Wegeverhältnisse, es gab ja zum allergrößten Teil keine Straßen. Oder nur sehr schlechte Straßen, dafür aber unendliche Entfernungen. Und so war es also, dass wir zwei oder drei Tage irgendwo waren, schleunigst alles in unsere Kisten packen mussten, aufladen und hinterher. Und da ist es schon manchmal so gewesen, daß sich die Dinge wirklich überschnitten! Und auch am Anfang, das war die erste große Schlacht, in die ich mit hinein gekommen bin, das war Bjelgorod, das war in der ersten Nacht. Wir sind kurz nach Mitternacht rüber und sind dann schon sofort in die Kriegshandlung hinein gekommen. Und dann ging es eben weiter, die Wege wurden immer schlechter, dann kamen die Notrufe: Wir müssen aber hier vorne Versorgung haben! Dadurch bin ich dann auch einmal bei einem pferdebespannten Lazarett gewesen. Das waren dann also nur noch Panjewagen und, naja, Pferde gab es da ja nun, die liefen ja da auch rum, aber die kamen wenigstens voran. Und dadurch, dass, wenn es regnete, die Wege zum Teil ja unbenutzbar waren, ja, und da habe ich also, da mussten Sie halt sehen, wie wir sterilisieren konnten, ich habe bis zum Ende im Russlandfeldzug immer meine große Eisenplatte, die ich mir da beschafft hatte bei dem pferdebespannten Lazarett, und dann Steine drunter, Feuer drunter, das Feldsterilisiergerät da drauf – vergleichen Sie das bitte nicht mit unseren heutigen Operationssälen. Und trotzdem haben wir bestimmt viele Menschenleben retten können. Die dann von uns ja – die blieben ganz kurz bei uns – zurücktransportiert wurden. Oder aber wir zogen ja weiter, und die nächste Einheit kam nach und übernahm auch die Verwundeten.

[...]

Unsere einzigen Informationen waren ja die Kriegsberichterstattungen! Wir hatten weder eine Zeitung, noch konnten wir irgendwelche anderen Radiosender hören, sondern nur diesen Wehrmachtssender da. Und in den Kriegslazaretten, das hatte ich Ihnen ja auch schon mitgeteilt, waren wir ja nie mehr als vier. Da wurde also abends – wir haben selbstverständlich mit im Offizierskasino gegessen, wenn wir was zu essen hatten – dann wurde der Wehrmachtsbericht verlesen, so wie der Chefarzt oder der Einheitsführer ihn eben nun da aufgenommen hatte, respektive seine Leute. Also Informationen von anderer Seite, was war hier, was war da, was war zu Hause, darauf konnten Sie natürlich nicht rechnen. Man hat auch gar nicht so weit gedacht. Man hatte auch gar keine Zeit, sich solche Überlegungen zu machen. Stimmt das nun, was die mir sagen, oder ist das Propaganda? Oder was ist nun überhaupt? Post kam nicht, denn die Russen hatten ja eine andere Eisenbahnspur, und deswegen konnten die Züge nicht fahren, respektive hat es sehr lange gedauert, bis die Züge, bis die Schienen umgepolt waren auf unsere Spurenbreite.

[...]

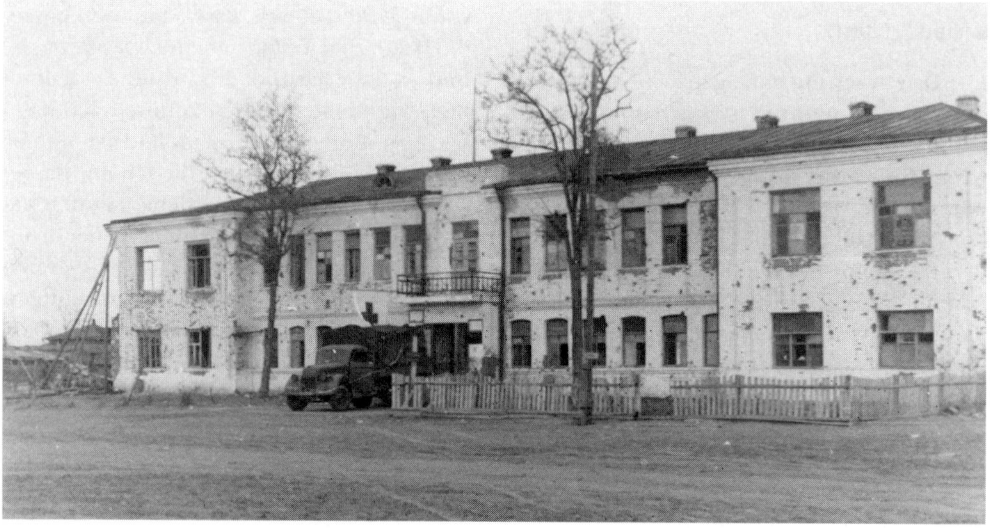

Zerschossenes Lazarett, Russland.
Privatbesitz Dr. Richard Thren und Walter Thren

Sie müssen sich das vorstellen wie ein Krankenhaus, nur mit anderen Dienstgradbezeichnungen, nicht? Das waren die Chefärzte, der Internist, der Chirurg, der HNO-Arzt, der Augenarzt, das hatten wir alles. Wir waren angeblich eine sehr vornehme Einheit, wir hatten sieben Universitätsprofessoren. Und junge Mediziner, die schon auf der Militärärztlichen Akademie ausgebildet waren oder ihr Studium gemacht hatten und hier jetzt zum praktischen Einsatz kamen, aber natürlich auch junge Assistenzärzte, es wurde ja alles eingezogen, was irgendwie brauchbar war, und auf die Lazarette, nicht nur auf die Lazarette, sondern natürlich auch als Truppenärzte und für die Hauptverbandplätze eingeteilt usw... Wir haben zum Teil in, sagen wir jetzt mal: festen, mehr oder weniger zerschossenen Gebäuden gelegen, aber wir haben auch z.B., als ich da bei der Sanitätskompanie war, da haben wir im Sonnenblumenfeld operiert! Da war ja gar nichts mehr! Da war ja alles weg.

[...]

Wir bauen auf, operieren die Patienten, die entweder vom Feldlazarett notdürftig versorgt oder vom Hauptverbandplatz kommen, also Bauchschüsse, Hirnverletzungen, Amputationen, aber auch die Abteilung für die inneren Kranken, also z.B. hatten wir ja in dem zweiten Winter diese große Fleckfieberepidemie, die den Russen überhaupt nichts ausmachte. Die hatten da ihre Abwehrkräfte, aber unsere Soldaten waren ja nicht sensibilisiert gegen diese Krankheit. Das war also ganz schlimm, da waren die Inneren ganz schlimm dran mit diesen vielen, vielen Fleckfieberleuten. Ja, und sonst war es immer so, wir kriegten die Leute, die mehr oder weniger versorgt waren. Wir kriegten sie nicht zu Dutzenden, sondern manchmal auch wirklich hundert und mehr. Und so schnell konnten die paar Menschen sie ja auch gar nicht versorgen. Sie konnten also dann nur sehen, oder die Ärzte hatten zu entscheiden, wer hat Überlebenschancen? Wen operieren wir zunächst? Wo es sowieso aussichtslos ist, da kann man nicht riskieren, dass man andere stundenlang noch liegen lässt und sie unter Umständen Tetanus- oder Gasbrandgefahren aussetzt, weil ja diese Wunden auch immer sehr verschmutzt waren. Da haben große Aufgaben auch die Seelsorger gehabt. Wir hatten ja einen katholischen und evangelischen Seelsorger. Und die haben also die Betreuung für diejenigen gemacht, die vertröstet werden mussten, dass sie etwas später dran kamen. Weil es aussichtslos war. [...]

■ Frau Anneliese Schulte (2000)

[...] Dann kamen wir oben rauf zum Norden nach Suwalki, wusste natürlich kein Mensch, wo das war. Da war aber noch kein Krieg mit Russland, sondern da mussten wir erst in einer russischen Kaserne Lazarette einrichten. Wir kriegten das Material, Betten und was dazu gehörte, und dann haben wir da Zimmer eingerichtet. Und wir waren dann zwölf Schwestern, vier oder fünf Ärzte und drei Sanitätsdienstgrade, Männer. Und wir haben das dann da eingerichtet. Wir waren ärgerlich, denn wir hatten ja nichts zu tun weiter. Wir sagten, was sollen wir hier? Und dann wurde uns so etwa acht Tage vor dem Termin gesagt, wir würden Krieg mit Russland kriegen. Dann war dann auch Urlaubssperre und Post durfte man nicht mehr ..., wir würden Krieg mit Russland bekommen. Haben wir gesagt, nein, wir haben doch den Pakt. Naja, man nahm denn das ja so hin, man war jung. Und dann ging es dann an einem Abend los. Wir lagen in den Baracken, die Schwestern, und dann war's so unruhig draußen. Dann sind wir raus gegangen an die Straße, und dann sahen wir Soldaten – das war das Rollfeld – die da aufmarschierten. Und das sehe ich noch heute vor mir: Ein Offizier, der ging vom Pferd runter und sagte „Sind Sie Deutsche? Sind Sie deutsche Schwestern?" „Ja." „Oh Gott, oh Gott" sagte er dann. Und am anderen Tag kam dann der Befehl, da war so ein Rollfeld, das war kein Flugplatz, aber Rollfeld, da mussten wir alle dahin kommen. Und da wurde uns dann gesagt, also: Krieg. Und dann war noch Gottesdienst, war ja dann früher noch, war alles voll Soldaten, die mussten alle antreten und wir auch. Und dann sprachen die ein paar Worte, dann Helm ab zum Gebet! Wir treten zum Beten. Wenn ich da heute noch dran denke! Und dann sind wir dann wieder in unsere Behausungen gegangen und dann am anderen Morgen, da ging der Krieg morgens früh um vier, da ging es los. Da schossen sie über uns weg, und die Flugzeuge kamen. Da kamen auch schon die ersten Verwundeten, ich habe auch noch ein paar Fotografien davon. Wir hatten so viel Verwundete und waren nur so wenig Schwestern und überhaupt, auch die Ärzte, wir konnten die gar nicht alle versorgen. Die hatten diese Panjewagen von den Polen, hatten die requiriert, da kamen die Verwundeten mit, da lagen die kreuz und quer drauf, und in unserem Gelände, die suchten sich gegenseitig [...]

Wir hatten vorbereitet, aber doch nicht für so viel. Wir waren eine Einheit von zwölf Schwestern, drei Sanitätsdienstgrade, und vier oder fünf Ärzte. Das war so eingeteilt. Die mussten immer einsatzbereit sein. Und da kamen ja Tausende! Wir haben noch Tage nachher, haben wir noch Verwundete gefunden, die gestorben waren, die wir gar nicht gesehen hatten. Und dann hatten sie da irgendwelche Leute aus der Bevölkerung, die brachten die uns rein. Die trugen die und schleppten die. Das war in den ersten Tagen grauenhaft. Und der eine von den Verwundeten suchte den anderen. Da waren ja Bauchschüsse und so. War schlimm. Da waren so lange Gänge, da hatten wir sie denn liegen, auf der Erde. Ja, man konnte nur Spritzen geben und sie versorgen, das waren starke Blutungen. Und dann waren die Soldaten noch so untereinander, ich sehe das noch so vor mir: Nein Schwester, zuerst den anderen. Den mit dem Bauchschuß. Erst die, die bluten doch so schlimm. Nachher war es unübersehbar. Wir sind dann die ersten Tage kaum ins Bett, ins Bett gar nicht, wir haben uns dann da einfach so hin gesetzt.

[Wir haben] einfach getan, was anstand, nur noch. Was ankam, das wurde mehr oder

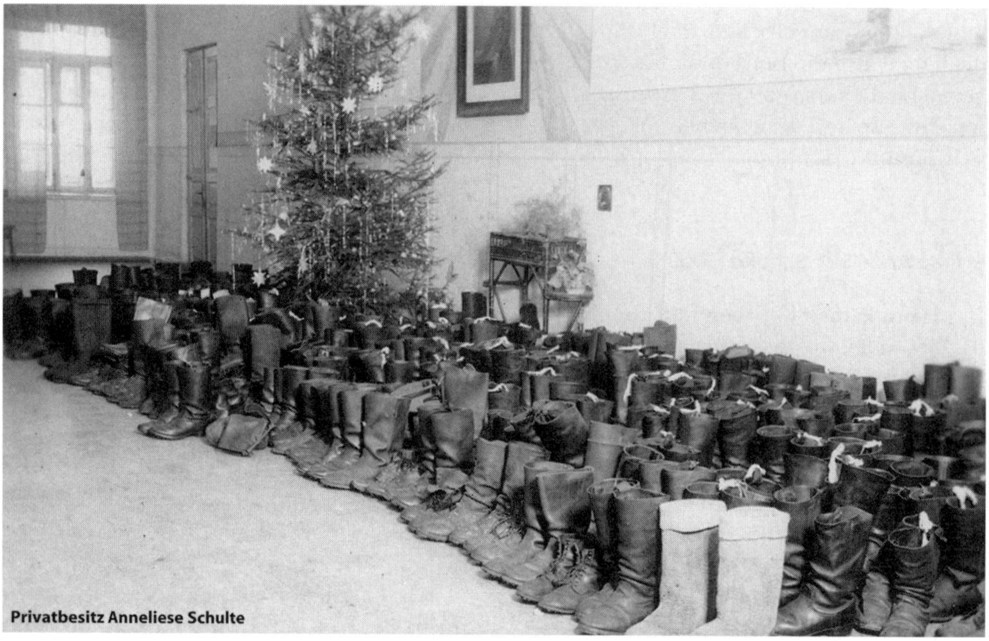

Privatbesitz Anneliese Schulte

weniger versorgt nachher nur noch. Und wie gesagt, dieses Gleis, das war einspurig. Das war von Königsberg, Tilsit, die Strecke, die war ja kaum befahrbar, sowieso. Das war an der Wolfsschanze, wo der Hitler seine Burg hatte. Und dann staute sich das, und dann kamen Sankawagen und haben dann Verwundete abgeholt, aber, Gott, der Transport, der war dann, das konnte man gar nicht sehen, wer es nun nötiger hatte. Nur dass man Platz hatte und wieder aufnehmen konnte.

[...]

Und dann hatte man uns von zu Hause Lametta, es durften ja nur diese kleinen, ich weiß nicht, 30- oder 50-Gramm-Päckchen geschickt werden unter Feldpostnummer, andere durften wir ja nicht. Und da ging das am Heiligabend, am 25. Dezember 41, ging das los, dass wir Verwundete bekamen, mit den Zügen, und die hatten dann, die kamen von der Front, wir hatten da 40° Kälte, und die hatten Schnee in die Schuhe gekriegt, in die Stiefel, das waren ja zum Teil Filzstiefel. Und da waren denn auf dem Transport, in dem Wagen, war das denn erst getaut und dann gefroren. Und das hier sind alles Stiefel, die man uns gebracht hatte, denen die Beine abgefroren waren. Nicht, also da waren die Beine noch dran, aber man mußte die Stiefel ja ausziehen.

Ja, wir haben dann erst ... keiner war darauf vorbereitet und niemand wußte, wie man solch starke Erfrierungen behandelt. Die hatten wahnsinnige Schmerzen und in Stiefelhöhe trennte sich dann das Fleisch vom Knochen. Da war der Oberschenkel, dann so ein Stück Knochen und dann das Bein, was dann gefroren war, und das wurde dann schwarz. Und erst haben wir dann nur Bäder gemacht, und wir hatten auch nicht so viel warmes Wasser, ach, das war schrecklich.

[...] Ja, und Medikamente, Gott, wie man es heute so kennt, zum Beispiel Betäubungsmittel, diese ersten furchtbaren Verwundungen, das konnte man gar nicht an Spritzen geben, um die Schmerzen zu bekämpfen, um denen Hilfe zu geben. Das war so, jeder ging da hin oder machte, was er nun für nötig hielt, da war ja auch Geschrei und Jammern. [...]

■ Elisabeth Weber (2001)

[...] Wir waren sechs Schwestern und haben etwa acht Tage für die Fahrt gebraucht, mal mit Lazarettzug, mal mit einem Truppentransporter, denn es bestand noch keine reguläre Fahrtverbindung, und auch noch keine Urlauberzüge, die dann später eingesetzt wurden. Und man war eigentlich noch zu jung und zu unerfahren für diese Aufgabe. Ich war gerade 22 Jahre alt. Und hier in Deutschland war ja alles noch ganz, in Polen sah man auch ganz wenig an Zerstörung, aber mit Russland fing es an. Zerstörte Städte und irgendwo lag ein toter Russe am Bahndamm, denn die Zuglinien waren ja eigentlich die einzige Versorgungsbasis für die Truppen und waren immer sehr anfällig. Also, da wurden oft Minen gelegt, und Überfälle usw... Und wir sind dann im Oktober, 1941 war es, in Witebsk angekommen. Ein zerschossener Bahnhof, und irgendwo war dann noch eine Stelle, die in unserem zukünftigen Lazarett anrief und um unsere Abholung bat. Und da kam ein Lastwagen, waren auch noch ein paar Gefangene drauf. Hinten wurde unser Gepäck verladen, und dann ging es durch Schlaglöcher über Stock und Stein zu unserem Lazarett. [...]

Und mir wurde als erstes eine Typhusabteilung zugeteilt. Und zu Beginn blieb das alles noch einigermaßen im Rahmen. Ende Oktober fielen dann allerdings schon die ersten Schneeflocken. Und ich habe meine Typhuspatienten versorgt, aber wir hatten damals noch keine Russinnen zum Putzen, es kamen morgens Gefangene, die putzen mussten, und die Wassernot war das Schlimmste. Es wurde in Bottichen für ein paar hundert Menschen Wasser heran gefahren, und wie viel es dann gab, kann sich jeder ausrechnen. Es war eine Katastrophe. Und da ist folgendes passiert: Der Unteroffizier hatte den Gefangenen den Auftrag gegeben, den Korridor zu wischen, ohne sich zu überzeugen, ob überhaupt Wasser da war. Und wir hatten nicht einmal Chlorkalk, um die Typhusstühle zu desinfizieren, da stand ein Becken mit Desinfektionslösung, darum konnte ich mich nicht kümmern, das war Sache der Sanitäter, und da waren Russen, die halfen. Und da ist folgendes passiert, dass die Gefangenen dieses Wasser, in denen die Typhusbecken gespült wurden, zum Wischen genommen haben [...] und der Erfolg war, dass im Gefangenenlager eine Typhusepidemie ausbrach. Und es sollen sehr, sehr viele gestorben sein.

[...]

Und im November sind wir langsam eingeschneit, 1941, in diesem furchtbaren Winter, und eingefroren. Und ab Dezember kam diese unheimliche Kälte. Ich habe mal irgendwo gelesen, dass es der 6. Dezember war. Es wurde eisig kalt, und dann kam der Rückzug unserer Truppen, wir waren ja immer noch am Vormarschieren, und es war ja überhaupt keine Winterausrüstung da, und im Dezember erreichte uns dann diese Rückzugswelle, also da kamen unheimlich viele. [...]

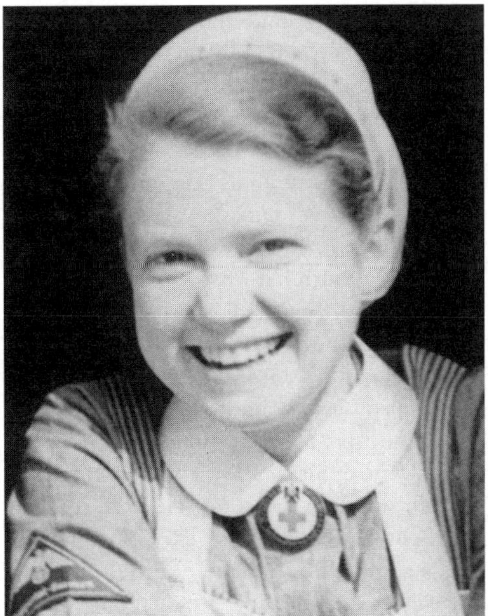
Privatbesitz Elisabeth Weber

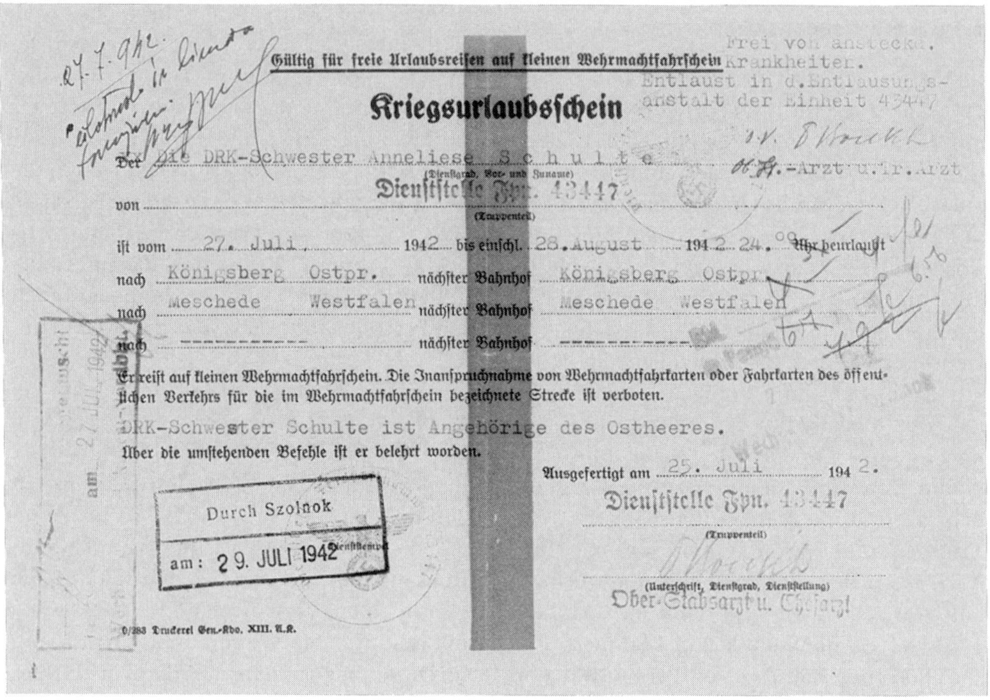

Gültig für freie Urlaubsreisen auf kleinen Wehrmachtfahrschein

Frei von ansteckenden Krankheiten.
Entlaust in d. Entlausungsanstalt der Einheit 43447

Kriegsurlaubsschein

Der Die DRK-Schwester Anneliese Schulte
(Dienstgrad, Vor- und Zuname)

Dienststelle Fpn. 43447

von
(Truppenteil)

ist vom 27. Juli 1942 bis einschl. 28. August 1942 24.00 Uhr beurlaubt

nach Königsberg Ostpr. nächster Bahnhof Königsberg Ostpr.

nach Meschede Westfalen nächster Bahnhof Meschede Westfalen

nach ----------- nächster Bahnhof -----------

Er reist auf kleinen Wehrmachtfahrschein. Die Inanspruchnahme von Wehrmachtfahrkarten oder Fahrkarten des öffentlichen Verkehrs für die im Wehrmachtfahrschein bezeichnete Strecke ist verboten.

DRK-Schwester Schulte ist Angehörige des Ostheeres.
Über die umstehenden Befehle ist er belehrt worden.

Durch Szolnok
am: 29. JULI 1942

Ausgefertigt am 25. Juli 1942.

Dienststelle Fpn. 43447
(Truppenteil)

(Unterschrift, Dienstgrad, Dienststellung)
Ober-Stabsarzt u. Chefarzt

0/283 Druckerei Gen.-Kdo. XIII. A.K.

Kriegsurlaubsschein
Privatbesitz Anneliese Schulte

Also im Winter hatten wir Fleckfieber und im Sommer Typhus, so war die Verteilung. Und ich hatte oben ein paar Zimmer mit Diphtherie, da musste wohl irgendeine Epidemie gewesen sein in Rußland, und dann bekamen wir massenhaft Lungenentzündungen, Gelenkrheumatismus, Nephritis, alles durch die unheimliche Kälte, und, also wir liefen über, kann ich nur sagen. Überall waren Notbetten eingeschoben. Und wie gesagt, zu Weihnachten waren wir restlos vollgelaufen, es war kaum zu machen. Und Wasser, ja, also Bärte behielten alle Männer, wir hatten alle paar Tage nur mal eine kleine Pfütze Wasser in der Waschschüssel, damit sie sich waschen konnten, an Rasieren war gar nicht zu denken. Und ich habe aber immer auf die Mundpflege geachtet, morgens hatte ich meine Becher mit warmem Wasser, dass wenigstens die Mundpflege eingehalten wurde. Und es wurde dann immer schlimmer, im Januar kam dann die große Rückzugswelle, dass die Front zurückgenommen werden musste, und in Witebsk hatten wir kaum mehr Truppen, also die Russen hätten uns im Handstreich nehmen können [...] Verpflegung kam nicht nach. Wir hatten überhaupt keine Ausrüstung für so viele Patienten. Also es war wirklich eine Katastrophe, zum Heizen gab's ja auch herzlich wenig, und die erste Garnitur – es waren eigentlich Doppelfenster da – aber die ersten Fensterscheiben waren in den Kampfhandlungen kaputtgegangen, und so viel Glas war ja gar nicht da. Wir hatten im Durchschnitt 30° unter Null, wir hatten aber auch schon 37°. Und es war so kalt, dass, wenn Patienten unter sich gelassen hatten, dass die Bettücher an den Seiten gefroren waren. Ich hatte im Dienstzimmer mal Blutsenkungen in den Röhrchen aufgezogen, und ich denke: Was hast du denn nur verkehrt gemacht? Also, die fallen ja überhaupt nicht runter. Und hinterher stellte sich heraus, die waren gefroren! Und wir hatten erhöhte Alarmbereitschaft, wir mussten unseren Rucksack packen, falls ..., aber wie sie uns hätten wegbringen sollen, das weiß ich auch nicht. Und die Patienten lagen mit 40° Fieber, kriegten Stahlhelme und Gewehr drangehängt, also das war, also das war ... Und dann erinnere ich mich noch an einen, da kamen Sanitäter aus der Entlausung hoch mit einem schlotternden Etwas von Patienten und waren in voller Kriegsausrüstung mit Stahlhelm und Gewehr. Ich sagte: Also jetzt ist doch ... alles ..., es geht irgendwie nicht mehr. [...]

Ich habe damals bombenfest geschlafen. Wenn die da von Strategien sprechen, wie man das ertragen kann, dann kann ich nur sagen, man ist von morgens bis abends gerannt, um überhaupt irgendwie die Arbeit zu schaffen, und nachts habe ich geschlafen, dass mich überhaupt niemand mehr wach bekommen hat. [...]

Und ab März ging es uns etwas besser. Also da kam schon mal etwas mehr Nachschub heran, und es gingen wieder Lazarettzüge, damit wir wieder etwas Platz und Luft bekamen. Und im April gab es das erste Tauwetter. [...]. Dass in diesem Morast kein Durchkommen ist, das kann man sich vorstellen. Also in Russland hieß es nicht Tauwetter, sondern Schlammperiode. Und im Mai habe ich dann meinen ersten Urlaub bekommen. Ich muss sagen, ich hätte die ganze Welt umarmen können nach diesem Winter. Und bei uns war es alles noch öde und leer. Also wir hatten gerade die Schlammperiode hinter uns, den ersten Huflattich hatte man da schon gesehen, sonst war alles noch tote Erde. Ich muss ehrlich gestehen, wenn ich sonst auch bombenfest schlief, ich habe nicht schlafen können vor lauter Aufregung, dass es nach Hause geht und zum Westen. Ich erinnere mich noch, in Polen war der erste blühende Weidenkätzchenstrauch und man sah schon mal Getreidefelder, die grün wurden. Das war alles wie ein Wunder. Und in Posen weiß ich noch, ich bin in Russland zuerst Lazarettzug gefahren und dann später mit normalen Urlauberzügen. Also wir haben in Trauben an den Fenstern gehangen, in Posen, da sah man die ersten gut angezogenen Leute wieder und auch, dass etwas grün wurde. Und in Groß Bentschen, da sind wir über die Reichsgrenze gefahren, da läuteten die Glocken, ich habe geweint! Und ich bin morgens dann zu Hause angekommen, ich habe gesagt, es ist doch zu schade, einen ganzen Urlaubstag zu verschlafen. Ich hab gesagt, die sollen mich mittags um zwölf wecken, aber ich bin erst gegen Abend wieder wach geworden. Aber ich muss sagen, ich hätte alles in der Welt gegeben, wenn ich nicht hätte wieder fahren brauchen.

[...]

Und dann wurden wir bald danach vorverlegt nach Wjasma. Das ist die letzte Stadt westlich von Moskau. [...] Wir wurden dann auf die Feldlazarette verteilt, und ich kam dann ins Arbeitsdienstlazarett. Das war mein primitivster Einsatz, muss ich sagen. Das waren Arbeitsdienstabteilungen, die zum Wegebau, Nachschub und so weiter eingesetzt waren. Es war an sich bodenloser Leichtsinn, diese 18-jährigen Jungen so weit nach Russland reinzuschicken. Und die sind in den russischen Angriff reingeraten. [...] Wir hatten da zwei, ach, ganz primitive Bauten, halb Baracke, halb Haus, kann man sagen, und ein großes Mannschaftszelt, und noch ein kleineres Haus. Also primitiver ging's nicht. So richtig auf dem Land. Und es regnete! Es regnete und regnete in dem Sommer. Und alles verwandelte sich in Morast. [...] Also das Gelände: ein Morast. Ich habe einen Tag die Stiefel angezogen, nächsten Tag die hohen Schuhe, Halbschuhe wären nämlich im Morast stecken geblieben. Wasser gab es nicht, Strom gab es nicht. Da stand ein Tankwagen im Gelände, das war unser einziges Wasser, was uns zur Verfügung stand. Und die Baracken waren voll belegt [...]

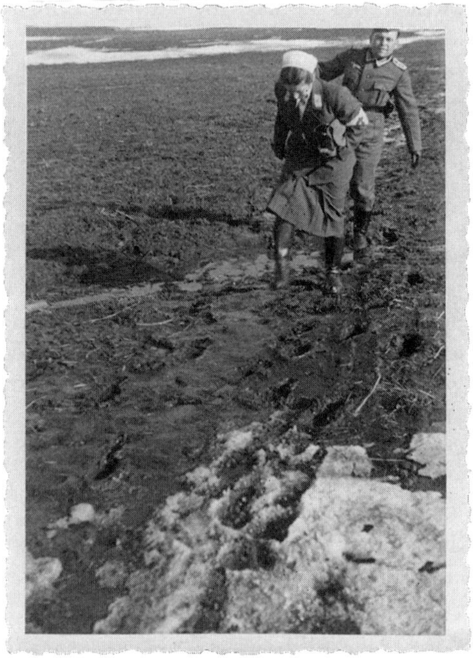

Privatbesitz Erika Summ (Nachlass Margarete L.)

„Kamerad, heut ist Sonntag", Wjasma
Privatbesitz Elisabeth Weber

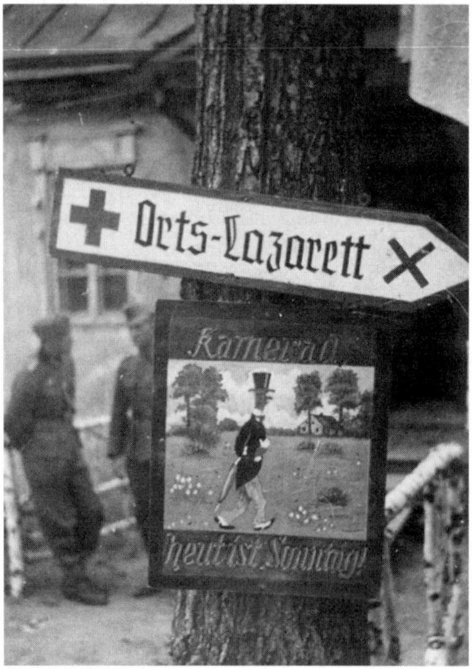

Ja, und im Herbst wurden die Arbeitsdienstabteilungen dann nach Südfrankreich verlegt. Inzwischen hatte sich auch die Front beruhigt. Ich meine, die Front war wie ein ewiges Gewitter. Tag und Nacht. Und wenn man nachts den tiefsten Schlaf aus hatte, dann wurde man erst einmal wach, weil die Fensterscheiben so stark vibrierten. Und besonders schwere Einschläge dann noch extra. Abends kamen immer die Flieger. Der UvD, der Unteroffizier vom Dienst, also die hatten wohl einen Feldflughafen kurz hinter der Front und hatten immer mal so etliches an Bomben abgeladen. Und einmal vor dem Verbandstag, da hatte ich noch nicht früh genug alles abgedeckt, und alles war voller Mörtel, da konnte man erst einmal wieder alles saubermachen. [...]

Ich muss sagen, ab Sommer war die Lazaretteinheit irgendwie mein Zuhause geworden. Ich hatte mich ..., aber nachdem ich meinen Urlaubsschein hatte im Herbst, da war mein Leben wieder kostbar, da bin ich wenigstens in den Splittergraben gelaufen, wenn Flieger kamen. Und nach dem Urlaub kriegte ich dann die Fleckfieberabteilung unten in Wjasma. Und das war schwer. Das waren sehr viele Schwerkranke. An Fleckfieber sind uns sehr viele gestorben. Da war die Todesrate noch sehr hoch. Und die Abteilung war groß. Also, das war ..., das war ..., war nicht leicht.

Eines Abends, wo das so regnete, also mein Kleid unten, das waren 8 – 10 Zentimeter hoch nur noch Lehm, weil wir ja dauernd durchs Gelände mußten. Wasser holen, dies und das. ...

Ja, dann habe ich für etliche Monate die Fleckfieberabteilung gemacht unten in Wjasma. Also das war eigentlich immer die schwerste Pflege, Fleckfieber. Weil das hochfiebernde Patienten waren, und die waren immer sehr unruhig. Wir hatten eine hohe Sterberate. Ich erinnere mich nur noch an einen Patienten dort, der hieß Wunderle und war ein Wunder. Der hatte Typhus und Fleckfieber

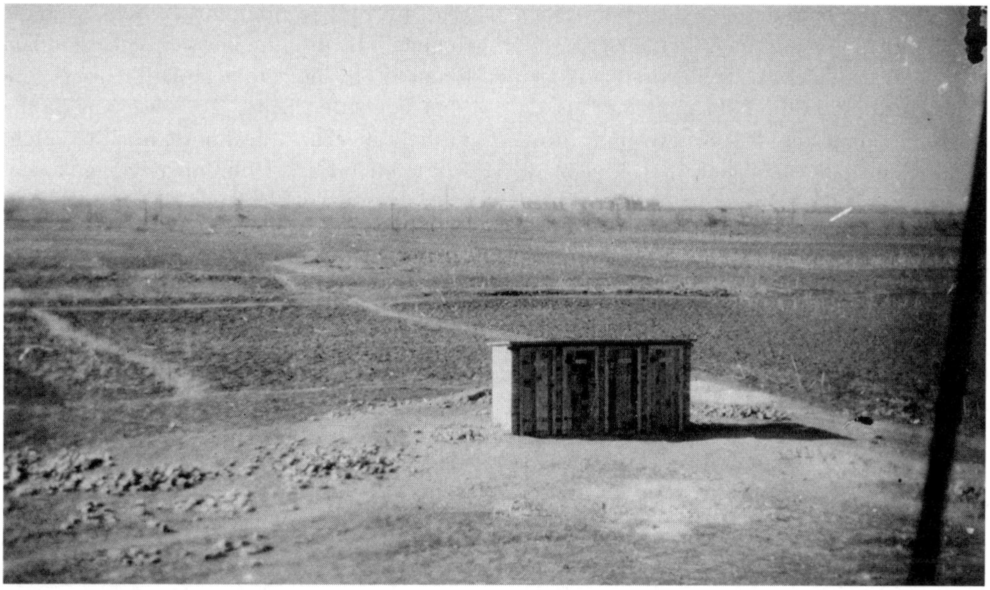

Lazarett-Toilette. Privatbesitz Ilse Peffer

gleichzeitig, und seine Zehen waren schwarz erfroren, die ließ man dann damals mumifizieren. Also nur Puderverbände, Bogen drüber, dass keine Decke drauf war, und wurden später amputiert. Auf jeden Fall kriegte er auch noch eine Lungenembolie. Er schnappte nur noch nach Luft und war eigentlich nicht mehr zu retten. Und Stabsarzt Lange, der ein sehr tüchtiger Arzt war, der sagte: „Sollen wir ihn noch mit der Spritze quälen?" Weil er dachte, das wird so und so nicht ... „Ach, der ist noch so jung!" Und der hatte in der rechten Ellenbeuge einen Frauenkopf tätowiert. Die einzige Vene, die noch zu haben war, das war das rechte Auge der Frau. Und ich sagte bei der Visite: „Ein Stich ins rechte Auge." Und glauben Sie, der ist durchgekommen! Wunderle Wunder. Und eines Tages, da ließ er mir Bescheid sagen in der Küche, da ging es ihm schon etwas besser, dass er von jetzt ab seine ganze Portion haben möchte. Ich hatte das aber mißverstanden, ich dachte, der beschwert sich, dass er nicht seine ganze Portion bekommt. Dachte, nach dem Essenausteilen gehe ich doch einmal zum Wunderle runter. Und er war noch am Vespern. Aus Bayern stammte er. Und da saß er doch mit zitternden Händen da, schnitt sein Brot in Würfel und seine Wurst in Würfel, und er wollte wieder richtig vespern wie zu Hause. Er war meine Häppchen leid. Ich habe nichts gesagt, ich hatte denn gleich kapiert. ... Ja, Stromausfälle ... wir hatten da wenigstens richtig fließend Wasser in der Fleckfieberabteilung, das war schon ein großer Vorteil. Nicht in jedem Zimmer, aber wir hatten Wasser. Und Strom war Mangelware da, der setzte dauernd aus. [...]. Ach, das war noch etwas Nettes in Wjasma. Da hing jeden Sonntag dieses Schild am Baum: „Kamerad, es ist Sonntag!"

■ Schwester Dora (2001)

[...] Von der Ruhr möchte ich noch sagen, es war entsetzlich. Die Toilettenanlagen, Sie wissen ja von den Plumpsklosetts. Und überhaupt ist dieses für uns Frauen ein großes Problem. Auf den langen Transporten und so weiter. Da hat die Organisation Todt vierzig Sitze außerhalb des Hauses gebaut. Aber die hatten so gebaut, um Material zu sparen, da so eine große Holzklappe vorgebaut. Der Kopf guckte raus, die Füße guckten raus, da lassen sie mal die Schwestern mit ihren Häubchen sitzen! Und natürlich hatten wir es dann auch alle gekriegt. Ach, schrecklich! Und ich hatte noch eine Station im Untergeschoß [...], also es kamen dann fürchterliche Regenfälle und aus diesen ebenerdigen Klos, nicht, die draußen sind, kam nun das Wasser hoch und man lief nun über die Knöchel in diesem Abwasser. Weil alles verstopft war. Und das ist ja kein Wunder, dass die Infektion sich innerhalb ... und die Patienten wieder, die kamen mit wunden Beinen, weil sie eben im Schützengraben ... manche haben vierzig Mal raus gemusst. Sie hatten kein Papier, kein Wasser, also so etwas kann man sich kaum vorstellen. [...]

[Ich] musste sofort zum Flugplatz und sollte irgendwo anders hin. Wusste keiner. Der Pruth, die Brücken waren kaputt, ich konnte kein Gepäck mitnehmen, bloß mein Reisenecessaire, und musste lauter Säcke für Strohsäcke mitnehmen. Und das war eine kleine offene „Klemm“ und ein rumänischer Offizier. Die waren ja damals Kompagnons. Wir sind zwei Stunden in so einem Wind geflogen. War nur eine kurze Strecke und landeten in Tiraspol, einfach nur auf der gegenüber liegenden Seite. Und zwar war da die Einheit abgerückt und hatte noch 65 leicht Erkrankte oder Verwundete liegen gelassen. Und das war wie meistens eine Schule, und die lagen zum Teil in so einer Art Museum, wo ausgestopfte Tiere waren. Und hatten nichts drunter, die hatten alles mitgenommen, so auf dem blanken Boden. Und nun ist etwas, was ich eigentlich noch nie erzählt habe. Es war da so eine Einheit und ein paar Soldaten, also Sanitäter. Also, ich ging zum Feldwebel – man kennt nun keinen – und ging zum Feldwebel, es gab schon Kriegsgefangene zum Helfen. Hab gesagt: „Ich möchte Kriegsgefangene haben.“ Und da sagt er: „Die werden morgens um 7 Uhr verteilt.“ Und dann habe ich mir einen Stift genommen und Pappe und eine Sicherheitsnadel und hab zu den Russen gesagt „Ich Dora, und du?“ Namen. Und hab dann aufgeschrieben ‚Schwester Dora‘ und gesagt: „Du jetzt für mich arbeiten.“ Und dann musste ich Teller haben und kriegte 30 Teller und Löffel und konnte dann zum ersten Mal Essen austeilen, das wurde gegeben. Aber das war fürchterlich. Bis man sich da zurecht findet. Und abends irgendwie, naja, nächsten Tag kamen schon Zugänge, [...] ich denke immer, wenn man schreckliche Situationen aus dem Kriege erzählt und veröffentlicht, dann denkt immer irgendeine frühere Braut oder Mutter, das ist jetzt mein Sohn, der in diese Hände gefallen ist. Deshalb ist man denn auch schweigsam. Ge-

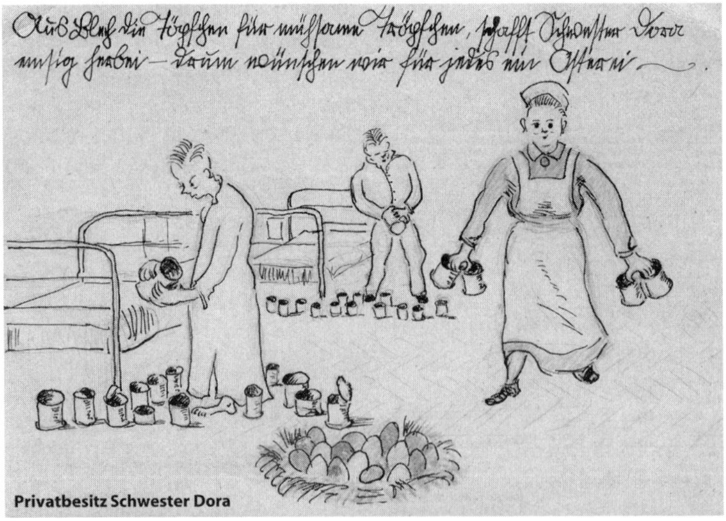

Privatbesitz Schwester Dora

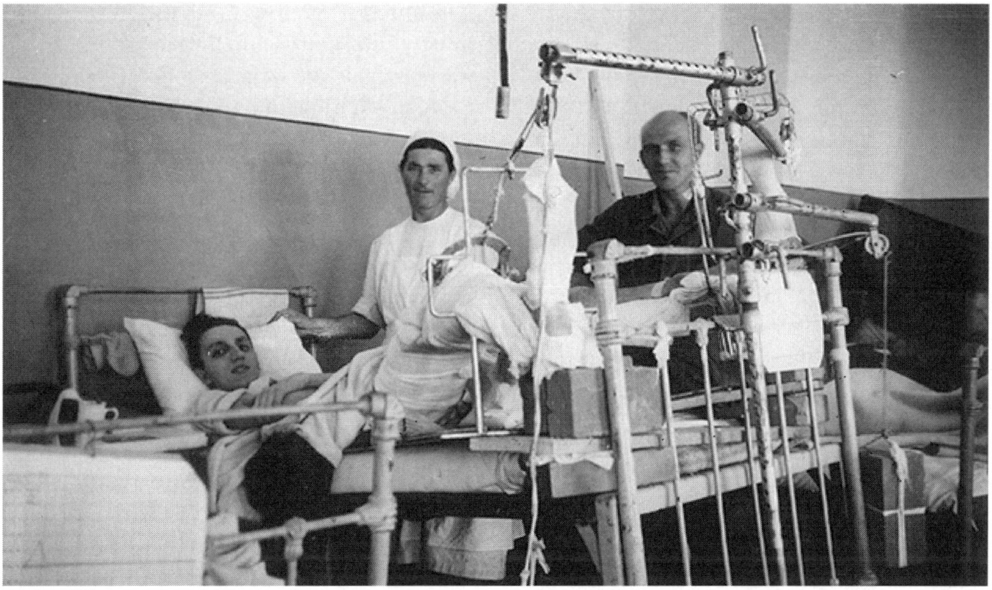

Taganrog. Privatbesitz Schwester Dora

wesen, bis jetzt. Und auch jetzt möchte ich das eigentlich auch nicht, aber weil Sie ja nun die Situation der Schwestern wissen wollen, in welcher Klemme man war. Es war bald mal ..., dann habe ich auch ein bisschen auf Station geholfen, dann kamen noch ein paar Schwestern nach von meiner Einheit, und brachten auch erst einmal Wäsche mit. Auch im OP waren wir zu zweit, dann konnte ich auch mal gucken. Dann war, wieviel Patienten es waren, weiß ich nicht, aber es ging über drei Etagen mindestens. Und immer, wenn man jemanden versorgt hatte und kam morgens hin, dann lagen andere im Bett, dann waren die morgens abgeholt mit Flugzeugen weiter westlich gebracht worden. Und da hatte ich plötzlich mal, also da waren vielleicht zehn Betten in dem Raum, und die hatten Gasbrand. Ich sah das gleich, also das war grauenhaft. Und dann gab es keine Urinflaschen, sondern Büchsen musste man sammeln und dann haben immer die Leichtkranken den Schwerkranken geholfen. Und dann kam plötzlich ein Generalarzt und ich hatte glücklicherweise endlich mal Fieber gemessen, aber von den Leuten, die nun schon wieder weg waren, und dann lagen schon ganz andere drin. Ich bin gerade eben mit der Visite mitgegangen bei diesen und sagte dem Generalarzt – der guckte immer auf die Kurve — : „Das ist er nicht, ist schon ein anderer drin!" Ach schrecklich! Und dann humpelte mit einem Mal einer mit einer Unterschenkelverletzung durchs Zimmer, um einem anderen behilflich zu sein. Und der Arzt sagte: „Schwester, Sie müssen aber aufpassen, dass Beinverletzte nicht aufstehen!" Und da habe ich gesagt: „Wir haben keine Urinflaschen und die Toiletten sind unten im Hof!" Und dann bin ich raus und habe zwei Tage nur geheult, da bin ich schon ein bisschen zusammengeklappt.

[...]

Aber gerade dieses habe ich auch in Nikolajew erlebt. Unsere Soldaten, also unsere Sanitäter, die sagten, sie gingen morgens ins Kriegsgefangenenlager und holten Hilfe. Die Leute würden sich prügeln, weil sie alle mit wollten. Und wir mussten ja die Brote für die Leute alle schmieren, hatten manchmal Handschuhe an dabei. Und das Maisbrot, das bröckelte so, und ich ging zur Küche, durch mehrere Gebäude und hatte so eine große Schüssel mit Brocken dabei, und merkte, dass mir jemand folgt. Dreh mich um, ein riesengroßer, sah aus wie so ein Kaukasier, ich kann es nicht beschreiben, wie sein Gesichtsausdruck war, und da habe ich mich geschämt für ganz Deutschland, also wirklich, dass man Menschen zu Tieren werden lässt, denn er war wie ein verhungerter Tiger, und ich hab mich noch nie im Leben so geniert wie in den Minuten, dass ich mich umgedreht habe und er sich die Taschen und den Mund gefüllt hat.

[...]

Und von oben kam der Befehl, „Grippaler Infekt" wäre nicht mehr einzusetzen als Diagnose. Aber in so einer Situation, wie das war und wir aus dem Feldlazarett direkt die Leute kriegten, da haben die Soldaten Lungenentzündung. Wie sollen die dort feststellen, daß es Typhus ist? Man muss Blut abnehmen und das dauert mehrere Tage, bis es raus ist. Außerdem kann man es erst, glaube ich, nach ein paar Wochen feststellen. Ich weiß es nicht mehr genau. Ich bin so lange raus. Außerdem war alles verändert durch die vielen Impfereien, die wir hatten. Ich hatte ja auch noch 14 Tage gearbeitet, und da hatte ich abends immer über 40°. Und wenn ich über 40° hatte, dann war ich high und den ganzen Tag so ein bisschen kaputt. Nun ja. Und dann mußten wir auch plötzlich aus Taganrog weg. Und waren da am Lazarettzug angehangen. Ach, vorher war ich auch dort in der Stadt, das war auch interessant, das wirkte ganz orientalisch. Da waren so viele geflüchtet, aus dem Kaukaus wohl. Aber die hatten auch so eine Art Kamele, auf Kamelen saßen die in orientalischen Kleidern. Also das war wie ein ... Traum. Ein unheimlicher Traum. Wo sind die Menschen hin und was haben sie verlassen und was ist aus ihnen geworden? Und mit diesem Zug landeten wir dann in Kirowograd. Da sind wir auch nicht lange gewesen. Da war ich auch wieder auf der inneren Station. Und von Kirowograd mussten wir ganz schnell wieder nach Poltawa. Sehr weit, das ist ja fast schon wieder Moldawien, oder jedenfalls Ukraine. Und in Poltawa kriegten wir Urlaub. Und alles war gepackt. Und irgendwie, ich war auch fertig. Und nächsten Tag sollte ich weg, und dann kriegte ich einen Befehl ins Krankenhaus, in dieses andere Lazarett, das noch in Aktion war, ich weiß nicht wo, ich bin zu vergesslich. Na, jedenfalls da, wo auch der eigentliche Durchbruch war der Russen. [...] Da in dem andern Lazarett waren die Schwestern auch schon alle in Urlaub. Und da war ich da dann die einzige OP-Schwester. Und aus den LKWs wurden dann die Landser ausgeladen, und die Flure lagen voll. Wir hatten ja auch immer Zahnärzte und Pfarrer, und die Zahnärzte und Pfarrer haben die Aufnahme gemacht. Und die Tetanusspritzen gegeben. Und wir haben gleich mit Operieren angefangen und gleichzeitig wurde noch gemauert im Op, damit wir sterilisieren konnten. Und da war es dann so, dass die Ärzte dann geschlossen in zwei Schichten gearbeitet haben im OP, und ich habe dann die zwei Schichten gearbeitet. Habe aber Pervitin genommen. Man ist dann auch stimmungsmäßig besser, ist ja gefährlich, aber man ist dann zehn Zentimeter über dem Boden. Ich weiß nicht, ob ich mich nicht gut konzentriert habe, kann ich nicht mehr beurteilen. Ich nehme an, dass nichts passiert ist. Naja, wurde eben in zwei Schichten operiert und ich konnte dann auch nicht mehr raus, weil da so kleine Maschinen flogen – eigentlich haben die Russen kaum Luftangriffe gemacht. Habe ich auf dem OP-Tisch ein paar Stunden geschlafen. Und dann war es so, im ganzen bin ich vielleicht zehn Tage in diesem Lazarett gewesen. Und dann hieß es, dass wir weg müssen, alle. Es waren noch auf Station ein paar Schwestern. Dann kriegte ich auch noch große Vorwürfe, weil ich nachts beim Fliegeralarm nicht aufgestanden bin. Da hatte ich geschlafen schon und hatte aber auch Gallenbe-

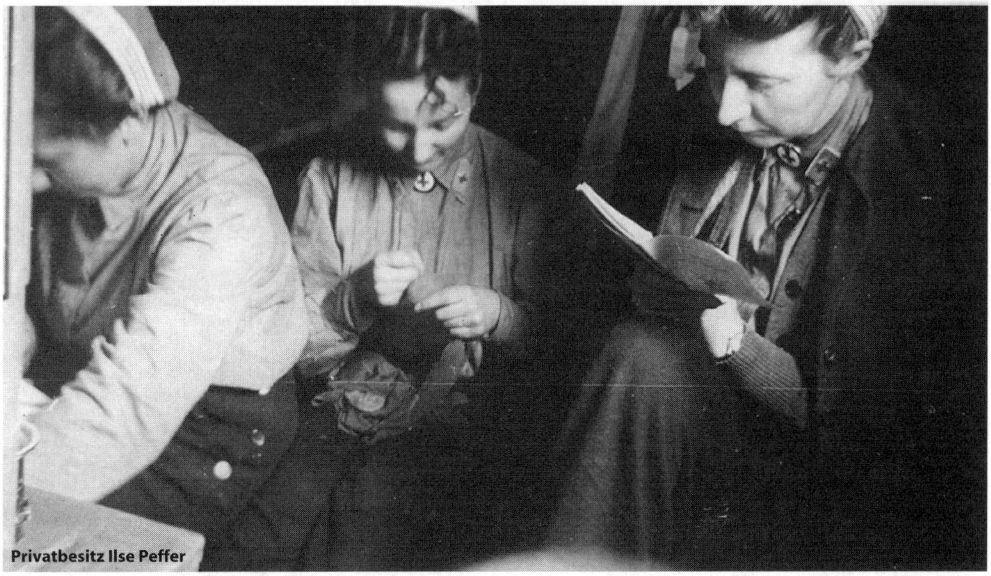

Privatbesitz Ilse Peffer

schwerden. Und dann bin ich in einen Güterzug. Und da habe ich Bänke oder so nicht gesehen. Ich weiß nicht, wie ich nach Berlin gekommen bin. Ich glaube, ich habe die ganze Zeit geschlafen. Und dann bin ich in Berlin durch Rauchtrümmer von einem Bahnhof zum anderen und wundere mich heute noch, dass ich es gefunden habe und bin nach Hause und habe da 14 Tage Fieber gehabt und geschlafen. [...]

Das muss ich auch sagen, wir hatten in diesem Lazarett ganz phantastische Sanitäter. Und zwar waren die meisten ausgebildete Krankenpfleger und aus einer hessischen psychiatrischen Klinik. Und das waren tolle Leute, alles solide Familienväter. Und gerade da, wie es in Ananjew brenzlig wurde – was waren die kameradschaftlich und sorgten sich um uns! Also, das war toll. Sie konnten uns nicht helfen, aber diese Ruhe und Hilfsbereitschaft, die die ausstrahlten. Und dann sind wir wieder an einen Lazarettzug angehängt worden, und eines Morgens wachen wir auf und stehen alleine. Die sind weiter gefahren, die Männer mit den Verwundeten, und wir standen irgendwo, sind aber noch über den Pruth gekommen. Wo wir dann standen, weiß ich nicht. Wir sind drei Wochen unterwegs gewesen. [...] Wir waren nur 23 in einem Güterwagen, und immer so gelegen: Kopf, Bein, Kopf. Wir hatten ja auch unser Gepäck mit. [...] Wir lagen auf Stroh und hatten einen eisernen Ofen im Wagen! Dass wir nicht abgebrannt sind! Und dann hatten wir die Hindenburglichter. Dann haben wir irgend ein Buch gehabt, was wir weitergegeben und mit Hindenburglichtern gelesen haben, während die anderen schliefen. Das ist wie ein Wunder. [...] Die Wände glitzerten, ja durch die Ritzen wehte der Schnee und wir landeten in Krakau. Und da stand der Waggon auf einem Güterbahnhof und dann haben wir erst einmal Wäsche gewaschen und dann bin ich in die Stadt gegangen, wir wussten wohl, dass es zwei Tage dauern könnte [...] Und ich sah am Theater, dass morgens eine Generalprobe Beethoven war, Konzert. Und da bin ich rein gegangen. Und nachmittags das Land des Lächelns, da bin ich auch hingegangen, man war ja so ausgehungert. Und ich hab mir die Stadt angeschaut und war begeistert, die Tuchhallen, die Kirchen und die Stadtmauer. Ja, und eines Tages rollten wir wieder – ja, wohin rollen wir nun? –

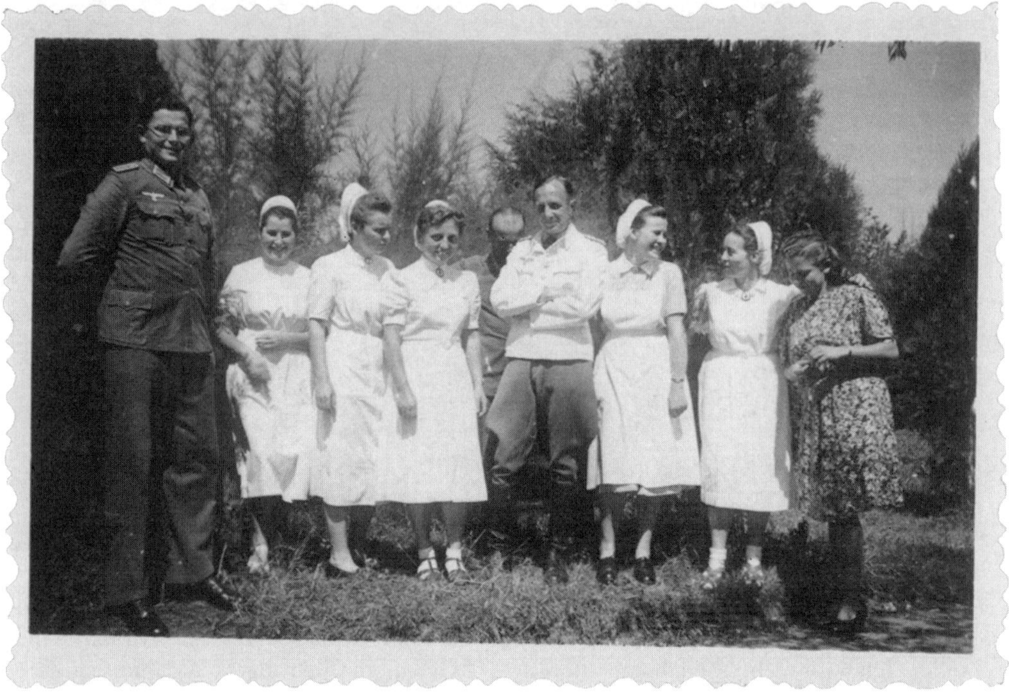

Ortenburg, 1945. Privatbesitz Schwester Dora

und kamen dann über die Beskiden, die Störche kamen, der Winter war vorbei, und wir landeten in Klausenburg, Kolosvar, in Ungarn. Naja, da auch nur kurze Zeit, und kriegten Verwundete, von hinten Schüsse, Fersenschüsse. Da war Rumänien abgefallen und die Russen in Rumänien. Das war auch nicht lange. Dann sind wir über Brünn nach Sankt Pölten gekommen. Da war noch einmal richtig OP-Betrieb, aber die Russen kamen immer näher, und die Einheit sollte weg. Ich war am Einpacken, ich musste ja den OP ja immer so einrichten, dass wir eine Kiste hatten, dass wir gleich operieren konnten. Und nun vergessen Sie mal nichts: Medikamente, Morphium, Narkosemittel und Tücher. Naja, da hat man nachher Übung. Mit einem Sanka, mit der Kiste und einem PKW wurden wir abkommandiert. Wir, d.h. zwei oder drei Chirurgen, zwei Sanitäter und ich. Nach Horn bei Wien. Wien war ja mit Tausenden von verwundeten und kranken Soldaten belegt. Und die wurden da umgeladen in Schiffe nordwärts in die Tschechoslowakai. Und ich dachte, ich würde meinen Bruder vielleicht sehen, der lag mit einem Lungenschuss in Wien. Wir waren nur ganz kurz da und hatten den Auftrag, einen Splitter, also es war: hier sind die großen Blutgefäße, die ins Herz gehen. Und in der Wand eines dieser Blutgefäße saß ein Splitter, und der war nicht transportfähig, weil er durch Bewegungen ja verbluten würde, das sollte entfernt werden. In einer Schulklasse. Es ist gelungen. Das war eigentlich der Hauptauftrag. Und wir sind dann zurück, es war zauberhaftes Wetter, die Donau entlang. Bis nach Passau. In Ortenburg bei Vilshofen war unsere Einheit dann wieder zu finden. Und da auf dieser Fahrt und bei dem zauberhaften Frühlingswetter, das einen alles dann einen Moment vergessen ließ, kommen wir an einem Zug mit Konzentrationslagerinsassen vorbei. Puuh! Was hat man sich geschämt. Man sitzt im Auto und die Menschen taumeln da und können kaum laufen und wo wurden sie noch hingeführt? Da ist einem das erst alles noch einmal richtig bewusst geworden.

[...]

Also wie ich zum Roten Kreuz ging, da war es klar, dass man dazu gerufen werden kann. Und ich bin, ich möchte mal sagen, dass ich natürlich, man freut sich über die Anforderungen und hat keine Ahnung, was kommt, nicht? Da bin ich schon gerne, ein bisschen neugierig hingefahren. Wo geht es hin? Und weiter habe ich damals auch nicht gedacht, wie die anderen wahrscheinlich ... Aber ich denke, dass es schon für die Verwundeten auch gut ist, wenn da ein bißchen Weiblichkeit noch da ist. In den Krankensälen, wenn sie da ..., aber es gibt eben Krankenpfleger und Sanitäter, die auch mit Mitgefühl und zarter Hand und mit Zuwendung die Arbeit machten. Wir hatten z.B. einen Gipser, das ist ja immer so wichtig, der war auch ganz toll und engagiert in seiner Arbeit. Der wollte sich sogar – wenn man Beckengipse macht, da hat er irgendwas erfunden, wie er die lagern kann – das wollte er sich noch patentieren lassen. Ach Gott, der Arme, der war dann später auch plötzlich weg. ... Ja, was erwarten Sie für eine Antwort, wenn Sie die Frage stellen: Wollten Sie auch Frontschwester, Lazarettschwester werden? Bloß lassen Sie den Friedensengel weg, um Gottes Willen. Das ist grausam. Das klingt so schrecklich lächerlich, wir sind keine Engel gewesen. Jeder hat getan, was er konnte. Und die Fähigkeiten sind verschieden. Und Durchhaltevermögen ist auch verschieden.